糖尿病

家庭医学全书

梁晓春　吴群励　屈岭　杨丹　主编

北京出版集团
北京出版社

图书在版编目（CIP）数据

糖尿病家庭医学全书 / 梁晓春等主编. -- 3版.
北京：北京出版社，2024. 9. -- ISBN 978-7-200
-18857-8

Ⅰ. R587.1

中国国家版本馆CIP数据核字第2024GE6646号

糖尿病家庭医学全书
TANGNIAOBING　JIATING　YIXUE　QUANSHU

梁晓春　等　主编

出版：北 京 出 版 集 团
　　　北 京 出 版 社
地址：北京北三环中路6号
邮编：100120
网址：www. bph. com. cn
总发行：北京出版集团
经销：新华书店
印刷：北京华联印刷有限公司
版次：2024年9月第3版　2024年9月第1次印刷
成品尺寸：170毫米×240毫米
印张：26.25
字数：463千字
书号：ISBN 978-7-200-18857-8
定价：78.00元

如有印装质量问题，由本社负责调换
质量监督电话：010-58572393
责任编辑电话：010-58572281

编委会

主　编

梁晓春　吴群励　屈　岭　杨　丹

编　者

梁晓春　吴群励　屈　岭　杨　丹　孙　青
张　倩　景光婵　石　玥　吴亚楠　刘　顿　刘　伟

▬ 致读者

　　本书由著名糖尿病专家、北京协和医院教授梁晓春主持编写完成。全书共分八章，涉及糖尿病患者治疗、保健的方方面面，广大读者阅读本书后，可对糖尿病相关基础知识、糖尿病饮食管理、运动疗法、安全合理用药、日常监测、并发症防治等有较为系统而全面的认识。书中提供的方法具体且可操作性强，可供广大病友在日常疾病防治中参考应用。

　　作者从广大糖友角度出发，结合临床实践和数十年医疗经验，把糖尿病患者需要了解和掌握的知识用尽量通俗的语言一一道来。为了读者理解方便，凡涉及新的医学名词或语义晦涩难懂之处，作者均提供了图示、随文注解或相关表格。应当说，本书是一本糖尿病医学科普无障碍读物。

　　另外，书后附有糖尿病防治必备表格，供广大糖友随时查阅。

谨以此书献给全国亿万糖友

前言

40 多年前，许多人还不知道糖尿病是怎么回事，也很少听说有谁得了糖尿病。然而再看看现在，亲戚朋友、街坊邻里间随便问问就能问出好几个糖尿病患者来。大家可能会问：为什么现在得糖尿病的人这么多？是中国人容易得糖尿病呢，还是生活方式改变造成的呢？答案是两者都有。首先是先天禀赋使然，我们的祖先早已给我们留下了深深的烙印，这就是遗传易感性。流行病学调查结果也表明，在比较富裕地区的华人，糖尿病的发生率明显超过同地区的其他人种，这说明中国人容易得糖尿病。那为什么过去我们国家的糖尿病发生率特别低，现在却高了呢？这就是生活方式改变带来的问题。改革开放之前，我们国家的很多人还处于勉强维持温饱或者贫困的状态，不具备糖尿病发生的条件。现在可就不同了，随着经济的快速发展，实现了工作自动化、饮食快餐化、乡村城市化、家务劳动电气化，随之而来的就是糖尿病的大众化。

根据国际糖尿病联盟糖尿病地图（IDF Diabetes Atlas）数据显示，2021 年全球约 5.37 亿成年人（20～79 岁）患有糖尿病（10 个人中就有 1 人为糖尿病患者）；预计到 2030 年，该数字将上升到 6.43 亿；到 2045 年将上升到 7.83 亿。在此期间，世界人口估计增长 20%，而糖尿病患者人数估计增加 46%。我国糖尿病患者人数在过去的 10 年间（2011—2021 年），由 9000 万增加至 1.4 亿，增幅达 56%，其中约 7283 万名患者尚未被确诊，比例高达 51.7%。未来 20 余年，虽然我国糖尿病患病率增幅会趋于下降，但患者总数将增加到 2030 年的 1.64 亿和 2045 年的 1.75 亿。且约有 1.7 亿成年人伴有糖耐量受损（IGT），相比 2011 年增长 6 倍。约有 2700 万成年人伴有空腹血糖受损（IFG），2045 年这一数字或将增长至约 3000 万。可见糖尿病带来的健康负担仍然是对个人、家庭和社会的重大挑战。

祖国医学历来重视疾病的预防。早在 2000 多年前，中医学经典著作《黄帝内经》中就提出"治未病"的思想："是故圣人不治已病治未病，不治已乱治未乱……夫病已成而后药之，乱已成而后治之，譬犹渴而穿井，斗而铸锥，不亦晚乎！"所谓"治未病"，从广义上讲，包括两个方面，一是"未病先防"，二是"既病防变"。对于糖尿病而言，"未病先防"指的是糖尿病的预防，要知道怎么不得糖尿病；"既病防变"指的是患了糖尿病之后要早期诊断和早期治疗，及时控制病情的发展，不使病情加重，避免出现更为可怕的并发症。

本书主体内容共八章，分别对糖尿病基础知识、糖尿病饮食营养治疗、糖尿病运动治疗、糖尿病药物治疗、糖尿病日常监测、糖尿病并发症的防与治、糖尿病特殊人群的健康管理，以及糖尿病患者的日常生活管理进行了介绍。

本书可作为广大糖尿病患者，尤其是 2 型糖尿病患者的日常参考用书。我们希望广大糖友能够从本书中获益，加深对糖尿病的认识，并在此基础上，密切配合医生，控制好病情，享受健康生活。同时，我们也希望每个人都能成为糖尿病及其并发症防治队伍中的一员，都能为提高全民糖尿病防治水平尽一份微薄的力量。这就是本书的写作初衷。

本书第一版于 2015 年年底出版，至今已有将近 9 个年头了。近年来，国际、国内糖尿病研究领域出现了一些新观点、新方法，糖尿病的临床治疗也出现了一些新变化，一些新型降糖药物相继应用于临床。为了让本书内容与时俱进，让广大糖友了解和掌握最新的糖尿病防治方法，我们特对本书内容进行了补充和修订。

由于作者水平有限，错误之处在所难免，敬祈读者指正。

梁晓春

2024 年 5 月于北京协和医院

目录

第二章　糖尿病饮食营养治疗

第四章　糖尿病药物治疗

第五章 糖尿病日常监测

第七章　糖尿病特殊人群的健康管理

第八章　糖尿病患者的日常生活管理

附录

参考资料

第一章

Chapter 1

糖尿病基础知识

基本病因丨发病机制丨治疗方法丨防控目标

很多糖尿病患者对糖尿病的概念不是很清楚。他们只知道是血里面的糖高了，按照医生的安排控制饮食、吃药、运动即可。要想更好地控制病情，合理安排饮食、用药和运动，就要对"糖尿病是怎么得的"有一个最基本的了解。

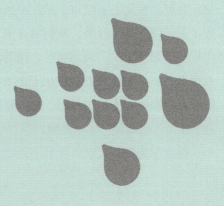

第一节

糖尿病的基本概念

导读　本书一开始，我们将为大家介绍糖尿病患者应当了解的一些基础知识。大家只有了解了这些知识，才能对什么是糖尿病有个比较清楚的认识。本节的主要内容包括：何谓血糖，血糖对人体的作用，血糖的来源与去路，以及人体是如何调节血糖的；另外，我们还会为大家讲解胰岛素与糖代谢之间的关系，以及胰岛素抵抗与2型糖尿病发生之间的关系。

一、何谓血糖

所谓"血糖"，顾名思义，就是指血液中的糖。从结构上来讲，糖可以分成三大类：单糖、双糖和多糖。常见的单糖有葡萄糖、果糖，常见的双糖有蔗糖、麦芽糖和乳糖，常见的多糖主要是淀粉和纤维素（关于糖的具体分类，我们将在第二章中进行详细介绍）。由此可见，糖的种类有很多，那是不是只要是存在于血液中的糖就是血糖呢？不是这样的，只有存在于血液中的"葡萄糖"才叫血糖。

提起葡萄糖，大家可能都不陌生。当

人们发生虚脱时，喝点葡萄糖水很快就能恢复；饮食不当，出现上吐下泻时，输点葡萄糖注射液，既可以为身体提供热量，又可以防止脱水。但说到葡萄糖在体内的作用，可能大家就不是很清楚了。简而言之，血糖的作用就是为身体提供能量。

血糖是机体活动最主要的能量来源，所以必须保持在一定的浓度水平，这样机体活动才能保持正常。这有点儿像汽油与车，如果油压不稳，油门忽大忽小，那这车开起来肯定有问题。

二、血糖的来源与去路

1. **血糖的来源**　血糖有以下三个主要来源：一是食物中的碳水化合物（也就是食物中的糖类）。食物中的碳水化合物通过胃肠道的消化分解转化为葡萄糖，这些葡萄糖被吸收进血液便成为血糖。这是血糖尤其是餐后血糖的主要来源。二是肝糖原。糖原是机体能量储备的形式，糖原主要储存在我们的肝脏和肌肉中。当人体处于空腹状态的时候，由于没有了食物的能量供应，因此，只能动用人体自身的能量储备来为机体提供能量。此时，肝糖原会分解成葡萄糖进入血液，变成血糖，来为人体提供能量，同时保持人体血糖浓度的稳定。三是食物中的蛋白质和脂肪。蛋白质和脂肪也可以为机体提供能量，当血糖浓度偏低的时候，食物中的这些非糖物质还可以通过糖异生[1]过程转变成葡萄糖。

2. 血糖的去路 血糖也有三条主要去路。一是氧化分解，为全身各组织、器官提供能量，以满足人体生命活动的需要。二是进入肝脏，变成肝糖原储存起来；或者进入肌肉细胞，变成肌糖原储存起来。三是转变为脂肪储存起来，或者转化为细胞的组成部分。

三、人体对血糖的调节

前面我们说了，血糖是机体活动最主要的能量来源，所以必须保持在一定的浓度水平，只有这样，机体活动才能保持正常。那么，人体是如何让血糖浓度保持相对稳定的呢？人体内有一套十分精密的血糖调节系统，这套系统以激素调节为主，以神经调节为辅。

1. 激素调节 血糖的产生和利用主要受胰岛素和胰高血糖素等激素的控制。

1）**胰岛素——降糖** 胰岛素是胰岛细胞产生的一种激素，它能促进血糖合成糖原，加速血糖的分解利用，并能促进血糖转变成脂肪等非糖物质。胰岛素还能抑制肝脏中糖原的分解和脂肪酸、氨基酸等非糖物质转化为葡萄糖。胰岛素主要通过以上两个方面的作用，使血糖浓度降低。

2）**胰高血糖素——升糖** 胰高血糖素也是胰岛细胞产生的一种激素，它的主要作用是促进肝脏中的糖原分解成葡萄糖，它还能促进脂肪酸和氨基酸等非糖物质转化成葡萄糖，从而使血糖升高。

正常的机体，主要靠胰岛素和胰高血糖素这两种激素的协同作用来使血糖浓度保持在相对稳定的状态。其他一些激素也可以影响血糖浓度，比如肾上腺素、糖皮质激素、甲状腺激素、生长激素等，这些激素均有升高血糖浓度的作用。因此我们说："胰岛素是人体内唯一具有直接降低血糖作用的激素。"

2. 神经调节 当血糖浓度升高时，下丘脑[2]的相关区域会兴奋，并通过神经纤维"通知"胰岛释放胰岛素，同时减少胰高血糖素的分泌，从而使血糖浓度降低。而当血糖浓度降低时，下丘脑的另一区域会兴奋，并通过神经纤维"通知"胰岛分

---

[1] **糖异生** 指由非糖物质转变为葡萄糖的过程。肝脏是人体进行糖异生的主要器官。

[2] **下丘脑** 位于丘脑的下方，是调节内脏活动和内分泌活动的高级神经中枢。

泌胰高血糖素，同时减少胰岛素的分泌，从而使血糖浓度上升。另外，神经系统还可以通过控制甲状腺和肾上腺的分泌活动来调节血糖。

四、血糖的正常波动

一天之中，血糖的浓度不是一成不变的。血糖波动的一般规律为餐前偏低，而餐后偏高（这很容易理解。餐前，血糖被机体利用，所以浓度偏低；餐后，血糖得到饮食的补充，所以浓度偏高）。但无论是餐前还是餐后，正常人的血糖浓度都保持在一定的范围内，也就是说，变化的幅度不大。一般来说，凌晨三四点钟的时候，我们的血糖浓度处于最低点，但大多不会低于 3.89 mmol/L。以后，由于体内糖皮质激素[1]水平的逐渐升高，血糖值也跟着升高。正常人的空腹血糖浓度一般保持在 3.89 ~ 6.1 mmol/L 这个范围内。三餐后半小时到 1 小时，由于食物的吸收，此时的血糖值往往最高，但一般在 10.0 mmol/L 以下，最高也不会超过 11.1 mmol/L。餐后 2 小时，血糖浓度又会降到 7.8 mmol/L 以下。

顺便说一下，孕妇的血糖正常值范围与普通人有所不同，一般为空腹时不超过 5.1 mmol/L，餐后 1 小时不超过 10.0 mmol/L，餐后 2 小时不超过 8.5 mmol/L。

五、胰岛与胰岛素

提起胰岛素，想必大家都听说过，它是我们体内分泌的一种激素，能够降低血糖。然而对于胰岛，可能有些读者就不是很清楚了。所谓"胰岛"，顾名思义，就是胰腺中的一些"小岛"。我们的胰腺在胃的后面，其主要组成部分是分泌胰液等消化液的外分泌[2]组织，胰岛是胰腺内散在分布的细胞团，它们是胰腺的内分泌[3]组织。正常人的胰岛有 100 万 ~ 200 万个。胰岛至少由 4 种细胞构成：一种是 α 细胞，它能够分泌胰高血糖素；一种是 β 细胞，它能够分泌胰岛素；一种是 δ 细胞，它能够分泌生长抑素；还有一种是 PP 细胞，它能够分泌胰多肽。胰岛的基本结构如图 1-1 所示。胰岛中 β 细胞的数量最多，分泌激素的量也最大，所以说分泌胰岛素是胰岛最主要的功能。α 细胞分泌的胰高血糖素能快速、直接地升高血糖，又能刺激胰岛素分泌，在血糖的调节过程中也起着非常重要的作用。

胰岛 β 细胞是我们身体内的胰岛素

---

[1] **糖皮质激素** 体内极为重要的一类调节分子，对发育、生长、代谢以及免疫功能等起着重要作用。

[2] **外分泌** 指腺体的分泌物通过导管排出体外或引至体内的其他部分的现象，如肝脏分泌胆汁。

[3] **内分泌** 指腺体的分泌物（激素）直接进入血液（体液）的现象，如甲状腺分泌甲状腺素。

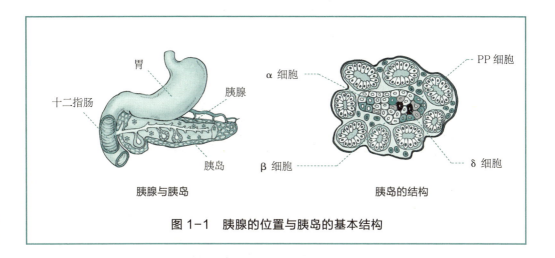

图 1-1 胰腺的位置与胰岛的基本结构

"加工厂"。这个"加工厂"有着非常严格的生产程序，能在适当的时间生产出适量的胰岛素，以保持血糖浓度的正常。当胰岛 β 细胞功能受损，胰岛素分泌绝对或者相对不足时，血糖就会超出正常值范围，严重的就会发生糖尿病。1 型糖尿病是由于胰岛 β 细胞功能衰竭，胰岛素分泌绝对不足造成的；2 型糖尿病则是由于胰岛 β 细胞功能受损，胰岛素分泌相对不足引发的。

六、胰岛素与糖代谢

胰岛素是我们身体内唯一的一种能够直接降低血糖的激素，它可以把葡萄糖从血液中运送到身体需要的部位。胰岛素的最主要功能是调节机体的糖代谢，促进全身组织对糖的摄取、储存和利用。胰岛素与细胞上的受体结合，就能促进细胞外的

葡萄糖进入这些细胞，在那里，葡萄糖可以被用来提供能量。同时，胰岛素还能抑制糖原分解为葡萄糖。此外，胰岛素还能促进蛋白质和脂肪的合成，防止蛋白质和脂肪向葡萄糖转化。所以，胰岛素分泌不足，不管是绝对缺乏还是相对不足，都会造成血糖升高，甚至引起糖尿病。

七、何谓胰岛素抵抗

胰岛素要想正常发挥作用，应当满足两个条件：一是胰岛素的分泌量正常，二是胰岛素受体的功能和数量正常。这句话怎么理解呢？我们可以把存在于细胞膜上的胰岛素受体比作一把"锁"，这把"锁"负责控制细胞膜上糖通道（好比血糖进入细胞的"大门"）的开启与闭合；而胰岛素就是能够打开这把"锁"，使血糖进入细胞的"钥匙"（图 1-2）。要想使血糖

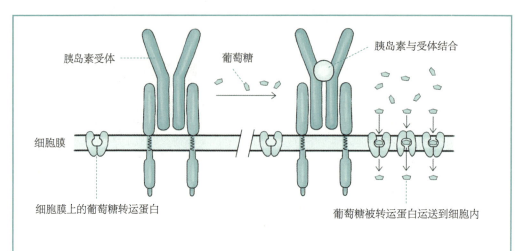

图 1-2　胰岛素在糖代谢中的作用

■　细胞膜上的胰岛素受体就像一把锁，它控制着细胞的葡萄糖通道。而胰岛素就像一把钥匙，只有胰岛素与细胞膜上的胰岛素受体有效结合，才可以使通道开启，让葡萄糖顺利地进入细胞，为机体提供能量，从而使血糖降低。

正常地进入细胞发挥作用，"钥匙"和"锁"的数量与功能都要正常。如果"锁"的数量太少，有再多的"钥匙"也无法让足够的血糖进入细胞，因此机体的血糖浓度就会居高不下。如果"锁芯"发生了变化，或者"锁芯"被其他"钥匙"占据了，机体便会生产出更多的"钥匙"。由于各种原因使胰岛素促进葡萄糖摄取和利用的效率下降，机体代偿性地分泌过多的胰岛素，产生高胰岛素血症，以维持血糖浓度的稳定，这种情况就被称为"胰岛素抵抗"。简单地说，胰岛素抵抗就是人体内胰岛素的工作效率降低了。正常情况下，少量的胰岛素就能把血糖控制得很好，

但在存在胰岛素抵抗的情况下，这一点儿胰岛素就不够用了，需要大量的胰岛素才能把血糖控制到正常水平。胰岛素抵抗是2型糖尿病发生的主要原因之一。

八、何谓糖尿病

顾名思义，糖尿病就是一种以尿里面有糖为主要特征的疾病。

糖尿病是一种非常古老的疾病，关于糖尿病的记载已有数千年的历史。公元前1550年左右，古埃及的医学文献中就描述了一种临床表现为"尿量太多"的疾病。公元前400年，印度的两位医生发现有一种病，患者的尿有甜味，而且注意

到肥胖的人容易得这种病。将近公元元年的时候，罗马的两位医生又对这种病进行了描述，并将这种病命名为"Diabetes Mellitus"，也就是我们现在所说的"糖尿病"，"Diabetes"的含义为外流、消耗，"Mellitus"的意思是像蜜一样的或像糖一样的。

那么，糖尿病患者的尿液为什么会是甜的呢？这是因为糖尿病患者存在胰岛素分泌不足或者胰岛素失去了应有作用的情况，从而使血液中的糖分得不到有效利用。过高的糖分通过肾脏排到尿中，所以尿就是甜的了。

通过上面的介绍，相信大家对糖尿病的基本概念已经有了一个大致的了解。下面我们来看一下糖尿病的严格定义：<u>糖尿病是胰岛素分泌缺陷或胰岛素作用障碍导</u>致的以慢性高血糖为特征的代谢性疾病。通俗地说，糖尿病就是人体内唯一能够直接降低血糖的激素——胰岛素分泌不足或者虽然胰岛素的分泌量足够但不能正常发挥作用而引起的，以血糖升高为主，并伴随蛋白质、脂肪、水和电解质等的代谢紊乱的一种常见的代谢性疾病。对于糖尿病患者来说，长期存在的高血糖及相关代谢紊乱，可以导致机体各组织器官，特别是眼、肾、心脏、血管、神经的慢性损害及功能障碍。在感染或者应激[1] 状态下，可引起急性代谢并发症，如糖尿病酮症酸中毒、高血糖高渗状态等。

----

[1] **应激** 由危险的或出乎意料的外界情况变化所引起的一种生理状态。应激会使身体处于充分动员的状态，心率、血压、体温、肌肉紧张度、代谢水平等都发生显著变化。

第二节

糖尿病的发病原因

导读 糖尿病可以分为 1 型糖尿病、2 型糖尿病、特殊类型糖尿病和妊娠期糖尿病 4 种类型。不同类型糖尿病的病因虽然各不相同，但概括起来说都与遗传和环境两大因素密切相关。其中有些原因可以直接导致糖尿病的发生，比如胰腺外伤、手术以及某些药物、毒物或病毒感染等。这些有明确病因的糖尿病都归属于其他特殊类型糖尿病。本部分侧重介绍可能导致 2 型糖尿病发生的主要原因。

一、遗传因素与 2 型糖尿病

在临床工作中，经常有人问："我家里有人得了糖尿病，我也会得吗？"这个问题回答起来比较复杂，因为有太多的可能，牵涉到很多因素。简单地说，家里面有人得糖尿病的人患糖尿病的可能性比较大，因为糖尿病的发生的确与遗传因素密切相关。研究发现，2 型糖尿病有明显的遗传倾向，具有家族聚集性。统计结果显示，如果母亲患 2 型糖尿病，那么子女患糖尿病的概率接近 60%；如果父亲患 2 型糖尿病，那么子女患糖尿病的概率接近 50%；如果家里有人得了 2 型糖尿病，那么这个家族中其他成员得糖尿病的风险是家族中没有人患 2 型糖尿病者的 4 ~ 10 倍。在糖尿病家族中，患者越多，其他成员患糖尿病的风险就越高。同卵双胞胎中，一人患病，另一人有 70% ~ 90% 的可能也会患病（图 1-3）。

看了上面的介绍，一些有糖尿病家族史的朋友也许会认为自己得糖尿病是早晚的事。其实不然。虽然遗传因素与糖尿病的发生有着比较密切的关系，但只是说有糖尿病家族史的人得糖尿病的机会比没有糖尿病家族史的人要大一些，而不一定都会得。有的家族中虽然没有糖尿病病史，却照样会出现糖尿病患者。如果我们把遗传倾向比作一粒种子的话，那么这粒种子需要适宜的土壤和阳光雨露才能够生根发芽，并最终成长为"糖尿病"这棵苗。因此，并不是父母有糖尿病，子女就一定会得。研究表明，年龄增长、肥胖、运动减少等因素都可能影响到基因的修饰而改变基因

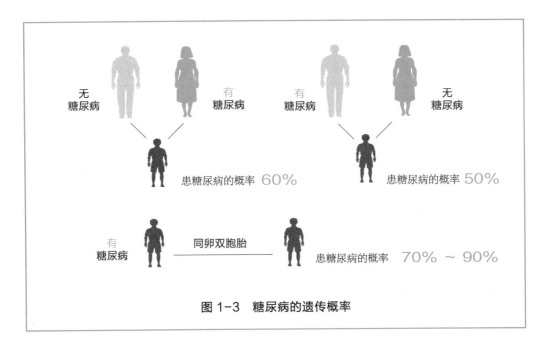

无
糖尿病

有
糖尿病

有
糖尿病

无
糖尿病

患糖尿病的概率 60%

患糖尿病的概率 50%

有
糖尿病

同卵双胞胎

患糖尿病的概率 70% ~ 90%

图 1-3　糖尿病的遗传概率

的表达，从而导致 2 型糖尿病的发生。因此，即使我们有了 2 型糖尿病的"种子"，只要保持健康的生活方式，不给种子生根发芽的机会，将来患糖尿病的可能性就会大大降低。

二、饮食因素与 2 型糖尿病

2 型糖尿病是吃出来的，这已是不争的事实。30 多年前，很多人都还不知道糖尿病是怎么回事，也很少听说有谁得了糖尿病，可如今糖尿病已经进入寻常百姓家。在众多的慢性病中，没有哪一种病比糖尿病更加引人注目。亲戚朋友、邻里街坊间随便聊聊，恐怕就能问出好几个患有糖尿病。大家可能会问：这是怎么回事啊，现

在得糖尿病的人为什么这么多？其中，一个非常重要的原因是我们的饮食结构出了问题。

我国的传统饮食结构以谷类食物为主，这种饮食结构对保持糖尿病、高脂血症和冠心病的低发生率起着十分关键的作用。20 世纪六七十年代，我国处在计划经济时期，各种食物供应短缺，鸡鱼肉蛋都要凭票供应，主食中很大一部分是粗粮，那时糖尿病的发生率很低。20 世纪 80 年代以后，我们的生活水平"芝麻开花节节高"，鸡鸭鱼肉已成为家常便饭。统计资料显示，1991—2006 年，我国城市、郊区、县城和农村 4 类地区的谷类食物消费量均呈下降趋势，而肉、蛋、水产品、油脂类

食物的消费量则均呈上升趋势。这种饮食结构的改变，造成了营养过剩，导致了肥胖的发生，同时也造就了孕育糖尿病的肥沃土壤。

此外，随着各种各样含糖饮料的不断出现，饮料已成为孩子们的"家常便饭"。殊不知，这些饮料大多含有大量果糖，果糖与蔗糖一样，能升高血糖，增加患糖尿病的风险。2004 年，美国哈佛公共卫生学院的专家发现，经常饮用含糖饮料的女性比很少喝含糖饮料的女性更容易患 2 型糖尿病。德国的医学专家也认为，经常饮用含糖饮料会明显增加体重，增加 2 型糖尿病的发病风险，其原因是热量摄入过多，大量的糖分被机体迅速吸收，增加了胰岛 β 细胞的负担。

三、缺乏运动与 2 型糖尿病

2 型糖尿病被认为是一种缺乏运动（身体惰性）带来的疾病。超过 80% 的 2 型糖尿病的发生与肥胖及身体惰性有关，而通过运动干预可以显著降低 2 型糖尿病的发病率。因此，缺乏运动本身就是糖尿病的发病因素之一。

美国哈佛大学的研究人员发现看电视时间的长短（总计时间量）与糖尿病的发病风险相关。每周看电视 2 ~ 10 小时的人比不看电视或者每周看电视不超过 1 小时的人患糖尿病的危险性增加 66%；每周看电视 21 ~ 24 小时的人，患糖尿病的危险性会增加 1 倍；而每周看电视超过 40 小时的人，患糖尿病的危险性会增加 2 倍。我国的学者也发现，缺乏体育锻炼的人或从事轻体力劳动的人 2 型糖尿病的发生率是从事中体力劳动或重体力劳动者的 2 倍，单纯运动治疗或联合饮食治疗都可以降低糖尿病的发病率；如果每天都进行规律的体育运动，糖尿病的发生风险会下降 15% ~ 60%。

研究表明，运动不但可以降低血糖、血脂，还能够改善胰岛素抵抗。运动时葡萄糖利用增加，持续运动 30 分钟后血糖就开始下降；运动结束后，肌肉和肝脏仍然会吸收大量的葡萄糖。中等量的运动，其降糖作用可以持续 12 小时左右。对于肥胖者来说，运动还可以减轻体重，使胰岛素受体的数目增加，敏感性增强，缓解高胰岛素血症，促进肌肉组织对葡萄糖的摄取和利用。同时，运动还能增强脂肪细胞中脂肪分解酶的活性，使肌肉更多地利用脂肪酸，从而降低血脂。

四、吸烟与 2 型糖尿病

吸烟是导致 2 型糖尿病发生的一个重要危险因素，而且吸烟量越大，2 型糖尿病的发病风险就越高。据统计，每天吸烟 16 支以上的人发生 2 型糖尿病的风险是不吸烟者的 2.7 倍。国内有学者对近 3 万名

35 ~ 74 岁的成年人进行了为期 8 年以上的随访，结果发现吸烟者的 2 型糖尿病发病率是不吸烟者的 1.15 ~ 2 倍，而且无论男女，吸烟量越大，2 型糖尿病的发病风险就越高。吸烟对 2 型糖尿病患者的空腹血糖、餐后 2 小时血糖和糖化血红蛋白均有显著影响，而且每天的吸烟量越多影响越大，而戒烟则有利于血糖的控制。

吸烟还会增加糖尿病各种并发症的发生风险，尤其是大血管病变。有研究表明，吸烟能使糖尿病患者全因死亡风险增加 48%，冠心病的发病风险增加 54%，脑卒中风险增加 44%，心肌梗死风险增加 2%。吸烟还会损伤肾小球的结构和功能，增加尿蛋白和糖尿病肾病的发生。

吸烟造成 2 型糖尿病的主要机制目前

"二手烟"同样能导致 2 型糖尿病 研究发现，被动吸烟的人患 2 型糖尿病的风险也比较高。研究人员对 1351 名 55 ~ 74 岁的志愿者进行了糖尿病检测，其中有吸烟者，也有吸"二手烟"的被动吸烟者，还有完全不接触香烟的人。结果发现，被动吸烟者比完全不接触香烟的人患 2 型糖尿病的风险高 1 倍以上。

尚不完全清楚。吸烟可能通过氧化应激、炎症反应等导致胰岛素抵抗的发生。吸烟也可增强交感神经系统活性，导致升糖激素释放增多，对抗胰岛素的作用，从而使血糖升高。吸烟还可以使胰岛素介导的葡萄糖摄取和利用效率降低。另有研究表明，烟草中的尼古丁对胰岛 β 细胞和胰岛素受体敏感性有直接损害作用。吸烟还会改变机体脂肪的分布，造成中心型肥胖[1]，从而间接导致 2 型糖尿病的发生。近年来，电子烟获得了公众的关注和欢迎。

但电子烟可能引起肺损伤、血管内皮功能障碍及氧化应激等。

五、肥胖与 2 型糖尿病

肥胖是导致心脑血管疾病（如冠心病、脑卒中）的罪魁祸首，是培育代谢综合征的温床，更是滋生糖尿病的沃土。研究表明，体重每增加 1 千克，患糖尿病的风险至少会增加 5%。肥胖者发生 2 型糖尿病的危险是普通人的 3 倍，约 50% 的肥胖者将会患上糖尿病。与体重指数[2] < 25 kg/m^2 的人相比，体重指数在 25 ~ 29.9 kg/m^2

---

[1] **中心型肥胖** 又称腹型肥胖，俗称"将军肚"，特征是以腰腹部脂肪堆积为主。判断标准是男性腰围 ≥ 90 厘米（二尺七），女性腰围 ≥ 85 厘米（二尺五），或男性腰臀比 > 1，女性腰臀比 > 0.9。

---

[2] **体重指数** 判断体形的重要指标，英文缩写为 BMI，计算公式为"体重（千克）÷ 身高^2（米^2）"。

当心隐性肥胖　隐性肥胖是肥胖的一种，主要是指看上去身材很匀称，但在内脏的周围和内部已经堆积了不少脂肪。隐性肥胖暗藏危机，它可能导致心脑血管疾病、糖尿病、癌症（男性主要为前列腺癌，女性主要为乳腺癌、子宫内膜癌）等慢性疾病。那么，如何判断隐性肥胖呢？第一步：算出腰臀比（腰围÷臀围）。如果男性的腰臀比 > 0.9，女性的腰臀比 > 0.8，就表明可能存在内脏脂肪过多，需要马上进行第二步测试。第二步：测腰腹皮下赘肉。用手捏肚脐周围，如果能轻松捏起 2 厘米，表示脂肪堆积在皮下；如果捏不起来，表示很多脂肪堆积在内脏里。如果想更精确地判断，可以到医院检查腹腔内脂肪的面积，如果结果 > 100 平方厘米，即可诊断为隐性肥胖。

的人糖尿病的发生风险会增加 70%。上海市的一项流行病学调查结果显示，中国人的体重指数如果超过 $23\,kg/m^2$，患糖尿病的风险就会比普通人高 2 倍。在 2 型糖尿病患者中，80% 都是肥胖者。而且，发生肥胖的时间越长，患糖尿病的机会就越大。还有，中心型肥胖的人患糖尿病的危险性远远大于周围型肥胖[1]的人，腰围和臀围的比值与糖尿病的发病率成正比例关系，也就是说，腰围与臀围的比值越大，糖尿病的发生风险就越高。

那么，肥胖的人为什么容易得糖尿病呢？根本原因就在于肥胖者体内存在着胰岛素抵抗。另外，肥胖引起的炎症反应、

氧化应激损伤等还会直接损伤胰岛 β 细胞，造成胰岛素的合成和分泌出现问题。

肥胖与糖尿病就像一对"孪生兄弟"，它们常常如影随形。因此，在这里特别提醒广大读者：当您的体重超过正常水平，尤其是男性的腰围超过 85 厘米（二尺五）、女性的腰围超过 80 厘米（二尺四）时，就应该关心一下自己的血糖情况了；当男性的腰围超过 102 厘米（三尺），女性的腰围超过 88 厘米（二尺六）时，说明可能有代谢综合征的存在，需要到医院进行血糖、血压、血脂等方面的检查，同时要节制饮食，增加体育锻炼，必要时进行适当的药物治疗。

六、心理因素与 2 型糖尿病

长期情绪不好也会造成 2 型糖尿病吗？是的，糖尿病的发生与精神刺激及不

---

[1] **周围型肥胖**　又称臀型肥胖，特征是脂肪沉积基本上呈匀称性分布，臀部脂肪堆积明显多于腹部，患者体形最粗的部位在臀部，臀围大于腰围。

良的情绪关系密切。科学研究已经证实，工作节奏快，生活压力大，一天到晚精神紧张的人容易得糖尿病。这是为什么呢？首先，人体内存在着一个精密的神经——内分泌调节系统，人的情绪主要受大脑边缘系统的调节，大脑边缘系统同时又调节着内分泌系统和植物神经系统[1]的功能。当人处在紧张、焦虑等不良情绪状态时，交感神经会兴奋，同时抑制胰岛素的分泌。其次，长期处于紧张、焦虑的状态，体内的一些应激性激素（如肾上腺素、去甲肾上腺素、糖皮质激素等）的水平会升高，这些激素能够对抗胰岛素，使胰岛素降血糖的作用下降。再者，精神压力会刺激人对高糖和高脂食物的渴求，这无形中也增加了糖尿病发生的危险性。

最近，科学家们发现大脑皮质在人紧张的时候会分泌一种叫"脑激肽"的物质，它能促使血糖升高，这可能也是心理因素导致 2 型糖尿病发生的原因。

七、年龄因素与 2 型糖尿病

2 型糖尿病的发病率随着年龄的增长而增加。不论男女和种族，20 岁以下的人糖尿病的发生率都比较低；40 岁以上的

人，糖尿病的发生率则会随着年龄的增长而增加，一般 60 ～ 70 岁达到发病高峰。因而，2 型糖尿病也被称为"与年龄相关的老年性疾病"。自 1980 年以来，全国进行的多次糖尿病流行病学调查显示，60 岁以上老年人糖尿病患病率明显升高，比 20 ～ 30 岁的人高出 10 倍。去除其他因素的影响后，结果为年龄每增加 10 岁，糖尿病的患病率增加 68%。2020 年全国老年人为 2.604 亿，按 2017 年调查结果——老年糖尿病患病率为 30% 计算，全国老年糖尿病患者约为 7813 万，其中糖尿病前期患者占比为 45% ～ 47%。那么，为什么老年人容易得糖尿病呢？随着年龄的增长，人体的各项机能会逐渐减退，这可能是老年人容易得糖尿病的重要原因。首先，老年人胰岛细胞变性增加，胰岛 β 细胞数量逐渐减少，随之造成胰岛素的合成与分泌减少，血糖因而也容易居高不下。其次，老年人的肌肉含量逐渐减少，脂肪组织所占比例却越来越大。这会导致老年人身体的周围组织（肌肉和脂肪）对胰岛素的利用能力比年轻人差，使得胰岛素不能充分发挥作用，不能有效降低血糖。再次，遗传学研究发现，随着年龄的增长，随机出现的 DNA 甲基化（一种影响基因表达的生理现象）会不断积累，使得正常的基因表达、调控有所改变，这也是糖尿病在老年人中发病率高的一个原因。最后，老

---

[1]　**植物神经系统**　也称自主神经系统，主要支配内脏器官、内分泌腺和汗腺等。植物神经系统可分为交感神经系统和副交感神经系统。

年人胃肠功能减退，饮食常常不规律，运动相对减少，容易出现肥胖，加上部分老年人长年吸烟，在上述多种因素的共同作用下，老年人多发 2 型糖尿病也就不足为奇了。

八、代谢综合征与 2 型糖尿病

代谢综合征是指人体内的蛋白质、脂肪、碳水化合物等物质发生代谢紊乱的一种病理状态。代谢综合征具备以下几个特点：一是多种代谢紊乱集于一身。包括肥胖、高血糖、高血压、高血脂、高尿酸血症和高胰岛素血症等，这些代谢紊乱是心脑血管疾病以及糖尿病的病理基础。二是有共同的病理基础。导致这些代谢紊乱的共同原因就是肥胖，尤其是中心型肥胖所造成的胰岛素抵抗和高胰岛素血症。三是可造成多种疾病。包括高血压、冠心病、脑卒中甚至某些癌症（如乳腺癌、子宫内膜癌、前列腺癌、胰腺癌、结肠癌等）。四是有共同的预防和治疗措施。也就是说，防治住一种代谢紊乱有利于其他代谢紊乱的防治。

具备以下 3 项或更多项，就可以诊断为代谢综合征：

☐ 腹型肥胖（中心型肥胖）：腰围男性 ≥ 90 厘米，女性 ≥ 85 厘米。

☐ 高血糖：空腹血糖 ≥ 6.1 mmol/L 或糖负荷后 2 小时血糖 ≥ 7.8 mmol/L 和（或）已确诊为糖尿病并治疗者。

☐ 高血压：血压 ≥ 130/85 mmHg 和（或）已确认为高血压并治疗者。

☐ 空腹甘油三酯（TG）≥ 1.70 mmol/L。

☐ 空腹高密度脂蛋白胆固醇（HDL-C）＜ 1.04 mmol/L。

代谢综合征能预测糖尿病的发生，也是糖尿病的高危因素。除了肥胖与糖尿病的关系已经有大量的报道外，作为代谢综合征的构成组分，高血压和血脂异常与糖尿病也有关联。调查数据表明，我国高血压人群 2 型糖尿病的患病率为 10% ~ 20%，远远高于非高血压人群；2 型糖尿病患者中有 30% ~ 50% 合并有高血压。国外的资料显示，糖尿病患者的高血压患病率是非糖尿病患者的 3 ~ 4 倍，而且 83% 的高血压患者有糖耐量减低或肥胖。血脂异常也与糖尿病相关。研究发现，甘油三酯升高是 2 型糖尿病的预测因子。研究还发现，血脂异常的人糖尿病的患病率可高达 18%，而糖尿病患者中 50% 以上存在血脂异常。由此可见，代谢综合征的存在是对糖尿病发病高危险性的提示。

九、哪些人容易得 2 型糖尿病

通过前面的介绍，大家可能已经对引起 2 型糖尿病的主要原因有了一个初步的了解。下面我们为大家总结一下哪些人容易得 2 型糖尿病，如果您或者您的家人是其中的一员，就要高度警惕了。

十、我国 2 型糖尿病的流行情况

从 1980 年第一次大规模的糖尿病流行病学调查算起，至今我国已先后进行过多次大规模的糖尿病流行病学调查。调查结果显示，40 多年来，我国成年人的糖尿病患病率显著增加（图 1-4）。1980 年，涉及全国 14 个省市 30 万人的流行病学调

存在以下情况者容易发生 2 型糖尿病：

- ☐ 年龄超过 40 岁；
- ☐ 体重指数（BMI）≥ 24 kg/m^2 和（或）中心型肥胖（男性腰围 ≥ 90 厘米，女性腰围 ≥ 85 厘米）；
- ☐ 缺乏体力活动者；
- ☐ 处于糖尿病前期（详见本书第 34 页）；
- ☐ 出生时体重不足 5 斤；
- ☐ 一级亲属（指父母、子女、亲兄弟姐妹）中有 2 型糖尿病患者；
- ☐ 有妊娠期糖尿病病史的女性；
- ☐ 有原因不明的多次流产、死胎、早产，以及曾经生产过巨大儿（婴儿出生时体重超过 8 斤）；
- ☐ 有高血压或正在接受降压药物治疗；
- ☐ 高密度脂蛋白胆固醇 < 0.9 mmol/L 和（或）甘油三酯 > 2.22 mmol/L，或正在接受调脂药治疗；
- ☐ 存在动脉粥样硬化性心脑血管疾病；
- ☐ 有多囊卵巢综合征病史的女性；
- ☐ 有黑棘皮病；
- ☐ 长期接受抗精神病药物或抗抑郁症药物治疗；
- ☐ 有类固醇类药物使用史。

查结果显示，我国成年人的糖尿病患病率仅为 0.67%。1994—1995 年，涉及全国 19 个省市约 21 万人的流行病学调查结果显示，我国 25 ~ 64 岁人群的糖尿病患病率为 2.28%。2002 年，中国居民营养与健康状况调查同时进行了糖尿病的流行情况调查，结果显示，在 18 岁以上的人群中，城市人口的糖尿病患病率为 4.5%，农村人口的糖尿病患病率为 1.8%。2007—2008 年，中华医学会糖尿病学分会组织全国 14 个省市的相关单位开展了糖尿病流行病学调查，结果显示，我国 20 岁以上成年人的糖尿病患病率为 9.7%。2010 年，中国疾病预防控制中心和中华医学会内分泌学分会对我国 18 岁以上人群的糖尿病患病情况进行了调查，结果显示，我国 18 岁以上人群的糖尿病患病率为 9.7%。2013 年，慢性病及其危险因素监测的调查结果显示，我国 18 岁以上人群的糖尿病患病率为 10.4%。2015—2017 年中华医学会内分泌学分会在全国 31 个省进行的甲状腺、碘营养状态和糖尿病的流行病学调查结果显示，我国 18 岁及以上人群糖尿病患病率为 11.2%。根据 2020 年中国研究者在 BMJ 上发表的流行病学研究，2015—2017 年中国大陆糖尿病和糖尿病前期发病率分别为 12.8% 和 35.2%。

十一、中医认为糖尿病是怎么得的

1. 先天禀赋不足 五脏虚弱的体质因素是糖尿病（中医称"消渴病"）发生的内在基础。那么，五脏中哪个脏最重要

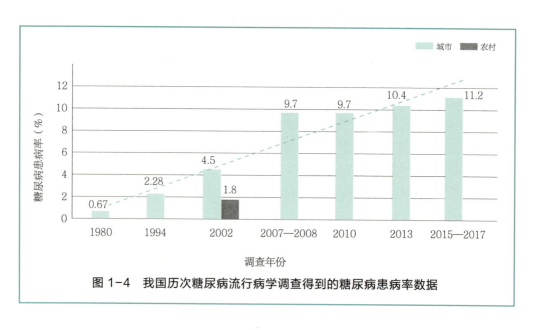

图 1-4 我国历次糖尿病流行病学调查得到的糖尿病患病率数据

呢？是肾。因为肾为先天之本，主藏精。肾中的元阳具有推动、激发脏腑、组织、器官功能活动的作用；肾中的元阴受五脏六腑之精而藏之。所以，肾在糖尿病的发生中起着非常重要的作用。如果先天肾气不足，精无所藏，精不化气，五脏失养，再加上后天调养不当，就可能导致糖尿病的发生。先天禀赋不足的体质因素和现代医学遗传易感性的意思非常接近。

2. 饮食不节，偏食偏嗜　饮食因素是导致糖尿病发生的重要因素之一。《黄帝内经》中说："此（指消渴病）肥美之所发也，此人必数食甘美而多肥也，肥者令人内热，甘者令人中满，故其气上溢，转为消渴。"《景岳全书》中说："消渴病，其为病之肇端，皆膏粱肥甘之变……皆富贵人病之而贫贱者少有也。"富贵之人过食肥甘，醇酒厚味，营养过剩，使脾胃运化失职，积热内蕴，化热伤津，加之体力活动减少，体型肥胖，因而发为消渴。

3. 肝气郁结，化火伤津　长期心情不好是糖尿病发生和病情加重的因素之一。长期心情不好会导致肝气不舒，气郁日久会化火，郁火可上灼肺津，下耗肾液，导致糖尿病的发生。《黄帝内经》中说："怒则气上逆，胸中蓄积，血气逆流，髋皮充肌，血脉不行，转而为热，热则消肌肤，故为消瘅。"《临证指南医案》中说："心

境愁郁，内火自燃，乃至消证大病。"

4. 房劳过度，长期饮酒　房事不节，纵情色欲，肾精耗伤，虚火内生，上蒸肺胃，以致阴虚燥热，从而导致糖尿病的发生。《备急千金要方》中说："盛壮之时，不自慎惜，快情纵欲，极意房中，渐至年长，肾气虚竭……此（指消渴病）皆由肾气虚耗之故也。"长期饮酒，损伤脾胃，积热内蕴，也可发为消渴。《备急千金要方》中说："凡积久饮酒，未有不成消渴。"

5. 药石所伤，肾阴受损　我国古代，自隋唐以后，常常有人为了延年益寿或壮阳纵欲而久服由矿石类药物炼制而成的丹药，以致燥热内生，阴精受损，发为消渴。《诸病源候论》中说："内消病者，不渴而小便多是也。由少服五石，石热结于肾，内热之所作也。"历代帝王因服用丹药而致消渴者不乏其人，如隋炀帝、唐太宗、唐高宗等，据史料记载，他们的症状均为"燥甚""病渴且中燥""肤泽日消枯""疽发背"等。

6. 外感六淫，毒邪侵害　外感六淫，燥火风毒内侵脏腑，耗伤津液，也可导致糖尿病。《黄帝内经》中说："余闻百疾之始期也，必生于风雨寒暑，循毫毛而入腠理……或为消瘅。"说明外感六淫是引发消渴病的原因之一，这和现代医学病毒感染诱发糖尿病的认识是相近的。

第三节

糖尿病的表现与诊断

导读 糖尿病的表现多种多样，既可以很典型，也可以很不典型。在本节中，您将了解到糖尿病的临床表现以及隐藏在这些表现后面的机理。通过对本节的学习，您对糖尿病的认识会有所加深。另外，本节还将详细介绍糖尿病的诊断标准以及在诊断糖尿病时需要注意的一些问题。

一、糖尿病的临床表现

1. 糖尿病的典型表现 糖尿病的典型临床表现通常被归纳为"三多一少"。所谓"三多"，是指多饮（喝得多）、多食（吃得多）、多尿（尿得多）；所谓"一少"，是指体重下降（得了糖尿病以后，吃得比以前多，身体反而比以前瘦）。

1）**多饮** 糖尿病患者每天的饮水量在 2000 ~ 3000 毫升甚至更多，部分患者的饮水量甚至要用暖壶为单位来计算。这也是糖尿病被中医学称为"消渴病"的原因。那么，糖尿病患者为什么会出现多饮的症状呢？糖尿病患者血糖高，血液处于高渗透压状态，于是就会"吸收"组织

细胞内的水分以达到血液和组织间液的渗透平衡，这会使组织细胞缺水；另外，多尿也会造成细胞脱水。这会刺激口渴中枢，促使患者大量饮水。

2）**多食** 糖尿病患者食欲亢进，老有吃不饱的感觉，甚至每天吃五六次饭还总觉得饿。为什么会这样呢？主要是因为糖尿病患者的血糖不能被有效地利用，血液中的葡萄糖无法进入组织细胞，从而导致机体能量不足，而患者只能靠多吃东西来缓解饥饿感。

3）**多尿** 糖尿病患者每天的尿量可以达到 3000 ~ 5000 毫升，有的甚至可以达到 10000 毫升以上。除了尿量多，糖尿病患者的排尿次数也多，一两个小时就可能要尿一回，有的甚至一天要尿 30 多回。这又是为什么呢？这是因为糖尿病患者的血糖高，血糖从肾小球滤出后不能完全被肾小管重吸收，从而造成渗透性利尿。糖尿病患者血糖越高，尿量就越多。

4）**体重下降** 糖尿病患者虽然吃得多，但因为不能有效利用葡萄糖，所以机

体总是处于能量不足的状态，需要靠分解体内储存的脂肪和蛋白质来提供能量，长此以往，体重自然会下降。

2.糖尿病的不典型表现　现实生活中，很多糖尿病患者的临床表现远没有前面说的那么典型，有的患者仅有"两多"，有的患者仅有"一多"，有的患者仅有"一少"，有的患者甚至什么症状都没有。这时我们就不能依靠典型的"三多一少"来初步判断自己是不是得糖尿病了。

除了"三多一少"，糖尿病患者还可能出现以下症状：

1）**疲乏无力**　糖尿病患者体内缺乏胰岛素或者存在胰岛素抵抗，血糖不能顺利地进入细胞，使得细胞缺乏能量，从而感觉身体疲乏无力。

2）**容易感染**　糖尿病患者免疫功能差，抵抗力低，容易出现皮肤疖肿、呼吸系统和泌尿系统的各种炎症，而且治疗起来比较困难。

3）**皮肤感觉异常**　这是糖尿病神经系统并发症引起的，主要表现为四肢末梢部位皮肤感觉异常，如蚁行感（老感觉有蚂蚁在皮肤上爬似的）、麻木、针刺感、瘙痒等，女性以外阴瘙痒为首发症状。

4）**视力障碍**　糖尿病可以引起眼部并发症，通常表现为视力减退、眼前有黑影，严重的甚至可以导致失明。

5）**性功能障碍**　糖尿病造成的血管病变、神经病变以及心理障碍等，可引发男性阳痿、女性性冷淡及月经失调等性功能障碍表现。

6）**下肢水肿**　由于机体缺乏能量，蛋白质被异常分解，因而机体出现低蛋白性水肿。这种水肿容易出现在身体的低垂部位，例如脚或小腿。

7）**排尿困难**　部分糖尿病患者排尿意识弱，排尿间隔时间长，排尿困难，膀胱内剩余尿液多，膀胱扩张。严重者可出现尿路感染、尿液逆流、肾衰竭等合并症。

8）**手足挛缩**　通常表现为手掌不能伸平，平放呈拱形，在手掌皮肤上可以摸到条索状硬结，按压时有痛感，局部皮肤粗糙，严重者手指向手掌侧拘缩。这是糖尿病血管病变的一种表现。

糖尿病还有其他一些不典型表现，这里不一一细述。总而言之，糖尿病的表现是多种多样的，可以很明显，也可以很隐匿；可以很急，也可以很缓；可以感觉得到，也可以仅通过查体偶然发现。

以上表现都是糖尿病的患病信号。因此，当您经常感觉累、困、乏力的时候，当您常常没到吃饭的时间就觉得心慌手抖的时候，当您出现视力下降、眼前经常有黑影的时候，当您经常感觉皮肤、外阴瘙痒或者伤口不容易愈合的时候，当您出现手脚麻木、疼痛等异常感觉的时候，当您

小便泡沫增多、反复出现泌尿系统感染或者出现性欲减退的时候，您就要提高警惕了，此时监测血糖很有必要，因为以上这些情况很可能就是糖尿病的危险信号。

二、糖尿病的诊断标准

我国采用的是 1999 年世界卫生组织的糖尿病诊断标准，该标准分两种情形。

情形 1 有"三多一少"症状，符合以下 4 条中的任何一条，就可以诊断：

☐ 空腹血糖 ≥ 7.0 mmol/L（空腹状态指至少 8 小时没有进食热量）；

☐ 糖化血红蛋白（HbA1c）≥ 6.5%；

☐ 随机血糖 ≥ 11.1 mmol/L（随机血糖是指不考虑上次用餐的时间，一天中任意时间的血糖）；

☐ 葡萄糖耐量试验，服糖后 2 小时静脉血浆血糖 ≥ 11.1 mmol/L。

情形 2 没有明显症状，有两次静脉血浆血糖化验结果符合以上 4 条中的任何一条，也可以诊断。

需要说明的是：对于没有糖尿病症状的人，一次的血糖化验结果不正常，还不能轻易下结论，因为这次的血糖增高有可能是其他原因造成的，因此需要再次检查，以免误诊。

下面谈谈关于糖化血红蛋白（HbA1c）用于糖尿病诊断的问题。糖化血红蛋白是人体血液中葡萄糖与血红蛋白结合而成的稳定的化合物。糖化血红蛋白的含量主要取决于血糖的浓度以及血糖与血红蛋白的

接触时间，它可以反映测定前 120 天的平均血糖水平。糖化血红蛋白是世界卫生组织和许多国家糖尿病学会推荐的糖尿病首选诊断指标。与传统的糖尿病诊断指标——血糖相比，糖化血红蛋白具有变异性小、不容易受血糖波动的影响、无须空腹或特定时间取血、分析前的不稳定性小等特点。2011 年，世界卫生组织建议在条件具备的国家和地区采用糖化血红蛋白 ≥ 6.5% 作为标准来诊断糖尿病。我国

从 2010 年开始进行"中国 HbA1c 教育计划"，随后国家食品药品监督管理局发布了"糖化血红蛋白分析仪"的行业标准，原国家卫生和计划生育委员会临床检验中心发布了《糖化血红蛋白实验室检测指南》，并实行了国家临床检验中心组织的室间质量评价计划，我国的 HbA1c 检测标准化程度逐步提高。国内一些横断面研究结果显示，在中国成人中 HbA1c 诊断糖尿病的最佳切点为 6.2%~6.5%。为了与 WHO 诊断标准接轨，推荐在采用标准化检测方法且有严格质量控制（美国国家糖化血红蛋白标准化计划、中国糖化血红蛋白一致性研究计划）的医疗机构，可以将 HbA1c ≥ 6.5% 作为糖尿病的补充诊断标准。但是，在以下情况下只能根据静脉血浆葡萄糖水平诊断糖尿病：镰状细胞病、妊娠（中、晚期）、葡萄糖 -6- 磷酸脱氢酶缺乏症、艾滋病、血液透析、近期失血或输血、促红细胞生成素治疗等。此外，不推荐采用 HbA1c 筛查囊性纤维化相关糖尿病。

三、糖尿病相关诊断指标简介

1. 葡萄糖耐量　正常人每天无论吃多少主食，餐后血糖总能维持在正常范围，不会过高，也不会过低，这说明人体对葡萄糖有很强的耐受能力，这种耐受能力就是我们常说的"葡萄糖耐量"，或者简称为"糖耐量"。

口服葡萄糖耐量试验（OGTT）是一种葡萄糖负荷试验，目的是了解胰岛 β 细胞的功能和机体对于血糖的调节能力（表1-1）。

口服葡萄糖耐量试验的做法：受试者在试验前 3 天正常饮食（食物中的碳水化合物含量不低于 150 克），而且要维持正常活动。试验前，受试者应 8～10 小时未进食（也就是说需要空腹）。坐位取血后 5 分钟内喝进去 250 毫升含 75 克无水

表 1-1　口服葡萄糖耐量试验结果判断

分类	空腹	服糖后 30～60 分钟	服糖后 2 小时
正常糖耐量	< 6.1	达到高峰，峰值 < 11.1	< 7.8
糖耐量受损	6.1～7.0	-	7.8～11.1
糖尿病性糖耐量	≥ 7.0	-	≥ 11.1

注：血糖单位为 mmol/L；正常糖耐量，各时段尿糖均为阴性（-）。

葡萄糖的糖水，然后每30分钟取血一次，共取4次（根据试验目的的不同，服糖量和取血的次数可有所不同），并在每次取血时留取尿液。整个过程中不可以吸烟、喝咖啡、喝茶和进食，但可以饮水。

2. 空腹血糖 空腹血糖是指隔夜空腹（至少8小时没有吃任何食物，不包括饮水）后，早餐前采血测定的血糖值。空腹血糖是诊断糖尿病最常用的检测指标。空腹血糖测定非常重要，它主要反映在基础状态下，即没有加上饮食负荷时的血糖水平。空腹血糖还是一个最能反映胰岛素分泌水平的指标。人体的胰岛素储备降糖能力很强，如果胰岛素分泌量在正常值的25%以上，空腹血糖基本上能保持在正常水平或者仅有时稍微增高。胰岛素分泌能力不低于正常值的4%时，空腹血糖一般不会超过11.1 mmol/L。如果空腹血糖超过了11.1 mmol/L，说明胰岛素的分泌量已经极少了。

空腹血糖的正常值范围是3.89 ~ 6.1 mmol/L。如果空腹血糖测定结果在6.1 ~ 7.0 mmol/L，说明机体存在空腹血糖受损；如果连续2次空腹血糖测定结果均 ≥ 7.0 mmol/L，应考虑糖尿病，建议进行口服葡萄糖耐量试验。

注意：测空腹血糖最好在早晨6—8点取血，取血前不吃降糖药，不吃早餐，也不要运动。抽血的时间太晚，所测得

的血糖值很难反映真实情况。

3. 餐后2小时血糖 餐后2小时血糖是指从吃第一口饭开始计时，2小时后的静脉血浆血糖浓度。餐后2小时血糖往往比较高，因此容易发现问题。对于某些2型糖尿病患者来说，空腹血糖可能不高，甚至完全正常，而餐后2小时血糖却很高。所以，在诊断糖尿病时，餐后2小时血糖比空腹血糖更为重要。如果您的餐后2小时血糖 < 7.8 mmol/L，基本上可以认为血糖水平比较正常。餐后血糖正常值指的就是这个范围。如果您的餐后2小时血糖在7.8 ~ 11.1 mmol/L，我们说您存在糖耐量异常。这时候就要多加注意了，因为这是糖尿病的先兆，绝对不能忽视。如果连续两次餐后2小时血糖的测定结果均 > 11.1 mmol/L，那么，毫无疑问，您一定是糖尿病患者了。

注意：所谓"餐后2小时"是指从吃第一口饭开始计算的2小时，因为吃第一口饭的时候，胃肠道的消化吸收过程就已经开始了。有人从进餐中开始计算时间，也有人从吃完饭开始计算时间，这都是不对的，会影响血糖的测定结果。

4. 糖化血红蛋白 糖化血红蛋白是红细胞内的血红蛋白与血糖结合的产物。葡萄糖在血液中循环，可以自由扩散进红细胞，红细胞内的葡萄糖浓度和血浆中的葡萄糖浓度大致相同。当血浆葡萄糖浓度上

升时，红细胞内葡萄糖的浓度也上升。葡萄糖可以和红细胞上的血红蛋白分子发生反应，形成糖化血红蛋白。当血液中的葡萄糖浓度较高时，形成的糖化血红蛋白的量也较多。正常生理条件下，糖化血红蛋白的生成量与反应物（血糖、血红蛋白）的浓度成正比。由于血红蛋白的浓度相对稳定，所以，糖化血红蛋白的浓度主要取决于血液中葡萄糖的浓度，也与血红蛋白和葡萄糖的接触时间长短有关。

红细胞的寿命一般为 120 天，在红细胞死亡前，血液中糖化血红蛋白的含量也会保持相对恒定。因此，糖化血红蛋白水平反映的是检测前 120 天内的平均血糖水平。但是在这 120 天中，近期血糖对糖化血红蛋白值的影响最大。在血糖控制稳定的患者中，测定前 30 天内的血糖水平对当前糖化血红蛋白结果的贡献率为 50%，在之前的 1 个月其血糖的贡献率为 25%，而测定前 90 ~ 120 天的只占 10%。一般来说，糖化血红蛋白能反映过去 2 ~ 3 个月血糖的平均水平，它不受偶尔一次血糖浓度高低的影响，而且受抽血时间、是否空腹等因素的干扰不大。检测糖化血红蛋白可以比较全面地了解过去一段时间的血糖水平。一般来说，糖化血红蛋白 ≥ 6.5% 就可以诊断为糖尿病了。

5. C 肽 胰岛 β 细胞在生产胰岛素的过程中，首先要合成胰岛素原。胰岛素原是一条很长的蛋白质链，胰岛素原在酶的作用下被分解为三段，前后两段又重新联结，成为由 A 链和 B 链组成的胰岛素，中间一段独立出来，称为 C 肽（图 1-5）。

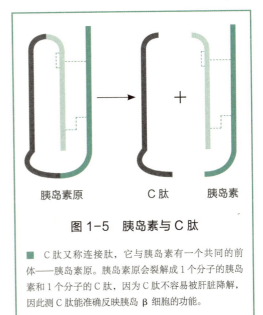

胰岛素原　　　C 肽　　　胰岛素

图 1-5　胰岛素与 C 肽

■ C 肽又称连接肽，它与胰岛素有一个共同的前体——胰岛素原。胰岛素原会裂解成 1 个分子的胰岛素和 1 个分子的 C 肽，因为 C 肽不容易被肝脏降解，因此测 C 肽能准确反映胰岛 β 细胞的功能。

胰岛素和 C 肽的分泌成等分子关系，也就是说，分泌几个胰岛素分子，必然同时分泌几个 C 肽分子。因此，C 肽浓度可以间接反映胰岛素的浓度。那为什么不直接测定胰岛素的浓度而要测定 C 肽的浓度呢？原因是 C 肽不受肝脏酶的灭活，半衰期（指在血液中的浓度或者量减少到一半时所花费的时间）比胰岛素长，经肾脏直接从尿中排出，所以，血中 C 肽的浓度可以更好地反映机体的胰岛素分泌水平。测定 C 肽浓度可以了解胰岛 β 细胞的功能，还可以判断糖尿病的分型。

正常基础状态下，血清 C 肽的浓度为（0.4±0.2）nmol/L（纳摩尔/升）。在进行口服葡萄糖耐量试验的同时可以抽血测定空腹、服糖后 1 小时、服糖后 2 小时、服糖后 3 小时的血清 C 肽浓度。正常人在服糖后 1 小时 C 肽浓度会升高至基础水平的 3 倍以上；1 型糖尿病患者由于胰岛 β 细胞被大量破坏，因此，C 肽浓度极低（＜0.2 nmol/L）；胰岛 β 细胞功能减退者餐后 C 肽升高的幅度通常低于基础水平的 3 倍。

四、诊断时需要注意的问题

1. 不能根据症状来诊断糖尿病 诊断糖尿病主要依据血糖水平。具有典型"三多一少"症状的糖尿病患者，病程多已不是早期。早期糖尿病患者（尤其是 2 型糖尿病患者）除了血糖升高外，往往没有任何不适症状。所以，单靠症状去发现糖尿病为时太晚，大家千万不能等到身体有了不适时才检测血糖。

2. 血糖高未必就是糖尿病 如今，不少人有定期体检的习惯，还有人会在家里定期测血压、血糖等。但是，有些人一看到血糖高于正常值，就立刻怀疑自己得了糖尿病。其实，血糖升高虽然是糖尿病的主要判断标准，但这并不代表血糖高了就是得了糖尿病。以下情况都可能引起血糖

升高：一是过度兴奋、过度体力活动、发热、感染、大出血、创伤、手术、麻醉、昏迷等。二是患有某些器质性疾病。很多器质性疾病也会导致血糖波动，比如肝病、肾上腺相关疾病、甲状腺病、嗜铬细胞瘤、胰腺炎等。三是应用某些药物。比如糖皮质激素、噻嗪类利尿剂、口服避孕药、阿司匹林等，它们会影响糖代谢，造成一过性血糖升高。另外，饥饿时或慢性疾病患者体力下降时，血糖也会升高。因此，发现血糖升高，首先要排除上述因素，切忌未经确诊，随便服药。

建议在检查中发现血糖异常者进一步测定糖化血红蛋白。如果结果正常，但是有肥胖、糖尿病家族史等高危因素，还要做口服葡萄糖耐量试验，以尽早发现潜伏的糖尿病隐患。

3. 尿糖高不一定就是糖尿病 在临床工作中，很多患者看到尿糖的化验结果有加号，就忧心忡忡地问医生："大夫，我的尿糖有加号，是不是得糖尿病了？"前面我们说过，糖尿病的诊断要靠血糖，尿糖阳性并不一定都是糖尿病。很多生理和病理情况都可以引起尿糖的变化，比如：

1）**饮食性糖尿** 甲状腺功能亢进、植物神经功能紊乱时，食物中的糖在胃肠道吸收过快，可出现暂时性的血糖增高而使尿糖增多。长期饥饿后突然吃得太多，也会因为胰岛功能相对低下而产生糖尿。

2）**药物性糖尿** 长期使用肾上腺皮质激素、脑垂体后叶激素、咖啡因以及苯丙胺类药物，会使血糖增高而造成糖尿。此外，水杨酸类药物、水合氯醛、氨基比林等药物，可使尿糖化验出现假阳性结果。

3）**肾性糖尿** 正常情况下，原尿[1]中的葡萄糖在流经肾小管时，几乎会被全部重新吸收入血。但是，如果肾小管的重吸收功能出现了问题，就可以出现尿糖阳性。这种情况我们称作肾性糖尿，肾性糖尿多见于慢性肾炎、肾病综合征等。

4）**神经性糖尿** 我们知道，血糖的调节有激素调节和神经调节两种形式。一些疾病可以使血糖的神经调节出现问题，如脑血管意外、肿瘤、颅骨骨折、脑炎、癫痫等，这些疾病患者，肝糖原分解加速，血糖升高，继而会引起糖尿。

5）**妊娠性糖尿** 妊娠后期，由于乳腺功能开始活跃，可发生乳糖尿。妊娠期，肾小管对糖的重吸收能力下降，也可以引起肾性糖尿。

此外，肢端肥大症、嗜铬细胞瘤、皮质醇增多症以及严重的肝脏疾病患者也可以出现继发性糖尿。

因此，尿糖阳性的患者不必过度紧张，

[1] **原尿** 尿液的前身，是指通过肾小球滤过的含较多营养物质的液体。原尿中营养物质被重吸收回血液后，剩下的"废物"为尿液。

进一步查明病因才是关键。

4. 必须重视餐后血糖的检测 有些糖尿病患者，尤其是处在病程早期的患者，空腹血糖往往不高，主要表现为餐后血糖高。因此，不能仅仅根据空腹血糖不高就排除糖尿病的可能，检测血糖时应该常规检测餐后2小时血糖，以免造成漏诊。

5. 不同糖尿病诊断指标的意义 诊断糖尿病时，上述每个指标的临床意义各有侧重。如：空腹血糖相对稳定，不太受到短期内饮食及运动的影响，能较好地反映夜间肝糖输出的多少；口服葡萄糖耐量试验（OGTT）2小时血糖则反映的是胰岛处理餐后血糖升高的能力，很多患者早期仅表现为餐后血糖升高，而这时空腹血糖可能还处于正常范围内，因此该指标对糖尿病前期的患者诊断的敏感性较好；糖化血红蛋白反映的则是最近3个月的平均血糖水平，当空腹和餐后血糖都有显著升高时才会升高，因此对高血糖诊断的特异性较好，但是对糖尿病前期的患者则敏感性不够，另外在分析时也要注意到一些影响血红蛋白寿命的疾病对该指标的影响；随机血糖则是方便用于对那些血糖已经显著升高的患者的诊断。

对于诊断糖尿病前期的价值排序为：OGTT 2小时血糖 > 空腹血糖 > 随机血糖 > 糖化血红蛋白。

糖尿病的类型

导读 糖尿病可以分成4种类型：1型糖尿病、2型糖尿病、特殊类型糖尿病和妊娠期糖尿病。了解各种类型糖尿病的概念和特点，对于判断您是哪种类型的糖尿病并积极配合医生采取有针对性的治疗措施大有帮助。

一、1型糖尿病

1型糖尿病以前被称为"胰岛素依赖型糖尿病"，它主要是由于胰岛 β 细胞受到破坏，不能合成胰岛素，导致胰岛素绝对缺乏造成的（图1-6）。1型糖尿病患者的发病年龄多在儿童或青少年时期，当然也可以发生在其他年龄段。1型糖尿病通常发病很急，症状比较重，会出现严重的"三多一少"症状，而且容易发生酮症酸中毒。由于胰岛素分泌绝对不足，所以1型糖尿病患者需要终身使用胰岛素治疗。也有一部分1型糖尿病患者在开始使用胰岛素治疗后，胰岛 β 细胞的功能可能会在一定程度上得到改善，临床症状减轻，此时可以相应地减少胰岛素的用量，

这就是所谓的"蜜月期"。1型糖尿病的"蜜月期"可以持续几个月。"蜜月期"过后，如果病情进展，仍然要靠外源性胰岛素来控制血糖水平和遏制酮体的生成。

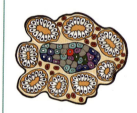

- ● α 细胞
- ● β 细胞
- ● 被破坏的 β 细胞
- ● δ 细胞
- ● PP 细胞

图1-6　1型糖尿病患者的胰岛

■ 1型糖尿病患者，胰岛 β 细胞被大量破坏，无法产生足够的胰岛素，从而导致血糖居高不下。

注意：成人隐匿性自身免疫性糖尿病是1型糖尿病的一种特殊类型，属于自身免疫性糖尿病，以胰岛 β 细胞缓慢性破坏、胰岛 β 细胞自身抗体阳性为主要特点。本病虽然属于1型糖尿病，但它的起病具有隐匿、迟发的特点，患者往往在成年期起病，发病初期口服降糖药治疗有效，在

诊断后至少半年内无须使用胰岛素，这又符合2型糖尿病的特点。因其临床表现不同于人们所熟知的青少年1型糖尿病，所以比较容易被误诊为2型糖尿病。

二、2型糖尿病

2型糖尿病以前被称为"非胰岛素依赖型糖尿病"。2型糖尿病患者的发病年龄大多在40岁以上，多数患者体重超重或肥胖。2型糖尿病起病比较缓慢、隐匿，很多患者是在体检或检查其他疾病时被发现患有糖尿病的。2型糖尿病患者体内的胰岛素水平可能是正常的，而且大多数在发病初期胰岛素水平比正常人还要高。为什么体内不缺胰岛素而血糖会高呢？这是因为存在胰岛素抵抗，体内的胰岛素起不到它应有的控制血糖的作用了。

2型糖尿病在发病初期一般不需要使用胰岛素治疗，多数患者在控制饮食、运动治疗及口服降糖药后可稳定控制血糖。随着疾病的进展，胰岛 β 细胞功能逐渐衰竭，口服降糖药血糖控制不理想，或者出现了严重的并发症，此时，就需要使用胰岛素治疗了（表1-2）。

表1-2　1型糖尿病和2型糖尿病的鉴别要点

鉴别点	1型糖尿病	2型糖尿病
起病年龄	多 < 30 岁	多 > 40 岁
起病方式	急性起病，症状明显	缓慢起病，症状不明显
临床特点	消瘦，多尿，烦渴多饮	肥胖，有家族史，属高发病率种群，存在黑棘皮病、多囊卵巢综合征等
酮症酸中毒	常见	通常没有
并发肾脏病变	35% ~ 40%（主要死因）	5% ~ 10%
并发心血管病	较少	> 70%（主要死因）
并发脑血管病	较少	较多
C 肽	低 / 缺乏	正常 / 升高
相关抗体*	阳性	阴性
治疗	胰岛素	生活方式、口服降糖药或胰岛素
相关自身免疫性疾病	并存率高	并存率低

注：*相关抗体包括胰岛细胞抗体（ICA）、谷氨酸脱羧酶抗体（GADA）、人胰岛细胞抗原2抗体（IA-2A）。

三、特殊类型糖尿病

特殊类型糖尿病包括一大类病因比较明确的糖尿病或继发性糖尿病。这些病因主要有胰岛素作用的遗传缺陷、胰腺病变，如胰腺炎等；内分泌疾病，如库欣综合征、嗜铬细胞瘤等；免疫介导的罕见类型，如僵人综合征[1]等；感染，如先天性风疹、巨细胞病毒感染等；胰岛 β 细胞功能的遗传缺陷，如线粒体糖尿病；应用某些药物，如糖皮质激素、甲状腺激素、噻嗪类利尿药、α 干扰素等；伴糖尿病的其他遗传综合征，如唐氏综合征、强直性肌营养不良等。

---

[1] **僵人综合征** 一种以躯干和下肢肌肉过度收缩、伴疼痛性肌肉痉挛为特征的、罕见的严重中枢神经系统疾病。临床表现常见躯干、四肢及颈部肌肉持续性或波动性僵硬，腹肌呈板样坚实。

四、妊娠期糖尿病

妊娠期糖尿病是指在妊娠期间首次发现的糖耐量减低或糖尿病。这里需要说明的是，在糖尿病诊断确立之后妊娠者为糖尿病合并妊娠，不属于妊娠期糖尿病。

明显肥胖、有糖尿病家族史或有过妊娠期糖尿病病史的孕妇，应及时检测血糖，如未发现妊娠期糖尿病，应在妊娠24～28周再进行一步法75克口服葡萄糖耐量试验，以明确是否存在妊娠期糖尿病。正常孕妇也应在妊娠24～28周时进行妊娠期糖尿病筛查。一旦确定妊娠期糖尿病，应严格控制血糖，必要时加用胰岛素，以保证孕妇的健康和胎儿的正常发育。妊娠期糖尿病妇女在产后4～12周应再次评价糖代谢状况，之后酌情每1～3年行75克口服葡萄糖耐量试验。

糖尿病的危害

导读 糖尿病可不是血里面的糖比别人高一点儿那么简单，这高出来的糖无孔不入，可以侵害我们身体的各个部位，造成各种各样的并发症。据统计，糖尿病并发症高达 100 多种，糖尿病是目前已知并发症最多的一种疾病。临床数据显示，糖尿病发病后 10 年左右，将有 30% ~ 40% 的患者至少会发生一种并发症，而并发症一旦发生，药物治疗很难逆转。因此，我们必须高度重视糖尿病的治疗，尽量避免这些并发症的发生和发展。

一、无孔不入的糖尿病并发症

糖尿病并发症无孔不入，糖尿病患者从头到脚、从里到外、从肉体到精神都无一能够幸免。另外，并发症对糖尿病患者的影响是多方面的、严重的和终身性的。糖尿病急性并发症中最为常见的是糖尿病酮症酸中毒和高血糖高渗状态，它们往往来势汹汹，如果不能得到及时的救治，患者的死亡率是非常高的。糖尿病慢性并发症中的心脏病变（包括冠心病、糖尿病性

心肌病等）可引起猝死；脑血管病变（如脑血栓等）可引起瘫痪、昏迷等；神经病变可造成患者四肢麻凉疼痛、感觉丧失，以及无痛性心肌梗死、胃轻瘫、阳痿等；肾脏病变可逐渐进展至终末期肾病（尿毒症），使患者只能依靠透析或者换肾来维持生命；视网膜病变轻则影响视力，严重时可导致失明；糖尿病足合并感染可导致下肢溃疡及坏疽，有的患者甚至不得不因此而截肢。糖尿病孕妇容易出现流产、胎儿发育畸形、死胎及新生儿低血糖等妊娠并发症。所以我们说，糖尿病的危害是非常巨大的。

二、关于糖尿病并发症的一些数据

前面我们谈了糖尿病可能造成的一些危害。临床工作中，我们却经常遇到这样的糖友，他们对糖尿病抱着满不在乎的态度，认为自己得糖尿病已经好几年了，除了身体没劲儿以外，其他什么表现也没有。这种想法是要不得的，因为它可能会影响你对医生治疗方案的执行。

下面让我们来看一些关于糖尿病并发症的数据，希望大家能够对糖尿病并发症有个清醒的认识，在生活中和治疗中提高警惕，认真对待。

数据 1 在三甲医院住院的 2 型糖尿病患者并发症的患病率分别为：高血压 34.2%、脑血管病 12.6%、心血管病 17.1%、下肢血管病 5.2%。

数据 2 糖尿病患者下肢血管病变的危险性是非糖尿病患者的 2 倍。我国 50 岁以上的糖尿病患者下肢动脉病变的患病率高达 19.47% ~ 23.80%。我国 2004 年、2012 年两次糖尿病足调查结果显示，糖尿病足合并下肢动脉粥样硬化性病变（LEAD）者分别为 62.9% 和 59.0%，表明糖尿病合并 LEAD 是糖尿病足溃疡（DFU）发生的重要病因之一。糖尿病患者下肢截肢的危险性是非糖尿病患者的 40 倍。大约 85% 的截肢是由足溃疡引发的，糖尿病足坏疽的发生率是非糖尿病足坏疽的 15 倍。

数据 3 糖尿病视网膜病变是常见的糖尿病慢性并发症，也是成人失明的主要原因。在我国的糖尿病人群中，糖尿病视网膜的患病率，农村地区为 37.3%，城市为 43.3%，明显高于白种人（15.3% ~ 29.0%）及黑种人（27.7% ~ 36.7%）。目前我国糖尿病视网膜病变患者约有 1 亿。

数据 4 我国 20% ~ 40% 的糖尿病患者合并糖尿病肾病，现已成为慢性肾病和终末期肾病的主要原因。

数据 5 糖尿病神经病变是 1 型糖尿病和 2 型糖尿病最为常见的慢性并发症，约 50% 的糖尿病患者最终会发生远端对称性多发性神经病变（DSPN）。国外一项 25 年的队列研究显示，通过临床诊断的 DSPN 患病率约为 45%，然而当采用更敏感的神经传导测定法诊断时，DSPN 患病率则增长为 60% ~ 75%。此外，DSPN 在糖尿病前期即可发生。一项关于糖尿病神经病变的全国多中心研究发现，我国 DSPN 患病率为 53%。

但是，令人遗憾的是，目前我国糖尿病患者的血糖控制达标率还不高，加上个别医疗机构诊治欠规范，常使糖尿病患者丧失了最佳的治疗时机，从而发生致残或者致死等严重后果。因此，糖尿病知识的普及应当引起全社会的重视。

第六节

危险因素与糖尿病筛查

导读　虽然遗传因素参与了 2 型糖尿病的发生，但从某种意义上说，2 型糖尿病还是一种生活方式病。了解糖尿病的危险因素，积极改变生活方式，根据医生的建议进行糖尿病筛查，就可能避免糖尿病的发生，或者将疾病控制在早期阶段。

一、糖尿病的危险因素

2 型糖尿病的发生风险高低主要取决于危险因素的数目和危险度。糖尿病的危险因素中有些因素是不可改变的，比如年龄、家族史、种族等；有些因素则是可以改变的，比如超重或肥胖、高热量饮食、体力活动过少等，改变这些危险因素就能有效预防糖尿病的发生。

关于糖尿病的危险因素，我们在前文已经做了简要说明，下面补充几点。

1. 关于年龄　大量研究表明，糖尿病患病和发病均随年龄的增长而增加。这种结论在不同国家和地区，以及不同人种、不同时期都一致。调查结果表明，40 岁以上的人 2 型糖尿病的患病率要明显高于 40 岁以下的人。

2. 关于种族和民族　不同民族的 2 型糖尿病患病率有所不同，患病率最高的是美国亚利桑那州的比马印第安人。瑙鲁及别的太平洋岛国，如斐济、萨摩亚、汤加的糖尿病患病率也比较高。糖尿病患病率最低的是阿拉斯加的因纽特人和阿萨巴斯卡印第安人。在我国，贵州、青海、广西三省、自治区中，苗族、汉族、藏族、壮族人群的糖尿病患病率没有显著差异。但在内蒙古，汉族人的患病率要高于蒙古族人。在新疆，维吾尔族人的糖尿病患病率要高于其他民族的人。

3. 关于遗传　研究发现，糖尿病家族史是糖尿病的独立危险因素，糖尿病具有明显的家族聚集性。国内的资料显示，糖尿病患者中，有 20% 的人有家族史。家族史使糖尿病的发生风险增加近 4 倍。

4. 关于肥胖　肥胖与 2 型糖尿病的关系几乎在所有的研究中均得到了证实。肥胖是热量摄入过多而体力活动相对不足的结果。肥胖，尤其是中心型肥胖，可导致胰岛素抵抗，进而引起糖尿病的发生。研究发现，当体重超过理想体重的 30% 时，胰岛素的敏感性会下降约 50%。2010 年、2013 年、2015 年至 2017 年的调查结果显示，体重指数（BMI）<25 kg/m^2 的糖尿病患病率分别为 6.9%、7.4% 和 8.8%，25 kg/m^2 ≤ BMI < 30 kg/m^2 的糖尿病患病率分别为 14.3%、14.7% 和 13.8%，BMI ≥ 30 kg/m^2 的糖尿病患病率分别为 19.6%、19.6% 和 20.1%。

5. 关于代谢综合征 代谢综合征能预测糖尿病的发生，也是糖尿病的高危因素。代谢综合征的存在可以使糖尿病的发生风险增加 2 ~ 11 倍。中国人的数据显示，有代谢综合征的人群糖尿病的发生风险比没有代谢综合征的人群高 3 ~ 6 倍。

二、为什么要进行糖尿病筛查

在 2 型糖尿病患者中，有一半以上的人在早期没有任何明显的临床症状，这就导致一种现象：血糖已经升高了，而患者却不知道。这时，升高的血糖已经对机体组织产生作用。临床调查发现，高达 50% 左右的糖尿病患者在诊断的时候就已经存在某种并发症了，不少患者是因为糖尿病引起的并发症去医院就诊时才发现得了糖尿病。正是由于糖尿病存在发现晚、发现后并发症难以控制的特点，所以才有专家提出这样的观点：21 世纪的糖尿病预防重点是早期发现糖尿病。糖尿病筛查有助于早期发现糖尿病，提高糖尿病及其并发症的防治水平。因此，在条件允许的情况下，高危人群应该进行糖尿病筛查。

三、哪些人需要进行糖尿病筛查

并不是所有的人都要进行糖尿病筛查，只有糖尿病发生风险比较高的人才需要进行糖尿病筛查。那么，哪些人的糖尿病发生风险比较高呢？

成年高危人群 年龄 > 18 岁，符合下列任何一项及多项者，为成年高危人群：
- ☐ 年龄 ≥ 40 岁；
- ☐ 有糖尿病前期病史；
- ☐ 超重或肥胖和（或）中心型肥胖；
- ☐ 静坐生活方式；
- ☐ 一级亲属（父母、子女、兄弟姐妹）中有 2 型糖尿病患者；
- ☐ 有巨大胎儿分娩史或有妊娠期糖尿病病史的女性；

□ 有高血压或正在接受降压治疗；

□ 高密度脂蛋白胆固醇 <0.90 mmol/L 和（或）甘油三酯 >2.22 mmol/L，或正在接受调脂药治疗者；

□ 有黑棘皮病者；

□ 有动脉粥样硬化性心血管疾病史；

□ 有一过性类固醇糖尿病病史；

□ 有多囊卵巢综合征病史的女性；

□ 长期接受抗精神病药物和（或）抗抑郁症药物治疗；

□ 中国糖尿病风险评估表（见附录一）总分 ≥ 25 分。

上述各项中，糖尿病前期人群和中心型肥胖者是 2 型糖尿病最重要的高危人群，其中糖耐量受损者每年有 6% ～ 10% 会进展为 2 型糖尿病患者。

儿童和青少年高危人群　年龄 ≤ 18 岁，超重（体重指数 ≥ 相应年龄、性别的第 85 百分位），且合并下列任何一项者，为儿童和青少年高危人群：

□ 一级亲属（父母、兄弟姐妹）或二级亲属（叔、伯、姑、舅、姨、祖父母、外祖父母等）有糖尿病史；

□ 存在与胰岛素抵抗相关的临床状态（如高血压、血脂异常、多囊卵巢综合征、黑棘皮病等）；

□ 母亲在怀孕时有糖尿病（包括妊娠期糖尿病）。

四、何时进行糖尿病筛查

对于成年高危人群，不论年龄大小，都要及早进行糖尿病筛查。对于除了年龄以外没有其他危险因素的人群，宜在 40 岁时开始糖尿病筛查。对于儿童和青少年高危人群，宜从 10 岁开始筛查。青春期提前的，推荐从青春期开始筛查。

注意：如果第一次筛查结果正常，以后应每 3 年至少重复筛查一次。如果筛查结果为糖尿病前期者，建议每年筛查一次。因为糖尿病的发生是一个渐进的过程，大家千万不能因为一次筛查结果正常而掉以轻心，对于高危人群来说，及早发现并治疗是延缓病情发展的关键。

五、如何进行糖尿病筛查

对于具有至少一项危险因素的高危人群，应进一步采取两点法进行筛查，即空腹血糖 +75 克口服葡萄糖耐量试验 2 小时血糖。其中空腹血糖筛查是简单易行的方法，宜作为常规的筛查方法，但有漏诊的可能性。如果空腹血糖 ≥ 6.1 mmol/L 或随机血糖 ≥ 7.8 mmol/L，建议进行口服葡萄糖耐量试验，同时检测空腹血糖和糖负荷后 2 小时血糖。推荐采用《中国糖尿病风险评估表》（见附录一）对 20 ~ 74 岁的普通人群进行糖尿病风险评估，分值范围为 0 ~ 51 分，总分 ≥ 25 分者应进行口服葡萄糖耐量试验。

六、什么是糖尿病前期

血糖水平在正常血糖值与糖尿病诊断标准之间，这种情况我们称为糖尿病前期。糖尿病前期属于正常到糖尿病的过渡阶段（图 1-7）。这个过渡阶段包括以下两种情况：一是空腹血糖受损，即空腹血糖在 6.1 ~ 6.9 mmol/L；二是糖耐量受损，即空腹血糖正常，餐后 2 小时血糖在 7.8 ~ 11.0 mmol/L。

2020 年流行病学调查研究结果显示，我国糖尿病前期患病率 35.2%。有些人对糖尿病前期不太在意，认为只要没有被戴上糖尿病的"帽子"就问题不大。殊不知，处于糖尿病前期的人是糖尿病患者的"后备军"。诊断糖尿病前期后，每年有

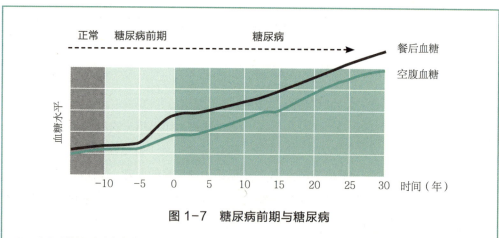

图 1-7　糖尿病前期与糖尿病

■ 对于 2 型糖尿病患者来说，可能在被确诊 10 年以前，血糖水平就已经悄然升高，但总体还处于正常范围；确诊前 10 年左右，随着胰岛素抵抗的逐渐加重，血糖水平不断升高，但还没有达到糖尿病的诊断标准，此时称为糖尿病前期；而后胰岛素抵抗日益加重，胰岛 β 细胞功能逐渐衰竭，血糖越来越难以控制，最终成为糖尿病。

5% ~ 10% 糖尿病前期患者进展为糖尿病。我国大庆研究显示，糖耐量异常患者中每年有 7% 进展为 2 型糖尿病。研究人员对处在糖尿病前期的人进行了长期的随访后发现，10 年后他们中有 50% 的人会发展成为糖尿病患者。如果处在糖尿病前期的人同时存在肥胖、高血压、高脂血症等，那么他发生动脉粥样硬化性心脏病、脑血管病的危险性将成倍增加。

所以，一旦发现自己处于糖尿病前期，就应该高度重视起来，及早采取干预措施。应按照糖尿病的治疗原则采取饮食控制和运动治疗等手段进行干预。对于肥胖者，应降低体重，使糖耐量恢复正常。

七、如何才能防止糖尿病前期发展成为糖尿病

首先需要说明的是，1 型糖尿病的危险因素基本上无法预防，所以，本部分所说的预防主要指的是 2 型糖尿病的预防。

糖耐量减低的人，如果接受适当的生活方式干预，是可以延迟或预防 2 型糖尿病发生的。处在糖尿病前期的人应通过饮食控制和运动治疗来降低糖尿病的发生风险；同时，应定期检查血糖，密切关注其他心血管病危险因素，如吸烟、高血压、高血脂等，并给予适当的干预。

处于糖尿病前期的人要想避免糖尿病的发生，应当实现以下目标：（1）使超重或肥胖个体体重指数达到或接近 24 kg/m^2，或体重至少下降 5% ~ 10%。（2）每日饮食总热量至少减少 400 ~ 500 千卡[1]，超重或肥胖者应减少 500 ~ 750 千卡。（3）饱和脂肪酸[2]摄入占总脂肪酸摄入的 30% 以下；每人每天食用盐的总量不超过 5 克。（4）中等强度体力活动至少保持在 150 分钟 / 周。

1986 年开始的著名的大庆糖尿病预防研究至今已进行了 30 多年。2006 年，专家们对这项研究进行了阶段性总结，他们将研究成果概括为三点。第一点，证明了处在糖尿病前期的人是糖尿病的高危人群，但是糖尿病是可以预防的。研究表明，血糖轻度升高的人如果不加干预，20 年内将有 93% 的人发生糖尿病，有 17% 的人会死于心血管疾病，另有 44% 的人至少会经历一次心肌梗死或脑卒中。如果进行 6 年的生活方式干预，能够使以后 14 年的糖尿病发病率下降 43%。第二点，生活方式干预预防糖尿病的作用是有效而持久的。大庆糖尿病研究的长期随访结果显示，糖尿病前期人群若不进行干预，6 年内有 67% 的人会发展成糖尿病患者，20 年内有

[1]　1 千卡（kcal）≈ 4185.85 焦耳（J）。

[2]　**饱和脂肪酸**　不含双键的脂肪酸称为饱和脂肪酸。饱和脂肪酸多存在于牛、羊、猪等动物的脂肪中，少数植物油中也含有此类脂肪酸，如椰子油、可可油、棕榈油等。

93%的人会发展成糖尿病患者。这说明，从长远看糖尿病前期患者都有转变为糖尿病患者的危险。如果进行生活方式干预（饮食控制和运动锻炼），6年间可使糖尿病的发病率降低51%，20年间可使糖尿病的发病率降低43%，而且干预组人群比对照组人群平均晚发生糖尿病3.6年。这充分说明，生活方式干预预防糖尿病的作用是有效而持久的。第三点，预防糖尿病可能减少心脑血管疾病和死亡的发生率。研究表明，生活方式干预可使心脑血管疾病的死亡率在20年间下降17%，使严重微血管病变（如失明）的发生率下降47%。

2 型糖尿病的三级预防

一、2 型糖尿病防治中的三级预防目标

一级预防目标是控制 2 型糖尿病的危险因素，预防糖尿病的发生。二级预防的目标是早发现、早诊断、早治疗 2 型糖尿病患者，在已诊断的患者中预防糖尿病并发症的发生。三级预防的目标是延缓已存在的糖尿病并发症的进展，降低致残率和死亡率，改善患者的生存质量。

二、一级预防的策略

2 型糖尿病的一级预防指在一般人群中开展健康教育，提高人群对糖尿病防治的知晓度和参与度，倡导合理膳食、控制体重、适量运动、限盐、戒烟、限酒、保持心理平衡的健康生活方式，提高社区人群整体的糖尿病防治意识。

糖尿病前期患者强化生活方式干预 6 个月效果不佳可考虑药物干预。在糖尿病前期人群中进行药物干预的临床试验结果显示，降糖药物二甲双胍、α- 糖苷酶抑制剂、噻唑烷二酮类药物、胰高血糖素样

肽 -1（GLP-1）受体激动剂以及减重药奥利司他等均可降低糖尿病前期人群发生糖尿病的风险，其中二甲双胍和阿卡波糖在糖尿病前期人群中长期应用的安全性证据较为充分，而其他药物长期应用时则需要全面考虑费用、不良反应、耐受性等因素。建议糖尿病前期患者通过饮食控制和运动降低糖尿病的发生风险，并定期随访及给予社会心理支持，以确保患者能够长期坚持生活方式的改变；定期检查血糖；同时密切关注其他心血管危险因素（如吸烟、高血压、血脂异常等），并给予适当的干预措施。

三、二级预防的策略

2 型糖尿病防治中的二级预防是指在高危人群中开展糖尿病筛查、及时发现糖尿病、及时进行健康干预等，在已诊断的患者中预防糖尿病并发症的发生。

1. 高危人群的糖尿病筛查 高危人群的发现可以通过居民健康档案、基本公共卫生服务及机会性筛查（如健康体检或进

行其他疾病的诊疗）等渠道。糖尿病筛查有助于早期发现糖尿病，提高糖尿病及其并发症的防治水平。因此，应针对高危人群进行糖尿病筛查。如前所述，如果空腹血糖 ≥ 6.1 mmol/L 或随机血糖 ≥ 7.8 mmol/L，建议行口服糖耐量试验。糖尿病前期患者应给予生活方式干预，以降低发生糖尿病的风险。

2. 血糖控制　糖尿病控制与并发症试验（DCCT）、英国前瞻性糖尿病研究（UKPDS）等严格控制血糖的临床研究结果显示，在处于糖尿病早期阶段的患者中，严格控制血糖可以显著降低糖尿病微血管病变的发生风险。随后的长期随访结果显示，早期严格控制血糖与长期随访中糖尿病微血管病变、心肌梗死及死亡的发生风险下降相关。表明对于新诊断的 2 型糖尿病患者，早期严格控制血糖可以降低糖尿病微血管和大血管病变的发生风险。血糖控制目标须个体化。

对于新诊断、年轻、无严重并发症或合并症的 2 型糖尿病患者，建议及早严格控制血糖，以降低糖尿病并发症的发生风险。

3. 血压控制、血脂控制及阿司匹林的使用　UKPDS 研究结果显示，在新诊断的 2 型糖尿病患者中，严格控制血压不但可以显著降低糖尿病大血管病变的发生风险，还可以显著降低微血管病变的发生风险。

高血压优化治疗（HOT）试验以及其他抗高血压治疗临床试验的糖尿病亚组分析也显示，严格控制血压可以显著降低无明显血管并发症的糖尿病患者发生心血管事件的风险。英国心脏保护研究—糖尿病亚组分析（HPS-DM）、阿托伐他汀糖尿病协作研究（CARDS）、盎格鲁－斯堪的那维亚心脏终点研究降脂分支（ASCOT-LLA）等大型临床研究显示，在没有明显血管并发症的糖尿病患者中，采用他汀类药物降低低密度脂蛋白胆固醇（LDL-C）可以显著降低心血管事件的发生风险。

建议对于没有明显血管并发症但心血管风险高危或极高危的 2 型糖尿病患者，应采取降糖、降压、调脂（主要是降低 LDL-C）及合理应用阿司匹林治疗，以预防心血管事件和糖尿病微血管病变的发生。

四、三级预防的策略

三级预防是指延缓 2 型糖尿病患者并发症的进展，降低致残率和死亡率，从而改善生活质量和延长寿命。

1. 继续控制血糖、血压及血脂　严格控制血糖可以降低已发生的早期糖尿病微血管病变（如非增殖性视网膜病变、微量白蛋白尿等）进一步发展的风险。然而，在糖尿病病程较长、年龄较大且具有多个心血管危险因素或已有心血管疾病的人群中，严格控制血糖对降低心血管事件和死亡风险的效应较弱。相反，控制糖尿病心血管风险行动研究（ACCORD）还显示，在上述人群中，严格控制血糖与全因死亡风险增加存在相关性。有充分的临床研究证据表明，在伴有心血管疾病的 2 型糖尿病患者中，应采用降压、调脂及抗血小板等综合治疗，以降低患者发生心血管事件和死亡的风险。

建议对于糖尿病病程较长、年龄较大、已有心血管疾病的 2 型糖尿病患者，继续采取降糖、降压、调脂（主要是降低 LDL-C）、抗血小板治疗等综合管理措施，以降低心血管事件、微血管并发症进展及死亡的风险，但应遵循分层管理的原则。中国 2 型糖尿病的综合控制目标见表 1-3。

2. 并发症治疗 对已出现严重糖尿病慢性并发症者，推荐至相关专科进行治疗。

表 1-3 中国 2 型糖尿病的综合控制目标

指标	分类	控制目标
毛细血管血糖	空腹	4.4 ~ 7.0 mmol/L
	非空腹	< 10.0 mmol/L
糖化血红蛋白		< 7.0%
血压		< 130/80 mmHg
总胆固醇		< 4.5 mmol/L
高密度脂蛋白胆固醇	男性	> 1.0 mmol/L
	女性	> 1.3 mmol/L
甘油三酯		< 1.7 mmol/L
低密度脂蛋白胆固醇	未合并动脉粥样硬化性心血管疾病	< 2.6 mmol/L
	合并动脉粥样硬化性心血管疾病	< 1.8 mmol/L
体重指数		< 24 kg/m²

第二章

糖尿病饮食营养治疗

Chapter 2

热量计算 | 饮食搭配 | 食物交换 | 饮食误区

　　糖尿病的治疗是综合性的，饮食治疗是其中的重要方面。不少糖尿病患者不懂得饮食控制的重要性，常常抱怨"过去没钱吃，现在有钱又不让吃"。针对这种情况，本章着重为大家介绍糖尿病患者到底怎么"吃"，才能吃出健康，战胜糖尿病。

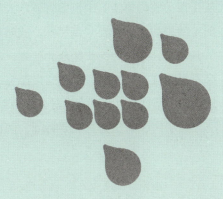

糖尿病饮食营养治疗概述

导读 饮食既是糖尿病发生的根源，又是糖尿病能否被控制的关键。饮食控制是防治糖尿病的首要任务。要想战胜糖尿病，必须从"吃"抓起，在"吃"上下足功夫。对于糖尿病的治疗来说，这一点无论怎么强调都不过分。

一、饮食营养治疗的重要性

唐代著名医学家孙思邈是世界上最早提出糖尿病"饮食治疗"概念的人，他在《备急千金要方》中提出："其（指糖尿病）所慎者有三，一饮酒，二房室，三咸食及面。"同时代的王焘认为："此病（指糖尿病）特忌房室、热面并干脯、一切热肉、粳米饭、李子等。"宋金时代的医学家张从正在《儒门事亲》中也曾告诫广大消渴病（糖尿病）患者要"减滋味，戒嗜欲，节喜怒"，并认为："能从此三者，消渴亦不足为忧。"我国历代医家大都强调糖尿病如不节饮食，"纵有金丹亦不可救"。

糖尿病以高血糖为主要特征，而血糖来源于饮食，因此，无论您患有哪种类型的糖尿病，饮食治疗都是各种治疗的基础，应当贯穿于整个糖尿病自然病程的任何阶段。有些处于糖尿病前期的朋友和早期病情轻微的 2 型糖尿病患者，如果能积极、正确地采用饮食和运动治疗，即便不使用药物也可能取得显著的疗效。通过改变膳食模式与习惯、调整营养素结构、由专科营养（医）师给予个体化营养治疗，可以降低 2 型糖尿病患者的糖化血红蛋白 0.3%~2.0%，并有助于维持理想体重及预防营养不良。近年的研究证实，对肥胖的 2 型糖尿病患者采用强化营养治疗可使部分患者的糖尿病得到缓解。营养治疗已经成为防治糖尿病及其并发症的重要手段。反之，您若对饮食治疗不够重视，即便有再好的药物也很难控制好您的血糖。不仅如此，不良的饮食结构和饮食习惯还可能导致相关心血管危险因素（如高血压、血脂异常和肥胖等问题）的出现或加重。

二、饮食营养治疗的目标

糖尿病医学营养治疗是临床条件下对糖尿病或糖尿病前期患者的营养问题采取特殊干预措施，参与患者的全程管理，包括进行个体化营养评估、营养诊断、制订相应营养干预计划，并在一定时期内实施及监测。医学营养治疗的目标如下：①促进并维持健康饮食习惯，强调选择合适的食物，并改善整体健康。②达到并维持合理体重，获得良好的血糖、血压、血脂的控制，以及延缓糖尿病并发症的发生。③提供营养均衡的膳食。为满足个人背景、文化等需求，可选择更多类型的营养丰富的食物，并能够进行行为改变。

糖尿病饮食营养治疗的具体目标如下：①纠正代谢紊乱。通过平衡饮食与合理营养，控制血糖、血脂，补充优质蛋白，预防必需营养素的缺乏。②减轻胰岛 β 细胞的负担。糖尿病患者存在不同程度的胰岛功能障碍，合理的饮食可以减轻胰岛 β 细胞的负担，并使其恢复部分功能。③防治并发症。个体化的医学营养治疗可以提供适当、充足的营养素，有利于防止并发症的发生与发展。④提高生活质量，改善整体健康水平。⑤对于儿童和青少年患者、妊娠期或哺乳期妇女以及老年糖尿病患者，饮食营养治疗的目标还包括满足其在特殊时期的营养需求。⑥对于无法经口进食或进食不足超过 7 天的高血糖患者（含应激性高血糖），为了满足机体的代谢需求，必要时可以通过合理的肠外营养或肠内营养治疗，以改善临床结局。

不同的患者饮食营养治疗应当实现的目标是不一样的。

对于普通的 2 型糖尿病患者，饮食营养治疗的目标是：①提供符合生理需要的均衡营养膳食，改善健康状况，增强机体抗病能力，提高生活质量；②纠正代谢紊乱，使血糖、血压、血脂尽可能达到理想水平，从而减少心血管疾病的危险因素；③减轻胰岛 β 细胞负担；④预防和治疗低血糖、酮症酸中毒等急性并发症；⑤帮助患者尽量达到并维持合理体重。如果您的体重超重，那么您的体重减少目标应当是在 3～6 个月内减重 5%～10%。如果您是消瘦的病友，则应通过均衡的营养恢复理想体重，并长期维持理想体重。

由于 1 型糖尿病患者多为儿童和青少年，所以，对于 1 型糖尿病患者，要通过科学的饮食管理，保证患者的正常生活和生长发育，纠正代谢紊乱，延缓糖尿病并发症的发生，减轻并发症的进展，提高生活质量。

对于怀孕或哺乳期的糖尿病妇女，饮食治疗的目标则是提供理想、足够的能量和营养，保证胎儿或婴儿的正常发育。

三、饮食营养治疗的原则

糖尿病患者，包括处在糖尿病前期的朋友，都需要依据治疗目标接受个体化的医学营养治疗，最好由熟悉糖尿病治疗的营养师或医师进行指导。糖尿病患者应当根据体重情况调整每日总能量的摄入（尤其是超重和肥胖者），并合理、均衡地分配各种营养物质。

广大糖尿病患者在平时的饮食营养治疗过程中应当遵循以下原则：

1. 控制总热量，维持理想体重 控制总热量摄入可以通过控制每顿饭的量和避免过量摄入脂肪和糖类物质来实现。在后面的章节中，我们会详细介绍每日摄入热量的计算方法。对于糖尿病患者来说，保持理想体重、防止肥胖是非常重要的，但肥胖者减重的速度不应过快。前面我们说过，以 3 ~ 6 个月减掉原有体重的 5% ~ 10% 为宜，减重过快对身体没有好处。

2. 平衡膳食，饮食多样化 糖尿病患者要合理安排各种营养物质在膳食中所占的比例，做到主食粗细搭配、副食荤素搭配。提倡每天食用谷薯类、蔬菜水果、肉禽蛋鱼、奶豆及油等五大类食品，避免偏食或挑食。

3. 适当提高碳水化合物的摄入比例，限制脂肪摄入，适量摄入优质蛋白质 控制总热量并不意味着绝对不吃主食。糖尿病患者在控制总热量的前提下可以适当放宽对主食类食物的限制，但应减少或避免单糖（如葡萄糖）和双糖（如蔗糖）食品的摄入。避免食用肥肉、全脂和油炸食品。可选择鱼类、瘦肉、低脂奶制品等富含优质蛋白质的食品。

4. 适当采用高纤维饮食，适量补充维生素和微量元素 适当多吃一些粗粮、蔬菜等高纤维饮食，不但有利于血糖和血脂的控制，还可以保证大便的通畅。维生素和微量元素是调节机体生理功能所必不可少的，也应通过饮食适当补充。

5. 限盐，限酒，戒烟 提倡清淡饮食，尤其是合并高血压的患者，食盐应限量在每天 5 克以内。有心功能不全症状的糖尿病患者，食盐的摄入量应少于每天 2 克。需要注意的是，这里所说的食盐不单单指做饭时使用的精制盐，还包括其他食物和调味品中的盐分。一般 40 毫升酱油和 40 克黄酱中就含有大约 6 克的食盐，因此，用酱油和黄酱烹饪菜肴时应相应减少食盐的用量。

酒精也可以产生热量，1 克的酒精大约可以产生 7 千卡的热量。因此，不推荐糖尿病患者饮酒。若饮酒应计算酒精中所含的总能量。女性一天饮酒的酒精量不超过 15 克，男性不超过 25 克（15 克酒精相当于 350 毫升啤酒、150 毫升葡萄酒或 45 毫升蒸馏酒）。每周饮酒不超过 2 次。

需要注意的是：饮酒可以引起应用磺脲类口服降糖药或胰岛素治疗的患者出现低血糖，因此，我们提倡广大糖友戒酒。

吸烟可能引发血管痉挛，导致心肌梗死、中风、糖尿病足、糖尿病视网膜病变、糖尿病神经病变等并发症或合并症的发生，而且吸烟可以增加肺癌、慢性气管炎等呼吸道疾病的发生风险，因此，病友们应坚决戒烟。

6.少食多餐，定时定量定餐　良好的进餐习惯、合理的餐次安排，也是糖尿病饮食治疗过程中不可忽视的问题，因为这样做有助于血糖的平稳控制，有利于减少餐后高血糖和夜间低血糖出现的概率。

第二节

营养素简介与膳食平衡

导读 人体需要从食物中摄取八大类营养素（碳水化合物、蛋白质、脂肪、维生素、无机盐、膳食纤维、植物化学物质和水），这些营养素对于人体来说作用各不相同，只有做到合理搭配，才能有利于身体健康。对于糖尿病患者来说，饮食的合理搭配尤为重要。本节我们将带领大家了解这八大类营养素以及膳食平衡的基本要求，为后续的饮食方案制订打下基础。

一、营养素简介

1.碳水化合物

1）**分类** 碳水化合物也就是我们平时所说的糖类物质，它主要来自谷类食物（如米、面等）、根茎类食物（如马铃薯、红薯等）和水果等。根据化学结构的不同，碳水化合物可以分为单糖、双糖和多糖（图2-1）。水果中的葡萄糖和果糖是单糖的代表，它们可以被人体直接吸收、利用。双糖和多糖是由单糖分子缩合而成的，它们需要在人体内被消化分解成单糖后才能被吸收、利用。日常生活中常见的双糖包括食糖中的蔗糖、牛奶中的乳糖等，常见的多糖就是谷物、豆类和薯类等主副食中的淀粉了。

2）**利用** 我们进餐时所摄入的淀粉等碳水化合物首先在口腔、胃和小肠中进行消化，之后在小肠内转变为葡萄糖、果糖等单糖而被吸收。被吸收的葡萄糖进入血液就会造成餐后血糖升高的现象。此时，受到葡萄糖的刺激，胰岛素分泌增加，而具有升高血糖作用的激素分泌则相应减少。机体通过自身调节使更多的葡萄糖进入肝脏、肌肉和脂肪组织。这样一方面可以增加葡萄糖的利用，给机体提供能量；另一方面可以使葡萄糖在肝脏内转化为糖原而储存起来。餐后4小时左右，机体已经不能再利用食物中的葡萄糖了，这时具有升高血糖作用的激素分泌增加，而胰岛素分泌减少，肝脏会将储备的糖原分解成葡萄糖给机体提供能量。但是糖原的储备是有限的，不够一个晚上的消耗，所以，大约从餐后8小时开始，机体还需要利用脂肪等来提供能量。

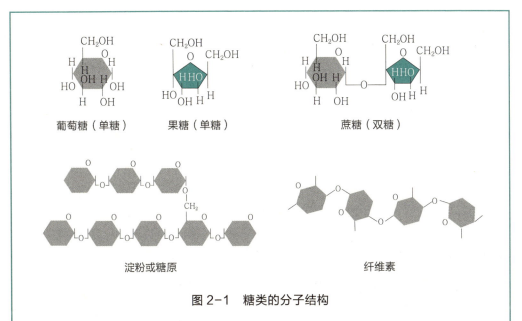

图 2-1 糖类的分子结构

■ 糖类由碳、氢、氧三种元素构成，所以又称为碳水化合物。单糖是不能再水解的糖类。双糖由两个分子的单糖通过糖苷键形成。淀粉由数百个乃至数千个单糖分子聚合而成，完全水解后得到单糖。纤维素是由葡萄糖组成的大分子多糖，人体内没有 β - 糖苷酶，不能对纤维素进行分解与利用。

3）需要量　1克的碳水化合物大约可以提供 4 千卡的热量。我们每天所需要的总热量的 45% ~ 60% 应当由碳水化合物来提供，但其中蔗糖所提供的热量最好不要超过总热量的 10%。社区动脉粥样硬化危险（ARIC）研究结果显示，碳水化合物所提供的能量占总能量的 50% ~ 55% 时全因死亡风险最低。考虑到我国糖尿病患者的膳食习惯，建议大多数糖尿病患者膳食中碳水化合物所提供的能量占总能量的 50% ~ 65%。餐后血糖控制不佳的糖尿病患者，可适当降低碳水化合物的供能比。

在控制碳水化合物总量的同时应选择低血糖生成指数碳水化合物，可适当增加非淀粉类蔬菜、水果、全谷类食物，减少精加工谷类的摄入。全谷类应占总谷类的一半以上。全谷类摄入与全因死亡、冠心病、T2DM 及结直肠癌风险成负相关。糖尿病患者的碳水化合物供给量应当控制在每天 200 ~ 350 克。有效控制碳水化合物的摄入量有助于控制血糖，保持理想体重。减少碳水化合物的摄入量在短期内（1 年内）能有效减轻体重，但是过度限制饮食却不可取。因为极低热量的饮食模式（≤800千卡/天，碳水化合物摄入量≤130克/天）非常难以坚持下来，而且一旦终止很容易出现体重反弹。所以，我们在此奉劝一些2型糖尿病患者，千万不要长期采用"饥饿疗法"来治疗糖尿病。

2. 蛋白质

1）生理功能　蛋白质也是一种非常重要的营养素，它是维持机体生命活动的物质基础。机体的所有重要组成部分几乎都有蛋白质参与构成，而且体内各种复杂而精密的生理活动能够有条不紊地进行也都离不开蛋白质的参与。虽然蛋白质也可以提供热量，但是只有在热量供应极度缺乏的情况下，我们的身体才会利用它来作为能量来源。

2）来源与利用　蛋白质主要来源于蛋、鱼、瘦肉及豆制品等食物。蛋白质在消化道里先分解为氨基酸后才能被吸收，然后机体利用这些氨基酸合成自身所需要的新蛋白质。食物中构成蛋白质的各种氨基酸的比例越接近于人体的需要，这种蛋白质的营养价值就越高，越容易被人体利用。一般动物蛋白所含的必需氨基酸[1]比较多，更接近于人体的需要，利用价值较高，所以，我们称为"优质蛋白"。常见富含优质蛋白的食物有肉、蛋、奶（含奶酪）

---

[1]　**必需氨基酸**　指人体自身不能合成或合成速度不能满足人体需要，必须从食物中摄取的氨基酸。

和大豆。谷物、坚果、蔬菜、水果等则不属于优质蛋白的食物来源。

3）需要量　1克的蛋白质也可以提供大约4千卡的热量。糖尿病患者每天蛋白质的供能量以占总热量的15%～20%为宜，即每千克体重0.8～1克，日总量应控制在50～70克。处于生长发育阶段的儿童，或合并感染、妊娠、哺乳以及过于消瘦的人，因为机体需要量大可以适当增加蛋白质的摄入量，按照每千克体重1.2～1.5克计算，日总量为70～100克，其中优质蛋白至少占1/3。有显性蛋白尿或肾小球滤过率下降的糖尿病患者应适当减少蛋白质的摄入，建议限制在每天每千克体重0.8克以内。

注意：过多摄入蛋白质，特别是非优质蛋白，不但不能被身体利用，反而会造成血糖波动，同时会增加肾脏的负担。

3. 脂肪

1）分类　脂肪由甘油和脂肪酸组成。脂肪酸按照化学结构的不同可以分为饱和脂肪酸和不饱和脂肪酸。食物中的脂肪按照其来源可以分为动物性脂肪和植物性脂肪。其中，动物性脂肪，如牛油、羊油、猪油、奶油、黄油，以及肉、蛋、奶中所含的脂肪，饱和脂肪酸的含量较多，有造成动脉粥样硬化的风险，食用过多对人体有害；而植物性脂肪，如花生、核桃、榛子等坚果中所含的油脂，以不饱和脂肪酸为主，且不含胆固醇，有防治心血管疾病的作用，适量食用对身体有益。

近些年来，反式脂肪酸也引起了大家的注意。所谓反式脂肪酸，就是一种不饱和人造植物油脂，生活中常见的"人造奶油""人造黄油""植物黄油"等都属于反式脂肪酸。我们经常吃的饼干、巧克力、沙拉酱、炸薯条、炸面包圈等食物中均含有一定量的反式脂肪酸。研究表明，长期食用含有反式脂肪酸的食物会增加心血管病的发生风险，而且容易患乳腺癌等疾病。

2）利用　脂类的消化和吸收主要在小肠中进行。食物中的脂类会刺激胆汁排泄，胆汁在小肠中与食物混合，之后，来自胰腺和小肠的有关消化酶会将脂类物质分解。这些脂类物质的分解产物可以被小肠细胞吸收，经血液运输到肝脏进行代谢。因此，肝、胆和胰腺有问题的人会出现脂肪的吸收障碍、消化不良，导致腹泻等临床症状。

3）需要量　1克脂肪可以提供约9千卡的热量。一般认为，膳食中脂肪提供的能量应占总能量的20%～30%。如果是优质脂肪（如单不饱和脂肪酸和n-3多不饱和脂肪酸组成的脂肪），脂肪供能比可提高到35%。脂肪供给总量以每天40～60克为宜，其中烹调用油最好少于25克，并要限制饱和脂肪酸的用量（饱和脂肪酸和反式脂肪酸的摄入量不要超过饮

食总热量的10%），胆固醇的摄入量应限制在每天300毫克以内（常见食物胆固醇含量见表2-1）。广大糖尿病患者可以适当提高多不饱和脂肪酸的摄入量，但占比不宜超过总热量的12%。单不饱和脂肪酸是较好的膳食脂肪来源，在总脂肪摄入中的供能比宜达到10%～20%。具体来说，糖尿病患者在日常饮食中应避免大量食用肥肉、动物内脏、蛋黄、全脂奶粉、棕榈油、动物油、黄油以及油炸食品，可以适量吃些鱼类、蛋清、牛奶和各种植物油。此外，花生、瓜子、榛子等坚果中所含的脂肪量也较多，日常生活中也应适当限制。每周可以吃2～3次鱼（最好有一次是ω-3脂肪酸含量丰富的海鱼），也可以使用富含ω-3脂肪酸的植物油。

4.维生素

1）作用　研究发现，维生素D可能会减少糖尿病的发生，维生素C、维生素E和B族维生素具有抗氧化的作用，有助于糖尿病慢性并发症的防治。

2）来源　B族维生素包括维生素B_1、维生素B_2、维生素B_6、维生素B_{12}、烟酸、泛酸、叶酸等。B族维生素主要存在于肉、蛋、奶和豆类食品中，其他植物性食品中虽然也含有这些维生素，但是含量比较少，而且不容易被人体利用。维生素C在新鲜的水果和蔬菜中含量比较多。科学研究发现，维生素C以药片的方式

表 2-1　常见食物胆固醇含量

类别	食物	胆固醇	食物	胆固醇	食物	胆固醇
肉类	猪肉（肥）	109	猪肉松	111	猪棒骨（熟）	150
	猪肉（瘦）	81	猪蹄（熟）	200	猪大肠	137
	猪排骨	237	猪肝	288	猪肝（卤煮）	469
	猪脑	2571	猪肚	165	酱牛肉	76
	牛肉（瘦）	58	牛肉（肥）	133	牛肉松	169
	牛肉干	120	羊脑	2004	羊肉（瘦）	60
	羊肉串（炸）	166	羊肉串（电烤）	109	羊肉（肥）	154
	羊头肉（白水）	591	叉烧肉	68	风干肠	47
	广东香肠	94	火腿肠	57	金华火腿	98
	红肠	72	小泥肠	59	腊肉	135
	兔肉	59	狗肉	78	蛇肉	363
禽类	鸡肝	356	扒鸡	320	炸鸡	283
	鸡肉	171	北京填鸭	135	盐水鸭（熟）	100
	鹌鹑肉	271	鹅肉	125	鸽子肉	236
水产类	草鱼	143	带鱼	76	黄鳝	188
	大黄鱼	128	鳜鱼	225	鲫鱼	224
	鲤鱼	84	鲢鱼	157	淡菜	493
	鲜贝	173	海蜇	8	鱿鱼	889
	海参	64	墨鱼	342	基围虾	302
	对虾	193	海虾	225	河虾	490
	龙虾	263	虾皮	428	海蟹	125
	河蟹	513	田鸡	118	甲鱼	136
蛋类	鸡蛋	585	鹅蛋	809	鸭蛋	565
	鸡蛋黄	1510	鹅蛋黄	1696	咸鸭蛋	647
	松花蛋	691				
奶类	炼乳	36	鲜牛奶	15	牛奶粉（全脂）	71
	奶酪	11	酸牛奶	12	牛奶粉（脱脂）	28
	酥油	351	人奶	11	豆奶	5
	羊奶	75	豆奶粉	90		
油类	黄油	296	猪油	93	牛油	135
	奶油	168				
其他	蛋糕	91	面包	40	饼干	81
	雪糕	52	冰棍	45		

注：单位为毫克/100 克可食部分。

补充的效果要比从膳食中摄取的效果差一些。另外，由于机体组织对维生素 C 的摄取量有限，所以，多次服用的效果要比一次口服同样剂量的效果好。维生素 D 在海鱼、鱼卵、动物肝脏、蛋黄、奶油和奶酪中相对较多，瘦肉、奶、坚果中含微量的维生素 D，蔬菜、谷物及其制品和水果中几乎没有维生素 D。人体在接受充足的日光照射后，体内通常可以合成足够的维生素 D。所以，建议大家多进行室外运动。维生素 E 广泛存在于植物性食品，如小麦、苹果、菠菜和胡萝卜中，黄油中维生素 E 的含量也不少。

糖尿病患者容易缺乏 B 族维生素、维生素 C、维生素 D，可根据营养评估结果适量补充。长期服用二甲双胍者应防止维生素 B_{12} 缺乏。

5.无机盐　无机盐是调节机体生理功能所必不可少的营养素，但糖尿病患者由于存在代谢障碍以及不恰当的饮食习惯，所以常常存在无机盐的代谢紊乱。

1）**分类**　按照机体需要量的不同，我们可以将无机盐分为常量元素和微量元素两大类。常量元素是指在有机体内含量占体重 0.01% 以上的元素，常量元素是构成有机体的必备元素。常量元素主要包括钙、磷、钾、钠、氯、镁、硫 7 种，它们的每日膳食需要量都在 100 毫克以上。微量元素包括铁、碘、铜、锌、锰、钴、钼、硒、铬、镍、硅、氟、钒等。它们也是人体必需的元素，但是它们在体内的含量很少，每日的膳食需要量仅在微克至毫克之间，所以我们称它们为微量元素。

2）**常见常量元素简介**

① **钠**　钠具有调节体内水液代谢、维持酸碱平衡、维持血压以及增强神经、肌肉兴奋性的作用。体内钠缺乏时可出现恶心、呕吐、血压下降、肌肉疼痛等表现，严重的可出现神情淡漠、昏迷、休克等情况。钠少了不行，多了对身体也不好，钠多了会出现水肿、高血压等问题。

② **钾**　钾有助于维持神经健康、心跳的规律正常，钾还可以预防中风，并有助于肌肉的正常收缩。低血钾时会出现肌肉无力、瘫痪、心律失常、横纹肌（包括骨骼肌和心肌）溶解以及肾功能障碍等。高血钾时也会出现心律失常，同时还伴有极度疲劳、行走困难、吞咽及发音出现问题等情况，严重的甚至会出现呼吸肌麻痹而危及生命。

③ **钙和磷**　钙和磷都是体内含量比较多的元素，它们具有构成骨骼、牙齿，维持神经、肌肉兴奋性，促进体内酶活性，参与凝血和激素分泌等作用。钙和磷在体内形成动态平衡。低钙会影响牙齿和骨骼的发育，对于婴幼儿来说会造成"O"形腿、鸡胸等畸形；对于成年人而言，则会导致骨质疏松等问题。摄入过多的钙则容易形

成结石。普通饮食不会造成磷的缺乏。过量摄入磷则会影响钙的吸收，对骨骼健康产生不利影响。

3）微量元素简介　某些微量元素，如锰、锂、铬、锌等，对于维持正常的糖代谢具有重要作用。缺乏这些微量元素，可直接影响糖代谢，使血糖控制不理想。研究发现，锂能促进胰岛素的合成与分泌，改善机体的胰岛素敏感性；锌缺乏时，胰岛素抵抗会加重；锰的代谢异常会影响机体对葡萄糖的耐受性；铬缺乏不利于血糖的控制，还容易发生血脂紊乱。

无微量营养素缺乏的糖尿病患者，无须长期大量补充维生素、微量元素以及植物提取物等制剂，其长期安全性和改善临床结局的作用有待验证。

6. 膳食纤维

1）简介　膳食纤维是一种多糖，它不能被人体消化吸收，也不能为人体提供能量，但是它具有不同于一般碳水化合物的重要生理作用，所以另作一类营养素而被单独提了出来。第一，在肠道中，膳食纤维可以形成网络状结构，能够阻碍食物与消化液的接触。这一点对于糖尿病患者来说意义非同一般，因为如此一来就可减慢肠道对葡萄糖的吸收，降低餐后血糖。第二，膳食纤维能增加食物的咀嚼次数，刺激唾液分泌。咀嚼时间延长，胃液的分泌也就相应增多，从而能促进食物的消化。

第三，膳食纤维可以增加胆汁的分泌，吸附胆汁酸；保留并吸收水分，软化粪便，起到通便的作用；并能延缓脂类物质的吸收，降低血胆固醇，增加饱腹感。

2）需要量　糖尿病患者每天所需的膳食纤维量与正常人相同。成人每天膳食纤维摄入量应 >14 克 /1000 千卡。膳食纤维摄入量与全因死亡、冠心病、2 型糖尿病及结直肠癌风险成负相关。膳食纤维的供给方式以吃天然食物为佳，并与富含碳水化合物的食物同时食用。日常饮食中，可以多吃些富含膳食纤维的燕麦片、苦荞麦面等粗杂粮以及海带、魔芋粉和新鲜蔬菜等。

7. 植物化学物质和水

1）植物化学物质　常见的植物化学物质包括植物甾醇、肉碱、叶黄素、生物活性肽等。糖尿病合并高脂血症的患者膳食中每日补充 2 克植物甾醇酯或甾烷醇酯，可以降低血浆低密度脂蛋白胆固醇水平，从而降低冠心病的发生风险。

2）水　水在体内能够起到调节体温、溶解、运输以及润滑的作用。正常成年人每天每千克体重大约需要 40 毫升的水。如果您的体重为 60 千克，那么，您每天需要大约 2500 毫升的水。这些水包括饮用水、食物中的水以及体内生成的水。正常情况下，机体水的出和入是平衡的。患糖尿病时，由于尿量增多，身体内的水分会大量丢失，从而刺激神经中枢引起口渴，促使患者大量饮水。也就是说，糖尿病患者喝水多是一种由于血糖过高引起的症状，是身体的一种自我保护措施。糖尿病患者如果故意少喝水，会造成血液浓缩，使血糖过高和血液中其他有害物质无法排出，这可能会导致严重的后果。有人说"水要喝够，汗要出透，便要排清，才能长寿"，这是很有道理的。当然，对于肾功能不全伴有水肿的患者就要另当别论了。

二、平衡膳食的基本要求

"平衡膳食宝塔"很多糖尿病患者都看到过，它是根据《中国居民膳食指南》，结合我国居民的膳食结构特点绘制而成的。"平衡膳食宝塔"共分5层，包含了我们每天应吃的主要食物种类（图2-2）。科学的饮食应当包含"平衡膳食宝塔"中的各类食物，而且各类食物的比例也应与"平衡膳食宝塔"的要求基本一致。

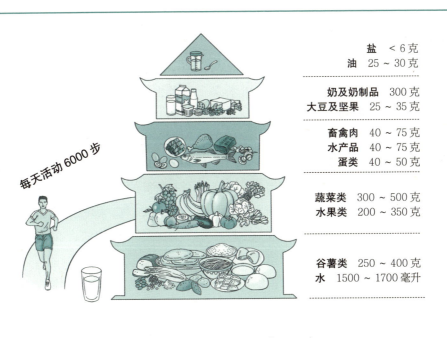

盐	＜6克
油	25～30克
奶及奶制品	300克
大豆及坚果	25～35克
畜禽肉	40～75克
水产品	40～75克
蛋类	40～50克
蔬菜类	300～500克
水果类	200～350克
谷薯类	250～400克
水	1500～1700毫升

每天活动6000步

图2-2　中国居民平衡膳食宝塔（2016）

■ ①宝塔建议的食物摄入量是指食物可食部分的生重。②宝塔建议的食物每日摄入量是一个平均量，不是每天必须严格遵守的膳食配方。③每日膳食中应尽量包含宝塔中的各类食物，但无须每天都严格按照宝塔建议的食物的量吃。

第一层：谷类、薯类、杂豆及水 谷类包括面粉、大米、玉米粉、小麦、高粱等，薯类包括红薯、马铃薯等，杂豆则包括了红小豆、绿豆、芸豆等在内的各种豆类。以上三类食物是人们每日能量的主要来源，也是"平衡膳食宝塔"的基座，可以为我们的机体提供碳水化合物、蛋白质、膳食纤维以及 B 族维生素等。按照生重计算，每人每天应吃此类食物 250 ～ 400 克。多种谷类食物掺着吃比单吃一种好。另外，还要做到粗细搭配，特别是以玉米或高粱为主要食物的时候，更应重视搭配一些其他的谷类或豆类食物。水也是日常膳食的主要组成部分，对于普通人来说，一天至少要喝 8 杯水（1500 ～ 1700 毫升）。

第二层：蔬菜和水果 蔬菜和水果主要为我们提供膳食纤维、矿物质、维生素 C 和胡萝卜素。我们每天应吃蔬菜 300 ～ 500 克、水果 200 ～ 350 克（这里蔬菜、水果的重量都是按市售鲜重来计算的）。蔬菜和水果有许多共同之处，但它们毕竟是两类食物，所以不能完全相互替代。尤其是儿童，不可以只吃水果、不吃蔬菜。一般来说，红、绿、黄色较深的蔬菜和深黄色水果所含的维生素和植物化学物质比较丰富。对于糖尿病患者来说，在血糖控制达标的前提下是可以少量进食水果的，但进食量不能多，种类应选择对血糖影响小的品种，再有就是最好在两餐

之间、下一餐前食用。

第三层：鱼、禽、肉、蛋等动物性食物 本层食物主要为我们提供动物性蛋白质、脂肪、矿物质、维生素 A 和 B 族维生素，每天应吃 120 ～ 200 克，其中鱼虾类 40 ～ 75 克，畜禽肉 40 ～ 75 克，蛋类 40 ～ 50 克（重量是按屠宰清洗后的鲜重计算的）。鱼、虾和其他水产品的脂肪含量很低，肉类（包括畜肉、禽肉及其内脏）脂肪含量较高。由于动物内脏胆固醇含量较高，所以一般不宜多吃。蛋黄的胆固醇含量也相当高，一般每天不超过 1 个为好。血脂异常的朋友，更应该严格限制胆固醇的摄入量，最好每 2 ～ 3 天吃 1 个鸡蛋。

第四层：奶类、豆类及坚果 本层食物主要提供蛋白质、脂肪、膳食纤维、矿物质和 B 族维生素。此外，奶类还是首选的补钙食物。奶类及奶制品主要包括鲜牛奶和奶粉，其需要量如果按蛋白质和钙的含量来折算的话，约相当于每日鲜奶 300 克或奶粉 28 克。那些喝奶后有腹胀、腹痛等胃肠道不适的朋友，可以换用酸奶或其他奶制品。豆类及豆制品包括许多品种，根据其提供的蛋白质的量，每天可进食大豆 25 ～ 35 克或豆腐干 50 ～ 70 克。此外，花生、瓜子、榛子、核桃、杏仁等坚果也可以提供蛋白质和不饱和脂肪酸，每天可以吃 5 ～ 10 克来代替相应量的大豆。与进食水果的要求相似，糖尿病患者在血

糖控制良好的情况下是可以进食适量坚果的，但同样要注意进食的量和时间。这一点，我们在后面会具体介绍。

第五层：烹调油和食盐　植物油可以提供维生素 E 和必需脂肪酸。必需脂肪酸主要包括两种：ω-3 系列的亚麻酸和 ω-6 系列的亚油酸。动物油所含的饱和脂肪酸较多，食用过多对身体健康不利，因此应当少吃。油脂类食物每天的摄入量不要超过 25～30 克。同时，植物油也应该多样化，要经常更换不同种类的植物油。每天食盐的摄入量不应超过 6 克。

饮食方案的制订

导读 饮食营养治疗是糖尿病综合治疗的基础，也是病情控制最关键的环节。学会制订适合自己的饮食方案，是每一位糖尿病患者的必修课。本节我们将为大家详细讲解糖尿病患者的日常饮食方案制订方法，希望广大糖友认真学习并掌握。

一、概述

计划每一餐时，我们首先要明确的是"每天需要多少热量"，这可以通过计算获得。热量的供给以能达到或维持理想体重为宜。如果每天吃的食物所提供的热量大于每天的能量消耗量，久而久之就会变胖；反过来，如果食物的供热量长期低于机体的消耗量，就会造成消瘦，严重时还会发生营养不良。计算出每天所需的总热量后，就可以按照前文提到的平衡、合理的膳食原则将热量按比例分配，制订自己的营养食谱了。另外，身体对食物的"生理反应"远比我们平常认为的要复杂：含相同量碳水化合物的不同食物不一定具有相同的血糖反应；即便是同一种食物，由于加工方式和烹制方法的不同，它们对血糖的影响也不一样。因此，在制订具体的食谱时还应考虑到食物的"血糖生成指数"和"血糖负荷"。当然，如何安排餐次以及烹饪方法的选择也非常重要。

本部分，我们将向大家着重介绍每日所需总热量的计算方法、食物等值交换份法、餐次的安排、烹饪方法的选择、食物血糖生成指数和血糖负荷的概念及其应用方面的知识，供大家参考应用，具体可咨询您的主管医生或营养师。

二、热量的计算

我们吃东西主要是为了保证身体健康，提供一天的工作、学习和生长发育所需要的热量。这些热量是由饮食中的碳水化合物、蛋白质和脂肪等物质经过体内复杂的化学反应过程转变而来的。**请大家务必记住下面的数字**：1 克的糖和 1 克的蛋白质都可以提供约 4 千卡的热量，1 克的脂肪可以提供约 9 千卡的热量。

每天摄入的总热量应该包括维持生命

活动所需的基础热量和体力（含脑力）活动所需的热量，即：总热量＝基础热量＋体力活动所需热量。我们可以通过每天消耗热量的多少来推算食物的需要量。成年人在安静状态下维持健康所必需的最低热量约为1200千卡/天。对于青少年来说，每天所摄入的热量还应满足生长发育的需要。对于怀孕和哺乳期的妇女，饮食除了要满足自身的热量需求外，还应提供多余的能量以确保胎儿和婴幼儿的正常生长发育。肥胖者则应严格限制总热量，以达到减重的目的。消瘦者可以适量增加总热量，以达到增重的目的。

那么，如何确定每天所需要的总热量呢？我们可以通过标准体重和单位体重所需要的热量来计算。

每日所需总热量的计算

第一步：明确自己的标准体重　标准体重，我们也可以理解为"健康体重"。标准体重的计算可以采用以下公式（二者任选其一即可）。

公式❶　标准体重（千克）＝［身高（厘米）－ 100］×0.9

公式❷　标准体重（千克）＝身高（厘米）－ 105

第二步：评价自己是胖还是瘦

方法一：通过低于或超过标准体重的百分数来衡量　计算公式：（目前体重－标准体重）÷ 标准体重 ×100%。如果您目前的体重超过了标准体重20%，则为肥胖；如果您目前的体重超过标准体重10%～20%，为超重；如果您目前的体重低于标准体重20%，则为消瘦；如果您目前的体重低于标准体重10%～20%，为体重不足。假如您的身高是170厘米，目前的体重是70千克。那么，根据"公式❶"，您的标准体重应该为（170 － 100）×0.9 ＝ 63千克。可以看出，您的体重有些超标，具体超出去多少呢？用公式算一下就知道了。（70 － 63）÷63×100% ≈ 11%。由此可以看出，您的体重超过了标准体重10%，为超重。

方法二：通过体重指数来衡量　体重指数的计算方法我们在前面的内容中已经介绍过。体重指数（BMI）＝体重（千克）÷ 身高^2（米^2）。相信大家都可以根据这个公式很容易地计算出自己的体重指数。一般来讲，体重指数 < 18.5 kg/m² 为偏瘦，18.5 ~ 23.9 kg/m² 为正常，≥ 24 kg/m² 为超重，≥ 28 kg/m² 为肥胖。当然，并不是每个人都适合采用体重指数来判断是否肥胖，这些人包括未满 18 岁者、运动员、怀孕或哺乳期妇女，以及身体虚弱或久坐少动的老人。如果您认为体重指数不能正确反映自己的胖瘦情况，那么请带着结果与医生讨论，并要求做体脂检测。

第三步：计算每日所需总热量 在评定出自己是肥胖、消瘦还是处于理想体重水平的基础上，我们就可以结合每天的活动强度，通过查阅表 2-2 来计算每日所需的总热量了。横向找出符合自己体重情况的列，纵向找出符合自己情况的日常活动强度，横纵交汇点所示的数值就是您每天单位体重（1 千克）所需要的热量。

表 2-2 　成年糖尿病患者每日单位体重的热量供给量

活动强度	每日单位体重热量供给		
	消瘦	体重正常	肥胖 / 超重
重体力活动 建筑、田间劳动等；跑步；足球及篮球比赛	45 ~ 50	40	35
中体力活动 中快速走；洗衣服，擦地；打球；游泳；骑车	40	35	30
轻体力活动 以坐着为主的工作和家务，如办公室工作等；散步；打牌；钓鱼	35	30	20 ~ 25
休息状态 如卧床	25 ~ 30	20 ~ 25	15 ~ 20

注：单位为千卡 / 千克理想体重。

公式 ❸ 　每日所需总热量（千卡）= 单位体重所需热量 × 标准体重

青少年和怀孕、哺乳期妇女以及消瘦的糖尿病患者应适当增加每日总热量。对于肥胖的 2 型糖尿病患者来说，应当严格限制每日的热量摄入，但应保证每日最低热量摄入不少于 1200 千卡（这是维持生命活动最低的热量标准）。

儿童糖尿病患者每日所需的热量也可以按年龄来计算，具体的计算方法详见本书第七章"糖尿病特殊人群的健康管理"。

三、食物等值交换

通过前面的介绍，我们已经学会了如何计算自己每日所需的总热量。那么，怎样才能把计算好的热量变成每天要吃的食物呢？目前常用的方法有营养素计算法、主食固定法和食物等值交换份法三种。由于前两种方法存在明显的不足，因此，本书重点介绍食物等值交换份法。

食物等值交换份法是根据患者的病情、身高、体重、活动量、年龄等参数计算每日所需的总热量，分配蛋白质、脂肪、碳水化合物三大营养素的量，确定餐次能量分配比例后，根据食物交换法进行饮食安排的一种方法。具体来说，食物等值交换份法是将我们平时常见的食物分成四大类八小类，这些类别的食物一定量为 1 份，每份食物所含的热量大致相仿，都是约 90 千卡，每份同类食物间可以任意互换。这种饮食安排方法科学合理，容易掌握，现在已经在世界上许多国家推广使用。食物的具体分类见表 2-3。

表 2-3　食物交换的四大类八小类内容和营养价值

组别	类别	重量	热量	碳水化合物	蛋白质	脂肪
谷薯组	谷薯类	25 克	90 千卡	20 克	2 克	—
菜果组	蔬菜类	500 克	90 千卡	17 克	5 克	—
	水果类	200 克	90 千卡	21 克	1 克	—
肉蛋组	大豆类	25 克	90 千卡	—	9 克	4 克
	奶制品	160 克	90 千卡	6 克	5 克	5 克
	肉蛋类	50 克	90 千卡	—	9 克	6 克
油脂组	坚果类	15 克	90 千卡	2 克	4 克	7 克
	油脂类	10 克	90 千卡	—	—	10 克

利用食物等值交换份法，广大糖友就不必单独计算每种营养素的需要量了，只要用每日所需的总热量除以 90（千卡）算出每日所需的"食品份数"，再对照附录四（"常见食物等值交换份"）就可以依据饮食习惯、经济条件、市场供应情况等选择各种主副食，调剂一日三餐了。为了方便起见，大家也可以参照表 2-4 粗略地安排一天的饮食计划。

总之，在不超出或保证控制全天总热

表2-4　不同热量糖尿病饮食的内容

热量	交换单位	谷薯类		菜果类		肉蛋豆类		浆乳类		油脂类	
		重量	单位	重量	单位	重量	单位	重量	单位	重量	单位
1200千卡	14	150克	6	500克	1	150克	3	250克	1.5	20克	2
1400千卡	16	200克	8	500克	1	150克	3	250克	1.5	20克	2
1600千卡	18	250克	10	500克	1	150克	3	250克	1.5	20克	2
1800千卡	20	300克	12	500克	1	150克	3	250克	1.5	20克	2
2000千卡	22	350克	14	500克	1	150克	3	250克	1.5	20克	2
2200千卡	24	400克	16	500克	1	150克	3	250克	1.5	20克	2

量，保证营养充足的前提下，糖尿病患者完全可以和正常人一样吃饭，膳食同样可以丰富多彩。

广大糖友在应用食物等值交换份法的时候应遵循以下原则：一是控制总热量，使体重达到并维持在理想或适宜的水平。二是同时控制主食和副食来控制总热量。三是在控制总热量的同时掌握好三大产能营养素的比例（详见本章第二节"营养素简介与膳食平衡"）。四是在控制总热量的前提下，营养素含量相似的食物间可以等量互换。以上4条可以概括为16个字，即总量控制，局部交换，掌握比例，食谱广泛。有些糖友认为，既然食物之间可以交换，那就可以"少吃饭，多吃肉"、"少吃主食，多喝酒"或者"少吃菜，多吃油"了。这样，既保证了能量恒定，又能大饱口福，简直太好了。其实，这是对食物等值交换份法互换原则的曲解。按照这些糖友的交换方法，摄入的总能量可能不变，但是构成总能量的三大营养素的产能比例将发生改变。例如，"少吃饭，多吃肉"，虽然总能量不变，但能量的来源将由糖类转变为蛋白质和脂肪。这样，无形之中，油脂的摄入量就会超标，会增加高脂血症的发生风险。因此，这种互换是不可取的。希望各位糖友正确理解食物等值交换份法中"等值互换"的基本原则——营养素含量相似的食物间才可以等量互换。

四、餐次安排和食物种类

1. 餐次安排　合理安排餐次是糖尿病饮食营养治疗中不可忽视的内容。合理、规律的就餐习惯是保持血糖平稳，减少血糖波动，有效防止急慢性并发症发生、发展的重要措施。**切记：** 无论是 1 型糖尿病患者还是 2 型糖尿病患者，暴饮暴食和饥饱无常对身体都是"有百害而无一利"的。

1）尚未使用胰岛素者的餐次安排 尚未使用胰岛素的 2 型糖尿病患者，不必过于担心低血糖的问题，餐次安排相对简单，一日三餐定时、定量就可以了。三餐碳水化合物的分配可以根据饮食习惯，按照早餐 1/5，午餐和晚餐各 2/5，或者按照早餐、午餐、晚餐各 1/3 的量来供给。有的专家认为，如果主食吃得比较多，总量超过 300 克（6 两），也可以采用少食多餐的办法，使每顿正餐的主食量不超过 100 克（2 两），多余的部分移作加餐。这样做对于控制餐后血糖的升高更有益处。

2）正在使用胰岛素或口服胰岛素促泌剂者的餐次安排 已经用上胰岛素或者正在口服胰岛素促泌剂的糖尿病患者，因为有出现低血糖的风险，所以每天应当吃 5 ～ 6 餐，即除了 3 次正餐，还应有 2 ～ 3 次加餐。那么，应该怎么安排加餐呢？简便的方法是从正餐中匀出一部分食物（比如 20 ～ 25 克主食）作为加餐，加餐的时间可以安排在早餐与午餐之间、午餐与晚餐之间或者睡前。临睡前的加餐，除了主食外，还可以搭配半杯牛奶或一个鸡蛋等以蛋白质为主的食物，这样做是为了预防夜间出现低血糖。

2. 食物种类的选择 广大糖友在根据食物等值交换份法制订饮食计划时，还应结合"平衡膳食宝塔"提倡的饮食结构，选择不同种类的食物来安排各餐食谱。提倡饮食多样化，避免偏食和挑食。

食物等值交换份法应用举例

病例 老李，男性，50 岁，身高 170 厘米，体重 85 千克，办公室职员。患糖尿病 2 年，目前尚未出现明显的并发症。请根据以上所学知识为老李制订一天的饮食计划。

计算方法

1. 计算老李一日所需总热量

第一步：计算老李的标准体重 采用公式 ❷。老李的标准体重 = 170 − 105 = 65（千克）。

第二步：判断老李的胖瘦　可以根据体重指数进行判断，老李的体重指数 = $85 \div 1.7^2 \approx 29.41$；也可以通过当前体重与标准体重的对比进行判断，$(85 - 65) \div 65 \times 100\% \approx 30.77\%$。可见，无论采用哪种方法来计算，老李都属于肥胖人群。

第三步：计算老李每日所需的总热量　采用公式❸。因为老李从事办公室工作，属于轻体力活动者，结合其体形肥胖，通过查阅表2-2，可知他每日单位体重所需的热量为 20 ~ 25 千卡，则：老李的每日所需总热量 = $(20 ~ 25) \times 65 = 1300 ~ 1625$（千卡）。

2. 食物交换　老李每日所需总热量为 1300 ~ 1625 千卡，因此，他每天所需的食品份数应为：$(1300 ~ 1625) \div 90 \approx 14 ~ 18$ 份。于是，老李可以根据附录四"常见食物等值交换份"进行选择。即：主食 200 克（8 份），肉类 100 克（2 份），鸡蛋 50 克（1 份），牛奶 250 克（1 份），蔬菜 500 克（1 份），水果 200 克（1 份），花生油 10 克（1 份）。当然，老李也可以根据表2-4直接选择"1400 千卡"一栏的食物组成方案。

3. 饮食安排　老李的一日饮食安排可参考表2-5（共15.5份）：

表2-5　老李的一日饮食安排

餐次	份数	食物举例
早餐	4.5	**牛奶** 1 袋（250 克）；**鸡蛋** 1 个（带皮，60 克）； **小花卷** 1 个（50 克）；**咸菜** 少许
10 点加餐	0.5	**草莓** 100 克
午餐	5.5	**米饭** 1 碗（大米 100 克）；**拍黄瓜**（150 克）； **炒三丝**（瘦肉 25 克，豆腐丝 50 克，圆白菜 100 克，植物油 10 克）
晚餐	4.5	**烙饼** 1 角（25 克）；**白米粥**（大米 25 克）；**酱牛肉**（35 克）； **香菇油菜**（香菇 50 克，小油菜 200 克，植物油 10 克）
睡前加餐	0.5	**苏打饼干** 2 片（12.5 克）

五、烹调方法的选择

均衡的营养、合理的饮食对于糖尿病患者而言比菜肴的风味更加重要。因此，广大糖友在烹调方法的选择上要多加注意，不但要尽量保存食物中原有的营养素，还要选择对血糖、血脂、血压等影响较小的健康烹饪方法。

对于糖尿病患者来说，蒸是最健康的烹调方法，其次是煮，再次是炒，接着是烤，最不好的是煎、炸。大家还可以采用以水代油的烹调方法，也就是把主料和辅料放入开水锅中汆一下，先加工成半成品，然后再采用其他方法做熟，这样做比使用其他烹调方法节省时间，更能减少油脂的使用量。由于糖尿病患者的饮食量受到限制，因而保证有限食物中的营养素不被破坏就显得非常重要。可以采用蒸、汆、炖、拌等少油或者无油的烹调方法来制作菜肴，也可以采用急火快炒的方式，这样可以减少水溶性维生素和矿物质的损失。煎、炸温度高，蛋白质因高温而严重变性，而维生素几乎全部丧失。另外，要缩短烹饪时间。烹饪时间越长，营养成分损失得就越多。

糖尿病患者的菜肴要做到清淡为主、少盐低糖。做菜尽量不要用动物油，而要用植物油。糖尿病患者要少吃盐，合并高血压的患者更要严格限制食盐的摄入量。

关于糖，糖尿病患者不是绝对不能吃，在烤面点或做菜时加入少许糖作调味之用是允许的，关键是限量。

荤素搭配能使营养更加全面，并且符合人体酸碱平衡的需要。例如"青椒炒肉"就比只"炒肉"营养均衡。此外，辅料的加入还有助于降低肉制品的血糖生成指数，有利于控制血糖。

六、血糖生成指数与食物的选择

1. 何谓血糖生成指数 含有等量碳水化合物的不同食物，其消化吸收率和引起的血糖应答并不相同。也就是说，即使是含有同等量的碳水化合物，不同的食物被吃进去后，它所引起的血糖变化是不一样的。血糖生成指数（GI）是衡量食物对血糖可能产生多大影响的指标。它表示某种食物与葡萄糖相比，其升高血糖的速度和能力如何。规定葡萄糖的血糖生成指数是100，某种食物的血糖生成指数越大，就说明吃了这种食物后血糖升高的速度越快、数值越高。

血糖生成指数概念的提出引发了人们对碳水化合物"质"的思考。碳水化合物的"量"和"质"都会影响人体的血糖水平，而食物中碳水化合物的"质"取决于其血糖生成指数的高低。血糖生成指数的高低与食物的含糖量、消化、吸收和代谢的情况有关。一般来说，含糖量高、消化得快、吸收得多、代谢得慢的食物，其血糖生成指数就高；相反，含糖量低、消化得慢、吸收得少、代谢得快的食物，其血糖生成指数就低。所以说，血糖生成指数对决定各种食物的摄入量有一定的指导意义。

2.食物的血糖生成指数分类　规定：血糖生成指数 > 70 的食物为高血糖生成指数食物；血糖生成指数 < 55 的食物为低血糖生成指数食物；血糖生成指数介于 55 ~ 70 的为中等血糖生成指数食物。

低血糖生成指数食物在胃肠道内停留的时间长，吸收率低，葡萄糖释放缓慢，葡萄糖进入血液后的峰值低，血糖下降的速度慢。高血糖生成指数食物进入胃肠道后，消化得快，吸收率高，葡萄糖进入血液后的峰值高，血糖下降的速度快（图 2-3）。常见食物的具体血糖生成指数数值见本书附录。

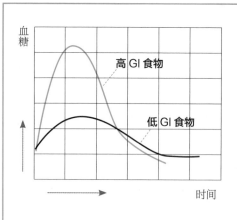

图 2-3　血糖生成指数对血糖的影响

3.影响食物血糖生成指数的因素

1）食物中碳水化合物的类型　简单地说就是，单糖可以被机体直接吸收，所以，单糖类食物的血糖生成指数要高于多糖类食物；另外，支链淀粉比直链淀粉 [1] 消化得快，所以，支链淀粉类食物的血糖生成指数也比较高。

2）食物中其他成分的含量　食物中的其他成分，如脂肪和蛋白质的含量，都会影响到食物的吸收速度，脂肪和蛋白质含量高的食物，血糖生成指数偏低。但需要注意的是，脂肪比例的增高会增加热量摄入，增加动脉粥样硬化的发生风险；蛋白质比例的增高则会增加肾脏的负担。因此，应当按照比例进行限制。增加食物中膳食纤维的含量不仅有利于降低血糖生成指数，还有改善肠道菌群等作用。

3）食物的形状　较大颗粒的食物需要经过口腔的咀嚼和胃的机械磨碎过程，这就延长了消化和吸收的时间，因此，这类食物的血糖反应是缓慢的、温和的。

4）食物的加工烹调方法　加工方法会影响食物的消化率。一般来说，加工越精

---

[1]　直链淀粉很难被机体分解吸收，在人体内被利用的方式几乎和纤维素类似。支链淀粉则相反。植物中一般既有直链淀粉，又有支链淀粉。大部分植物里二者的比例为 1：4，但随不同物种差异很大，比如糯玉米中"糯"的口感以及一些土豆"黏"的感觉，都是因为含有比较多的支链淀粉。

细的食物，越容易被吸收，升糖作用也越强。同样的原料，烹调的时间越长，食物的血糖生成指数就越高。

4.血糖生成指数与食物的选择

1）选择低、中血糖生成指数的食物 糖尿病患者应尽量避免或少用单糖和双糖类食物，要严格限制食用纯糖食品、甜点等，避免血糖快速升高。

2）合理搭配 血糖生成指数高的食物应与血糖生成指数低的食物搭配食用。粗细粮搭配就很合理，细粮的口感好，但血糖生成指数高，而粗粮口感虽然比较差，但血糖生成指数低。粗细粮搭配，营养全面，口感又好，还降低了食物总体的血糖生成指数。

3）增加膳食纤维含量 适当增加食物中膳食纤维的含量，不仅有利于降低食物的血糖生成指数，还有改善肠道菌群、避免或减少便秘的发生等作用。

4）选择科学的加工烹调方法 食品的加工和烹调方法会直接影响其血糖生成指数。例如，精细、易消化的食物，其血糖生成指数就相对较高。糙米饭的血糖生成指数是70，而精米饭的血糖生成指数则为83.2。因此，广大糖尿病患者应多选择一些粗粮来代替加工过细的食物，但要注意粗细搭配，不能一味吃粗粮而不吃细粮（关于这一点，我们在本章第六节"糖尿病饮食误区"部分会进行详细介绍）。此外，

食物的烹调时间也不宜太长，以免使其血糖生成指数增高。

5.血糖生成指数的应用局限

血糖生成指数仅反映了食物本身的特性，并没有充分考虑一日总热量的控制和各类食物的搭配。也就是说，在选择食物时，不仅要考虑其血糖生成指数的高低，还要考虑其所含碳水化合物的多少、能量密度[1]的高低以及该食品所含的营养成分。比如说，有些水果的血糖生成指数虽然比较高，但它所含的碳水化合物总量却很少，能量密度比较低，对于这些水果，广大糖友在血糖控制良好的前提下是可以适量食用的。此外，如果认为血糖生成指数越低越好，并主要食用少数几类食物，结果必然导致食物单一化，对身体健康不利。

七、食物的血糖负荷与进食量

1.何谓血糖负荷

餐后血糖水平除了与食物的血糖生成指数高低有关外，还与食物中所含碳水化合物的量有密切关系。血糖生成指数高的食物，如果碳水化合物含量很少，尽管其容易转化为血糖，但其对血糖总体水平的影响并不大。因此，单纯以血糖生成指数的高低来选择食物可能

---

[1] **能量密度** 指单位重量食物所含的能量。食品的能量密度与水分和脂肪含量密切相关，水分越多则能量密度越低，脂肪含量越多则能量密度越高。

会产生错误。例如，南瓜的血糖生成指数为 75，属于高血糖生成指数食物，但事实上南瓜中的碳水化合物含量很少，每 100 克南瓜中仅含有 5 克的碳水化合物，所以，日常食用量并不会引起血糖的大幅波动。

血糖生成指数仅能反映碳水化合物的质，并未反映实际摄入碳水化合物的量。1997 年，美国哈佛大学的学者将摄入碳水化合物的"质"和"量"结合起来，提出了一个新的概念——血糖负荷（GL）。血糖负荷是用食物的血糖生成指数乘以其碳水化合物含量所得出的数值。血糖负荷可以用来评定某种食物或总体膳食模式升高餐后血糖的能力。

2. 饮食的血糖负荷分类 为了利用血糖负荷来指导人们的日常饮食，营养专家们制定了食物的血糖负荷分类标准：血糖负荷 ≥ 20 为高负荷饮食，高负荷饮食对血糖的影响很大；血糖负荷在 10 ~ 19 为中负荷饮食，中负荷饮食对血糖的影响不大；血糖负荷 < 10 为低负荷饮食，低负荷饮食对血糖的影响很小。

血糖负荷应用举例

举例 已知西瓜和苏打饼干的血糖生成指数都是 72。现在来计算一下 100 克西瓜和 100 克苏打饼干的血糖负荷，看看情况如何。

计算 通过查阅《中国食物成分表》，100 克西瓜的碳水化合物含量是 5.8 克，因此，100 克西瓜的血糖负荷为"$72 \times 5.8 \div 100 \approx 4.2$"；100 克苏打饼干的碳水化合物含量为 76 克，因此，100 克苏打饼干的血糖负荷为"$72 \times 76 \div 100 \approx 54.7$"。

结果 二者的血糖负荷相差十几倍。因此，虽然是同样的重量、同样的血糖生成指数，苏打饼干对血糖的影响要比西瓜大得多。

3. 血糖负荷的具体应用 想吃血糖生成指数高的食物，又担心会对血糖造成影响时，可以依据"血糖负荷 < 10"的低血糖负荷标准来计算想要进食食物的安全食量，以达到既满足食欲又不影响血糖的目的。比如我们要吃一块西瓜，那么吃多少合适呢？假如我们吃 200 克，其血糖负荷值为：$72 \times （5.8 \times 2）\div 100 \approx 8.4$。计算结果表明，我们一次吃 200 克的西瓜对血糖的影响并不大。但如果我们要吃

一块 500 克的西瓜，其血糖负荷则会变为：$72 \times (5.8 \times 5) \div 100 \approx 21$。很明显，500 克西瓜对血糖的影响就比较大了。

糖尿病患者在选择血糖生成指数高的食物时，需要严格控制食物的量。只要控制好食量，就不会让血糖产生较大的波动。如果按照血糖生成指数和血糖负荷的理念去搭配膳食，既考虑到了食物含碳水化合物的质（消化、吸收的速度），又照顾到了食物含碳水化合物的量，那么，无疑是最科学合理的搭配方案。

小结　我们再为各位糖友总结一下饮食计划的制订要点。第一步，计算自己的标准体重；第二步，判断自己是肥胖、消瘦还是体重正常；第三步，根据自己的活动强度计算每日需要的总热量；第四步，用每日所需总热量除以 90，算出每日所需的食品总份数；第五步，合理安排餐次，正确选择食物种类，将食物分配到各餐；第六步，如果条件允许，可参考血糖生成指数和血糖负荷来选择食物的加工烹调方法，估算安全食量。

第四节

糖尿病的中医食养

导读 中医学中蕴含着丰富的养生防病智慧，中医健康饮食观对于糖尿病患者来说极具参考价值。本节，我们利用非常简短的篇幅为大家介绍一下糖尿病的中医食养理念，希望大家能够在日常的饮食治疗中参考使用。

传统的饮食结构对于保持糖尿病的低发生率、低胆固醇及低冠心病的发生率起着关键作用。现如今，随着生活水平的提高，不少人丢掉了传统的饮食习惯，盲目崇尚西方快餐，摄入了大量的高脂肪、高蛋白及高糖食物，结果导致肥胖、高脂血症、糖尿病等代谢性疾病的"大会师"。那么，应该怎样吃才可以远离糖尿病呢？下面就说说我国传统的健康饮食观。

一、吃什么：五谷为养，畜菜果助

对于"吃什么"这个问题，早在几千年前，中医学经典著作《黄帝内经》就给出了明确的答案："五谷为养，五果为助，五畜为益，五菜为充。"意思就是谷物（主食）是人们赖以生存的根本，而水果、蔬菜和肉类等都是作为主食的辅助、补益和补充。"五谷"是指黍、秫、菽、麦、稻等谷物。五谷杂粮含有丰富的碳水化合物和纤维素，应当作为人体热能的主要来源。以谷类食物为主的膳食结构和以动物性食物为主的膳食结构相比，其人群的高血压、糖尿病、高脂血症等"现代文明病"的发病率要低得多。"五畜"是指牛、犬、羊、猪、鸡等肉食，"益"为补益的意思。"五畜为益"的意思是动物性食物有益于补养五脏精气，可作人体营养的必要补充。"五菜"是指葵、韭、薤、藿、葱等蔬菜，"五果"是指李、杏、枣、桃、栗等果实。果蔬含有人体必需的大量维生素和矿物质。多吃蔬菜、水果对身体健康大有裨益。

中国传统膳食结构强调"平衡膳食、辨证用膳"，提倡含不同营养成分食物的互补。故古代先贤有以下精辟论述："五谷宜为养，失豆则不良；五畜适为益，过则害非浅；五菜常为充，新鲜绿黄红；五果当为助，力求少而数；气味合则服，尤当忌偏独；饮食贵有节，切切勿使过。"

二、怎么吃：饮食有节，谨和五味，四季食养

健康的饮食习惯应当是"饮食有节"，不暴饮暴食，不偏食。"饮食有节"是指吃饭要有规律，要定时定量，以保持脾胃功能的正常。《饮膳正要》中说：日食三餐为宜，早餐早，中餐好，晚餐少。另外，要尽量避免暴饮暴食，也不能饥饱失度。《黄帝内经》中说，"谷不入，半日则气衰，一日则气少矣"，这讲的是过饥的害处。《黄帝内经》中还说，"饮食自倍，肠胃乃伤"，这说的是过饱的弊端。中医认为，进食过量则脾胃负担过重，食积于胃肠，日久脾胃功能就会受到损害，水谷精微（营养物质）就不能化生，就会产生疾病。一般提倡以七八分饱为宜。

中医学认为，药物有四气五味之分，食物也有寒热酸甜之别，人的体质又有虚实寒热之异。中医学非常重视饮食性味对健康的影响。"四气"是指药物或食物的寒、热、温、凉特性。"五味"是指药物或食物辛、甘、酸、苦、咸的味道。如果过量食用辛热、温燥之品，脂肥煎炸食物不绝于口，就容易助热化火生痰，煎灼津液，导致消渴病（糖尿病）的发生。现代医学研究发现，甘味太过会因糖及淀粉摄入过多而导致糖尿病及肥胖等疾病的发生，咸味太过会因钠离子摄入过多而加重高血压、水肿等的病情。

饮食调理应随着四季气候的变化而变化。一般来讲，春天阳气渐生，万物复苏，可食大葱、韭菜、香椿、菠菜、荠菜、鸡肉等以助阳升散；夏季阳盛，应少食辛甘燥烈之品，以免伤阴，宜多食绿豆、西瓜等以清热、祛暑、生津。秋季气候干燥，宜少食辛燥之品，多食百合、芝麻等以润燥生津。冬季寒冷，宜食羊肉、狗肉及鹿肉等以护阳气。

糖尿病饮食细节

导读 糖尿病患者，只掌握大的饮食原则还远远不够。日常生活中，有诸多饮食细节问题需要我们注意，只有切实把握好这些饮食细节，才能让我们的血糖更加平稳，让治疗起到事半功倍的效果。

一、吃饭的速度

广大糖友都知道吃饭过饱的坏处，所以多会自觉遵守"少食多餐"的原则，但很少有人留意吃饭的速度问题。对于糖尿病患者来说，进食宜缓，也就是说不宜狼吞虎咽，应当细嚼慢咽。

关于进食宜缓的问题，古人早有认识。古人云："饮食缓嚼，有益于人者三：盖细嚼则食之精华能滋补五脏，一也；脾胃易于消化，二也；不致吞呛噎咳，三也。"这一总结，至今看来仍是非常有道理的。实验表明，咀嚼程度的不同可以影响食物营养成分的吸收，粗嚼者比细嚼者要少吸收蛋白质13%，少吸收脂肪12%。吃东西太快会加重消化道的负担，无论对于健康人还是患者，都是不可取的进食方式。

吃东西太快是最容易增加糖尿病患病风险的坏习惯，吃饭太快的人发展为糖尿病前期的风险是普通人的2倍。吃饭太快对于糖尿病患者来说更为不利。究其原因，中国人以粮食也就是淀粉类食物为主食，如果吃得太快，食物在口腔中没有被充分咀嚼，口腔中的淀粉酶还没有充分发挥作用，食物就已经快速下降到胃里了，这样一来，食物就只能靠胰腺分泌的淀粉酶来消化了，这容易导致两种不良后果：一是糖分一次性大量涌入血液，导致血糖迅速上升；二是加重相关脏器的负担，时间一长，容易导致一些消化道疾病的发生。

综上所述，广大糖尿病患者要把"进食宜缓"这一条加入日常饮食原则中。一般一口饭咀嚼30次再咽下，这样既有利于营养的吸收，又可以减轻消化系统的负担，更能远离餐后高血糖。

二、如何加餐

1.为什么要加餐 糖尿病患者，尤其是采用口服降糖药或胰岛素治疗的糖尿病患者，除了三次正餐外，还应有两到三次加餐。需要强调的是，加餐并不是要增加全天的饮食总热量，而是在维持原来热量的基础上增加餐次。换句话说就是"加餐不加量"。举例来讲，糖友们可以把平时的早餐分为四等份，三份作为早餐，剩下的一份作为上午的加餐。

科学而灵活地加餐，一方面能使餐后血糖的峰值不至于过高，另一方面能够有效预防下一餐前或夜间出现低血糖。这种"削峰填谷"的做法，有助于平稳控制血糖，减少药物用量（图2-4）。

2. 谁最适合加餐　四类糖尿病患者最适合加餐：一是采用药物治疗，血糖有波动的患者，特别是容易发生餐前或夜间低血糖的患者；二是每天做中高强度运动的糖尿病患者；三是妊娠合并糖尿病的患者；四是处于生长发育期的儿童和青少年糖尿病患者。

3. 加餐的时间　加餐的时间最好相对固定。加餐的时间点应当选择在低血糖容易发生的时段之前，比如上午9—10点、下午3—4点和晚上睡前1小时（10点左右）。当然，如果有时体力活动增加，也可以提前加餐。至于一天需要加几次餐，这要根据病情灵活决定。

4. 加餐食物的选择　适合加餐的食物主要有四大类，即碳水化合物类食物、蛋白质类食物、脂肪类食物、蔬果类食物。

1）**碳水化合物类食物**　如粗粮面包、杂豆类制品等。此类加餐食物适合所有糖尿病患者，尤其是中老年患者。可以每次

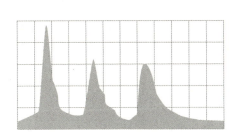

不加餐时的血糖波动情况

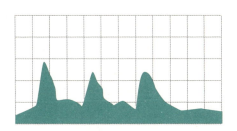

加餐时的血糖波动情况

图2-4　加餐与不加餐的血糖波动对比

■　不加餐时，由于每一餐摄入的热量较多，因而餐后血糖的峰值较高，但在两餐之间容易出现低血糖；加餐时，由于每一餐摄入的热量较少，因而餐后血糖的峰值较低，同时加餐解决了两次正餐间容易出现低血糖的问题。这就是加餐对血糖波动的"削峰填谷"作用。

吃 25 ～ 50 克（半两到一两），来补充上一顿正餐减少的主食量。

2）蛋白质类食物　此类加餐食物适用于处于生长发育期的儿童和青少年糖尿病患者，以及处于怀孕或哺乳期的女性糖尿病患者。可以每次选择 1 个鸡蛋或 1 袋牛奶（约 250 克）或 2 两（100 克）豆腐。

3）脂肪类食物　主要是核桃、杏仁、花生等坚果类食品。需要注意的是，选用此类加餐食物要相应减少正餐烹调油的用量，一般吃 15 克左右的干果，就要相应减少 10 克左右的炒菜用油。

4）蔬果类食物　本类加餐食物适用于所有糖尿病患者。水果要选对血糖影响小的，如西瓜、草莓、柚子等，对血糖影响较大的不建议多吃，如红枣、香蕉、葡萄、甘蔗、荔枝、甜橙等。

一般来讲，上午和下午的加餐可以随便一些，饼干、面包或者低糖蔬果等都可以；晚上睡前的加餐则应品种丰富一些，

除了主食外，还可以配上半杯牛奶或者一个鸡蛋等富含蛋白质的食物，这样可以有效防止夜间出现低血糖。

5. 特殊情况如何加餐

1）运动前如何加餐　一般来讲，如果血糖水平 < 6.0 mmol/L，在参加 30 分钟的低、中、高强度运动前，应分别进食含碳水化合物 10 ～ 15 克、20 ～ 30 克和 50 克的加餐食物；如果血糖水平在 6.0 ～ 10.0 mmol/L，参加 30 分钟的低强度运动前无须加餐，参加中、高强度运动前的加餐碳水化合物的量分别为 10 ～ 15 克和 20 ～ 30 克；如果血糖水平在 10.0 ～ 14.0 mmol/L，参加 30 分钟的低、中强度运动时无须加餐，参加高强度运动时的加餐碳水化合物的量应为 10 ～ 15 克。糖尿病患者的运动前加餐方法整理见表 2-6，横向找出运动前血糖水平，纵向找出运动强度，交叉点处即为推荐的加餐食物碳水化合物含量。

表 2-6　运动前的加餐方法

计划运动强度	运动前血糖水平		
	< 6.0 mmol/L	6.0 ～ 10.0 mmol/L	10.0 ～ 14.0 mmol/L
低	10 ～ 15 克	无须加餐	无须加餐
中	20 ～ 30 克	10 ～ 15 克	无须加餐
高	50 克	20 ～ 30 克	10 ～ 15 克

注：当血糖水平超过 14.0 mmol/L 时，应避免运动，以免引发急性代谢并发症。

2）同一时间段反复发生低血糖时如何加餐　出现这种情况时，首先要排除降糖药作用高峰时间与进食时间不协调和降糖药过量的问题，然后考虑某时间段的体力活动强度问题。如果是前者导致的，只需要调整用药时间和用药量就可以了，不需要加餐；如果是后者导致的，则要考虑调整饮食控制方案或加餐方法，具体方案请与您的主管医生讨论。

3）血糖极不稳定时如何加餐　有的糖尿病患者饭后血糖急剧升高，但在下次进餐前又可能发生低血糖。出现这种情况时，建议您先改善主食的血糖生成指数（选用血糖生成指数低的主食）；如果问题仍然得不到解决，可以采用从正餐中预留出部分食物（含20～25克碳水化合物的食物）在低血糖发生前15～30分钟进行加餐的方法。

4）饭量小或胃肠功能较差时如何加餐　有的糖尿病患者特别是老年糖尿病患者饭量有限，如果不采取少食多餐的方式进食就无法满足正常的营养需求，这种形式的加餐食物量可与正餐不相上下。

5）生活规律被打破时如何加餐　出差、旅游途中，加班，参加活动，活动量大或不能按时就餐，这些情况都可能导致低血糖的发生。此时，患者应随身携带一些方便加餐食品，如饼干、水果糖、巧克力等，以备不时之需。

三、能不能喝粥

关于糖尿病患者能不能喝粥的问题，目前有两种截然不同的观点：一种观点认为可以喝，对血糖的影响不大；还有一种观点认为不能喝，喝粥后血糖升得很快。我们曾经问过来就诊的糖友，他们的回答基本上都是不能喝。糖友们的回答是有一定道理的。的确，如果用等量大米做成干饭和粥来比较的话，喝粥的糖友餐后血糖升高得更为明显。这是因为粥很容易被肠道消化吸收，因而餐后血糖上升得较快、较高。

如此说来，糖尿病患者真的就一辈子不能再喝粥了吗？其实不然，只要我们掌握了一定的方法和技巧，粥还是可以喝的。在这里，向大家介绍一些糖尿病患者喝粥的注意事项。

1. 干稀搭配　也就是说，不能用粥来当主食，要配上馒头、发糕、粗粮窝头等干性食物，也可以搭配一些蔬菜，这些食物能够延长粥在胃里面的停留时间，使糊化的淀粉不至于被快速吸收，这样一来，血糖就不会升得很快了。还有一点大家要记住，就是一定要先吃一些干粮再喝粥，千万不要空腹喝粥。

2. 不喝稠粥　粥熬煮的时间越长，越烂、越稠，这样的粥喝下去，不想吸收得快都不行。所以，在这里建议大家尽量不要喝熬煮时间太长的稠粥。

3. 不要过量 糖尿病患者喝粥要控制好量，一般普通的粥喝上一小碗就可以了，同时要记得适当减去一定量的主食。

4. 做好监测 监测是"法宝"，无论对饮食，还是对运动，监测都是我们选择与调整的依据。各位糖友可以配合着血糖监测，了解喝粥与餐后血糖水平的关系，从而明确自己到底能不能喝粥，适合喝什么粥，喝多少比较合适。每个人对食物的反应是不同的，有了第一手的数据，就可以据此合理地安排自己的饮食了。

四、如何吃肉

肉类食物是人体蛋白质的主要来源，它含有大量的优质蛋白，与植物提供的蛋白质相比，动物蛋白的氨基酸组成更接近人体蛋白质，更容易被人体消化、吸收和利用，而且肉食中的必需氨基酸、维生素和微量元素也比较丰富。另外，肉食含热量较高，有利于主食的控制。适当吃肉对糖尿病患者来说是有利无害的。当然，凡事都要辩证地看，适当有益，过则有害，肉食含热量及脂肪较多，过量食用对于控制血糖、血脂和体重都是不利的。

糖尿病患者吃肉最关键的一点是要适量。关于蛋白质的摄入量，我们在前面详细介绍过，在此不作重复。至于吃肉的形式，我们建议以炒菜为主，肉、菜搭配不

仅符合科学的膳食原则，而且蔬菜可以减缓肉类的消化、吸收速度。糖尿病患者要尽量少吃炖肉、蒸肉和涮肉。

至于吃哪种肉比较合适，应当说糖尿病患者各种肉都能吃，没有太多的禁忌。如果从营养与健康的角度来讲的话，则鱼肉要好于鸡、鸭、鹅肉，而鸡、鸭、鹅肉又好于猪、牛、羊肉。也就是我们平时所说的："吃四条腿（畜）的不如吃两条腿（禽）的，吃两条腿的不如吃没有腿的（鱼）。"当然，我们也不能因为鱼肉好就顿顿吃鱼，那样的话，饮食会显得很单调。有趣的是，最近又有人提出"吃没有腿的不如吃一条腿的（蘑菇）"，想想也对，蘑菇也是一种富含蛋白质的食物。

五、如何吃水果

1. 能不能吃水果 水果大都很甜，其主要成分是糖，对于水果，糖尿病患者如果食用不当，会导致血糖波动，使病情反复。所以，长期以来，水果被很多糖友排除在可以吃的食物之外。其实，新鲜水果对满足人体所需营养，防治动脉硬化、视网膜病变和便秘等都有一定的好处。水果中一般含有较多的果糖和葡萄糖，但是机体对果糖的代谢并不需要胰岛素的参与，影响血糖的主要成分是葡萄糖。对于糖尿病患者来说，水果并不是绝对的"禁区"，关键在于怎么吃。广大糖友要掌握好吃水

果的时机、时间、种类和数量，根据自身的病情科学合理地选用水果。

2. 吃水果的时机　首先强调一点：只有病情稳定、血糖控制尚可的糖尿病患者才可以吃水果。"病情稳定、血糖控制尚可"是指：空腹血糖 < 7.8 mmol/L，餐后2 小时血糖 < 10.0 mmol/L，糖化血红蛋白 < 7.5%，而且血糖稳定，没有明显波动。如果您病情不稳定，血糖还没有得到很好的控制，空腹血糖 > 8.0 mmol/L，我们不建议您吃水果，此时可以"以菜代果"，适当食用一些西红柿、黄瓜等。

3. 适合糖尿病患者的水果有哪些　糖尿病患者选择水果的依据主要是水果的糖分含量以及水果的血糖生成指数，大家千万不要以口感来臆测。比如，有的糖尿病患者觉得某种水果比较甜，于是就认为这种水果含糖高，不能吃。其实，这种认识是不科学的，关于这一点，我们在后面的章节会进行具体介绍。

我们根据含糖量的多少将目前市面上的常见水果分成了三个类别，供广大糖友在选择时参考（注：同一种水果不同品种之间含糖量存在一定的差异）。

推荐选用（含糖量 < 10%）　如西瓜、橙子、柚子、李子、杏、菠萝、草莓、樱桃等。此类水果每 100 克可提供 20 ~ 40 千卡的热量。其中，草莓是一种含糖量低而且血糖生成指数也比较低的水果，非常适合糖尿病患者食用。

慎重选用（含糖量 11% ~ 20%）　如香蕉、石榴、甜瓜、橘子、苹果、梨、荔枝、杧果等。此类水果每 100 克可提供 50 ~ 90 千卡的热量。

不宜选用（含糖量 > 20%）　如红枣、红果，特别是干枣、蜜枣、柿饼、葡萄干、杏干、桂圆等干果以及果脯，这些水果对于糖尿病患者来说原则上是禁止食用的。含糖量特别高的新鲜水果，如红富士苹果、柿子、莱阳梨、肥城桃、哈密瓜、玫瑰香葡萄、黄桃等，糖尿病患者也不宜食用。此类水果每 100 克可提供的热量超过 100 千卡。

4. 吃水果的时间　糖尿病患者吃水果最好选在两餐之间、饥饿时或者体力活动之后，用水果作为能量和营养素的补充。一般来说，可选在上午 10 点、下午 3 点左右或者睡前 1 小时吃水果。不提倡餐前或饭后立即吃水果，因为一次性摄入过多的碳水化合物，会使餐后血糖过高，加重胰腺的负担。

5. 吃水果的量　糖尿病患者每天进食水果的量应当控制在1个食物交换份左右，而且要相应扣除部分主食。

每个人的具体情况不同，各种水果对血糖的影响也不一样，所以，对于如何吃水果，最好由大家自己摸索规律。家中有便携式血糖仪的糖友，可以在吃水果之前及之后2小时各测一次血糖，这对于了解自己能否吃某种水果以及吃多少合适是很有帮助的。如果两次的血糖监测结果相差不大，一般来说就可以放心地食用这种水果了，否则应慎食这种水果。

总之，糖尿病患者只有掌握了科学的饮食方法，才能在享受水果美味的同时保证血糖的平稳。

六、饮料的选择

1. 水　关于糖尿病患者饮水的问题，我们在前面的章节中已经涉及了一些，但不够详细，下面我们来具体谈一谈。

首先，糖尿病患者要多喝水。糖尿病患者喝水多是对体内高渗缺水状态的一种自我调节，是身体的一种自我保护措施。糖尿病患者不能因为喝水多而限制饮水，也千万不要认为口不渴就少喝水。充足的饮水量能够促进体内新陈代谢产生的废物及时排出，并使皮肤润泽，减少饥饿感。

其次，谈谈"喝什么水好"的问题。我们说，喝水的根本目的是满足机体对水的需求。水是体内营养物质和代谢废物的"搬运工"，它只是一个载体，因此，无论什么水都不可能是营养的来源，也不可能有什么神奇的功效。只要是符合国家标准的水都可以安全、放心地饮用，不存在"哪种水更健康"的问题，大家大可不必为了喝什么水而纠结。平衡膳食，保证充足的饮水，适量运动，维持良好的生活习惯，才是健康的根本。

最后，说说"喝多少水"的问题。这要根据个人情况而定，一般每天至少要喝白开水1500～1700毫升。

2. 碳酸饮料　以可乐为代表的碳酸饮料，对人的味觉略有刺激，口感好，其最主要的作用是消热解渴，但碳酸饮料热量高，长期饮用会带来不少健康问题，因此，我们不建议糖尿病患者饮用碳酸饮料。

那么，碳酸饮料对健康有哪些具体的不利之处呢？第一，碳酸饮料是在液体饮料中充入二氧化碳做成的，其主要成分为糖、色素、香料等，除了热量外，可以说几乎没有任何营养。第二，碳酸饮料有利尿作用，会促进水分排出，所以有人说碳酸饮料越喝越渴。第三，喝很多碳酸饮料会影响人的消化功能。大量的二氧化碳会对人体内的有益菌产生抑制作用，容易引起腹胀，影响食欲，甚至造成胃肠功能紊乱。第四，碳酸饮料中往往含有磷酸等成分，它们进入人体后会和钙发生反应，对牙齿、骨骼有一定的影响。第五，过多饮用碳酸饮料会增加心肾负担，使人产生心慌、乏力、尿频等不适。

3. 果汁 现在市面上各种各样的果汁产品，口感甜美，包装艳丽，吊足了消费者的胃口。但是，对于广大糖尿病患者来说，果汁其实是"糖衣炮弹"，一不小心就会"惹祸上身"。下面谈谈糖尿病患者喝果汁应当了解的知识。

首先，高糖果汁不能喝。果汁中大多添加了糖、甜味剂、酸味料等成分。所以，高糖果汁饮料，糖友们还是不喝为好。

其次，尽量选用低糖水果榨汁。糖尿病患者虽然可以适量吃一些水果，但最好不要喝果汁。因为果汁相对于完整的水果，通常会损失一些膳食纤维，而且其血糖生成指数也会高于完整的水果。另外，吃完整的水果有利于日常饮食的控制，这是因为完整的水果通常体积大、饱腹感强，吃掉它消耗的时间也比较长，可以避免食用过量。一般情况下，可能你吃一个完整的苹果就够了，但是打成苹果汁后，你很容易就能喝两三个苹果的量。因此，糖尿病患者最好吃新鲜、完整的水果，不要用果汁来代替。如果坚持要喝果汁，可以选用低糖水果来榨汁。低糖水果是指含糖量＜10%的水果，如西瓜、橙子、柠檬、草莓等。建议大家选择"代水果"蔬菜来榨汁，比如西红柿、黄瓜、菜瓜等，这些"代水果"每100克的含糖量在5克以下，又富含水分和维生素，热量极少，即使多喝些，也不用担心血糖升高太多。

再次，自制果汁别加蜂蜜。自己榨的果汁口感往往没有市面上卖的果汁好，于是有些糖友就往果汁里加蜂蜜来改善口感，而且他们听说蜂蜜能降糖，觉得这样更健康。可你知道吗，蜂蜜的血糖生成指数高达73，每100克蜂蜜可以产生321千卡的热量。在果汁中添加蜂蜜等于给果汁加了糖，对血糖控制非常不利。

最后，喝果汁也要测血糖。前面我们说了，吃水果前后最好测一下血糖。同样地，喝果汁前后最好也测一下血糖，以了解这种果汁对自己血糖的影响。

注意：果汁（尤其是新鲜果汁）富含果酸，果酸的主要成分是维生素 C 和柠檬酸，它们可以导致许多药物提前分解，不利于药物的吸收和利用，会致使药效下降。

4. 含乳饮料 奶是糖尿病患者不错的饮料形式。糖尿病患者不但要喝奶，而且最好每天的饮食中都要有一定量的奶。但是，怎么喝，喝多少，这是十分有讲究的。

糖尿病患者的喝奶技巧可以概括为以下几点：①成年糖尿病患者应适度喝低脂牛奶，儿童和青少年1型糖尿病患者应饮用全脂牛奶，肥胖的2型糖尿病患者应根据血脂情况选择脱脂或半脱脂牛奶，肾功能不全的糖尿病患者最好喝脱脂牛奶。

②应选择纯牛奶或 AD 强化奶。如果需要调味，可以使用甜味剂，但千万不要加糖。③喝奶的时间应根据各自的习惯而定。如果在早晨饮用，应伴随进食谷类食品。注射胰岛素的患者，牛奶可在睡前作为加餐，但要记着从晚餐中扣除相应的热量。④千万不能把奶当水喝。大量喝奶会使蛋白质摄入增加，加重肾脏的负担，为将来出现并发症埋下隐患。⑤要符合平衡膳食的要求，每日饮奶量以 250 ～ 500 毫升较为合理。⑥存在肾脏并发症或肾功能减退的糖友，要由营养师做出科学评估后再饮奶，随意饮用可能加重病情。⑦尽量不要喝只含有少量乳成分（一般乳成分占 5% 左右）的饮料，这些饮料的主要成分是水、糖、酸，营养价值低于牛奶和酸奶，这类饮料的作用只是解渴。

5. 植物蛋白饮料　植物蛋白饮料是以植物的果仁、果肉（如花生仁、杏仁、核桃仁等）为原料加工制成的乳状饮料。生活中常见的植物蛋白饮料包括豆奶、杏仁露、核桃露、花生露等。与牛奶相比，豆奶不饱和脂肪酸的含量高，而且不含胆固醇。此外，豆奶中还含有丰富的矿物质，特别是铁的含量比较高，但钙的含量比较低。豆奶适合中年肥胖者饮用。杏仁饮料具有润肺的作用，核桃饮料因含有磷脂而有一定的健脑作用。**注意**：伴有肾功能不全的糖友，最好少喝植物蛋白饮料。

6. 茶与咖啡　喝茶在我国具有悠久的历史。糖尿病患者可以喝茶。喝茶不但有利于补充水分，还能提神醒脑、利尿降压、降脂。但是，睡前不要喝浓茶，否则会影响睡眠。糖尿病患者可以少量喝一些咖啡，也可以将咖啡作为加餐饮用。但是，糖尿病患者喝咖啡一定不能过多、过频，因为咖啡所含热量较高。另外，糖尿病患者喝咖啡时宜加甜味剂，不宜加糖。

7. 运动饮料　运动饮料一般都添加了某些矿物质和维生素，对运动中的能量供给和运动后的体力恢复有一定的好处。但是，运动饮料往往含有丰富的纤维型葡萄糖，饮用后会引起短暂的血糖升高，因此，糖尿病患者应减量饮用或不饮用。

综上所述，除了水、淡茶外，其他许多饮料及其添加剂中的化学成分，都会在一定程度上增加胰腺的负担，不利于血糖的控制。尤其对于存在糖尿病肾脏病变的患者来说，饮料中含有的香精、色素等还会增加肾小球的滤过及排毒负担，损害肾脏功能，从而加重肾性水肿和肾性高血压。因此，在对待饮料的问题上，广大糖尿病患者千万不要轻易"闯红灯"。

七、饮酒问题

一些糖尿病患者生病前有饮酒的习惯，还有一些糖尿病患者因为工作的原因应酬较多，能不能喝酒对于他们来说是一个困惑已久的问题。下面，我们利用简短的篇幅对这个问题进行一下说明。

1. 糖尿病患者最好不饮酒 关于糖尿病患者能不能饮酒的问题，有人认为，喝酒可以减少饭量，有利于控制饮食。其实这是一种误解。也有人认为适量饮酒可以活血化瘀、舒筋通络。这种看法或许有几分道理，但权衡利弊，总的来看，饮酒对糖尿病患者弊多利少，因此，我们建议糖尿病患者最好不饮酒。

2. 糖友饮酒危害多 糖尿病患者饮酒的危害可以归纳为以下五点：

第一点，服用磺脲类、双胍类降糖药或使用胰岛素及胰岛素类似物的患者，如果大量饮酒，会明显增强或延长上述药物的药效，极易引发低血糖。严重时，可造成昏迷甚至死亡。这种情况在空腹状态和注射胰岛素的糖友中发生的概率更大。

第二点，酒精虽然也含有相当多的热量（每克酒精的产热量为 7.2 千卡），但酒精的吸收和代谢速度比较快，不能较长时间地维持血糖浓度，而且酒精本身也能刺激胰岛素分泌，增强胰岛素的作用，加上患者可能会因为饮酒而减少饮食，所以容易导致低血糖。

第三点，饥饿和营养状况不佳时，饮酒可促使血糖升高。每克酒精的产热量为 7.2 千卡，过多饮酒不利于控制饮食总热量，容易引起血糖波动，还有增加体重的可能。同时，大量饮酒还会影响其他食物的摄入，导致营养失衡。

第四点，长期饮酒不利于血脂的控制，容易造成血脂紊乱、脂肪肝甚至肝硬化。另外，糖尿病患者常常伴有高尿酸血症，喝酒（特别是喝啤酒）会使血尿酸进一步升高，这样一来，容易诱发或加重痛风。

第五点，处于创伤、感染、大手术等应激状态时，或是病情重、血糖波动大、有严重慢性并发症时，饮酒可能导致病情恶化，甚至危及生命。因此，对于最近一段时间经常发生低血糖，或并发胰腺炎、高脂血症、神经系统疾病、心脏病、肾衰竭、脂肪肝或肝功能损害、高尿酸血症或痛风的 2 型糖尿病患者，以及 1 型糖尿病患者，应绝对禁止饮酒。

3. 何时可以饮酒 前面我们讲过，糖尿病患者最好不饮酒。有些糖友说了，那得了糖尿病就一点儿酒都不能喝了吗？有些情况下，实在推托不掉，能不能稍微喝一点儿？**糖尿病患者如果能同时满足以下条件，可以少量饮酒（强调一下，这些条件一定要"同时满足"才行）**：①血糖控制良好，空腹血糖 < 7.8 mmol/L；②不肥胖；③肝功能正常；④没有严重并发症；⑤没有进行降糖药物治疗；⑥确保饮酒不会成瘾；⑦没有合并其他严重疾病（如心脏病、高血压、胰腺炎等）。

4. 糖友饮酒技巧 糖尿病患者如果饮

酒，为了将风险降到最低，请遵循以下原则或者技巧：

1）**少量饮用** 每次饮酒的量以1~2个酒精单位为限。同饮食交换份的标准一样，1个酒精单位所含的热量也是90千卡。1个酒精单位约相当于啤酒（含酒精4%）400毫升或葡萄酒（含酒精约10%）150毫升或30度白酒50毫升。当然，这个量是最大允许量，建议大家在实际饮酒时采用减半的策略，以确保安全。而且，饮酒次数不应超过每周2次。

2）**种类限制** 低度（35度以下）的白酒、威士忌，糖尿病患者可以适当喝一些。但如果酒精度数比较高，则应绝对禁止饮用。对于糖尿病患者来说，建议选用含糖低且营养丰富的干红、干白葡萄酒。啤酒的酒精含量虽然比较低，但一次饮用的量往往比较大，这样一来，摄入的热量也不少，所以，如果是喝啤酒的话，特别要注意限量。

3）**热量不全交换** 酒虽然是一种含热量较多的饮料，但这些热量在体内不能被充分利用，更不能转化成糖原储存起来。因此，在热量摄入的计算上，既不能不纳入饮食治疗计划，又不能将其所含的热量全部计入。研究表明，酒精在体内的实际利用率约为65%，而且热量容易经皮肤散失，所以一般按50%计算。

4）**严禁空腹饮酒** 饮酒前一定要吃一些主食，严禁空腹或睡前饮酒，尤其是正在服用降糖药或注射胰岛素的糖友，以免诱发严重的低血糖反应。

5）**注意对降糖药的影响** 酒精可以抑制肝脏糖异生，导致肝糖原缺乏；同时可以刺激胰岛素分泌，导致血糖降低。如果您正在使用降糖药，尤其是胰岛素和磺脲类药物，更应注意。

6）**勤测血糖** 饮酒前后应当监测血糖，一旦确认饮酒导致血糖控制不良，应当立即中断饮酒，并调整治疗方案。

八、盐的用法

吃盐过多，容易引起高血压，诱发脑动脉硬化。许多糖尿病患者都存在高血压和肥胖，如果吃盐过多，不仅不利于血压的控制，还可能诱发冠心病和脑血管病。另外，食物加盐多，能增强食欲，增加膳食摄入，导致体重增加，不利于血糖的控制。对于人体来说，食盐的每日生理需要量不到3克，也就是说，每天3克食盐就能满足人体对盐分的基本需求了。世界卫生组织推荐正常成年人每天摄入食盐不超过5克（相当于2000毫克钠）。这个标准同样适用于糖尿病患者。建议所有糖尿病患者从现在开始吃清淡少盐的食物。

注意：钠存在于多种食物中。其中：牛奶和奶油，每100克约含钠50毫克；面包，每100克约含钠250毫克；经加工的肉类，如咸肉，每 100 克约含钠 1500 毫克；零食，如椒盐脆饼，每 100 克约含钠 1500 毫克；调料，如酱油，每 100 克约含钠 7000 毫克。广大糖友在平时的饮食中，应注意以上这些"隐性"钠的摄入，确保钠摄入量不超标。

九、如何吃零食

得了糖尿病，也不用一概反对吃零食。事实上，聪明地吃些零食，即在正餐以外合理加餐，不但不会加重病情，还能起到使血糖平稳的作用，特别是对于 1 型糖尿病患者或年轻的 2 型糖尿病患者来说。

糖尿病患者吃零食应当掌握以下几个要点：一是不能因为吃零食而改变正常的进餐习惯，避免因吃零食而影响消化吸收的正常规律。二是吃零食的时间要遵从加餐的时间，即上午 9—10 点、下午 3—4 点和晚上睡前 1 小时。三是吃零食要讲究营养，不能只图解馋。糖尿病患者挑选零食要本着以下三个原则：①天然、无加工或者少加工；②不会明显升高血糖；③低糖、低盐、低脂，无添加剂。原则上禁止食用食糖（白糖、红糖、葡萄糖、水果糖、麦芽糖、奶糖、巧克力、蜂蜜）、糖类制品（蜜饯、水果罐头、各种含糖饮料、含糖糕点、果酱、果脯），因为这些食品可以导致血糖水平迅速升高，干扰糖尿病的治疗。四是忌食辛辣食物。糖尿病患者多消谷善饥、

烦渴多饮。中医学认为，糖尿病以阴虚为本，以燥热为标，而辛辣食品性质温热，易耗伤阴液，加重燥热。五是选择零食建议从"平衡膳食宝塔"的最底层——谷物开始。六是零食的种类不同，食用量也不同。黄瓜、西红柿等蔬菜类零食一般可以不限量。阳桃、猕猴桃、火龙果和柚子等含糖量较低的水果，可在血糖控制平稳的前提下适当吃一些，要少吃香蕉、桂圆等含糖量高的水果，一个苹果可以分 2 ～ 3 次一天吃完，具体请参见本部分前面的"如何吃水果"。富含淀粉的食品应当限制，如米面类的饼干，每次不要超过半两。坚果类，每天进食不应超过一两（带壳）；油炸类，如薯片等，不建议吃。七是如果有特殊情况，如远距离乘车、加班、参加庆典仪式或者其他能引起情绪较大波动的活动等，应随身携带一些零食，如饼干、水果糖、巧克力等，以备活动量大而不能及时进餐或出现低血糖症状时马上补充。八是监测进食之前和进食后 2 小时血糖，以观察零食对血糖的影响，并据此调整。

十、营养素的补充

《2014 年美国糖尿病协会糖尿病诊疗指南》指出：①没有明确证据显示糖尿病人群补充维生素或矿物质是有益的（如果没有缺乏）；②不建议糖尿病患者常规补充抗氧化剂，如维生素 C 和胡萝卜素；

③目前的证据不支持糖尿病患者补充 ω-3 脂肪酸（EPA 和 DHA）预防或治疗心血管事件的建议；④没有足够的证据支持糖尿病患者常规应用微量元素（如铬、镁）和维生素 D 以改善血糖控制。所以，如果能坚持均衡饮食，在没有特殊疾病的情况下，糖尿病患者不必特意补充以上元素。

十一、甜味剂的选择

1. 木糖醇 木糖醇是一种天然植物甜味剂，味甜而吸收率低，食用后血糖的上升速度远远低于食用葡萄糖引起的血糖上升速度。但木糖醇不容易被胃中的消化酶分解而直接进入肠道，如果食用过量，对胃肠道有一定的刺激，可能会引起腹部不适、胀气、肠鸣等。木糖醇在肠道内的吸收率不到 20%，所以容易在肠壁积累，容易造成渗透性腹泻。按照国人的体质，木糖醇的日摄入上限是 15～20 克。

2. 阿斯巴甜 商品名叫"纽特糖"，属于蛋白糖。阿斯巴甜的甜度比蔗糖高 150 倍。单位重量的阿斯巴甜所能产生的热量与蔗糖相同，但是由于阿斯巴甜的甜度很高，所以按正常用量算的话，它产生的热量基本上可以忽略，因此对血糖的影响不大。需要注意的是，阿斯巴甜是一种蛋白糖，遇热后可分解为氨基酸，并失去甜味，所以，需要加热的食物不宜使用这种甜味剂。另外，存在苯丙酮尿症的人不

适用，孕妇也不建议使用。

3. 舒卡糖 舒卡糖比蔗糖甜 600 倍，是糖在加工过程中添加了氯以后形成的。舒卡糖在体内不被消化，性质非常稳定，可用于制作烘烤类食品。

4. 果糖 果糖是一种营养性甜味剂，比蔗糖略甜，少量食用既可以满足口感，又不至于对血糖影响太大。但是，如果进食过多还是会对血糖造成影响。

5. 糖精 糖精几乎不含热量，甜度是蔗糖的 300～500 倍。糖精不会被人体代谢吸收，是没有营养价值的甜味剂。糖精在各种食品生产过程中都很稳定，缺点是口味差，吃后苦，并且有可能致癌，因此，应控制使用量。

6. 甜蜜素 甜蜜素不会在体内蓄积，40% 由尿排出，60% 由粪便排出。在甜味剂中，甜蜜素的甜味是比较低的，仅为蔗糖的 30～80 倍。甜蜜素后苦不明显，热稳定性高。

7. 安赛蜜 安赛蜜是一种比较安全的食品添加剂，安全级别被美国食品药品监督管理局评为 A 级，号称最有前途的甜味剂。安赛蜜的甜度约为蔗糖的 130 倍，它口感好，在体内不参与代谢，不被吸收，不产生热量，是糖尿病患者、肥胖症患者和中老年人较为理想的代糖甜味剂。

注意： 所有甜味剂均不能替代葡萄糖用来纠正代谢紊乱，也不具有降低血糖、

尿糖，改善临床症状的作用。

十二、正确认识无糖食品

为了满足爱吃甜食的糖尿病患者的口味，"无糖食品"应运而生。为了促进销售，一些商家宣称："无糖食品"不含糖，糖尿病患者大可尽情享用。那么，"无糖食品"中到底含不含糖？糖尿病患者能不能不加限制地食用呢？

严格来讲，"无糖食品"这种叫法是不科学的。营养学上的"糖"又称碳水化合物，是单糖、双糖和多糖的总称。葡萄糖、果糖属于单糖，蔗糖、乳糖和麦芽糖属于双糖，而我们平常所吃的米和面中的淀粉属于多糖。无论吃进去哪种糖，都会在肠道内被分解为单糖，然后被人体吸收和利用。在各类糖中，人体对单糖的吸收速度最快，双糖次之，而淀粉则需要多次分解才能被人体吸收，因而吸收速度较慢。所以，对于糖尿病患者来说，应尽量避免食用单糖和双糖，以防止进食后血糖飙升。

市场上的"无糖食品"是指不含蔗糖或是用木糖醇等甜味剂代替蔗糖加工而成的食品。比如"无糖糕点"，虽然没有加入蔗糖，但它本身也是用粮食做的，其主要成分——淀粉经消化分解仍然会变成大量的葡萄糖，它与我们平常吃的馒头、米饭所产生的热量没有多大的区别。因此，"无糖食品"并不可以无限量地吃。

有些糖尿病患者在"正常饮食"、规范用药的同时，出现了血糖上升、病情反复的情况，究其原因，是由于对"无糖食品"不了解，不加节制地食用造成的。所以，对糖尿病患者而言，无论是选择"无糖食品"还是别的保健食品，吃的时候都应把热量计入一天的总热量之中。

另外，"无糖食品"或"降糖食品"并没有任何治疗功效，广大糖友千万不能用它们来代替降糖药。

十三、早餐问题

1. 为什么要重视早餐 很多糖友是上班族。早上，由于时间紧，所以经常不吃早餐，或者只是凑合着吃一点儿，这对控制血糖非常不利。早餐对于糖尿病患者来说非常重要。首先，吃早餐对于维持机体正常的生理功能、预防低血糖以及控制总热量和体重都有很好的作用。其次，早餐的质量对血糖水平有显著影响。合理搭配的早餐能使血糖维持在相对稳定的水平，可以预防常见于上午10点左右的低血糖反应。有学者认为，营养搭配合理、血糖生成指数低的早餐，对于稳定早餐后血糖甚至全天的血糖都有帮助。最后，养成吃早餐的习惯，可以帮助我们控制饥饿感，避免在一天中的其余时间因为饥饿而进食过多。调查表明，与那些偶尔吃早餐或者根本不吃早餐的人相比，每天坚持吃早餐的人患肥胖症和糖尿病的概率要低一半。

2. 不吃早餐危害多

1）**影响热量供应** 人体的热量主要来自血糖。早晨起床后，人体差不多已经有10个小时没有进餐了，此时胃处于空置状态，血糖也降到了较低的水平。开始活动后，大脑和肌肉需要消耗热量。这时如果还不进餐或者进食低质量的早餐，体内就没有足够的血糖可供消耗，人体会因此而感到倦怠、暴躁、反应迟钝、注意力不集中，这会直接影响到工作和生活。糖尿病患者，此时则容易出现低血糖反应。

2）**容易发胖** 由于糖尿病患者存在胰岛素分泌绝对或相对不足，因此，不仅要限制每天的总热量，还要限制每餐的热量，后者比前者甚至更重要。那些不吃早餐的人，由于饥饿感明显，其余两餐就很可能多吃，这反而增加了热量摄入，而并非像我们想象的那样，少吃一顿就少摄入一顿的热量。如果不吃早餐，午餐也许会吃得太多，而机体一时消耗不了这么多热量，于是多余的热量就会转化成脂肪而储存于体内，肥胖的危险也就随之而至。另外，吃多了还会增加胃肠道的负担。很多糖友都存在胃肠道的并发症，吃得多对于"虚弱"的胃肠道来说，就好比一匹病马拉了满满一车的东西，很费劲儿，容易加重病情。但如果每次只拉大半车，即使多跑一两次也没什么问题。因此，大家切不可单纯地认为"少跑一次"会对身体有益。

3）**影响血糖控制** 对于糖尿病患者来说，不吃早餐很容易造成低血糖反应，而低血糖反应之后又可能发生高血糖反应，从而使血糖失控。不吃早餐还会影响到全天的胰岛素调节，这也是糖尿病患者难以控制血糖的原因之一。如果不吃早餐，集中在午餐和晚餐来吃，可能使血糖在一天中出现两次较大的高峰。所以，我们提倡将一天所需要的热量分散开来摄取，也就是一日多餐，以避免血糖的大幅度波动。

4）**容易导致营养不均衡** 早餐提供的热量和营养素在全天热量和营养素的摄取中占有重要地位。相关研究表明，因为早餐吃得不当而造成的营养不足很难在其他餐次中得到补充，不吃早餐或者早餐质量不好是引起全天热量和营养素摄入不足的主要原因之一，严重时还会造成营养缺乏症（如营养不良、缺铁性贫血等）。而且，一顿凑合的早餐，难以补充夜间消耗的水分和营养，会造成血液黏度增高，增加患中风、心肌梗死的风险。另外，早晨空腹时体内胆固醇的饱和度较高，不吃早餐还容易产生胆结石等其他健康问题。

3. 健康早餐如何吃

1）**种类多而杂** 根据平衡膳食的要求，早餐中谷类、肉类、奶豆类和蔬菜水果类样样都不能少。四类全齐属于优质早餐；包含三类，早餐质量较好；包含两类，基本合格；只有一类，则早餐质量较差。

2）**主食50～100克**　很多糖尿病患者因为主食的升糖速度快，所以不吃或少吃主食，这会让您的思维变得迟钝。建议早餐吃主食50～100克，而且要经常变换花样，馒头、全麦面包、麦片粥等均可。

3）**早餐要及时吃**　早餐最好安排在起床后半小时左右，建议安排在6点半到8点半，用餐时间以15～20分钟为宜。

4）**少在外面吃**　外面的早餐主要存在油脂和盐分过多的问题，建议尽量少吃，尤其要少吃油条、油饼、煎饼、咸菜、豆腐乳等。要知道，一根油条的含油量差不多是一个人一天的推荐摄入量。

十四、冬季如何进补

冬季进补在我国盛行已久。中医认为，冬季寒冷，万物封藏，是休养生息的好时机。冬季进补可以滋养脏腑，培补正气。对于一些身体虚弱，或者患有一些在春夏季节容易发作的慢性疾病的人来说，在冬季时恰当地进补可以增强抵抗力，防患于未然。但是，并非人人都需要在冬季进补，其中就包括糖尿病患者。特别是采用牛、羊肉加滋补药进补的方法，这会造成机体摄入热量过多，影响到血糖控制。对于体质虚弱、确有虚证的糖尿病患者，可以在医生的指导下选用恰当的补品。

对于糖尿病患者来说，冬季进补还要注意以下问题：一是要分清虚在何处，对证进补。要分清是气虚、血虚，还是阴虚、阳虚，做到对证进补。气虚，可用人参、黄芪等益气；血虚，可用当归、阿胶等补血；阴虚，可用枸杞子、山萸肉等养阴；阳虚，可用鹿茸、巴戟天等壮阳。二是要避免以贵贱论优劣。对于补药，绝不要存在越贵越好、越贵越有效的想法。比如，人参虽被誉为"补中圣药"，但滥用人参会导致过度兴奋、血压升高及流鼻血等症状。三是要避免妨碍脾胃功能。补益之品多滋腻碍胃，容易影响消化功能。一味地使用滋补药可以引起腹胀、不思饮食、消化不良等症状。所以，中医在滋补药方中多加用一些理气健脾之品。四是感冒发烧时不宜进补。患有感冒、发热、咳嗽等外感病证时，最好将补药暂停。滋补药物会留邪，不利于外感疾病的治疗和康复。

糖尿病饮食误区

　　导读　对于糖尿病患者来说，饮食治疗是一切治疗的基础，每一位糖友都应将饮食营养治疗作为与疾病做斗争的必要手段，终生坚持。但在临床工作中，我们发现很多糖友对于饮食控制存在着这样或那样的误区。在这里，我们把一些典型的误区整理出来并加以解读，供大家参考，希望大家在日常疾病防治过程中尽量避免出现类似的情况。

一、节食可以降糖

　　现象　不少糖尿病患者认为糖尿病是吃出来的，血糖高是因为吃得太多，少吃一点儿血糖自然就下来了，因此就采用"饥饿疗法"来降糖。

　　分析　科学的饮食疗法应该是在保持膳食平衡的基础上，因人而异，适当地限制饮食的总热量，也就是根据年龄、胖瘦、劳动强度等具体情况，在不影响正常生长发育和日常工作与生活的前提下，适当地控制进食量，并注意食物多样化，而不是一味地忍饥挨饿。少吃饭容易导致低血糖

和饥饿性酮症，还会发生低血糖后反跳性高血糖，使血糖出现大幅度波动，这反而不利于血糖的控制。不仅如此，由于热量摄入不足，还会造成脂肪和蛋白质的过度分解，导致消瘦、营养不良、免疫力下降。另外，饥饿时脂肪与蛋白质分解产生的大量代谢产物需要肝脏的分解和肾脏的排泄，久而久之，可引起肝肾功能损害。

二、主食吃得越少越好

　　现象　有的糖尿病患者认为糖尿病就是血糖高了，而血糖主要来自米饭、馒头等主食，所以得病后严格控制主食，常年每顿饭只吃半两到一两主食。

　　分析　这是对饮食控制的一种误解。20世纪初的时候，医学界曾认为血糖升高主要是由于摄入主食过多造成的。但随着医学的发展，科学家们逐渐认识到在合理控制总热量的基础上适当提高碳水化合物的摄入量，不但不会造成血糖升高，还可以增强胰岛素的敏感性，改善糖耐量。

　　合理的膳食结构中，碳水化合物的供

能比例应达到 45% ~ 60%。《中国 2 型糖尿病防治指南（2020 年版）》建议大多数糖尿病患者膳食中碳水化合物所提供的能量占总能量的 50% ~ 65%。如果主食的量不够，能量就会缺乏。为了补充机体需要的能量，吃进去的蛋白质类食物就会被当作主食而被消耗掉。久而久之，身体无法维持正常的肌肉量，整个人就会逐渐消瘦下去。而长期肌肉萎缩，会使人逐渐丧失运动能力。不吃主食，能量不足，还会导致精神焦虑、情绪波动、睡眠不好。

在此，我们再次强调：糖尿病患者的饮食控制主要是指控制摄入食物所产生的总热量与含热量较高的脂肪。对于含较多复合碳水化合物的主食来说，在一定的总热量范围内适当控制即可，不必过分限制。

三、少吃粮，多吃肉

现象　许多糖尿病患者认为得了糖尿病应当少吃米、面之类的食物，多吃些肉、蛋、豆腐等蛋白质类的食物，这样既不会引起血糖的快速升高，还可以补补身体。

分析　这实际上是上一种情况的延续。问题在于一些糖友对于饮食总热量问题的不了解，只知道糖尿病就是血糖高了，而血糖主要来自主食，所以就简单地认为只要限制了主食就可以把高血糖控制住。事情并非如此简单。肉、蛋、鱼和豆腐等食品虽然含糖量不高，但它们却富含蛋白质

和脂肪，蛋白质和脂肪在体内也是可以转变成葡萄糖的，因此，多吃蛋白质类食物也会升高血糖，只是蛋白质类食物的升糖速度相对于主食（碳水化合物）来讲要迟缓一些罢了。

通过前面的介绍，我们知道，糖尿病饮食营养治疗的首要原则是控制总热量的摄入，而不是简单地不吃糖或者少吃糖。也就是说，不仅主食的量需要控制，其他食物的量也要控制。大家千万不能因为别的食物含糖少，就随意多吃。

在我们的日常饮食中，主食是热量的主要来源，但鱼、肉、蛋、奶所含的热量同样不能忽视。前面我们讲过，1 克的碳水化合物能产生 4 千卡的热量，而 1 克的蛋白质也能产生约 4 千卡的热量；脂肪呢，1 克可以产生 9 千卡的热量。所以，如果认为自己已经控制了饮食量（主要指主食量），就对蛋白质类食物放松了警惕，结果会导致每日摄入的总热量超标，最终使饮食控制失败。另外，肉类往往含有较多的脂肪，如果日常饮食中不加控制，很容易造成脂肪摄入过多，从而引起高脂血症和心脑血管疾病。糖尿病患者如果长期保持高蛋白饮食，还会加重肾脏的负担，有可能损害肾功能。这样，糖尿病肾脏病变就会提前到来。

对于糖尿病患者来说，平衡膳食最为重要。肾功能正常的糖尿病患者，蛋白质

的摄入量应占每日总热量的 15% ~ 20%，相当于每日每千克体重 0.8 ~ 1.0 克。有显性蛋白尿或肾小球滤过率下降的糖尿病患者则应控制在每日每千克体重 0.8 克以内。

四、只吃粗粮，不吃细粮

现象　有些糖尿病患者听说多吃粗粮对身体健康有好处，有降糖、降脂、通大便的功效，而且粗粮营养全面，于是就顿顿粗粮，不吃细粮。

分析　粗粮和细粮的含糖量其实非常接近。只不过粗粮富含膳食纤维，膳食纤维能减缓机体对葡萄糖的吸收速度，因此，摄入等量的粗粮和细粮，餐后转化成血糖的程度是有差异的，这就是所谓的"血糖生成指数"不同造成的。此外，粗加工的面粉，其血糖生成指数也比较低。基于此，血糖居高不下的糖友，用粗粮代替细粮是可取的。但从另一方面讲，无论是选择粗粮还是细粮，并没有本质上的区别。粗粮也是粮，含有的碳水化合物与细粮没有明显差别，如果不加限制，同样会导致总热量的摄入超标，影响血糖控制。另外，膳食纤维虽好，但如果摄入量太多，则有可能增加胃肠道的负担，还会影响蛋白质和一些微量元素的吸收，长此以往，会造成营养不良，对身体健康不利。年老体弱、消化功能不好的人，吃细粮反而对身体有

益。对于这类人，吃粗粮吸收不了，还会使胃不舒服，并可能因消化不良、缺乏能量而影响身体健康。所以，无论吃什么，都应该适度、平衡，选择主食也要做到粗细搭配，在总热量范围内计算好主食量，粗粮可占到主食总量的 1/3 左右。可以在某一顿饭按照这个比例吃，也可以三顿饭中一顿粗粮一顿细粮交替着吃。

五、只吃米，不吃面

现象　有些糖尿病患者为了更好地控制血糖，对常见食物的血糖反应进行了对比，结果发现吃馒头后的血糖值比吃米饭后的血糖值要高一些，于是就认为馒头的升糖能力比米饭强，从此以后只吃米饭不吃馒头，甚至不吃所有面食。

分析　我们首先要对这些糖友的做法表示肯定，因为他们在饮食控制方面非常用心；但与此同时，我们也必须指出，他们得出来的结论不是很科学。

同等量的面粉和大米所含的碳水化合物的量是非常接近的，而且它们的血糖生成指数也非常相似，因此，它们对血糖的影响按理说不会有很大的差异。既然是这样，那糖友们为什么会得出前面"现象"中所说的结论呢？有两种可能：一是虽然他们固定了主食，但副食没有固定；二是用"熟重"代替了"生重"。一般情况下，我们在制订食谱时所说的重量指的是生

重。我们说，50 克面粉与 50 克大米所提供的热量相近，升糖的能力也没有大的区别。但 50 克面粉蒸成馒头后重量一般会增加到 75 克左右，而 50 克大米做成米饭后，重量一般可以达到 130 克左右。由此可见，如果同样是吃 75 克的馒头和米饭，显然馒头提供的热量会更多，升糖的能力会更强。其实，这是对"等量"的一种错误认识。

另外强调一点，广大糖友千万不要轻易放弃某类食物，那样会使你的食谱变得单调，影响饮食营养治疗的顺利进行。

六、吃得越素越好

现象　不少糖尿病患者将控制饮食简单地理解为吃得越少越好、越素越好。2013 年的一份对上海市某社区糖尿病患者营养状况的调查报告显示，该社区的糖尿病患者中，有 46% 的人能量摄入不足，有超过一半的人钙、锌、铜、维生素 B_1、维生素 B_2、膳食纤维等营养素的摄入量低于推荐量。

分析　不合理的膳食结构，不但对血糖控制没有好处，还会引起营养不良、机体代谢紊乱。2 型糖尿病患者不仅存在糖代谢异常，还常常伴有肥胖、高血压、高血脂等问题。因此，在饮食方面要进行严格的控制。但是，在现实生活中，不少糖友对这种控制存在着错误的理解。

首先是对"清淡"的理解。"清淡"指的是少油、少盐，但有些糖友将它错误地理解为"不吃或少吃荤腥"。这些糖友为了提高食物（素食）的口感，往往会在加工的时候使用大量的油、盐和其他调味品，可想而知，这样制作出来的"素食"其实是高热量的，吃了以后会使血糖升高，过多的钠盐摄入还会影响到血压。

其次，长期吃素食，优质蛋白摄入减少，加上植物性食物的钙、铁等元素的吸收率偏低和膳食纤维对微量元素吸收的影响，往往会导致体质变差，维生素、微量元素缺乏。缺铁，容易引发贫血；缺钙，不利于骨骼健康；缺锌，会影响免疫功能和性欲；缺 B 族维生素，会影响机体的代谢能力。

最后说说素食减肥的问题。这也是很多糖友关心的话题，因为不少糖友都存在不同程度的肥胖。纯吃素真的能减肥吗？关于这一点，我们的答案是"不一定"。多吃素食，确实有助于减肥。但只吃蔬菜、水果的纯素食者，由于体内缺乏足够的脂肪和蛋白质，会产生强烈的饥饿感，结果会不知不觉地吃进去超量的食物，使热量超标，因此，吃素也可能越吃越胖。

不推荐糖尿病患者选择纯素的饮食模式。广大糖友应结合自身的生活习惯，通过咨询专业的营养师，制订合理的饮食治疗方案。

七、用了药就可以随便吃

现象 不少糖友认为，降糖药的作用就是降血糖，因此，用了药就可以随心所欲，想吃什么就吃什么，再也用不着劳心费神地去严格控制饮食了，终于可以和"苦行僧"的日子说拜拜了。

分析 这种认识和做法是不对的，因为糖尿病的治疗是综合性的，而饮食控制是所有治疗的基础。因此，为了更好地控制血糖，延缓并发症的发生，控制并发症的发展，任何治疗条件下都不能放松对饮食的控制。

如前文所述，大多数糖尿病都是"吃出来的"，饮食营养治疗应当贯穿于糖尿病治疗的始终，而且饮食营养治疗是药物治疗的前提和基础，随意乱吃、不加限制，会直接影响血糖的控制效果。就拿胰岛素来说吧，有些糖尿病患者认为它是治疗糖尿病的"撒手锏"，有了它就"天下太平"了，因而打上胰岛素以后就放松了对饮食的管理。事实上，胰岛素的剂量调整必须在饮食控制的基础上进行。饮食不控制，一是会造成血糖波动，很难确定胰岛素治疗的最佳剂量；二是会造成血糖居高不下，胰岛素的使用量也会相应增加，而随着胰岛素用量的逐渐增加，患者的体重也将不断增加，而肥胖又恰恰是产生胰岛素抵抗的重要原因，最终会给治疗带来困难。

因此，放弃饮食控制而仅仅依靠药物降糖这种做法是不可取的。只有在科学的饮食治疗基础上辅以药物治疗，才能更有效、更安全地降糖。

八、吃饭就要跟着感觉走

现象 一些糖尿病患者控制了饮食总量，但血糖波动还是很大，有时甚至会出现低血糖的情况。究其原因，原来他们每天的就餐时间都不一致，或者三餐不定量，好吃就多吃一点儿，不好吃就少吃一点儿，还有不少患者常常不吃早餐，或者早餐只喝杯牛奶、吃个鸡蛋了事，不吃主食，认为这是控制热量的好办法。

分析 这些糖友的做法是不对的。糖尿病的饮食控制千万不能随意，跟着感觉走可不行。少吃一餐，必然导致下一餐的饮食量超过正常水平，这就破坏了正常的饮食规律。如果不吃早餐，由于空腹时间较长，很容易造成血糖偏低甚至低血糖反应，而低血糖又会引起反跳性高血糖，导致血糖忽高忽低，进而完全失控。进餐不定时定量，必然导致一天内的血糖高低不等，也容易导致餐前低血糖而发生危险。长期血糖波动过大，不但会影响药物的治疗效果，还会加速糖尿病慢性并发症的发生与发展。我们提倡广大糖友少食多餐，定时定量，避免漏餐、暴饮暴食或进餐不吃主食，其目的就在于保证三餐的热量平衡，避免血糖出现大的波动。因而，糖尿病饮食控制不但要求限制每天的总热量，而且要限制每餐的热量，后者甚至比前者更重要。对于糖尿病患者来说，一日三餐必不可少，而且餐餐都应有主食。有条件的糖友还可以分餐，就是把三餐分成5次或6次吃，以降低餐后血糖的高峰，使血糖不至于出现较大的波动。

九、经常饿，所以要多吃

现象　有些糖尿病患者说，自从得了糖尿病，总是觉得饿，所以每顿饭都多吃点儿，饮食控制总不能让人饿着吧。

分析　我们应该对糖尿病患者饥饿的原因有个正确的认识。首先，饥饿感是糖尿病的自身表现之一，这是机体处于高血糖状态，能量得不到很好的利用造成的。其次，在治疗的初期，有些糖尿病患者虽然血糖控制得很好，但由于控制饮食后进食量明显减少，胃肠道一时不适应，也会经常感到饿。这两种原因导致的饥饿感都会随着血糖的控制而逐渐消失，不需要靠多吃来额外补充热量。最后，也是非常重要的一点，就是低血糖的时候也会表现为饥饿。通过监测血糖，我们可以鉴别出这种饥饿感具体是由什么原因造成的，进而采取适当的治疗方案。

通过以上的分析，我们大致了解了糖尿病患者经常感觉饿的原因。下面为大家提供一些解决饥饿问题的办法，以供参考。

1）**非低血糖饥饿**　可以多吃些低热量、高容积的食物，比如各种蔬菜，包括西红柿、黄瓜、大白菜、油菜等；也可以适当选用粗杂粮来代替精细粮，因为粗杂粮有更强的饱腹感；还可以将口味变得清淡一些，这也会降低食欲。

2）**低血糖饥饿**　糖尿病饥饿中真正需要加餐、增加热量摄入的，只有在出现低血糖的时候。低血糖的发生，可能是热量摄入不足引起的，也可能是热量消耗过多导致的，还可能是药物应用不当所致，其中，以用药不当更为常见。广大糖友要根据自己的具体情况，经过咨询医生，或调整饮食方案，或调整用药，以减少低血糖的发生，维护身体健康。

十、"降糖食物"多吃没事

现象　在临床实践中，我们发现不少糖尿病患者痴迷于"降糖食物"，他们觉得"降糖食物"能"降糖"，多吃点儿肯定没事，还能减少药物的用量，又没有什么副作用，真是一举两得。

分析　目前市面上，"降糖饼干""降糖面条""降糖月饼"等到处可见。作为食品，本身不可能也不应该有降糖作用。这里所谓的"降糖"，只不过是一种商业概念，广大糖友千万不要被其误导。这些食品只不过是不含蔗糖或者是含较多植物纤维和果胶的食品。这些食品提供的热量较低，而且可以减慢胃的排空速度，使餐后血糖不至于出现明显的升高。但这并不代表它们就能大量食用，大量食用"降糖食物"同样可以影响血糖水平。有些糖尿病患者为了"降糖"，就一个劲儿地吃这些食品，结果只能是适得其反。

还有一种情况是食品中被违法添加了降糖药，曾有报道称有不法商家在奶粉中添加降糖灵。食用这些掺有降糖药的食品隐患极大，不但干扰了正常的药物治疗，还会带来不必要的副作用。

再有一种就是流行的洋葱、南瓜、黄瓜、苦瓜等能降糖的说法。很多糖友认为这些食物都是天然的"降糖药"，经常吃这些食物，不仅可以节省买药的费用，还可以避免长期服药有可能带来的副作用。这些"降糖食物"真的那么有效吗？首先，这些"降糖食物"是否能够刺激胰岛素的合成和分泌，目前尚未经过循证医学的验证，具体的功效还无法准确衡量。即使它们对于某些糖友真的有一定的降糖作用，也不可以随意多吃，以免过量进食导致低血糖。其次，就是要注意"降糖食物"与药物的配合问题。最后，这些蔬果即使含糖量比较低，也不宜多吃，过多食用后，仍有可能导致血糖升高。

郑重提醒："降糖食物"不能多吃，更不能把"降糖食物"当成降糖药来用。

糖尿病患者应当根据每天需要摄入的总热量，合理分配碳水化合物、脂肪和蛋白质的摄入量，即使是"降糖食物"，也应当与每天的饮食计划相结合，合理摄入。

十一、吃多了，加点药就行

现象 有些糖友因为应酬，或者家里做了特别好吃的饭，或者是怕浪费，往往吃得很多。吃多了又怕血糖高，所以就增加药量，希望把吃进来的糖降下来。

分析 糖尿病患者在日常生活中由于某些特殊原因偶尔吃多了一点儿，此时根据饮食情况调整胰岛素追加剂量（第四章"糖尿病药物治疗"会进行详细介绍），特别是在餐后及时追加快速作用的胰岛素或其类似物，或使用某些能降低餐后血糖的药物，如瑞格列奈、α-葡萄糖苷酶抑制剂等，有可能控制餐后血糖过高的问题。但这只是权宜之计，绝不意味着大家可以随便吃，吃得再多也没有关系。

吃多了就加药，不符合饮食治疗的原则和要求。多吃饭血糖必然会升高，如果主食超过一定的量（比如 400 克/天），就很难使血糖得到有效控制。另外，靠加药来降糖，时间久了，不仅会加重胰岛 β 细胞的负担，还会增加低血糖和药物毒副作用的发生率，还可能造成肥胖（或体重增加），非常不利于病情的控制。

还有一些糖友根据进食量来增减药

物，比如今天吃得多就加大药量，明天吃得少就减少药量甚至停服药物。这种无规律进餐、随意增减药物的行为，会造成血糖的异常波动，容易引起并发症，特别是低血糖和心脑血管疾病。

郑重提醒广大糖友：一定要认真对待治疗，千万不能随意而为，否则就会给身体带来不必要的伤害。

十二、为了少上厕所，因而少喝水

现象　有些糖尿病患者认为多尿是由于喝水过多导致的，还有的糖尿病患者是出于某些方面的考虑（比如工作），为了减少上厕所的次数，因而采取不喝水或者少喝水的办法来减少排尿。

分析　首先说这种做法是不对的。糖尿病是以血糖升高为特征的内分泌代谢性疾病，高血糖本身就有利尿作用，所以糖尿病患者小便的次数要比平常人多。糖尿病的多尿并不是因为体内水分过多造成的。由于尿得多，体内水分不足，因而刺激大脑的口渴中枢，所以就会出现口渴的症状。糖尿病患者多喝水是对机体失水的一种保护性措施，还可以起到稀释血糖、改善血液循环、促进代谢废物的清除以及消除酮体等多种作用。

如果糖尿病患者严重失水而又得不到及时补充，将会进一步加重高血糖以及体内的高渗状态，造成机体内环境紊乱，严重的还会发生高渗性昏迷而危及生命。血液浓缩后，血黏度会增加，还容易发生心脑血管疾病，这也是导致糖尿病患者死亡的重要原因。脱水还会损害神经纤维，促进糖尿病神经病变的发生或恶化。总之，饮水不足可以促进各种并发症的发生或加重，所以，糖尿病患者绝对不能因为去厕所次数多而限制饮水。另外，由于糖尿病患者的口渴中枢反应相对迟缓，所以也不要等到口渴了才想到要喝水。

十三、花生、瓜子多吃有好处

现象　有些糖尿病患者经常花生、瓜子不离口，问他们为什么，他们说这样可以减轻饥饿感，而且这些东西富含不饱和脂肪酸，对身体有好处。

分析　花生、瓜子等坚果，其果仁脆香爽口，很受欢迎。坚果富含抗氧化物，研究表明，每周吃5次坚果，就能使心肌梗死的发病率显著降低。对于糖尿病患者来说，适量吃一些坚果的确是有一定好处的。但是，坚果毕竟属于高脂肪、高热量食物，150克坚果（如腰果、杏仁等）所能产生的热量大约相当于250克主食。因此，对于糖尿病患者来说，坚果类零食不能随便吃。要想保持血糖稳定，对坚果类食品应当浅尝辄止。同时，要记住把坚果的热量从平时的饮食中扣除。

十四、水果含糖高，坚决不能吃

现象 有些糖尿病患者认为水果是甜的，吃水果肯定会造成血糖升高，因此，自打生病之后就坚决不吃水果。

分析 这种认识是非常片面的。水果色香味俱全，口感好，还能帮助补充多种维生素和矿物质。但是由于它含糖，所以很多糖尿病患者想吃又不敢吃，甚至"谈水果而色变"，拒之于千里之外。其实，这大可不必。水果中含有丰富的维生素、矿物质、膳食纤维以及碳水化合物等多种营养素，直接放弃这一大类食物，从营养学的角度来说实在可惜。水果中的碳水化合物以果糖为主，果糖的代谢是不依赖胰岛素的，而且水果所含的膳食纤维在一定程度上还能够延缓糖的吸收。因此，对于糖尿病患者来说，水果是可以吃的，只是不宜多吃。只要血糖控制良好，在合适的时间吃适量的水果是完全可以的（具体介绍见前文相关章节）。血糖控制不理想时，可以将西红柿、黄瓜等蔬菜当水果吃，等病情平稳后再做选择。

十五、根据口感选择水果

现象 有些糖尿病患者认为口感越甜的水果含糖量肯定就越高，吃完后对血糖的影响也就越大，因此，甜的水果坚决不吃，不甜的水果就随意吃。

分析 糖尿病患者选水果的依据主要看血糖生成指数。血糖生成指数与食物的糖分、纤维素含量都有关系，糖分越高，纤维素含量越低，血糖生成指数就越高。有些水果虽然很甜，但是血糖生成指数并不高，而有的水果虽然吃起来不太甜，但血糖生成指数却不低。所以，甜度和血糖生成指数之间不存在必然的正比关系。

另外，一般人对甜的感觉主要来自味觉，但是，受病情影响，糖尿病患者的口味和正常人有一定的偏差，因此，不能只根据自我感觉的甜度来选择水果。再强调一下，对于糖尿病患者来说，血糖生成指数才是最关键的指标，因为这个指数决定了水果中的糖分被身体吸收的比例大小。当然，在考虑到血糖生成指数的同时，还应注意吃水果的量，也就是说要按照血糖负荷的大小来吃。

十六、短期放松，影响不大

现象 有些糖尿病患者平时对饮食控制要求很严，能够按照医生的要求严格控制饮食，可是到了节假日，尤其是传统节日的时候，觉得家人难得在一起，不好好吃就没有了节日气氛，因而就放松了要求，结果造成血糖波动。

分析 每逢节假日过后，我们就发现许多病友存在血糖波动的情况。究其原因，大都是节假日期间放松了对饮食的控制。

不少糖友认为短期放松一下对血糖影响不大，这种想法是要不得的。在糖尿病的综合治疗方案中，饮食治疗是最基础也是最为重要的一项措施，需要长期坚持。节假日期间，大家也千万不要放松，否则可能导致血糖的极大波动。要知道，暴饮暴食还会导致急性并发症的发生，甚至带来生命危险。因为一时的放松，最终引来严重后果，这是得不偿失的。

十七、得了糖尿病，身体要补一补

现象　有些糖尿病患者患病后比以往瘦了不少，还经常觉得浑身没劲儿，因此就认为自己有点"虚"了，要补一补，于是就开始吃冬虫夏草、人参等补品，可是越吃越不舒服。

分析　中医食疗是有讲究的，同看病下药一样，要因人而异。因为每个人的体质不同，就算是得了一样的病，临床表现也不尽相同，可以是虚证，也可以是实证；可以是热证，也可以是寒证。同样，食品和药品也有各自的寒、热、温、凉属性。就拿糖尿病来说吧，中医认为它的根本病机是阴虚燥热，通常要吃些清补的食品，如山药、鸭肉等，而冬虫夏草、人参等是温热性质的补气补阳药，吃多了必然会引起体内的阴液更加不足而导致病情加重。

所以，正确的进补方法是在专业人员的帮助下，先搞清楚自己是"虚"还是"实"，是"热"还是"寒"，然后再结合当前的病情，如有没有并发症或合并症等，进行辨证施膳。

十八、不需要限制植物油

现象　有些糖尿病患者认为，植物油中含有丰富的不饱和脂肪酸，比动物油好，因此不需要限制植物油的用量，只要不吃或少吃动物油，就不会有问题。

分析　关于这一点，我们在前文已经有所阐述，这里再简要重复一下，以帮助大家加深印象。植物油含有大量的不饱和脂肪酸，从健康的角度来讲确实要明显好于动物油。但这并不代表植物油可以不限量。因为，无论是植物油还是动物油，它们的本质都是脂肪，是脂肪就会产生热量。如果不加控制，就很容易超出规定的每日总热量摄入范围，致使体重增加，影响血糖的控制。对于糖尿病患者来说，动物油能不吃就不吃，能少吃就少吃。对于植物油，按照《中国居民膳食指南》的要求，以每天不超过25克为宜，如果合并有高血脂或脂肪肝，每天的植物油摄入量最好控制在20克以内。

附

具有调节血糖作用的药食

导读 药食同源。许多食物都具有调节血糖的作用，现代科学研究也逐渐揭示了这些食物调节血糖的作用机制。我们在日常的饮食营养治疗中，可以重点关注一下这些食物，以便带来更好的控糖效果。

一、五谷杂粮类

1. 荞麦 荞麦性味甘寒，能清热祛湿、消积滞。荞麦含有丰富的膳食纤维和铬，对餐后血糖影响较小，可作为糖尿病患者的主食。现代研究显示，喂饲苦荞麦粉可以降低糖尿病大鼠的血糖浓度、血清胆固醇和甘油三酯水平。

2. 燕麦 燕麦性味甘温，具有补益脾胃、滑肠、催产、止虚汗和止血等功效。燕麦的碳水化合物含量为 64.8%，低于一般的谷类食物，而蛋白质含量高，脂肪含量低，所以适合糖尿病患者食用。另外，燕麦还含有丰富的膳食纤维，有降低血清胆固醇和甘油三酯的作用。研究发现，燕麦中含有一种叫 β-葡聚糖的物质，它能使糖尿病大鼠的血清胰岛素和 C 肽水平增高，使胰腺细胞团数量增加，可使受损的胰岛组织好转。

3. 小米 小米性味甘咸凉（陈小米性味苦寒），有健脾和胃、补虚损、除烦止渴、通利小便等功效。李时珍在《本草纲目》中说："粟，肾之谷也，肾病宜食之，煮粥食益丹田，补虚损。"食用小米有助于调节血糖，并有较好的利尿降压作用。

4. 薏米 薏米性微寒，味甘淡，有利水渗湿、健脾除痹、清热排脓等功效。日本学者发现薏米的水提取物可以降低餐后血糖，尤其适用于以多尿为主要表现的糖尿病患者。

二、水产类

1. 黄鳝 黄鳝性味甘温，有补五脏、疗虚损的功效。研究表明，从黄鳝中提取的"黄鳝鱼素"和另一种天然蛋白质成分均有降低血糖的作用。

2. 泥鳅 泥鳅性味甘平，微寒，有益五脏、长肌肉、益气健脾、滋阴生津的功效。泥鳅含丰富的钙、磷、锌、硒等成分，有助于降血糖；所含的脂肪中有二十碳五烯酸（EPA），其抗氧化能力强，对胰岛 β 细胞有较强的保护作用。

3. 海带 海带性味咸寒，具有软坚散结、消痰平喘、通行利水、降脂降压等功效。海带的乙醇提取物——海带多糖是一种可溶性膳食纤维，具有降血糖作用，并能调节蛋白质代谢，缓解糖尿病病情，对胰岛 β 细胞有保护作用。

三、蔬菜类

1. 苦瓜 苦瓜性味苦寒，具有清热解毒、补肝益肾、除烦止渴的作用。研究发现，苦瓜中的皂苷能降低血糖，具有类似胰岛素的作用。

2. 胡萝卜 胡萝卜生者性凉，能清热解毒、润肠通便；熟者性平偏温，可健脾消食、养肝明目。胡萝卜所含的果酸有利于机体的糖、脂代谢。

3. 空心菜 空心菜性味甘寒，有清热解毒、润肠通便的功效。空心菜中含有胰岛素样成分，其丰富的纤维素和胰岛素样成分对糖尿病患者有利。

4. 番茄 番茄性微寒，味甘酸，具有生津止渴、健胃消食、凉血平肝、清热解毒之功效。研究发现，给糖尿病大鼠喂食番茄汁（2毫升/天），可降低血糖，改善"三多"症状。番茄还具有良好的抗氧化作用，是糖尿病合并心血管病患者的食疗佳品。

5. 洋葱 洋葱性微温，味甘辛，有健脾消食、行气之功效。其有效成分能选择性地作用于胰岛 β 细胞，促进胰岛素的分泌，从而发挥降糖作用。据美国《医学世界新闻》报道，洋葱的提取物可使糖尿病家兔的血糖值降低，还具有扩张血管和抗凝作用。糖尿病合并血脂异常、高血压及心脏病变者适合食用。

6. 大蒜 大蒜性温，味辛，有解毒杀虫、止咳祛痰、宣窍通闭、健脾开胃之功效。实验表明，大蒜素可升高实验动物的血清胰岛素浓度，降低血糖。大蒜还可以降低血清胆固醇、甘油三酯水平，有助于防治动脉粥样硬化。

7. 黑木耳 黑木耳性平，味甘，有凉血止血、润燥之功效。实验研究发现，黑木耳可降低糖尿病小鼠的血糖水平，其降糖活性成分主要是木耳多糖。

8. 银耳 银耳性平，味甘淡，有滋阴润肺、养胃生津之功效。银耳含丰富的膳食纤维，且热能较低。研究发现，银耳多糖能增加糖尿病大鼠对高糖的耐受性，且对胰岛 β 细胞有保护作用。

四、水果类

1. 番石榴 番石榴性平，味甘涩，具有收敛止泻、消炎止血之功效。研究发现，番石榴的提取物具有降血糖作用。石榴叶比鲜果更好，可通过提高机体周围组织对葡萄糖的利用来调节血糖。

2. 柚子 柚子性凉，味甘酸，有生津止渴、消食健胃、化痰止咳之功效。新鲜柚子的果汁有降血糖作用，这可能与其含有类胰岛素成分有关。柚子中还含有丰富的维生素C及维生素PP、橙皮苷和果胶，心血管病患者、肥胖者和老年人在血糖控制良好的前提下可以适量食用。

3. 桑葚 桑葚性寒，味甘酸，能补肝益肾、养血生津。《食物本草》中说："桑椹性寒，单食能止消渴。"现代药理研究表明，桑葚具有降血糖和降血脂的作用。

五、药用类

1. 枸杞 枸杞性平，味甘，有滋补肝肾、益精明目的功效。枸杞多糖是从枸杞子中提取的有效成分，据报道它具有增强2型糖尿病模型动物的胰岛素敏感性，增加肝糖原储备，降低血糖水平，防止餐后血糖升高，改善糖耐量的作用。但有的古代医家认为枸杞性寒，因此，平素脾胃虚弱者当忌之。

2. 人参 人参性温，味甘微苦，有大补元气、生津止渴、安神等功效。药理研究表明，人参中的有效成分具有降血糖、调节血脂的作用。

3. 麦冬 麦冬性凉，味甘微苦，有滋阴生津、润肺止咳、清心除烦之功效。研

究发现，麦冬的提取物有降低糖尿病小鼠血糖水平的作用。

4. 山药 山药性平，味甘，具有补肺、健脾、益肾填精的作用。山药含有可溶性纤维，不但能推迟胃内食物的排空，控制餐后血糖升高的速度，还能助消化、降血糖。药理实验表明，山药水煎剂可以降低糖尿病小鼠的血糖水平。

5. 玉米须 玉米须性平，味甘，有利尿消肿、平肝利胆的功效。研究表明，玉米须煎剂可以降低糖尿病小鼠的血糖，还能降低小鼠血清胆固醇含量，可预防糖尿病心血管并发症的发生。

6. 绞股蓝 绞股蓝性寒，味苦，有清热解毒、止咳祛痰的功效。研究表明，绞股蓝提取物有降血糖和降血脂的作用，尤其适用于糖尿病合并高血压、冠心病、血脂异常者使用。

7. 苦丁茶 苦丁茶性大寒，味甘苦，有散风热、清头目、除消渴之功效。研究表明，苦丁茶能有效调节机体代谢功能，其水煎剂可降低糖尿病大鼠的血糖水平，还有降血压、降血脂的作用。

8. 马齿苋 马齿苋味酸性寒，有清热解毒、凉血止痢、消肿通淋之功效。有报道称，马齿苋能降低糖尿病小鼠的血糖值。

9. 肉桂 肉桂性热，味辛甘，是最为常用的调味品之一，有补元阳、暖脾胃、通血脉、散寒气的功用。美国科学家发现，

糖尿病患者若每天服用适量的肉桂提取物，可降低餐后血糖水平，心脏的健康状况也能得到改善。

10. 黄芪　黄芪性微温，味甘，有补气升阳、益卫固表、利水消肿、托疮生肌之功效。黄芪提取物黄芪多糖、黄芪皂苷都具有降低糖尿病小鼠血糖的作用。

11. 葛根　葛根性凉，味甘辛，有解肌退热、透发麻疹、生津止渴、升阳止泻之功效。葛根素为葛根的主要有效成分，能显著提高糖尿病小鼠的糖耐量，对抗肾上腺素的升血糖作用。

注意： 现有研究还未证实哪种食物可以显著降低血糖，可以用来替代降糖药和良好的饮食、运动治疗。所以，对于这些食物，大家不能盲目推崇，应科学看待食疗的作用，并在专业人员的指导下合理应用。另外，所有中药都有自己的药性，广大糖友不可自行停用降糖药，长期大量服用某种中药来降血糖，毕竟中药降糖存在自身的局限性。中药食疗是否适合自己，要去医院看医生，听从医生的建议。

第三章

糖尿病运动治疗

运动处方 | 运动与用药 | 运动与饮食

俗话说："流水不腐，户枢不蠹。"对于糖尿病患者来说，运动是维持血糖平稳，预防和治疗糖尿病慢性并发症的重要手段。那么，是不是所有的糖尿病患者都适合运动？什么时候去运动比较好？运动中又需要注意哪些问题呢？本章将为大家详细介绍糖尿病运动治疗方面的知识。

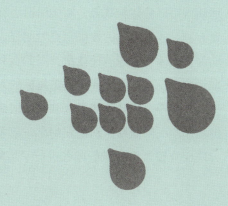

糖尿病运动治疗概述

导读 运动治疗是糖尿病治疗的"五驾马车"之一。对于糖尿病患者来说，不光要运动，还应知道为什么要运动、什么情况下适合运动、什么情况下不适合运动以及运动中要注意哪些问题。

一、运动治疗的机理和意义

1. 运动能减轻体重，预防糖尿病 2型糖尿病是一种生活方式病，能量摄入过多和体力活动不足是人们公认的导致糖尿病发生的重要原因。体力活动减少、能量摄入增多、肥胖等2型糖尿病的易感因素往往可以通过日常生活方式的改变而得到纠正。肥胖作为糖尿病发病的重要危险因素与运动不足也密切相关。研究发现，单纯运动就可以使体重减轻，如果同时进行饮食控制，体重减轻的效果则更为明显。运动需要机体不断地消耗能量，因此有利于减轻体重，这对于肥胖或体重超标的人来说尤为重要。运动还能通过减少糖尿病的发病因素而降低糖尿病的发病率。著名的大庆研究曾对糖耐量低减者进行了为期6年的观察，结果发现运动治疗能明显减少糖尿病的发生。由此可见，运动疗法不仅是糖尿病的基础治疗手段，还是预防糖尿病的重要措施。

2. 运动能改善机体对胰岛素的敏感性 科学研究已经证实，运动可以改善2型糖尿病患者的胰岛素敏感性。运动可以增加机体的能量消耗，减少脂类物质在体内的堆积和对骨骼肌细胞、胰腺细胞及肝细胞的毒性作用，增加骨骼肌细胞摄取葡萄糖和胰腺分泌胰岛素的能力。有部分患者仅通过适当的运动和饮食控制就能很好地控制血糖，而不需要服用降糖药。

3. 运动能改善脂肪和蛋白质代谢 糖尿病患者不仅存在糖代谢紊乱，还会出现脂类物质和蛋白质的代谢紊乱。研究表明，运动时体内脂肪动员加强，中等强度的运动即可使脂肪的氧化速度增加10倍，从而促进骨骼肌内脂类物质的分解，减少脂肪组织，减轻骨骼肌细胞内的脂质沉积。运动还可以促进骨骼肌内蛋白质的合成，改善蛋白质的代谢。

4. 运动治疗有利于慢性并发症的控制
运动除了可以降糖、调脂，降低血黏度，还能使红细胞的变形能力有所增强，使身体各个器官的血液供应得到改善，这有利于糖尿病慢性并发症的控制。流行病学研究结果显示，规律运动 8 周以上可将 2 型糖尿病患者糖化血红蛋白降低 0.66%；坚持规律运动的糖尿病患者死亡风险显著降低。

5. 运动能改善骨骼肌功能 骨骼肌约占成年人体重的 40%（女性约为 30%），骨骼肌是人体最重要的运动器官和能量代谢组织。患上糖尿病，骨骼肌的功能会下降，严重者还会出现糖尿病肌病，表现为肌肉萎缩、收缩力下降等。运动可以改善糖尿病患者的骨骼肌功能，增大肌肉体积，增强肌肉力量。

6. 运动能增强体质，带来自信 运动锻炼可以提高最大摄氧量，有氧运动可增强体能，使体格健壮，同时能够改善心肺功能，降低血压，防治骨质疏松，这种良性变化有利于糖尿病的治疗。另外，运动锻炼还有利于恢复患者的心理平衡，调节情绪，消除过分焦虑等心理障碍，使患者在精神上感到放松、充实，能提高患者的自信心与自我控制能力，并有助于提高工作效率与生活质量。所有这些，对于糖尿病的治疗都是非常有利的。

二、运动治疗的适应证和禁忌证

1. 运动治疗的适应证 运动治疗的适应证有绝对和相对之分。所谓绝对适应证，可以简单地理解为绝对可以运动，没有其他附加条件；所谓相对适应证，则是原则上可以参加运动锻炼，但必须满足一定的条件，这样才能确保运动安全。

1）**绝对适应证** 运动治疗的绝对适应证包括糖耐量低减者及没有显著高血糖和并发症的 2 型糖尿病患者。

2）**相对适应证** 运动治疗的相对适应证包括以下 4 种情况：一是存在微量白蛋白尿（尿蛋白定量检查结果在 20 ～ 200 mg/L）的患者；二是存在无眼底出血的单纯性视网膜病变的患者；三是存在无明显自主神经功能障碍的糖尿病神经病变（自主神经功能障碍通常表现为直立性低血压[1]、心动过速、多汗等）的患者；四是无酮症酸中毒的 1 型糖尿病患者。存在上述前三种情况的 2 型糖尿病患者应在饮食营养治疗和药物治疗使血糖得到有效控制后再实施运动疗法；对于属于最后一种情况的糖友，则要在调整好饮食和胰岛素用量的基础上再进行运动治疗。

---

[1] **直立性低血压** 指突然站立时血压急剧下降，患者常感到眩晕、视物模糊、全身无力等，严重者可导致晕厥，可引起冠状动脉供血不足等并发症。

2.运动治疗的禁忌证 虽然大多数糖尿病患者都可以进行运动治疗，但有些情况下运动治疗也可能会给身体带来危害，因此我们应当具体问题具体分析，不同情况区别对待。

存在以下情况的糖尿病患者，应绝对或相对禁止进行运动锻炼：

☐ 血糖过高，尤其是尿酮体阳性者（暂时不宜运动，应待血糖稳定、尿酮体消失后再运动）；

☐ 血糖过低或者血糖波动过大（暂时不宜运动，应待血糖稳定后再运动）；

☐ 并发各种急性感染，特别是发热的时候（应待感染控制后再运动）；

☐ 合并未被控制的高血压（血压 ≥ 180/120 mmHg）（应待药物治疗血压稳定后再运动）；

☐ 合并严重心脑血管疾病，包括不稳定性的心绞痛、严重的心律失常、一过性脑缺血发作等（活动有可能使症状加重，应待药物治疗心功能稳定后再运动）；

☐ 合并严重糖尿病肾脏病变者（应咨询医生后选择合适的运动方式）；

☐ 合并严重眼底病变，眼科检查提示有眼底出血者（应咨询医生后决定是否可以参加运动）；

☐ 合并新近发生的血栓（应先进行康复训练，待病情稳定后再运动）。

三、运动治疗的原则

运动治疗不能随意而为，应做到因人而异、量力而行、循序渐进、持之以恒。作为糖尿病的重要治疗手段，广大糖友在实施运动治疗时应遵循以下原则：

1.安全有效 在制订运动处方时不仅要做到行之有效，更要确保安全。为了提高全身耐力水平，运动必须达到改善心肺功能的有效强度。这个最低效果下限的运动量称为"有效界限"。如果运动量超过了机体所能耐受的上限，就可能出现危险。这个机体所能耐受的运动量上限称为"安全界限"。"有效界限"与"安全界限"之间，就是运动处方安全而有效的范围。广大糖友要避免因不恰当的运动方式或运动强度造成代谢紊乱、关节扭伤、韧带撕裂、心绞痛发作以及猝死等情况的发生。

"循序渐进、持之以恒"是运动治疗安全有效的重要保障。

2.因人而异 人与人的身体条件是存在差异的，因此，一个运动处方不可能放之四海而皆准。安全有效的运动处方应当根据每个人的病程长短、病情的严重程度、并发症与合并症的情况等来具体制订，而且要综合考虑年龄、个人的身体条件以及运动环境等多种因素。运动处方的制订必须个体化，要做到因人制宜。

3.专业指导，全方位管理 糖尿病患者的运动治疗，严格来说，应得到糖尿病专科医师、运动治疗师和康复医师的指导，如果存在并发症，还应根据并发症的不同有选择性地接受心血管科医师、神经科医师、肾科医师、眼科医师等的专业指导，这样才能确保运动治疗的有效性和安全性。运动治疗前，要请专业人员进行"效益—风险"评估。专业人员会通过了解您的病史和现有情况，您的个人生活习惯和饮食营养状态，分析您的日常能量消耗情况，判断您是否适合进行运动治疗。在做好上述工作的基础上，专业人员会根据您的运动耐力测试和心电运动试验等的结果，为您量身定制运动处方。

成年2型糖尿病患者每周进行至少150分钟（如每周运动5天、每次30分钟）中等强度（50%～70%最大心率，运动时有点费力，心跳和呼吸加快但不急促）的有氧运动。即使1次进行短时的体育运动（如10分钟），累计30分钟/天，也是有益的。

4.及时调整运动方案 运动治疗过程中，身体会发生这样或那样的变化，因此，运动处方不能一成不变。建议广大糖友定期到医疗机构进行运动效果评估，由专业人员对您的训练过程进行检查，对训练效果进行评估，并根据您现在的状况调整运动方案，以使您获得最大治疗效益。

四、运动治疗的注意事项

1.计划运动前需要注意的问题

1）全面评估 在开始运动治疗前，最好做一次全面的身体评估，这样才能知己知彼，百战不殆。评估的内容包括糖尿病病史、相关并发症及其治疗情况，有无高血压、心脏病、脑血管疾病，有无肌肉、骨骼及关节疾病，是否吸烟、饮酒等。接着检查血糖、血压、心电图、尿常规或微量白蛋白尿、眼底、足部和关节以及神经系统等。您的运动基础状况也应被评估，主要包括您对运动的认识，对参加体力活动的态度，机体对运动的反应，既往的体力活动水平，以及机体对运动的耐受能力。专业人员一般还要了解您的生活习惯，包括起居时间、有无规律运动的习惯、喜好的运动方式等。

相关项目的评估意义如下：

① 血糖、尿糖、尿酮体检查 旨在了解血糖水平，决定运动时如何调节饮食和用药。有条件的糖友在锻炼后也要查一查血糖、尿糖，以观察运动对血糖的影响。

② 心电图检查 旨在判断心功能，看是否可以参加运动，或者能够承受多大的运动量。如果年龄较大或者患有肺病，应加测肺功能。有严重心肺功能障碍的人不应参加运动锻炼。

③ 眼部并发症检查 有眼底出血、玻璃体出血、增殖性视网膜病变者不宜参加运动，或者要对运动形式有所限制。

④ 对骨、关节、脚的检查 看是否存在骨关节畸形，是否存在糖尿病足的危险因素，如胼胝、鸡眼、拇外翻等。

2）制订计划，学习知识 评估结束后，最好与您的主管医生一起讨论一下运动治疗方案，结合您的身体素质、所从事的工作和居住环境等，确定运动方式、运动量、运动时间和运动频率。另外，还要了解体力活动的益处与风险、运动的时间与强度、运动的方式与频率、运动并发症的处理等方面的知识。

3）做好准备工作 糖尿病患者不同于普通人，因此，参加运动时有一些特殊的物品需要准备。建议广大糖友在运动前准备好以下物品：一是联系卡（上面要写姓名、住址、家人的电话，并注明自己是糖尿病患者，以便在发生意外时及时得到他

人的帮助）。二是服装（衣服要便于活动，鞋子要合脚、舒适，透气性和密闭性要好，袜子应吸汗，袜口要宽松）。三是计时器（便于掌控运动时间）。四是计步器（用于掌握步行的运动量）。五是药物和糖块（以备不时之需）。六是其他物品（如充足的饮用水、擦汗用的手帕或毛巾等）。

2. 运动过程中需要注意的问题

1）量力而行，循序渐进 在正式运动前，要做 5 ~ 10 分钟的准备活动，以提高肌肉、神经的兴奋性，避免运动损伤。另外，运动要量力而行，循序渐进，以不出现过度疲劳、心慌、心绞痛、呼吸困难、全身不适为准。运动结束的时候，也不能马上停止活动，应再做 5 ~ 10 分钟的整理运动，以使肌肉放松，加快疲劳的恢复。

2）避免运动潜在的并发症 合理的运动对糖尿病患者有诸多益处。然而，不恰当的运动也会产生一系列并发症。常见的运动并发症包括运动损伤、糖尿病相关并发症或合并症加重、心脑血管事件、意外伤害等。运动损伤包括擦伤、撕裂伤、肌肉拉伤、韧带拉伤、关节扭伤、关节脱位、骨折及脑脊髓神经损伤。具体的预防与处理方法详见本章"运动并发症的处理"。

3. 运动结束后需要注意的问题 有条件的糖尿病患者可以在运动前和运动后各测一次血糖，以观察运动对血糖的影响，这

样有助于下一步更好地完善运动方案，避免运动量不足或运动量过大造成的血糖不稳定。运动后还应检查一下双脚，如果发现有青紫、红肿、水疱或血疱等，要及时进行处理或到医院就诊。

第二节

糖尿病运动治疗方案

导读 糖尿病的运动治疗不能随意而为，医生会根据患者的具体情况为其开具运动处方。本节，我们将为广大糖友介绍糖尿病运动处方的要点，以及如何制订适合自己的运动处方。

一、何谓运动处方

运动处方的概念最早是由美国生理学家卡波维奇在 20 世纪 50 年代提出来的。1969 年世界卫生组织开始使用运动处方这一术语，从而使其在国际上得到认可。运动处方的具体概念是"医生根据锻炼者的年龄、性别、心肺和运动器官的功能，结合学习、工作、生活环境和运动喜好等个体特点，以处方的形式，规定适宜的运动种类、运动方法、运动强度、运动时间等，并提出在运动中应注意的事项"。

运动处方是指导人们有目的、有计划和科学锻炼的一种方法。制订运动处方的目的主要是通过有目的的锻炼达到预期的效果，如增进身体健康、提高身体机能、辅助治疗疾病等。具体到我们的糖尿病运动治疗，则是更好、更有效地控制血糖，改善糖尿病患者的身心状态。

二、运动处方的要点

1. 运动项目

1）运动项目的分类 运动项目按照功能差异可以分为有氧运动、无氧运动和柔韧性运动三种；如果按照运动强度分的话，则可以分为极低强度运动、低强度运动、中等强度运动和高强度运动 4 种。

① 有氧运动 是指以糖的有氧代谢为主要能量供应方式的运动，是人体在氧气供应充分的情况下进行的体育锻炼。也就是说，在运动过程中，人体吸入的氧气与机体的氧气需求相等，达到了生理上的平衡状态。有氧运动能更好地消耗体内多余的热量，可以增强心肺功能，预防骨质疏松，调节心理状态。有氧运动包括快走、慢跑、爬山、游泳、划船、跳绳、爬楼梯、骑自行车、做广播操、打太极拳和适当的球类运动等。有氧运动的特点是强度低、时间长、不中断、有节奏。有氧运动是保

持身心健康最科学有效的运动方式。

② 无氧运动 是指肌肉在相对缺氧状态下的运动，锻炼者往往在运动后感到肌肉酸痛、呼吸急促。无氧运动也具有促进心血管健康和控制血糖等作用。常见的无氧运动项目有赛跑、举重、投掷、跳远、拔河、肌肉力量训练等。

③ 柔韧性运动 柔韧性运动包括瑜伽、关节训练等。这类运动能够起到保持或增加关节的生理活动范围和关节活动稳定性的作用，对预防运动损伤、提高生存质量也有帮助。

表 3-1 运动的功能分类

分类	举例	作用
有氧运动	快走、慢跑、爬山、游泳、划船、跳绳、爬楼梯、骑自行车、做广播操、打太极拳等	增加摄氧量，消耗多余热量，改善心肺功能，预防骨质疏松，调节心理状态
无氧运动	赛跑、举重、投掷、跳远、拔河、肌肉力量训练等	锻炼大肌肉群，促进心血管健康，控制血糖
柔韧性运动	瑜伽、关节训练等	保持或增加关节活动度和关节稳定性，预防运动损伤，提高生存质量

从运动强度方面讲，一般的家务劳动、散步、购物、洗衣服、擦玻璃等属于极低强度运动。一般来说，持续极低强度运动30分钟可以消耗半两主食所提供的热量。拖地、快走、下楼梯、打太极拳、洗澡、平地骑自行车、跳交谊舞、打台球等属于低强度运动。一般来说，持续低强度运动20分钟可以消耗半两主食所提供的热量。修剪草坪、慢跑、上楼梯、溜冰、滑雪、爬山、打球等属于中等强度运动。一般来说，持续中等强度运动10分钟可以消耗半两主食所提供的热量。快跑、游泳、跳绳、举重、球类比赛等则属于高强度运动。一般来说，持续高强度运动5分钟就可以消耗半两主食所提供的热量。

2）运动项目的选择 对于糖尿病患者来说，适合的运动方式以中低强度的有节奏的有氧运动为主，也可以进行全身肌肉都参与活动的中等强度的有氧体操（如医疗体操、健身操、木兰拳、太极拳）等，还可以适当选择娱乐性球类运动，如乒乓球、保龄球、羽毛球等。有氧运动和无氧运动结合的运动对2型糖尿病患者的血糖控制效果更好。建议有条件的糖友每周进行

2～3次肌肉抗阻训练（两次锻炼间隔≥48小时），锻炼肌肉力量和耐力。锻炼部位应包括上肢、下肢、躯干等主要肌肉群，训练强度宜中等。联合进行抗阻运动和有氧运动可获得更大程度的代谢改善。老年人以及存在慢性并发症的糖尿病患者，可以选择一些比较舒缓轻松的运动，如散步等。

研究表明，不同的运动方式对运动前后的血糖及血糖差值（运动前血糖－运动后血糖）的影响没有显著性差异，这表明运动方式并不是影响糖尿病患者血糖控制的决定性因素，不同的运动方式只要能量消耗相等，运动降低血糖的效果就一样。

注意：肥胖的糖尿病患者可以选择上述各类活动，但运动强度宜偏低，运动时间宜适当延长。

2. 运动强度　是指单位时间内的运动量，即：运动强度＝运动量÷运动时间。而运动量是运动强度和运动时间的乘积，即：运动量＝运动强度×运动时间。运动强度可以根据最大吸氧量的百分数、代谢当量、心率、自觉疲劳程度等来确定。糖尿病患者的运动，既要达到运动治疗的目的，又不能过于剧烈。为了方便普通读者掌握，我们在本书中只介绍根据运动后的心率进行运动强度判断的方法。

除去环境、心理刺激、疾病等因素的影响，心率与运动强度之间存在着线性关系，也就是说"运动强度越大，心率就越快"。我们达到最大运动强度时的心率称为"最大心率"，"最大心率"的60%～80%称为"靶心率"或者"运动中的适宜心率"，也称为"目标心率"，是指能获得最佳效果并能确保安全的运动心率。用目标心率控制运动强度是比较简便易行的方法。

目标心率计算公式：目标心率（次/分）＝（220－年龄）×（60%～80%）。简单算法可以为170－年龄。例如，一个40岁的人运动后应达到的目标心率为（220－40）×（60%～80%）＝108～144次/分，简单算法为170－40＝130次/分。也就是说，40岁的人运动后的心跳次数要达到108次/分以上才能有比较好的运动治疗效果；但是，如果运动后的心率超过了144次/分，就很可能对身体有不利影响了。

注意：中老年糖尿病患者，由于并发症比较多，为了确保安全，原则上要求年龄大于40岁、病程超过10年、有心血管疾病症状与体征的糖友，应通过运动试验来获得靶心率。

另一种判断运动强度的指标是脉率指数。根据脉率指数和运动时的感觉即可对运动强度进行大致的判断。脉率指数＝（运动时最大脉率－平静时脉率）÷平静时脉率×100%。根据脉率指数和自我感觉的相对运动强度分级见表3-2。

表 3-2 根据脉率指数和自我感觉的相对运动强度分级

运动强度	极低	低	中等	高
脉率指数（%）	20 ~ 40	41 ~ 60	61 ~ 80	> 80
自我感觉	轻松	有点疲劳	疲劳	相当吃力

3. 运动量 为了方便起见，广大糖友可以根据自我感觉来判断运动量。如果运动后，感觉呼吸轻度急促，周身微热，面色微红，津津小汗，轻松愉快，食欲、睡眠良好，虽稍感疲乏、肌肉酸痛，但休息后可消失，次日体力充沛，有运动愿望，说明运动强度适宜。如果运动后，出大汗，头晕眼花，气短，胸闷，非常疲乏，脉率在运动后 5 分钟尚未恢复，第二天周身乏力，没有运动愿望，说明运动强度过大，需减小运动量。如果运动中始终"面不改色心不跳"，运动后无发热感，无汗，脉搏无变化或在 2 分钟内恢复，表明运动量不足，需要加大运动量。

平时，大家可以把进行不同类型运动后的感觉及运动时间记录下来，以此来确定适合自己的运动项目和运动量。

4. 运动时间 运动前，应做 5 ~ 10 分钟的准备活动；运动后，应做 5 ~ 10 分钟的放松活动。运动中有效心率的保持时间应达到 10 ~ 30 分钟，但不宜超过 1 小时。如果血糖控制不佳，有条件的糖友可以在三餐后均进行 40 分钟 ~ 1 小时的适量运动，这样有助于血糖的控制，并能减少降糖药的用量。

由于运动时间和运动强度配合影响运动量的大小，所以当运动强度较大时，运动持续时间应相应缩短；运动强度较小时，运动持续时间应适当延长。对于年龄小、病情轻、体力好的患者，可以采用前一种配合（较大强度、短时间），而年老者和肥胖者则采用后一种配合较为合适（较小强度、较长时间）。

5. 运动频率 糖尿病患者最好每天都运动一次，有条件的糖友三餐后都应进行适当的运动，运动的次数应由少到多。如果运动强度小、持续时间短，可以从每天 1 次逐步过渡到每天多次。如果达到了中等强度运动而且持续的时间也达到了至少 30 分钟，推荐每天 1 次，至少每周 3 次，并逐渐增加到每周 5 次或每天 1 次。

长时间、大强度的无氧运动容易产生疲劳，使肌肉酸痛，甚至造成伤害。因此，应遵循适度恢复的原则，推荐每周运动 2 ~ 3 次，或者隔天 1 次，不建议糖尿病患者每天都进行无氧锻炼。

6. 运动时机 不要在饥饿的时候或者饱食后马上进行运动。中国的糖尿病患者多为餐后血糖高，所以，运动应在餐后 1 ~ 3 小时内进行为宜。因为这时候血糖处于比较高的水平，此时运动不容易发生低血糖，而且有助于餐后血糖的控制。

运动处方实例

1. 一组低强度有氧运动处方

运动目的 增加脂代谢，增强有氧运动能力，降低心血管疾病风险，降低体重和体脂含量。增强机体组织对胰岛素的敏感性，减少胰岛素用量。

运动方法 中速走（速度为 70 ~ 80 米 / 分钟）或健身走（速度为 90 ~ 100 米 / 分钟）。每天锻炼 10 ~ 15 分钟，每周锻炼 3 ~ 4 天。

2. 一组中强度有氧运动处方

运动目的 增加糖、脂代谢，增强有氧运动能力，增强循环、呼吸功能，降低心血管疾病发生风险，控制体重，降低体脂含量。增强胰岛素敏感性，减少胰岛素用量。

运动方法 健身走（速度为 90 ~ 100 米 / 分钟）或慢跑（速度为 110 ~ 120 米 / 分钟）。每天锻炼 30 分钟，每周锻炼 4 ~ 5 天。

3. 一组高强度有氧运动处方（存在心血管合并症者禁用）

运动目的 增加糖、脂代谢，提高有氧和无氧运动能力，增强循环、呼吸功能，控制体重，降低体脂含量。增强机体组织对胰岛素的敏感性，减少胰岛素用量。

运动方法 中速跑（速度为 120 ~ 140 米 / 分钟）。每天锻炼 30 分钟，每周锻炼 3 ~ 4 天。

4. 一组中、高强度抗阻训练处方

运动目的 增加糖、脂代谢，增强骨骼肌力量，减少骨骼肌间脂肪沉积。

运动方法 举重物或其他抗阻训练，如器械练习阻力达本人最大力量的 50% ~ 75% 。每天锻炼 30 分钟，每周锻炼 2 ~ 3 天。

5.一组体操

运动目的　作为有氧运动或抗阻训练前或后的热身或恢复运动，有利于增强骨骼肌的柔韧性，防止运动损伤的发生。

运动方法　做广播体操，打太极拳，跳有氧舞蹈等（有节奏、速度较快的动作方式，多次重复的拉伸练习），以及各种伸臂、踢腿、摆腿练习等。练习幅度由小到大。每个动作练习 2×8 拍。每周锻炼 3 ~ 5 天。

6.一组混合运动处方

运动目的　增加糖、脂代谢，增强心肺功能。增强机体组织对胰岛素的敏感性，减少胰岛素用量。

运动方法　打篮球，踢足球，打羽毛球等。另外，也可将高强度运动和中、低强度运动结合起来进行。每天锻炼 30 ~ 60 分钟，每周锻炼 3 ~ 5 天。

三、运动处方的实施

下面以健身走为例，向大家介绍一下运动处方的具体实施方法。

第一阶段（初始期）　第 1 ~ 2 周，先慢速走 5 分钟，然后中速走，每天走 1600 米，每周运动 3 天。这两周，每天练习的距离和强度都不变，稍微感觉疲劳即停止。第 3 ~ 5 周，行走的距离增加到每天 2400 米，每周运动 3 天，不计练习时间，要保证完成每天的行走距离。第 6 周，行走距离增加到每天 3200 米，每周运动 3 天，不计练习时间，要保证完成每天的行走距离。

第二阶段（适应调整期）　第 1 ~ 2 周，中速走，距离为每天 3200 米，每周运动 3 天。此时训练强度略加大，开始计算训练时间。第 3 ~ 5 周，距离增加到每天 4000 米，每周运动 3 天。第 6 周，距离增加到每天 4800 米，每周运动 3 天。

第三阶段（稳定期）　第 1 ~ 2 周，中速走，每天 4800 米，每周运动 3 天，每次练习以 45 ~ 60 分钟完成为目标。第 3 ~ 5 周，中速走，每天 4800 米，每周运动 4 天。第 6 周，中速走，每天 5600 米，每周运动 4 天。

第四阶段（巩固提高期）　第 1 ~ 2 周，中速走，每天 6400 米，每周 4 天，每次练习以 35 ~ 60 分钟完成为目标。第 3 ~ 5 周，中速走，每天 6400 米，每周运动 5 天。

第 6 周，中速走，每天 7200 米，每周运动 5 天。

第五阶段（达标期） 第 1 ~ 2 周，先中速走 10 分钟，然后慢跑，不考虑时间和距离，尽量持续跑 20 分钟，每周运动 3 天，以逐渐达到自己的目标心率上限为目标。第 3 ~ 5 周，每次持续跑的时间增加 1 分钟，直至可以坚持连续跑 30 分钟，每周锻炼 4 天。第 6 周，维持 30 分钟的持续跑，每周运动 4 天，目标心率保持在上限。

训练的第一阶段，如果距离过大，可将其分 2 ~ 3 次完成。各阶段训练，如身体已适应此强度，即可进入下一阶段训练。

根据运动处方训练一段时间（数周或数月）后，去医院复查，以评定运动效果，并根据结果对下一阶段的运动处方进行适当调整。

四、每次运动锻炼的安排

在运动处方的实施过程中，每次锻炼都应包括三个部分，即准备活动部分、基本部分和整理活动部分。

1. 准备活动部分 准备活动部分的主要作用是：使身体逐渐从安静状态进入运动状态，逐渐适应运动强度较大的运动，避免心血管、肺等内脏器官突然承受较大的负荷而发生意外，预防肌肉、韧带、关节等运动器官的损伤。

准备活动通常采用运动强度小的有氧运动和伸展性体操，如慢走、徒手操、关节伸展等。活动时间可根据不同的锻炼阶段有所变化。一般来讲，在运动的初始阶段，准备活动的时间可以为 10 ~ 15 分钟；适应期以后，准备活动的时间可减少到 5 ~ 10 分钟。

2. 基本部分 基本部分的运动方式、运动强度、运动时间等，应按照具体运动处方的规定实施。

3. 整理活动部分 锻炼即将结束时，应安排一定内容和时间的整理活动。整理活动的主要作用是：避免出现因突然停止运动而引起的心血管系统、呼吸系统、植物神经系统的症状，如头晕、恶心、重力性休克[1] 等。常用的整理活动有散步、放松体操、自我按摩等。整理活动的时间一般为 5 ~ 10 分钟。

---

[1] **重力性休克** 指快跑后立即停止不动而引起的晕厥症状。突然停止运动，下肢毛细血管和静脉会失去运动时肌肉收缩产生的节律性挤压，加上血液本身的重力，血液会因此大量积聚在下肢血管中，进而导致暂时性脑缺血而晕厥。

合并其他疾病时的运动管理

导读　对于普通糖尿病患者来说，按照上一节提供的方法制定运动处方即可。但是，对于合并有其他疾病的患者来说，运动有其特殊性，只有结合合并症的情况制定运动处方，才能做到合理、安全。

一、合并冠心病时的运动管理

冠心病是因为冠状动脉狭窄、供血不足而引起的心肌病变，又称缺血性心脏病。冠心病是糖尿病常见的合并症，临床表现为心前区压榨性疼痛，可迁延至颈、下颌、手臂、后背及胃部，发作时可伴有眩晕、气促、出汗、寒战、恶心及昏厥，严重者可因为心力衰竭而死亡。

合并冠心病的糖友，适当、规律的运动比单纯的药物治疗有更好的效果。运动不但有利于增强机体的胰岛素敏感性，减轻胰岛素抵抗，改善糖代谢，降低血糖，还有利于促使冠状动脉侧支循环的开放，改善心肌供血和心肌功能，避免出现静脉血栓形成、骨骼肌萎缩、肌肉力量低下等。

合并冠心病的糖友应以较低的运动强度长期进行锻炼为宜，持续时间、运动频率因人而异，一般每次 20 ～ 45 分钟，最长不超过 1 小时，每周运动 3 ～ 4 次。运动过程应循序渐进，并应参考运动训练的反应调整运动强度和持续时间。

在运动形式方面，应选用节律比较缓慢、能使上下肢大肌肉群适当活动的项目，比如打太极拳、步行、骑自行车等。不宜进行强度过大、速度过快的剧烈运动，尤其不应参加激烈的竞赛类运动。

合并冠心病的糖友在进行运动锻炼时应注意以下问题：①有不稳定型心绞痛[1]的糖友，应先到心脏病专科进行处理；②运动前 2 小时内不宜饱餐或饮用令人兴奋的饮料；③每次运动开始时应进行准备活动，结束时也不应骤然停止；④避免突然增加运动量；⑤运动中如果出现腹痛、胸痛、

---

[1]　**不稳定型心绞痛**　是一种介于劳累性稳定型心绞痛与急性心肌梗死之间的临床表现。特征是心绞痛症状进行性增加，新发作的休息或夜间性心绞痛，或者出现心绞痛持续时间延长。如果不能得到及时、恰当的治疗，可能发展为急性心肌梗死。

呼吸困难、气短或气短加剧、头晕、恶心、呕吐、心悸、虚弱、出虚汗、极度乏力或心绞痛发作等情况，应立即停止运动，必要时就医。

二、合并高血压时的运动管理

高血压是大多数糖尿病患者常见的合并症，同时也是糖尿病患者出现心脑血管疾病与微血管并发症的主要危险因素。

血压超过 180/120 mmHg 的患者应禁止运动，以免血压进一步升高，造成卒中的发生。血压控制在 160/100 mmHg 以下的患者，建议在运动医学或康复医学专业人员的监督下进行放松训练（如打太极拳、练瑜伽等）和有氧运动（如步行、骑功率自行车、游泳等）。

合并高血压的糖尿病患者，运动强度应为低至中等，要避免憋气动作或高强度的运动，防止血压过度升高。建议每周运动超过 4 天，最好每天都运动。运动时间不少于每次 30 分钟，也可以一天中的运动时间累计达到 30 分钟。

合并高血压的糖尿病患者在制定运动处方时，请务必事先进行科学的评估，以保证安全、有效并满足需求。

三、合并糖尿病肾病时的运动管理

体力活动会增加尿蛋白的排泄，但是从目前的研究结果来看，并没有证据表明运动锻炼会加速糖尿病肾脏病变的进展。因此，在满足糖尿病运动治疗适应证的情况下，糖尿病肾病患者参加运动无须进行特殊限制，即使在透析期间，也可以进行适当的锻炼。但是，有肾病的糖友最好在专业人员的监督下进行运动。

微量蛋白尿的出现并不是运动受限的指征。有研究表明，适当运动对降低尿微量白蛋白有积极作用，尽管运动过程中血压会升高，随之可能会引起尿中微量白蛋白水平的短暂升高。

糖尿病肾脏病变患者的运动也应从低强度、低运动量开始，以中低强度运动为主，避免憋气动作和高强度运动，要防止血压过度升高，并注意监测血压，定期检查尿常规，关注肾功能、电解质和酸碱平衡的情况。

四、合并脑血管病时的运动管理

合并新近发生的脑血管意外并有肢体偏瘫的糖尿病患者，应当首先进行脑卒中常规肢体康复训练。脑卒中常规肢体康复训练通常采用日常生活动作的训练，其运动强度多为低强度，待患者的体能和运动耐力有所恢复后，再根据血糖及胰岛素的使用情况，按照糖尿病的运动处方进行调整，且整个运动治疗需要在运动医学或康复医学专业人员的监督下进行。

五、合并下肢动脉硬化闭塞症时的运动管理

下肢动脉硬化闭塞症好发于 60 岁以上的老年人（糖尿病患者发病较早），男性多于女性，病变多发生在血管分支处，会引起管腔狭窄或闭塞，导致病变远端肢体血液供应不足。临床表现为间歇性跛行，即在行走一段距离后，患侧肌肉痉挛、紧张、疼痛，肢体乏力，以致"跛行"，休息后症状迅速缓解，再次行走又会复发。另一种症状是休息痛[1]，尤其是夜间疼痛，患者往往抱膝而坐，不能入睡。患者也可有足部冰冷、感觉异常、皮肤苍白或青紫、皮下脂肪萎缩等表现，甚至可能出现小腿及足部干性坏疽或溃疡。

建议合并下肢动脉硬化闭塞症的患者进行上肢和躯干肌肉的运动锻炼，可以采用等长收缩、等张收缩等多种运动方式，以中等强度运动为主，每天锻炼一次。所谓等长收缩，是指肌肉在收缩时其长度不变而只有张力的增加。比如用手握住一个比较硬的物体，用的力量可以增加，但是肌肉的长度不变，这样的运动就属于等长收缩，也就是我们平时所说的"绷劲儿"。所谓等张收缩，是指肌肉的收缩只是长度的缩短而张力保持不变，这是在肌肉收缩时所承受的负荷小于肌肉收缩力的情况下产生的。比如你拿着一个东西，肌肉收缩时使它做匀速直线运动，此时力量没有变化，但是肌肉长度有变化。

下肢动脉硬化闭塞症伴或不伴间歇性跛行的患者，进行医疗监督下的平板训练和下肢抗阻训练，能增加最大运动时间和距离，提高运动功能。

六、合并神经病变时的运动管理

1. 合并自主神经病变时的运动管理　糖尿病自主神经病变的主要临床表现包括静息时心动过速、运动不耐受、体位性低血压、便秘、胃轻瘫、勃起功能障碍、出汗异常、脆性糖尿病[2]和低血糖自主神经症状减弱或消失。自主神经病变的存在，可以通过降低心血管系统对运动的反应而增加运动损伤或其他不良事件的发生风险。自主神经病变时，患者的体温调节系统与夜视能力会受到损害，加之无法预测的胃轻瘫会导致碳水化合物吸收障碍，从而引发低血糖。因此，原则上讲，自主神经病变较重或自主神经病变累及心血管系统的

---

[1]　**休息痛**　下肢动脉硬化闭塞病变发展，下肢缺血加重，即使不行走也会发生疼痛，这种情况称为"休息痛"。疼痛多局限在脚趾或足远端，夜间加重，卧位时疼痛加剧，下肢下垂可有所缓解。

[2]　**脆性糖尿病**　指病情极不稳定，血糖忽高忽低、难以控制的糖尿病，又称"不稳定性糖尿病"。

117

糖友不适合运动，除非有良好的安全保障，因为运动中容易发生急性心血管事件，如心绞痛、急性心肌梗死等。累及其他脏器的自主神经病变患者应由康复医师判断是否适合进行运动治疗，确定运动强度，制定运动处方，然后在运动医学或康复医学专业人员的指导和监督下实施运动治疗。

2. 合并周围神经病变时的运动管理　糖尿病周围神经病变的主要临床表现为神经性疼痛、感觉消失。周围神经病变会增加足部损伤和溃疡的发生风险，累及运动神经时还可出现肢体瘫痪。有周围神经病变而没有急性溃疡形成的糖友可以参加中等强度的负重运动。有足部损伤或开放性溃疡的糖友可进行非负重的上肢运动锻炼。

七、合并糖尿病足时的运动管理

足溃疡是糖尿病神经病变和（或）下肢动脉硬化闭塞症的结局，也是糖尿病患者致残的主要原因之一。糖尿病外周神经病变使神经末梢疼痛感觉降低，导致皮肤破溃与感染及夏科氏关节[1]的发生风险增加，如果同时合并外周血管病变，可导致跛行、下肢溃疡、糖尿病足坏疽等。

---

[1]　**夏科氏关节**　表现为关节逐渐肿大、不稳、积液，关节内可穿刺出血样液体。肿胀关节多无疼痛或仅轻微胀痛，关节功能受限不明显。晚期，关节进一步破坏，可导致病理性骨折或病理性关节脱位。

研究表明，中等强度的步行不会使外周神经病变的患者发生足部溃疡或增加再次溃疡的风险。需要注意的是，任何有足部损伤或开放性伤口的患者应仅限于做无负重运动。可以考虑进行上肢等长收缩训练或上肢渐进抗阻训练，以增加骨骼肌数量，改善骨骼肌质量，提高胰岛素敏感性。

八、合并视网膜病变时的运动管理

视网膜病变是糖尿病患者高发的特异性血管并发症，其发病率与糖尿病的患病时间长短关系密切。糖尿病视网膜病变是20～74岁成年人失明的最常见原因。青光眼、白内障或其他眼病在糖尿病人群中也会发生得更早、更频繁。

建议有增殖性视网膜病变、增殖前期视网膜病变、黄斑变性的糖尿病患者在开始运动前进行细致的眼科筛查，并在专业人员的监督下运动。存在增殖性视网膜病变或严重非增殖性视网膜病变时，因为存在玻璃体出血和视网膜脱落的风险，所以禁忌做高强度有氧运动或抗阻训练。

九、合并慢阻肺时的运动管理

慢阻肺的全称是慢性阻塞性肺病，是一种具有气流阻塞特征的慢性支气管炎和（或）肺气肿，可进一步发展为肺心病和呼吸衰竭。慢性阻塞性肺病临床表现为呼吸困难，患者会同时合并因外周肌肉疲劳所导致的运动耐力下降。建议有慢性阻塞性肺病的糖尿病患者在运动医学或康复医学医师的监督下进行运动锻炼。一般来说，有慢性阻塞性肺病的糖尿病患者适合进行中等强度运动，每次运动 20 ~ 30 分钟，每周 2 ~ 5 次，持续 8 ~ 12 周。运动方式可以是有氧运动，包括快走、慢跑、上下楼梯等，也可以进行抗阻训练，包括各种持器械体操等。建议合并慢性阻塞性肺病的糖尿病患者采用间歇运动的方式，运动与休息交替进行，同时配合好呼吸，以减轻运动时的呼吸困难。

慢阻肺呼吸操 呼吸操锻炼，主要是通过腹式呼吸，以增强膈肌、腹肌和下胸部肌肉的活动度，加大呼吸幅度，增大通气量，促进肺泡残气排出，从而改善肺通气功能，增加气体交换。具体做法：①长呼气。直立，全身放松，鼻吸口呼。先深长呼气，直至把气呼尽，然后自然吸气。吸气要有入小腹感，呼与吸时间之比为 2 : 1 或 3 : 1，以不头晕为度。为了增加通气量，宜采取慢而深的吸气方式，一般以每分钟 16 次左右为宜。②腹式呼吸。直立，一手放在胸前，一手放在腹部，做腹式呼吸。吸气时尽力挺腹，胸部不动。呼气时腹肌缓慢主动收缩，以增加腹压，使膈肌上提。③动力呼吸。立位，两臂向身旁放下，身体稍前倾，呼气；两臂逐渐上举，吸气。④抱胸呼吸。立位，两臂在胸前交叉，后缩胸部，身体向前倾，呼气；两臂逐渐上举，扩张胸部，吸气。⑤压腹呼吸。立位，双手叉腰，拇指朝后，其余四肢压住中上腹部，身体向前倾，呼气；两臂逐渐上举，吸气。⑥抱膝呼吸。立位，一腿向腹部弯曲，以双手捆抱此腿，以膝压腹时呼气，还原时吸气。⑦下蹲呼吸。立位，两脚并拢，身体前倾下蹲，双手抱膝，呼气，还原时吸气。⑧屈腰呼吸。立位，两臂交叉于腹前，向前弯腰时呼气，上身还原，两臂向双侧分开时吸气。以上各节每节练 10 ~ 20 次，每节中间可穿插自然呼吸 30 秒。练习全部结束后，原地踏步数分钟，前后摆动双手，踢腿，放松四肢关节。

第四节

运动并发症的处理

导读 运动治疗并不是绝对安全无副作用的，如果方法掌握不当，就可能导致运动并发症的发生。学会处理运动并发症，对于广大糖友来说非常重要。本节我们将为大家介绍常见的运动并发症及其原因，以及运动并发症的处理方法。

一、糖尿病常见运动并发症

糖尿病患者常见的运动并发症包括运动损伤、糖尿病相关并发症与合并症加重、心脑血管事件、其他意外伤害事件等。

1.运动损伤 包括擦伤、拉伤、扭伤、关节脱位、骨折、脑脊髓神经损伤等。运动损伤的发生率与运动方式、运动强度、运动时间以及运动者的年龄和身体状况有很大关系。普通成年人及中老年人常出现的运动损伤为关节韧带扭伤和肌肉拉伤，多发生于下肢、腰背部和手腕，以踝关节损伤最为常见。

2.糖尿病相关并发症与合并症加重 包括高血糖或低血糖、酮症、在增殖性视网膜病变的基础上出现视网膜脱离等。如果出现倦怠、精神差、呼吸深大、呼气时有烂苹果味道，应判断为出现了酮症酸中毒。如果出现心悸、手抖、出冷汗、意识障碍，提示可能发生了低血糖反应，但应注意与心血管事件鉴别。

3.心脑血管事件 包括心绞痛、心肌梗死、脑出血、猝死等。如果在运动过程中出现胸闷，心前区疼痛，甚至放射至颈、下颌、手臂、后背及胃部，以及气促、出汗、寒战、恶心、眩晕、意识障碍、昏厥等症状，应判断可能是发生了心脑血管事件。

4.其他意外伤害事件 包括颅脑外伤、器械伤害等。

二、运动并发症的常见原因

1.主要原则掌握不当 比如：没有进行运动前评估，运动目的不清楚，选择了不恰当的运动方式或运动强度（这容易导致运动损伤或增加心血管事件的发生风险）；或者是运动的适应证或禁忌证掌握不当，药物与运动配合不当（这会导致心血管事件风险增加，诱发酮症或高血糖、低血糖）；或者是饮食与运动配合不当（运动前血糖较低、空腹运动或运动强度过大且运动时间过长容易导致低血糖的发生，尤其是 1 型糖尿病患者）。

注意：过量运动可导致运动后数小时或夜间发生迟发性低血糖。

2. 运动处方制定不当

1）**运动方式选择不当** 比如：动作难度过大或者节奏过快、过度使用某块肌肉或者动作不正确（这容易导致软组织损伤，包括肌肉拉伤、关节扭伤、软骨损伤、半月板损伤等）；膝关节病患者选择了爬楼梯、长时间步行或者跑跳等会加重膝关节负重的运动方式；高血压患者选择了需要憋气才能完成的动作，如举重（突然的血压增高可能导致脑血管意外的发生）；糖尿病合并妊娠的患者进行过度的弯腰或过多的腹部运动（可能导致早产）；运动中存在腰椎、颈椎的过度旋转动作（可能导致椎间盘脱出病情加重甚至脊髓损伤）。

2）**运动强度选择不当** 比如：进行超过身体耐受能力的高强度运动（可能引起心血管意外）；存在增殖性视网膜病变的患者进行高强度运动（可能导致视网膜脱离）；运动量过大（容易导致肌肉疲劳，增加运动损伤的发生风险）。

3）**其他** 比如：运动的时间选择不当（如空腹运动、在身体疲劳或身体有感染或其他急性病时运动）；运动间隔时间过

短（如每天都进行大强度的抗阻训练，这不利于肌肉疲劳的恢复）。

3. 运动准备不充分 比如：鞋袜不合适（容易导致足部皮肤破损）；热身运动不充分（热身活动不足是造成运动损伤的主要原因）；没有做整理运动（进行中高强度运动时，突然停止并立即坐下或躺下，容易导致循环障碍甚至休克）。

4. 运动意外事故 造成运动意外事故发生的主要原因包括以下三个方面：

1）**场地因素** 水泥地面、地面不平、地面过滑或有障碍物会导致运动损伤的发生率增高，甚至摔倒而引发骨折。器械有磨损、松动等安全隐患，也容易导致运动意外事故的发生。

2）**人的因素** 运动时注意力不集中，可以导致患者与同伴或周围物体发生碰撞而导致意外事故。另外，对糖尿病患者存在潜在的心脑血管硬化认识不足，运动过程中过度兴奋，忘记歇息致使运动量过大，容易导致心血管意外的发生。

3）**气候因素** 如气温过高或过低。

三、运动并发症的处理与预防

1. 糖尿病及其并发症加重

1）**现场处理** 立即停止运动，然后根据不同并发症做出相应的处理。如果是心绞痛发作，可以先服用硝酸甘油；如果血压显著升高，可以含服硝苯地平；如果心

跳、呼吸停止，应立即进行心肺复苏，并呼叫救护车。

2）预防措施　糖尿病患者运动前应详细了解糖尿病相关知识，并进行体检，评估运动风险，以减少运动并发症的发生。

2.低血糖反应

1）现场处理　当您在运动过程中出现心慌、出虚汗、面色苍白、明显的饥饿感等低血糖表现时，如果条件允许，应及时检测一下血糖水平，这样就能明确是否真的发生了低血糖。如果不能及时检测血糖，也应按低血糖处理。

具体处理方法：立即停止运动并进食含 10 ～ 15 克碳水化合物的食物（如饼干、糖果或含糖饮料等）。如果是轻度低血糖反应，进食后几分钟，症状就能完全缓解。如果进食 15 分钟后心慌、出虚汗等症状没有缓解，或者查血糖结果仍低于 3.9 mmol/L，可再给予含同等量碳水化合物的食物。再次进食后，如果低血糖仍未能得到纠正，应立即前往医院救治。

2）预防措施　运动前后及运动过程中每隔半小时检测一次血糖，有助于及时发现和预防低血糖的发生。如果运动前血糖 < 5.6 mmol/L，应进食含 15 克左右碳水化合物的食物（如 3 片苏打饼干、半片面包等），然后再开始运动。计划运动时间较长的糖友，可以在运动过程中进食吸收缓慢的碳水化合物，以防低血糖的发生。

这里还要提醒那些使用胰岛素治疗的糖友，在准备运动前，餐前注射的胰岛素应该在腹部注射。如果在大腿或上臂注射，肢体的运动可能加快胰岛素的吸收速度，增加低血糖的发生风险。

3.运动创伤

1）现场处理　肌肉拉伤、关节扭伤均可进行冷敷加压包扎；发生骨折，应先固定，再送医院；头部碰撞后，先止血、加压包扎，然后立即送往医院进行进一步的治疗。对于轻度运动损伤，应遵循"RICE"原则[1]进行急救处理。如果受伤严重，应每天进行一次"RICE"处置，坚持 24 ～ 48 小时。如果运动损伤已经造成活动障碍，应立即前往医院进行处理。严重创伤，如骨折、利器伤、头颅外伤等，也应及时前往医院处理。

2）预防措施　运动前没有进行充分的准备活动是造成运动创伤的重要原因，因而热身运动十分重要。运动前进行热身运动可以降低肌肉拉伤和关节扭伤的发生风险。如果患者存在关节病变，可在运动时

---

[1] **"RICE"原则**　"RICE"是运动创伤 4 个处理步骤的英文首字母。其中，R（Rest）代表休息，目的是避免伤情进一步加重；I（Ice）代表冰敷，旨在使血管收缩，减轻肿胀、疼痛和痉挛；C（Compression）代表压迫，目的是减少内部出血；E（Elevation）代表抬高患肢，目的是减轻受伤部位的充血情况，避免肿胀。

戴上护膝、护腕、护腰带等，以对关节进行保护。此外，要穿着舒适的运动鞋进行运动，禁止穿皮鞋、高跟鞋进行运动。老年人应避免运动量过大、过猛的剧烈运动。有外周神经病变或退化性关节炎的糖友，应选择非负重运动方式，如骑固定自行车、游泳等，或者采用负重和非负重交替的运动方式。

4. 运动意外事故

1）**现场处理**　利器刺伤出血迅速，应在包扎止血后及时送医院处理。如果是运动引起的颈椎、腰椎脱位，应立即呼叫急救中心出诊，切不可随意搬动患者，以免造成二次损伤。

2）**预防措施**　尽量在平坦而有一定弹性的木地板、塑胶地面或草地上运动，尽量避免在水泥地面上运动。运动时应集中注意力。锻炼前要常规检查健身器械的稳定性。做好这些工作，能有效预防运动意外事故的发生。

运动治疗的细节问题

导读 细节决定成败。和饮食营养治疗一样，广大糖尿病患者同样要注意运动治疗中的一些细节问题，这样才能做到既动得科学，又动得安全、健康。本节对广大糖友普遍关注的一些运动治疗细节问题进行了解答，希望能够对您有所帮助。

一、运动环境的选择

首先，要考虑安全问题。既要避免到人群喧闹、噪声较大、交通拥挤的地方去锻炼，也不要到自己不熟悉、人迹罕至的偏僻地方去锻炼。最好选择环境幽雅、空气新鲜且又安全的地方进行锻炼。

其次，应根据运动项目的特点，选择有利于该项目开展、适合提高运动情绪和锻炼效果的合适环境。比如：跑步可以选择在地面平整的操场、公园、河边的人行道等地方进行。如果不得已要到公路上跑步的话，也要选择人车稀少的时段，靠人行道右边进行，而且最好身着鲜艳醒目的服装，避免穿越公路时发生交通事故。进行骑自行车、远足等运动，目的地最好选择在自然景点，行动路线尽量选择在景色优美、树木较多、地面较平坦的地段。跳绳、踢毽子、打羽毛球等运动则可以选择在地势平坦的空地上进行。

最后，要注意不同季节气候条件的特点。夏季，天气炎热，阳光中的紫外线比较强烈，因此，要避免长时间在户外阳光直射的地方运动；冬季，早晨经常有雾，能见度低，而且雾中常常带有很多有害物质，这些有害物质会给锻炼者的身体健康带来不利影响，所以要避免在此时运动。

二、到底要不要晨练

相信很多朋友看到这个标题会觉得很疑惑：早上起来活动活动，呼吸呼吸新鲜空气，又能有个好心情，这不是一举多得的事情吗？怎么还要讨论要不要的问题？

关于什么时候运动，有很多不同的见解。有人喜欢晨练，有人喜欢傍晚运动，有人喜欢晚餐后运动，有人偏爱睡前运动。但无论什么时候运动，都要综合考虑个人的身体条件、病情和其他情况。

关于糖尿病患者要不要晨练的问题，我们的建议是不要晨练。为什么这么说呢？首先，早晨气温低，冷空气刺激或劳累很容易诱发心脑血管疾病，特别是本身就存在心脑血管疾病的糖友，更应该注意。其次，清晨人体处于空腹状态，此时运动特别容易诱发低血糖，甚至引起低血糖昏迷。广大糖尿病患者（尤其是并发心脑血管疾病的糖尿病患者）应该把清晨到上午9点作为自己运动的"警戒线"，在此时间段内，既不要急躁、紧张、生气，也不要参加较大运动量的活动。一般来说，每天上午10点与下午3点左右是两个相对较好的运动时段。最后，空气污染每天有两个高峰期，即日出前和傍晚。特别是在冬季，早晨和傍晚在冷高压的影响下往往会有气温逆增的现象，也就是大气上层的气温高，而地表气温低，大气对流近乎停止。因此，地面上的有害物质不能向大气上层扩散，停留在下层呼吸带。运动时，人体吸入的空气往往是正常状态下的2～3倍，所以，此时锻炼，严格来说是不可取的。

三、运动着装有讲究

1. 衣物的选择　一般情况下，糖尿病患者运动着装的原则是：炎热的天气，宜穿轻便的棉质服装（能吸汗并使潮气蒸发）；严寒的季节，宜穿薄的多层衣服（多层衣服比单层衣服有更强的保温能力，能有效防止身体热量丢失，而且在运动中感到热时，可以脱下几层），最外层应穿皮革或羊毛制品，并戴帽子、手套；潮湿天气，宜穿棉织品（吸水性和透气性好）。

2. 鞋的选择　糖尿病患者穿鞋有很多讲究，我们下面就来说说糖友选择运动鞋的一般原则。首先，选择运动鞋不能只注重美观、时尚，最重要的是看它能不能满足运动的需求。不论参加哪种形式的运动，所选择的运动鞋都应具有以下功能：一是能够保护双脚，使其免受伤害；二是能加大摩擦，减少滑倒的概率；三是能减震，保护关节。美国的一项研究结果表明，业余运动者一半以上的运动伤害都源自不合适的运动鞋。其次，不同的运动项目对运动鞋的要求也不同。如果是步行，应选择脚跟、脚掌处减震较好的鞋；如果是跑步，建议选择专门的跑步鞋，跑步鞋比步行鞋要轻一些，而且减震功能更强，这能有效保护骨骼和关节；如果您参加的是骑自行车等运动，最好还是准备一双专业运动鞋。最后，选择运动鞋，是否合脚是首要因素，当然，减震性、稳定性、弹性以及透气性也很重要。减震性好的鞋可以减缓外力对脚的冲击；稳定性好的鞋能够保护脚踝；透气性好的鞋可以使脚汗迅速挥发，减少脚部受细菌或真菌感染的风险。

对于糖尿病患者来说，穿着合适的鞋

子可以预防下肢血液循环障碍和神经损伤的加重，预防拇外翻、拇囊炎等足部畸形和鸡眼、胼胝等的发生，具有特殊功能设计的鞋子还可以预防并辅助治疗足部溃疡和足部感染。

四、运动的三个阶段

运动对于糖尿病患者来说是必不可少的一剂"良药"，但要想让这剂"良药"有效地发挥作用，就要在开展运动的过程中做好以下三个阶段的工作：

1. 适应阶段　在这个阶段，大家应积极建立运动或体力活动的习惯。也就是说，如果您以前没有运动的习惯，应根据目前的体力活动水平，有意识地参与一些有氧运动，从短时间（10～20分钟）到长时间（30分钟以上），从低强度到中强度，逐渐增加运动量。这样做的目的是增强肌肉、关节的活动度，使机体对运动有一个适应的过程。

2. 巩固阶段　在适应阶段的基础上增加运动量，调整运动方式，增加有氧运动的强度。这样做的目的是根据自己的兴趣爱好、周围环境等，确定适宜的运动项目，培养活跃的生活方式，并逐渐增加至适宜的运动量。

3. 维持阶段　依据巩固阶段的运动情况及身体变化情况（如体重、腰围、臀围等的变化情况），确定适宜的个体化运动

量后，在此阶段加以保持并持之以恒，并在需要时适当调整。

五、运动治疗与药物调整

运动可以增加机体的胰岛素敏感性和骨骼肌对葡萄糖的摄取，从而影响血糖水平。因此，在运动治疗的过程中，原有的药物治疗方案就不能一成不变了，应根据运动对血糖的影响适时对药物治疗方案进行相应的调整。

1. 胰岛素的调整　不同患者的生活方式、精神状态、治疗方案、运动方式、运动强度、运动时间以及对胰岛素的敏感性存在个体差异，所以很难有一个标准的模式来决定患者在运动治疗过程中胰岛素的调整方法。一般情况下，对于采用胰岛素治疗的糖尿病患者，通过运动治疗，胰岛素的需求量会减少。

运动治疗过程中胰岛素的调整可遵循以下建议：①严格遵循个体化的原则，综合衡量既往胰岛素的使用情况、目前的血糖水平以及对饮食和运动的反应进行调整。②监测运动前、运动中和运动后血糖，根据结果进行个体化胰岛素调整。③在运动的初始阶段，要密切观察血糖反应、运动治疗方案及胰岛素使用之间的关系。④如果是有计划的运动，首先应调整运动中的饮食治疗方案，再考虑调整胰岛素治疗方案；如果是无计划的

运动，以调整胰岛素剂量为主，也可以饮食调整和胰岛素调整同时进行。⑤以防止低血糖事件发生为主，剂量调整应遵循"由大剂量至小剂量""由粗调至细调"的原则。⑥大剂量（高强度/长时间）运动，通常需要减少胰岛素剂量的50%；小剂量（低强度/短时间）运动，胰岛素剂量可以不做调整。

在保证胰岛素调整个体化原则不变的情况下，不同的运动方式、运动强度和运动时间对血糖控制良好的患者来说，胰岛素的剂量可以参考表3-3进行调整。

2. 非胰岛素类降糖药的调整　非胰岛素类降糖药对血糖的影响与降糖药的类型、患者的血糖水平、运动方式、运动时间和运动强度有很大的关系。

运动治疗过程中非胰岛素类降糖药的调整可遵循以下建议：①综合考虑药物的类型、服用方法、剂量，饮食和运动水平，根据血糖监测的结果来做决定。②大剂量运动，在计划饮食的情况下，可以考虑暂停非胰岛素类降糖药治疗；小剂量运动，非胰岛素类降糖药可不做调整。③注意不同类型降糖药在运动治疗中的特点。

下面谈谈应用各类非胰岛素类降糖药的患者在运动中需要注意的问题。

1）应用磺脲类降糖药者　磺脲类降糖药是通过促进胰岛 β 细胞释放胰岛素而发挥降糖作用的。服用这类降糖药的患者，在漏餐、长时间运动或剧烈运动时，要考

表 3-3　运动模式与胰岛素剂量的调整

运动模式	胰岛素剂量调整
早餐前运动	不推荐，或仅为较轻松的热身运动
餐后运动	宜在胰岛素注射 1 ~ 2 小时后运动
	根据运动强度和运动时间，个体化减少餐前和餐后的胰岛素剂量
长时间运动	如果参加全天的徒步运动，可减少运动前一天睡前基础胰岛素剂量的50%和运动当天的餐前胰岛素及运动后胰岛素剂量的30% ~ 50%
	减少参加全天运动后当天睡前胰岛素剂量的10% ~ 20%
间断的高强度运动	减少餐前胰岛素剂量的70% ~ 90%
	如果运动时间小于 60 分钟，可以不减少餐前胰岛素的剂量

注：使用胰岛素泵的患者可以采用 4 种调整方法：①在运动前 30 ~ 60 分钟及运动中减少基础胰岛素剂量的 50% ~ 75%；②如果运动在餐后 1 ~ 3 小时，个体化减少餐前胰岛素剂量；③在运动中停泵（但要注意再次启用时泵管堵塞的问题）；④减少夜间基础胰岛素剂量的 10% ~ 30%。

虑发生低血糖的可能性。格列吡嗪控释片引起低血糖的可能性比格列本脲低。

2）应用格列奈类降糖药者 格列奈类药物也能促进胰岛 β 细胞释放胰岛素，但其作用机制与磺脲类药物有所不同，格列奈类药物作用时间比较短，而且其降糖作用具有血糖依赖性（血糖高作用强，血糖低作用弱）。但是，即便如此，该类药仍然有引起低血糖的可能，广大糖友在服用该类药后运动，需要监测血糖并注意防止低血糖的发生。

3）应用双胍类降糖药者 对于肝功能受损或饮酒的糖尿病患者，服用二甲双胍后，在运动时肝糖输出会减少，因此有诱发低血糖的可能。

4）应用 α - 葡萄糖苷酶抑制剂者 口服阿卡波糖的患者，运动治疗能明显改善患者的血糖控制，降低心血管事件的发生率。如果是单用阿卡波糖和运动治疗糖尿病，未见有低血糖发生的报道，但如果是阿卡波糖与胰岛素或其他降糖药联用，则有低血糖发生的可能。

5）应用其他药物者 目前对于使用胰高血糖素样肽 -1 受体激动剂、二肽基肽酶 -4 抑制剂及其他非胰岛素促泌剂类口服降糖药的相关研究比较少，还没有证据表明使用这些药物的糖尿病患者在运动治疗中会出现低血糖事件及需要进行药物剂量的调整。

六、糖友游泳要注意的问题

游泳不仅可以降糖，还能增强身体的综合素质，适合大多数糖友。一般认为，2 型糖尿病肥胖者、血糖中度升高者以及 1 型糖尿病处在稳定期的患者均适合进行游泳锻炼。但是，游泳前一定要做好准备活动，游泳中要确保血糖平稳，一旦出现低血糖反应要及时处理。

下面具体说说糖尿病患者在游泳时需要注意的一些问题：

1. 温水擦身再入水 为什么要这么做呢？因为温水（30 ~ 40℃）能带走身上的部分热量，这样会使您的体温与泳池中水的温度接近，这样下水就不会感觉很冷了，能减小水温对身体的刺激。

2. 饭后或酒后不宜立刻游泳 酒后游泳容易出现低血糖。另外，酒精能抑制肝脏的正常生理功能，妨碍体内葡萄糖的转化和储存，影响大脑的判断能力，增加意外发生的风险。吃饭后也不要马上游泳。空腹游泳有可能发生低血糖反应，而饭后游泳会影响消化，还会导致胃痉挛，甚至出现呕吐、腹痛等现象。

3. 运动前后要监测血糖 如果运动前后血糖波动较大，或者运动后血糖偏低，应及时调整运动量，或在运动前适当加餐。另外再强调一点，一定要随身携带糖尿病联系卡和糖块或者饼干，这样即使发生了低血糖反应，也能马上得到救治。

4. 游泳后别马上大量吃东西　游泳后应该休息一会儿再进食，否则容易引起胃肠道不适。

5. 量力而行　游泳虽好，但并非人人皆宜。选择此项运动前，应充分考虑自身的健康状况，要先到医院进行必要的医学检查。如果您已经患有冠心病、高血压等，就不可盲目参加游泳锻炼了。

七、运动要跟着用药时间走

糖尿病患者应以服药时间为中心安排运动和其他生活，这样可以防止低血糖等危险的发生。对于糖尿病患者来说，随意出去运动是比较危险的，要不得的。

糖尿病患者在饭后 1 ~ 3 小时运动是比较合适的。为什么呢？一是此时血糖比较高，二是这时候降糖药的效力已经开始减弱，此时运动可以避免降糖作用的叠加（运动和药物的双重降糖作用），能够降低低血糖的发生风险。而注射胰岛素的患者，尤其是在四肢部位注射的患者，如果注射后 1 小时之内进行运动，会加快胰岛素的吸收，很容易发生低血糖。胰岛素的注射部位原则上以腹壁、脐周为佳，尽量避开运动肌群，以免运动时胰岛素吸收速度加快，从而诱发低血糖。另外，运动前胰岛素或口服降糖药未减量者，运动中要注意补充糖分。

八、勤测血糖，合理运动

糖尿病患者进行运动锻炼务必要注意运动前、运动中、运动后的血糖变化情况，并以此作为运动的指导。

1. 运动前监测　如果您正在使用胰岛素或者其他降糖药，应在运动前半小时测一下血糖，并在做准备活动的时候再测一遍，以判断是否适合运动：如果运动前血糖 < 5.6 mmol/L，此时锻炼不安全，运动有可能使血糖进一步降低，建议在锻炼前适当吃点儿含糖零食，比如水果或饼干等。如果运动前血糖在 5.6 ~ 13.9 mmol/L，表明适合锻炼，运动比较安全。如果运动前血糖 ≥ 13.9 mmol/L，这是运动的警戒血糖水平。为了安全起见，最好检测尿酮体。如果酮体过高，意味着体内胰岛素不足，此时强行锻炼会导致酮症酸中毒，而酮症酸中毒属于糖尿病的严重并发症。因此，建议您等酮体下降后再进行锻炼。如果运动前血糖 ≥ 16.7 mmol/L，表明锻炼不安全，且需要马上看医生。

2. 运动中监测　长时间运动，特别是开始一项全新的运动或增加运动强度和运动时间时，应每隔 30 分钟查一次血糖。如果出现以下两种情况，应立即停止锻炼，并按低血糖处理流程进行处理：一是血糖 < 3.9 mmol/L；二是感觉身体摇晃、精神紧张或恍惚。

3. 运动后监测　锻炼结束以后，应该立即查一下血糖，之后的几小时还应根据运动情况再查几次。因为锻炼中越是用力，运动影响血糖的时间就越长，锻炼后数小时仍有可能出现低血糖。

九、瘦人也需要运动

对于运动治疗，有些糖友的认识并不充分，尤其是体形偏瘦的糖友。他们经常会说："胖子当然需要运动，我不胖，就不用运动了吧，我又不需要减肥。"其实不是这样的。对于糖尿病患者来说，运动不仅是为了减肥，这一点我们在本章开篇"运动治疗的机理和意义"中已经做过详细的交代。下面单独说说运动对正常体重或者偏瘦的糖友有什么好处。对于体重正常的糖友，长期坚持运动也是使体重控制在正常范围的重要措施。而对于消瘦的糖友，在足够的能量和营养供应以及血糖控制较好的情况下，适量的运动可以增加肌肉组织的重量，使体重逐渐上升，甚至达到正常范围。

十、运动治疗时的加餐方法

运动量大或者运动持续时间较长，容易引起低血糖反应。因此，有条件的糖友应当增加血糖监测次数，这样有利于指导加餐，预防低血糖。下面我们分几种情况对运动时的加餐方法进行说明（表3-4）：

1. 剧烈运动　如打篮球、快速游泳、快速骑自行车等。如果运动后的血糖值 < 4.4 mmol/L，可以在运动前进食含50克碳水化合物的食物。如果运动时间长，也可以进食含蛋白质、脂肪的食物。如果运动后的血糖值在4.4 ~ 9.9 mmol/L，可以在运动前补充含25 ~ 50克碳水化合物的食物（具体的食物补充量，根据运动强度和运动持续时间调整）。如果运动后的血糖值 > 10.0 mmol/L，不宜加餐。

2. 中等强度运动　如打网球、慢跑、慢速游泳、慢速骑自行车等。如果运动后的血糖值 < 4.4 mmol/L，可以在运动前进食含25 ~ 35克碳水化合物的食物，运动后每30分钟再补充10 ~ 15克。如果运动后的血糖值在4.4 ~ 9.9 mmol/L，建议在运动的过程中，每30分钟补充碳水化合物10 ~ 15克。如果运动后的血糖值 > 10.0 mmol/L，不宜加餐。

3. 轻度运动　如步行800米、时间在30分钟内的缓慢骑自行车等。如果运动后的血糖值 < 4.4 mmol/L，建议在运动后每60分钟进食含10 ~ 15克碳水化合物的食物。如果运动后的血糖值在4.4 ~ 5.5 mmol/L，必要时在运动前进食碳水化合物10 ~ 15克。如果运动后的血糖值 > 5.6 mmol/L，不必加餐。

表 3-4　糖尿病患者的运动加餐方法

强度	形式	运动后血糖	加餐方法
高	打篮球；快速游泳；快速骑自行车	< 4.4	建议在运动前补充碳水化合物 50 克。运动时间长者，可进食一些含蛋白质、脂肪较多的食物
		4.4 ~ 9.9	建议在运动前补充碳水化合物 25 ~ 50 克（可根据运动强度和持续时间调整）
		> 10.0	不宜加餐
中	打网球；慢跑；慢速游泳；慢速骑自行车	< 4.4	建议在运动前补充碳水化合物 25 ~ 35 克，运动后每 30 分钟再补充 10 ~ 15 克
		4.4 ~ 9.9	建议在运动过程中每 30 分钟补充碳水化合物 10 ~ 15 克
		> 10.0	不宜加餐
低	步行 800 米；缓慢骑自行车在 30 分钟之内	< 4.4	建议在运动后每 60 分钟补充碳水化合物 10 ~ 15 克
		4.4 ~ 5.5	必要时，在运动前补充碳水化合物 10 ~ 15 克
		> 5.6	不必加餐

注：血糖单位为 mmol/L。

十一、如何避免在运动中受伤

很多糖尿病患者合并有骨质疏松，而且糖尿病患者的皮肤一旦出现破损、感染，特别容易引起其他并发症，所以，避免在运动中受伤，对于广大糖尿病患者来说格外重要。

1. **要重视运动前的热身和运动后的放松**　从静止到运动，身体需要一个逐步适应的过程。因此，运动前要有适当的准备活动，如活动活动上下肢和腰部、颈部。以跑步为例，跑前要进行肩部和颈部的准备活动，先慢走 10 分钟左右，使肌肉先兴奋起来，再逐渐加快步伐，避免肌肉拉伤。结束时，也不要立即停止，应继续走一会儿，或者慢跑一段儿。

2. **不可急于求成**　运动要做到循序渐进。运动的时间要由少到多，运动的强度要由小到大，不可急于求成。另外，一定要讲究科学的运动方式和方法，建议事先咨询一下专业人士。对于糖尿病患者来说，更重要的是多了解糖尿病相关知识和自身病情，坚持最适合自己的运动疗法。有关节炎的老人长时间蹲马步会加重关节磨损；患有骨质疏松的老人压腿、拉伸韧带时不能太用力，避免受伤。

3. 要注意个人防护 在许多运动项目中，使用护具是非常必要的，如护腕、护膝、护肘等，这样可以防止很多严重运动伤害的发生。另外，选用合适的运动鞋及与运动项目相应的适合自己的运动装备也可以明显减少运动损伤的发生。

再有一点，就是大家千万不要在光线暗淡的地方、湿滑的地方或不平坦的地方运动，以免跌倒，导致骨折或其他损伤。建议老年糖友结伴出游或运动，这样万一发生意外，也可以互相照应。

十二、干家务不能代替体育运动

有些糖尿病患者不愿意参加体育锻炼，问他们为什么，他们说："自打得了糖尿病，本身就感觉一点儿劲也没有，哪还有精神头儿去运动！再说了，我这一天的活动量也不小，买菜、做饭、洗衣服，还得带孩子，体育运动还是免了吧！"

这些糖友的想法是不正确的，这种做法对身体也是不利的。有人进行过研究和计算，发现家务劳动虽然烦琐、累人，但实际上消耗的热量并不是很多，家务劳动属于轻体力劳动。干家务虽然比完全不活动要好一些，但很少有人能通过家务劳动减轻体重、控制血糖。所以说，家务劳动不能代替体育锻炼，糖尿病患者必须安排出单独的时间进行锻炼。当然，可以将家务劳动和体育锻炼结合起来进行，比如推着儿童车较长距离地散步，一边看孩子一边进行体育锻炼，和较大的儿童一起跑步、打球、做操等。

十三、糖友忌走石头路

糖尿病患者的脚最需要保护。由于糖尿病可导致神经受损，使患者对外界的刺激不敏感，所以，很多时候受伤了还不知道。如果再伴有下肢血管病变的话，愈合能力降低，伤口继续发展，感染溃烂，严重的甚至不得不截肢。因此，广大糖友在运动时一定要特别注意场地的选择。

现在有的地方尤其是公园，为了大家健身方便，修了很多石头路，也就是鹅卵石甬道。很多人对此特别感兴趣，有的人甚至光脚在上面走来走去，觉得这样可以按摩按摩穴位，通通经络。我们不否认鹅卵石甬道有这样的作用，但是，对于糖尿病患者来讲，走这种石头路是有一定危险的，因为很容易被小石头硌着或因为其他原因使脚受伤，以致发生糖尿病足。

十四、糖友运动忌暴练

很多糖友希望通过加大运动量来消耗掉体内多余的糖分，但是高强度运动对身体素质的要求比较高，过度运动不但不会给身体带来好处，还可能造成严重的低血糖反应。过度运动造成的低血糖反应可以发生在运动后的 2 ～ 12 小时内，甚至 24

小时内。运动强度越大，持续时间越长，发生低血糖的时间范围就越大。糖尿病患者运动贵在坚持，中低强度运动时间长了也会消耗掉相当多的能量。大家千万不要急于降糖，盲目暴练。

十五、糖友四季锻炼宜忌

一年四季，气候不同，人体也会发生相应的变化，因此，不同的季节，在运动方面需要注意的问题也不一样。

1. 春季锻炼宜忌

1）**适度锻炼，注重机能恢复**　经过寒冷的冬季，身体功能还处在比较低的水平，肌肉和韧带也都比较僵硬。因此，刚开春的时候进行体育运动，应该以恢复身体机能为目的，注意适度，不能盲目追求运动量。另外，初春时节乍暖还寒，如果活动量过大，出汗过多，很容易感冒。

2）**注意方式，节奏别太快**　春季，在锻炼前一定要进行充分的准备活动，让肌肉和韧带得到充分的放松，防止因为运动量的突然加大而造成肌肉和韧带的损伤。首选节奏比较慢而且运动量不大的运动方式，爬山、慢跑、步行和做广播体操等都是不错的选择。

3）**注意气候，随机应变**　春季，冷暖交替，气候多变，所以，锻炼的时候衣着要合适，要随着气候的变化、运动量的大小而适时增减衣物。如果遇到多雾、多风

沙的天气，最好不要在户外锻炼。

2. 夏季锻炼宜忌

1）**宜穿浅色棉质服装**　浅色的衣服可以减少热量的吸收，穿起来比较凉快；棉织品的透热性能和吸汗性能要优于化纤制品。所以，夏季运动着装以浅色棉织品为好，而且要选择宽松一些的。

2）**运动不宜过早**　夏天天亮得早，但运动不宜太早，以免空腹运动发生低血糖等意外。

3）**避免阳光直射**　夏季，每天上午11点到下午4点是紫外线、红外线最强的时候。过强的紫外线可造成皮肤和眼睛的损伤；而长时间照射红外线，可使颅脑内的温度上升，脑膜出现炎症，发生日射病（重症中暑）。因此，应尽量避免在阳光最强的时候在室外运动，更不要光着上身运动。夏季运动，一旦出现中暑症状，应立即到阴凉通风处坐下，喝些凉盐开水，呼吸呼吸新鲜空气，在额头或腋下等处进行冷敷。有头晕、头痛、恶心、呕吐等症状时，可以服用藿香正气水、十滴水等祛暑药物。如果经过处理病情仍不见好转，应立即到医院就诊。

4）**及时适量补水**　夏季运动出汗多，所以应及时补充水分。补水的方法最好是"少量多次"，可以在运动中每10～15分钟饮水150～200毫升。运动后也应及时补充水分，但不要一次喝得太多，以免

增加心脏的负担。

5）别用冷饮降温 有人习惯于在运动后吃冷饮。但是，在体温很高的情况下吃冷饮会伤害脾胃。这是因为运动时大量血液会涌向肌肉和体表，而消化系统则处于相对缺血的状态，在这时进食大量冷饮，不但会降低胃肠道的温度，还会冲淡胃液，使胃的生理机能受到损害，轻的会引起消化不良、呕吐、腹泻、腹痛等急性胃肠炎症状，重的还可能为以后患上慢性胃炎、胃溃疡等埋下隐患。

6）不要立即冲凉 运动后突然用冷水洗澡有可能导致感冒发烧，而且冲凉并不能帮助肌肉放松，反而会使肌肉更加紧张。正确的做法是等身上的汗都干了再用温水冲澡，水温应高于体温 1～2 ℃。

3. 秋季锻炼宜忌

1）注意衣着，防止感冒 秋季气温偏低，出去锻炼的时候应该多穿一件宽松、舒适的外套，等准备活动做完或者锻炼一会儿身体发热后，再脱下外套，免得室内外温差太大，身体不适应而着凉。锻炼后，如果汗出得多，也要先穿上外套，等回到室内再脱去汗湿的衣服，擦干身体，换上干衣服。

2）及时补水，防止秋燥 秋天气候干燥，再加上运动时会失水，所以运动后一定要多喝白开水。如果运动量比较大，出汗过多，可以在白开水中加少量食盐，也

可以喝一些含电解质的运动饮料，防止肌肉出现痉挛。

3）做好热身，防止拉伤 机体在气温比较低的情况下会反射性地出现血管收缩，肌肉的黏滞性增加，关节的活动度减小，韧带的伸展度降低，神经系统的传导性下降。锻炼前如果不充分做好准备活动，可能会引起韧带和肌肉的拉伤等。所以，锻炼前的准备活动一定要做，时间长短和形式可以因人而异，但一般应该做到身体微微有些发热比较好。

4）登高运动，因人而异 秋季登高需要一定的体力和耐力。参加登高运动，对于糖尿病患者尤其是老年糖尿病患者来说，应注意适度的原则，以防发生意外。随着海拔的增高，空气中的含氧量会减少，这对于本身就有心脏病、高血压、脑血管疾病和呼吸系统疾病的老年人来说是十分不利的。另外，在人少、过于偏僻的地方锻炼，一旦发生意外，很难有人发现。即使被人发现了，但由于通信和交通不便，也会给早期急救带来很多困难。因此，登高运动一定要注意方式、方法，登高运动并不适合所有人。

4. 冬季锻炼宜忌

1）运动量要适宜 冬季，人们吃得多、活动少，有些糖尿病患者担心血糖下不来，所以就盲目加大运动量，结果却适得其反。如果以前没有运动的习惯，突然进行剧烈

的运动，会使身体产生应激反应，并分泌激素，使血糖升高。因此，运动一定要循序渐进。有心脑血管疾病的人更应该如此，因为运动量过大会导致血压升高、心率增快、耗氧量增加、心肌缺血，诱发心肌梗死。

2）室内比室外好　冬季气候寒冷，在室外锻炼，容易使人感冒发烧。糖尿病患者如果出现感冒发烧，特别容易引起血糖波动，因此，如果天气寒冷，还是在室内运动比较好。可以根据年龄及健康状况，选择在跑步机上慢跑、骑健身自行车、打太极拳、舞剑等。如果是在家里，也可以做做健身操，练练瑜伽。

3）重视对脚的保护　冬季，糖尿病患者足部干燥、皲裂比较常见，因此，足部保养非常重要，因为有时即使是非常微小的损伤也可能引起破溃或感染。所以，在冬季运动，一定要更加谨慎，要特别注意防止足部受伤。

糖尿病的中医运动指导

导读 中医学中有很多养生保健方法适合糖尿病患者。那么，中医学是如何看待糖尿病运动治疗的呢？又有哪些传统健身方法适合广大糖尿病患者？在进行这些传统健身锻炼的时候又需要注意哪些问题呢？本节，我们将为您一一讲述。

一、中医学对糖尿病运动治疗的认识

我国是世界上最早提出并且最早采用运动疗法防治糖尿病的国家。早在公元610年，隋代名医巢元方就在其著作《诸病源候论》中提出消渴病患者（糖尿病患者）应当"先行百二十步，多者千步，然后食"。唐代医学著作《外台秘要》中说，消渴病患者（糖尿病患者）应"食毕即行走，稍畅而坐""不欲饱食便卧，终日久坐……人欲小劳，但莫久劳疲极，亦不能强所不能堪耳"。家喻户晓的唐代名医，被后世称为"药王"的孙思邈也非常重视运动疗法，他说："流水不腐，户枢不蠹，以其运动故也。"孙思邈主张消渴病患者（糖尿病患者）应每餐食毕出庭散步。

这说明我们的祖先早在1000多年前就已经认识到适当运动是防治糖尿病的有效措施。

二、适合糖尿病患者的传统健身方法

我国的很多传统健身方法都非常适合糖尿病患者，这些健身方法不但运动量适宜，而且能起到养生防病的作用，对于改善病情，延缓并发症的发生和发展都具有一定的作用。刚柔相济的太极拳，仿生强体的五禽戏，简单易行的八段锦，都是非常适合糖尿病患者的传统健身方法。

1. 刚柔相济的太极拳 太极拳具有轻松柔和、连贯均匀、圆活自然的特点，习练太极拳对中枢神经系统、呼吸系统、心血管系统、消化系统、运动系统都有很好的保健作用，非常适合糖尿病患者练习。

对于糖尿病患者来说，习练太极拳具有以下好处：

1）可以减轻胰岛素抵抗 经常习练太极拳，可以改善胰岛功能，提高机体的胰岛素敏感性。另外，太极拳运动对于糖尿病患者经常合并的肥胖、血脂异常、高血压等也有很好的防治作用。

2）可以改善心肺功能　练太极拳时要保持呼吸自然、沉实，深、长、细、缓、匀的腹式呼吸方法可以增加胸腔的容气量，确保气体能够充分交换，能够相对提高身体各组织器官的获氧量。

3）可以预防心脑血管疾病　有人曾对国内的老年人进行过调查，结果发现：经常习练太极拳的老年人，血压的平均值为126/79 mmHg，周围血管硬化的发生率为37.5%；而一般老年人的血压平均值则为155/82 mmHg，周围血管硬化的发生率为46.4%。另外，习练太极拳时全神贯注，对于改善脑功能、防治老年性痴呆也有一定的好处。

4）可以防治骨关节病　糖尿病患者容易发生骨关节疾病，如骨质疏松症、骨性关节炎等。太极拳运动可以锻炼全身各主要关节和肌肉群，长期练习可以增进关节的灵活性，增强韧带的柔韧性，延缓骨的退行性改变。运动医学专家的对比研究发现，经常习练太极拳的老年人，脊柱、肌肉、肌腱的老化程度比不练太极拳的老年人轻，脊柱发生老年性变形者少，脊柱活动度较好，大多数人向前弯腰时手指能触地，有人还能用手掌或拳触地。常见的畸形性脊柱炎、骨质疏松症、关节酸痛等在练习太极拳的老年人中很少见。

5）可以改善胃肠功能　练习太极拳时要求进行腹式呼吸，而腹式呼吸能促进腹腔器官的血液循环，促进胃肠蠕动。因此，练习太极拳有助于改善消化功能。

2. 仿生强体的五禽戏　五禽戏是东汉名医华佗根据古代导引吐纳之术，结合虎、鹿、熊、猿、鸟五种动物的动作特点，研究创制的一套体育健身功法。五禽戏动作仿效虎之威猛、鹿之安舒、熊之沉稳、猿之灵巧、鸟之轻捷，通过神韵、形神、意气相随，内外合一，达到活动筋骨、疏通气血、防病治病、健身延年的目的。

习练五禽戏，必须把握好"形、神、意、气"四个环节。所谓"形"，即练功时的姿势。习练者在练功时要头正身直，含胸垂肩，体态自然，使精神及身体各部位放松，呼吸均匀，动作到位。所谓"神"，即神态、神韵。养生之道在于"形神合一"。习练者应做到"唯神是守"。所谓"意"，即意境。在习练中要尽可能排除不利于身体健康的情绪和思想，创造一个美好的内环境。要意随形动，气随意行，达到意、气、形合一，以此来疏通经络，调养气血。所谓"气"，即指练功时呼吸的锻炼，也称调息。习练者要有意识地注意呼吸调整，不断去体会、掌握、运用自身状况或动作变化调整呼吸的方法。呼吸要轻松自然，不能憋气，同时要注意呼吸的"量"和"劲"，以不疾不徐为宜，以利于身体健康。

一般来说，练习五禽戏最好选择在空气新鲜、草木繁茂的场所进行。每天练习4～5次，每次练习10分钟，即可达到锻炼的效果。中老年人及患有各种慢性疾病的患者，一定要根据自身体质状况进行练习。动作的速度、步姿的高低、动作幅度的大小、锻炼的时间、习练的遍数、运动量的大小都要很好地把握，切不可急于求成，贪多求快。

3.简单易行的八段锦 八段锦是我国的传统体育项目，整套功法柔和缓慢，圆活连贯，动静相兼，神与形合，长期习练八段锦，可以行气活血，疏通经络，调整阴阳，祛病延年。现代研究证实，八段锦对神经系统、呼吸系统、循环系统、内分泌系统等均有良好的影响。对于糖尿病患者来说，长期习练八段锦可以改善胰岛素抵抗，提高机体的胰岛素敏感性，使外周组织对葡萄糖的利用率增加。习练八段锦还可以增强体质，增加脂肪的消耗，直接或间接地控制血糖。

广大糖友在习练八段锦的时候应注意以下事项：一是体松心静。放松是前提条件，静心为基本要求。要排除杂念，专心练功。练习时要保持呼吸自然，初练此功者，不必强求动作和呼吸相结合。二是注意运动量。应根据自身情况制订适合的运动量和难度，做到因人而异，量力而行，循序渐进。练功后，如果精神、饮食、睡眠等都得以改善，则说明改运动量适当。三是必须持之以恒，坚持不懈。习练八段锦需要长期坚持，切不可希望一蹴而就，效果立竿见影。四是过饱、过饥、过累以及慢性疾病急性发作时不宜练功。

第四章

糖尿病药物治疗

药物降糖机理｜日常用药指导｜常见用药误区

　　药物是把"双刃剑"。在我国，很多糖尿病患者对所用药物的适应证、禁忌证和不良反应等还不甚了解，合理用药的形势不容乐观。这使得糖尿病治疗长期不能达到理想的水平，导致慢性并发症的发生和发展，严重影响了患者的生存质量。本章着重为您介绍糖尿病药物治疗的相关知识及常见误区。希望每位糖友都能认真学习相关用药知识，严格掌握药物的适应证、禁忌证，掌握不良反应的应对措施，以保证用药安全、有效。

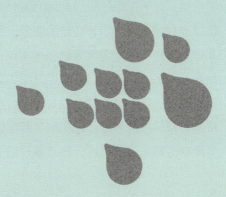

非胰岛素类降糖药应用详解

导读 不同类别的降糖药有着不同的作用机制，相同类别的降糖药因剂型等的不同而有着不同的特点。本节，我们将为大家详细介绍各种非胰岛素类降糖药的作用机制、适应证与禁忌证以及应用注意事项等知识。希望大家通过对本节内容的学习，能够对非胰岛素类降糖药有一个比较系统、清晰的了解。

一、药物降糖的基本原理

药物降糖无非从两方面入手：一是减少血糖的来源，二是增加血糖的去路。这与饮食控制和运动治疗的目的是一致的。饮食控制的最核心目的是减少血糖的来源，运动治疗的最核心目的则是促进血糖的利用。对于药物来说，减少血糖的来源，可以通过减少食物中葡萄糖的吸收、抑制非糖物质转化为葡萄糖等途径来实现；增加血糖的去路，则可以通过促进组织对血糖的利用、促进糖原的合成与储存、增加机体对糖的排泄等途径来实现。目前的各类降糖药都是通过上述一种或多种途径来

实现降糖目的的，它们或能阻止（或延缓）多糖类物质转化为葡萄糖，或能抑制机体对葡萄糖的吸收，或能增加机体的胰岛素敏感性，或能促进胰岛素分泌，还有的能促进葡萄糖从尿液中排出。降糖药的作用机制无非以上几个方面，明白了这一点，大家对降糖药的理解会更加深刻。

二、非胰岛素类降糖药详解

目前临床上常用的非胰岛素类降糖药主要包括双胍类、磺脲类、α-葡萄糖苷酶抑制剂、噻唑烷二酮类、格列奈类、胰高血糖素样肽-1受体激动剂、二肽基肽酶-4抑制剂以及钠-葡萄糖共转运蛋白-2抑制剂等。各类药物的主要作用、通用名及常用商品名见表4-1。

（一）双胍类降糖药

双胍类降糖药从20世纪50年代末期就开始应用于临床，至今已有半个多世纪的历史了。目前用于临床的双胍类降糖药仅有二甲双胍一种。二甲双胍具有确切的

表4-1　临床常用非胰岛素类降糖药一览表

分类	主要作用	通用名	常用商品名
双胍类	促进葡萄糖利用；抑制葡萄糖吸收；抑制肝糖原转化	二甲双胍	格华止、美迪康、迪化唐锭
磺脲类	促进胰岛素释放	甲苯磺丁脲	D860、甲糖宁
		格列本脲	优降糖
		格列齐特	达美康、甲磺吡脲、甲磺双环脲
		格列吡嗪	美吡达、瑞易宁、迪沙、优哒灵
		格列喹酮	糖适平、糖肾平
		格列美脲	万苏平、亚莫利
α-葡萄糖苷酶抑制剂	延缓肠道对葡萄糖的吸收	阿卡波糖	拜唐苹、卡博平
		伏格列波糖	倍欣
		米格列醇	
噻唑烷二酮类	增加机体的胰岛素敏感性	罗格列酮	文迪雅、太罗
		吡格列酮	艾可拓、艾汀、卡司平、瑞彤
格列奈类	促进胰岛素分泌	瑞格列奈	诺和龙
		那格列奈	唐力
胰高血糖素样肽-1受体激动剂	促使胰岛素释放	艾塞那肽	百泌达
		利拉鲁肽	诺和力
二肽基肽酶-4抑制剂	减少胰高血糖素样肽-1失活	西格列汀	捷诺维
		沙格列汀	安立泽
		维格列汀	佳维乐
		利格列汀	欧唐宁
		阿格列汀	尼欣那
钠-葡萄糖共转运蛋白-2抑制剂	抑制肾脏对葡萄糖的重吸收	达格列净	
		坎格列净	
		恩格列净	

临床疗效和卓越的安全性，同时对改善糖尿病预后也有确切疗效，因此，成为现有国内外糖尿病指南中均推荐的2型糖尿病首选或一线用药。

1. 主要作用 双胍类药物不能促进胰岛β细胞分泌胰岛素，主要是通过增加外周组织（如肌肉、脂肪等）对葡萄糖的利用来降低血糖的。双胍类药物还能抑制食欲，抑制肠壁细胞对葡萄糖的吸收；还可以抑制肝脏中其他营养成分转化为糖原，并能阻止肝糖原转化为葡萄糖。

除了降糖作用外，双胍类药物还有其他一些作用。双胍类药物可以降低血浆总胆固醇、甘油三酯、低密度脂蛋白胆固醇和极低密度脂蛋白胆固醇水平，增加高密度脂蛋白胆固醇水平，因此，有利于防治动脉粥样硬化，降低糖尿病血管并发症的发生率。双胍类药物还能抑制血小板聚集，增加纤溶活性，降低血管通透性，增加血管的舒缩力和血流量，对心脑血管有一定的保护作用。

2. 适应证 无论是肥胖还是消瘦的2型糖尿病患者或是糖耐量低减者，只要没有用药的禁忌证，都可以首选二甲双胍来治疗。已经应用其他降糖药的患者，如果血糖控制不理想，也可以合用二甲双胍。应用胰岛素的量比较大的2型糖尿病患者，也可以加用二甲双胍，这样可以增加胰岛素敏感性，减少胰岛素的使用量。

3. 禁忌证 存在以下情况的2型糖尿病患者应禁止使用二甲双胍：①中重度肾功能不全，估算肾小球滤过率（eGFR）< 45mL/（min·1.73 m^2）；②存在可造成组织缺氧的疾病（尤其是急性疾病或慢性疾病的恶化，如心力衰竭、呼吸衰竭、近期发作的心肌梗死、休克），以避免发生乳酸性酸中毒；③存在严重感染和外伤，或接受大手术、有低血压等情况；④对该药过敏；⑤存在急性或慢性代谢性酸中毒（包括有或无昏迷的酮症酸中毒）；⑥酗酒；⑦接受血管内注射碘化造影剂提前48小时停药，检查完成48小时后，根据肾功能情况恢复二甲双胍治疗；⑧维生素B$_{12}$、叶酸缺乏未纠正；⑨患有线粒体糖尿病。

4. 剂型特点 双胍类药物目前主要有单一成分的二甲双胍普通片、二甲双胍肠溶片或肠溶胶囊、二甲双胍缓释片或缓释胶囊、二甲双胍粉剂，以及与其他口服降糖药（如磺脲类药物或二肽基肽酶-4抑制剂）组成的复方制剂。

剂型间的主要区别在于药物的溶出释放行为不同。其中，普通片在胃内崩解释放，对胃有刺激。因此，建议不要空腹服用，应在餐中或餐后服用，以减少胃肠道反应。肠溶片在制剂工艺上比普通片多了一层包衣，目的是让药物穿过胃到达小肠后再崩解释放，这样可以降低药物对胃的刺激，减轻不良反应。肠溶片可以在餐前

15 ～ 30 分钟服用。缓释片能让药物在胃肠道内缓慢地溶出、释放，目的是长时间地保持药物在体内稳定的血药浓度。缓释片和肠溶片相对于普通片而言，可以减轻药物的胃肠道反应。

注意： 缓释片和肠溶片不能掰开吃，否则就不能发挥应有的作用了。

5. 副作用及应对方法

1）胃肠道反应 胃肠道反应是二甲双胍最为常见的副作用。大约 1/3 的患者在应用二甲双胍后会出现胃肠道反应，主要表现为食欲不振、口中有金属味、恶心呕吐、消化不良、腹胀腹泻等。这些不良反应大多出现在治疗的早期阶段（绝大多数发生在服药的前 10 周）。大多数患者的症状可随着用药时间的延长而逐渐消失，仅极少数患者不能耐受。建议从小剂量开始，逐渐增加剂量，必要时可与磺脲类药物联合使用，以增强降糖作用。非缓释剂型分次随餐服用，也可以减轻胃肠道反应。

2）乳酸性酸中毒 乳酸性酸中毒是二甲双胍最严重的不良反应。双胍类药物可以增加外周组织（如肌肉、脂肪）对葡萄糖的无氧酵解，因而可能诱发乳酸性酸中毒。尤其在肝肾功能不全导致药物蓄积，心脏或呼吸功能不全导致低氧血症的时候更容易出现。对于二甲双胍引起乳酸性酸中毒的问题，大家不必过于担心，因为发生率仅在 3/10 万左右。只要肝肾功能良好，

没有全身缺氧性疾病，而且不酗酒，使用二甲双胍是非常安全的，乳酸性酸中毒的发生率几乎为零。

注意： 二甲双胍的每日用量为 1.5 ～ 2 克，不要过量，如果超过 2 克，疗效不仅不会提高，还有可能增加副作用。

3）抑制维生素 B_{12} 吸收 二甲双胍会影响脂类物质的吸收，因而会间接影响到维生素 B_{12} 等脂溶性维生素的吸收。虽然二甲双胍会影响维生素 B_{12} 的吸收，但很少会引起贫血。建议长期使用二甲双胍的糖友定期监测血脂、血常规和血维生素 B_{12} 水平，必要的时候可以补充一定量的脂溶性维生素。

6. 应用注意事项

广大糖友在应用二甲双胍时，应注意以下几点：第一，进行增强 CT 检查需要注射造影剂时，要在检查前后 48 小时内停用二甲双胍。因为造影剂可引起肾脏血流动力学改变、肾髓质缺氧缺血，容易导致药物在体内蓄积而发生乳酸性酸中毒。第二，单独使用二甲双胍通常不会造成低血糖，但是当它和磺脲类药物、格列奈类药物或是胰岛素联合使用时，也有可能出现低血糖。第三，老年糖尿病患者在用药时一定要注意药物的副作用。80 岁以上的老年人一定要在肝肾功能和肌酐清除率正常的情况下才能使用该药。第四，二甲双胍不经过肝脏代谢，没有肝毒性，但是如果肝功能严重受损会明

显限制乳酸的清除能力，因此，转氨酶超过 3 倍正常值上限或有严重肝功能不全的患者应避免使用二甲双胍。转氨酶轻度升高的患者应密切监测肝功能。

7. 与非降糖药的相互作用　药物之间可能存在相互作用。因此，广大糖友在同时使用多种药物时，应关注药物之间的相互作用，以确保用药安全，必要时可咨询专业医生或药师。

以下对二甲双胍与部分非降糖药之间的相互作用进行简要说明：①氨氯吡咪、地高辛、吗啡、普鲁卡因酰胺、奎尼丁、奎宁、雷尼替丁、氨苯喋啶、甲氧苄氨嘧啶和万古霉素等药物可以影响肾功能或二甲双胍的分布，所以，当二甲双胍与这些药物同时使用时，应当密切监测血糖并适时调整用法。②二甲双胍与利尿剂、糖皮质激素、吩噻嗪、甲状腺制剂、雌激素、口服避孕药、苯妥英、烟碱酸、拟交感神经药（如吲哚洛尔、阿替洛尔）、钙通道阻滞剂等可升高血糖的药物同时使用时，需要密切监测血糖。停用这些药物后，要密切注意低血糖的发生。③二甲双胍有增强华法林抗凝血作用的倾向。

专家答疑：双胍类药物伤肝肾吗？　在糖尿病患者中，"二甲双胍伤肝肾"这样的说法流传甚广，以至于很多糖友在开药时不愿意接受二甲双胍。其实，这种说法并没有科学依据。二甲双胍本身不会对肝肾功能有影响。我们都知道，大多数药物都是通过肝脏代谢，由肾脏排泄的。双胍类药物也不例外，它 90% 以上从肾脏排泄，但这并不意味着它就伤肝伤肾。肝肾功能不全的人之所以不能应用二甲双胍，是因为肝肾功能不全会影响到二甲双胍的代谢，造成它在体内蓄积，容易产生乳酸性酸中毒等副作用。因此，对于一些年轻的、病程不是很长的、肾功能没有损害的患者，用双胍类药物是没有问题的，不必有这样的顾虑，可以放心使用。

（二）磺脲类降糖药

1955 年，第一代磺脲类降糖药研制完成，相关药物包括甲苯磺丁脲、氯磺丙脲、妥拉磺脲等，其缺点是在体内发挥作用的时间短。从 1966 年开始，以格列本脲为代表的第二代磺脲类药物先后研制成功，相关药物包括格列本脲、格列吡嗪、格列齐特和格列喹酮。1996 年，第三代磺脲类药物格列美脲被批准应用于临床。目前，第一代磺脲类药物已基本被淘汰。

1. 主要作用　磺脲类药物主要通过刺

激胰岛 β 细胞释放胰岛素从而发挥降糖作用。因此，磺脲类药物只对胰岛 β 细胞尚有部分功能的患者才有效。磺脲类药物能与胰岛 β 细胞膜上的受体结合，通过一系列机制使胰岛 β 细胞内的胰岛素颗粒外移，使胰岛素释放。除了能促进胰岛素分泌外，磺脲类药物（尤其是第三代磺脲类药物，如格列美脲）还有很好的胰腺外降糖作用。它可以增强胰岛素对肌肉和脂肪组织的葡萄糖转运功能，促进肌肉、脂肪组织对葡萄糖的摄取和利用；还可以增强胰岛素对肝脏的作用，增加糖原的合成，抑制糖异生；并能减少胰岛素在肝脏内降解，使体内的胰岛素充分发挥作用。

2. 适应证　磺脲类药物主要用于经生活方式干预（饮食控制和运动治疗）后血糖控制仍不达标（糖化血红蛋白水平 > 7.0%）、胰岛 β 细胞尚有一定分泌功能的 2 型糖尿病患者。由于部分磺脲类药物有可能使体重增加，因此，此类药物更适用于非肥胖的 2 型糖尿病患者，尤其是体型偏瘦的人。

3. 禁忌证　存在以下情况的 2 型糖尿病患者应禁用磺脲类药物：①孕妇（妊娠期糖尿病或糖尿病合并妊娠）、哺乳期妇女以及 18 岁以下儿童；②合并严重感染、严重应激或严重创伤以及活动性结核者；③合并糖尿病急性并发症（如酮症酸中毒、

高血糖高渗状态）者；④严重肝肾功能不全者（因为磺脲类药物大多在肝脏内代谢，经肾脏排泄）；⑤对磺脲类药物或磺胺类药物过敏者；⑥围手术期[1]患者（围手术期患者应使用胰岛素治疗）。

4. 常用剂型　磺脲类药物有短效制剂和中长效制剂两种剂型。短效制剂有格列喹酮、格列吡嗪；中长效制剂有格列本脲、格列美脲、格列齐特、格列吡嗪控释片、格列齐特缓释片。

5. 副作用及应对方法

1）*低血糖*　低血糖是磺脲类药物最主要的不良反应，以中长效制剂最为突出，特别容易出现在下一餐的餐前。在进食量少或运动量过大、老年体弱、合并肝肾疾病等情况下，服用某些磺脲类中长效制剂容易出现低血糖反应。剂型改良后的格列吡嗪控释片、格列齐特缓释片和格列美脲，因为具有较低的血药浓度和依赖葡萄糖的降糖作用，低血糖的发生率比较低。格列喹酮、格列吡嗪的作用时间比较短，低血糖的发生率也比较低。建议老年糖尿病患者避免使用中长效制剂，合并肝肾功能不全的患者不宜使用磺脲类降糖药。另外，使用磺脲类降糖药应从小剂量开始，注意

---

[1]　**围手术期**　指从确定手术治疗时起，直到与这次手术有关的治疗基本结束为止的这段时间，为手术前 5 ~ 7 天到手术后 7 ~ 12 天。

监测血糖，必要时缓慢加量。还有就是，服药后15～30分钟一定要进餐，而且不要进行剧烈运动。服用磺脲类降糖药的患者，如果出现低血糖症状，应及时检测血糖，并按照低血糖的处理方案进行处理。如果反复在同一时间点出现低血糖反应，则要咨询医生，调整用药方案。

2）体重增加 磺脲类药物可以促进胰岛素分泌，而胰岛素具有抑制脂肪分解和促进能量储存的作用，所以，磺脲类药物有可能引起体重增加。临床研究表明，格列吡嗪控释片、格列齐特缓释片和格列美脲增加体重的作用相对而言不是很明显。建议合用二甲双胍，以降低体重增加的风险。体重指数超过25的超重或肥胖的2型糖尿病患者，应首选二甲双胍治疗。

3）皮肤反应 磺脲类药物与磺胺类药物存在交叉过敏现象。磺脲类药物的皮肤反应一般表现为瘙痒、红斑、荨麻疹等。一般情况下，药物减量后皮损可逐渐消退。如果皮疹持续不退，或者出现严重的剥脱性皮炎[1]，应立即停药，改用其他类型的降糖药。

4）胃肠道反应 个别糖尿病患者在

服用磺脲类药物后会出现食欲减退、恶心、呕吐、腹泻、腹痛等胃肠道不适。广大糖友对此不用过于担心，药物减量后，这些不适基本上可以消失。

5）血液系统反应 个别糖尿病患者用药后会出现白细胞减少、溶血性贫血、再生障碍性贫血等。这些不良反应并不常见，如果出现，可以换用其他类型的降糖药。

6）药物性肝炎 磺脲类降糖药通过肝脏代谢，有可能导致谷草转氨酶和碱性磷酸酶增高，但很少见。建议广大糖友在服药期间定期监测肝功能。如果出现肝功能异常，可以服用保肝药物治疗，并咨询医生，看是否需要换药。

6. 注意事项 广大糖尿病患者在应用磺脲类药物时应注意以下几点：①病程较长、胰岛功能几乎完全丧失的2型糖尿病患者，以及青少年起病的1型糖尿病患者，应用磺脲类药物无效。原因很简单，因为磺脲类药物是促进胰岛素分泌的，机体已经没有了胰岛素分泌功能，使用磺脲类药物自然就无效了。②磺脲类药物应从小剂量开始服用，然后逐步调整用药剂量。用量不可超过最大剂量。③老年糖尿病患者不宜服用降糖作用强且持久的格列本脲。服用磺脲类药物的老年糖尿病患者应密切监测血糖，以免出现低血糖。④建议餐前半小时服用，以达到最佳效果（格列美脲可在进餐时服用）。⑤如果某一餐忘记服

---

[1] **剥脱性皮炎** 典型表现是全身皮肤弥漫性潮红、浸润、肿胀、脱屑，皮损受累面积达到整个皮肤的90%以上。

药，下一餐一定不能加量服用。⑥在高血糖得到纠正后，胰岛 β 细胞可能恢复对葡萄糖刺激的反应性，此时应及时调整磺脲类药物的剂量，以免发生低血糖反应。⑦一般情况下，不能同时应用 2 种磺脲类降糖药，也不能同时使用磺脲类药物和格列奈类促泌剂。⑧肾功能不全的患者，应及早改用胰岛素。轻中度肾功能不全的患者，如果使用磺脲类药物，最好选择格列喹酮（糖适平）。⑨心脏病急性发作期间不可服用格列本脲，否则会加重心肌缺血。⑩磺脲类药物可能会发生继发性失效[1]。判断继发性失效，首先要排除饮食控制不严格、餐后未进行规律运动和感染、情绪波动等因素。⑪磺脲类药物可以和双胍类药物或 α - 葡萄糖苷酶抑制剂合用，这样能加强其降糖效果；也可以和胰岛素增敏剂或胰岛素联用，这样可以避免出现继发性失效。

7. 与非降糖药的相互作用　与磺脲类药物合用时可以抑制磺脲类药物降糖作用的药物有：噻嗪类利尿药、糖皮质激素、甲状腺制剂、三环类抗抑郁药、苯妥英钠等。与磺脲类药物合用时可以增强磺脲类药物降糖作用的药物有水杨酸类、磺胺类、

---

[1]　**继发性失效**　是指使用磺脲类药物，开始治疗一年以上均有效，但其后即使足量使用血糖仍不能得到良好控制。

青霉素、氯霉素、甲氨喋呤、别嘌呤醇、单胺氧化酶抑制剂等。

8. 常用药特点与应用

1）格列本脲（优降糖）

① 价格低，效果稳定，但作用强，风险大　优降糖价格低，而且降糖效果稳定，比较适合血糖偏高，尤其是空腹血糖高的中青年 2 型糖尿病患者。优降糖是磺脲类降糖药中降糖作用最强的一种，相当于 D860 的 200 倍，因此，优降糖的低血糖风险很大。服用本药，一定要从小剂量开始，逐渐加量，应根据空腹及餐后 2 小时血糖调整用药剂量。另外，优降糖的降糖作用持续时间长，由优降糖导致的低血糖经过处理以后，要继续留院观察 2 ~ 3 天，等血糖完全平稳后才能出院。

② 三类人不宜选用优降糖　一是年龄超过 70 岁的人。老年人对药物的代谢速度比较慢，而优降糖的作用时间长，所以老年人服用优降糖很容易引发低血糖，而且老年人对低血糖的感知能力比较弱，因此尽量不要选择它。二是肝肾功能不好的人。肝肾功能不好的人，对吃进去的药物清除和解毒能力都降低，所以这类人也尽量不要使用优降糖。三是合并甲状腺功能减退的人。甲状腺功能减退，身体的反应能力差，如果出现低血糖，这类患者很难察觉，结果血糖继续降低，出现严重的低血糖反应甚至低血糖昏迷而危及生命。

2）格列吡嗪（美吡达、迪沙、优哒灵、瑞易宁）

① 美吡达——速战速决　美吡达服用后吸收迅速，1～2小时就可以达到降糖作用高峰，其降糖作用高峰能和餐后血糖的高峰时间相吻合。美吡达的降糖效果弱于优降糖，而且药效持续时间也短，属于"速战速决型"。对于体重正常的2型糖尿病患者，可以优先选择美吡达；如果血糖控制不理想，再考虑升级为优降糖或者合用其他种类的降糖药，比如二甲双胍和胰岛素等。

② 瑞易宁——长短结合，全面控糖　格列吡嗪普通片最具代表性的是美吡达，它需要每天服用2～3次才能使全天的血糖保持平稳，这对于上班族或者出门旅行的人来说比较麻烦。瑞易宁是格列吡嗪的控释剂型，它采用了特殊的治疗系统，使得药物可以按照一定的速度缓慢、均匀地向胃肠道内释放。瑞易宁服用后2～3小时开始起效，6～12小时达到药效高峰，降糖作用可以有效维持24小时，而且身体内的药物浓度波动小。瑞易宁兼具了起效迅速和药效持久的优点，正如它的广告词所说的那样——"长短结合，全面控糖"。糖尿病患者每天只需在进餐时服用1次即可，不必每餐前都得想着吃药，这为经常在外的糖尿病患者提供了方便。

注意：瑞易宁虽好，但是对于老年糖尿病患者（尤其是年龄＞70岁的患者）以及肝肾功能不全的糖尿病患者来说，还是尽量选择短效的格列吡嗪为好，因为这两类人的药物代谢速度比较慢，药物容易在体内蓄积，进而诱发低血糖。

③ 两种升级方式任你选择　因为瑞易宁有那么多优点，很多以前服用格列吡嗪普通片的患者就想换为瑞易宁。那如何换呢？有两种方法，一种比较保守，一种比较激进。保守的方法是：停用格列吡嗪普通片，瑞易宁从每天5毫克开始服用，并监测全天血糖，根据血糖情况调整药量。激进的方法是：先计算出格列吡嗪普通片的每日总量，根据每日总量确定瑞易宁的用量，一般开始时不要超过每天20毫克。有的糖尿病患者也许会问：为什么开始的时候要将药量减少呢？这是因为开始时足量服用有出现低血糖的可能。

④ 服药小细节，疗效大有别　瑞易宁必须整片吞服，不能嚼碎或碾碎服用，否则就会破坏它的药物控释系统，这样药效就不能维持24小时了。另外，有的患者发现服用瑞易宁后，大便中有类似药片的东西。请不要惊慌，这并不是吃的药没有消化就给排出来了，而是药物成分已经被吸收所剩下的药壳。

3）格列喹酮（糖肾平、糖适平）

① 降糖作用弱，一日三次服　格列喹酮的降糖作用弱于格列本脲和格列吡嗪。

服用格列喹酮2~3小时后，降糖作用可以达到最强，药效能持续8小时。所以，格列喹酮一般为餐前服用，每天需要服用3次。有的糖尿病患者每天只吃1次糖适平，这是不对的，因为这种服药方法不能将血糖控制在比较好的范围内。

② 肾毒性小，适合特殊人群　格列喹酮的商品名之所以叫"糖肾平"，就是因为其最大的特点是肾毒性小。格列喹酮大约95%经肝脏代谢，只有5%经肾脏代谢。对于存在轻中度肾脏损害的患者来说，格列喹酮是不错的选择。存在糖尿病肾脏病变的患者要根据肾小球滤过率这个指标的高低来决定是否能使用格列喹酮：如果肾小球滤过率≥30 mL/（min·1.73 m²），则可以使用；如果肾小球滤过率<30 mL/（min·1.73 m²），就不宜使用了，建议改用胰岛素。

4）格列齐特（达美康/达美康缓释片、甲磺吡脲、甲磺双环脲）

① 药力温和　达美康的降糖作用比优降糖要弱，降糖作用比较温和，为中等强度的降糖药。一般患者在口服达美康约30分钟后开始起效，2~6小时后降糖作用达到高峰，作用持续时间为12~24小时。每天服用2次达美康，就能维持全天的血糖稳定。为了进一步稳定患者的血糖，法国施维雅公司研发出了达美康缓释片，它的优点是降糖效果可以维持24小时，因此，每天

服用1次即可。1片（30毫克）达美康缓释片的药效相当于1片（80毫克）达美康。达美康换为达美康缓释片时，初始剂量为30毫克，每天1次，注意监测血糖，如果血糖控制不佳，最好间隔2周再增加药量，一般最大剂量为每天120毫克。达美康换成其他降糖药时，也可以采用上述方法，30毫克，每日1次起始，然后根据血糖情况调整药量，不需要过渡期，可以直接更换。

② 不只降糖　达美康除了有降糖作用外，还能抑制血小板的聚集和黏附，促进纤维蛋白溶解。通俗地讲就是：达美康可以阻止血管中的一些"坏分子"聚集在一起，并能"遣散"一些可能滞留的物质，避免出现血管堵塞的情况。尤其是在一些小血管中，达美康的这种作用更能充分发挥。所以，在出现糖尿病微血管病变，如视网膜病变、轻度的肾脏病变时，可以考虑使用达美康。这里还需要说明一点，就是达美康主要经过肾脏代谢，所以对于有中重度肾脏病变的糖尿病患者来说，还是要在医生的指导下使用。另外，大多数磺脲类降糖药不适合糖尿病合并心血管病的患者，因为磺脲类药物的一些受体在心肌细胞上也有，此时服用磺脲类药物，可能会导致心血管病恶化。但是达美康的受体在心肌细胞上没有，所以，对于糖尿病合并心血管病的患者，达美康以及达美康缓释片是可以放心使用的。

5）格列美脲（亚莫利、万苏平）

① 三大特点，优势尽显 格列美脲的降糖作用比较强，几乎可以和优降糖相媲美。但是，格列美脲相对于优降糖来说存在很多优势：第一，格列美脲的作用时间长，每天只需要服用1次就可以将全天血糖控制平稳。糖尿病患者如果选择了格列美脲，只要每天早餐前或者是吃早餐的时候，按照医生开的量，一次性服用就行了。**注意**：服用格列美脲需要用水将一整片药送下去，不能嚼碎，否则药效难以维持一整天。第二，格列美脲除了具有胰岛素促泌作用外，还可以改善胰岛素抵抗，增加外周组织对葡萄糖的利用。格列美脲虽然优点很多，但是因为它的作用时间很长，所以一旦出现低血糖，恢复得会比较慢。也正是因为如此，老年糖尿病患者尽量不要服用格列美脲，特别是70岁以上的老年人。

② 同类替换，安全方便 有的糖尿病患者会问：既然格列美脲那么好，我想把其他磺脲类药物换成格列美脲，可不可以？当然可以。其他磺脲类药物换成格列美脲不需要过渡，停用其他磺脲类药物后，从小剂量开始服用格列美脲，监测血糖后，根据血糖水平调整用量就可以了。

专家答疑1：每种磺脲类药物都有各自的特点，应该怎么选？ 糖尿病患者在选用药物时，应该从自身病情出发，结合各种药物的作用特点及价格，合理选用。第一，要根据降糖强度的不同进行选择。常用磺脲类降糖药，如果按照降糖强度进行排序的话，为优降糖、亚莫利 > 美吡达 > 达美康 > 糖适平。因此，当血糖比较高的时候，可先考虑优降糖、亚莫利。但要注意，降糖作用强的药物，出现低血糖的风险也大，因而老年糖尿病患者应慎用或不用。如果血糖比较低，或者是处于糖尿病初期，应尽量选择降糖作用比较弱的药物，如糖适平。第二，根据药物的安全性进行选择。安全性与药物在体内的作用时间成反比，也就是说，药物的降糖作用时间越短，代谢得越快，就越安全；相反，药物的降糖作用时间越长，代谢得越慢，安全性就相对差一些。磺脲类药物中，美吡达的降糖作用时间最短，其次是糖适平，它们是比较安全的药物。老年人和肾功能不全的患者，对食物的吸收速度和对药物的清除速度都比较慢，所以，对于这两类患者，建议选择美吡达或者糖适平。第三，根据防治并发症的要求进行选择。存在轻中度糖尿病肾脏病变的患者，糖适平是不错的选择，因为糖适平的肾毒性很小；合并心血管病的糖友，建议选择达美康，因为达美康可以抑制血小板聚集，促进纤维蛋白溶解；胰岛素抵抗比较明显的糖友，可以优先选择亚莫利，因为亚莫利可以改善胰岛素抵抗。第四，根据价格进行选择。糖尿病目前来说还不能根治，患者必须长期接受药物治疗，因此，选择性价比高的降糖药也非常重要。经济条件不太好的糖友，可以选择价格较低的优降糖、美吡达；经济条件比较好的糖友，可以选择价格较高的糖适平、瑞易宁、亚莫利等。

专家答疑2：使用磺脲类药物会不会加速胰岛 β 细胞功能衰竭？ 磺脲类药物主要通过刺激胰岛 β 细胞分泌胰岛素而发挥降糖作用，所以有人担心使用磺脲类药物是"快鞭抽病牛"，会加重病情。那么，磺脲类药物真的会加速胰岛 β 细胞功能衰竭吗？美国的一项临床研究显示，分别应用磺脲类药物和胰岛素后，两组患者的胰岛 β 细胞功能衰竭情况并没有显著差异。著名的英国前瞻性糖尿病研究的结果也显示，无论使用何种降糖药治疗，胰岛 β 细胞功能均以每年约 7% 的速度丧失，使用格列本脲和氯磺丙脲治疗的患者，胰岛 β 细胞的胰岛素分泌功能有更快的下降趋势，但与采用二甲双胍治疗和单纯饮食控制者相似。著名的糖尿病进展试验对比了三种不同类型降糖药（罗格列酮、格列本脲和二甲双胍）在新诊断的 2 型糖尿病患者中的疗效，结果发现格列本脲改善胰岛 β 细胞分泌功能的作用明显优于罗格列酮和二甲双胍，并未发现磺脲类药物加重或加速了胰岛 β 细胞的功能衰竭。迄今为止的循证医学证据还没有发现胰岛素促泌剂会加重或加速胰岛 β 细胞功能衰竭，这说明"磺脲类药物会加速胰岛 β 细胞功能衰竭"的说法是没有科学依据的。

专家答疑3：磺脲类药物会不会增加心血管病的发生风险？ 人们在使用磺脲类药物的同时，也会担心它的副作用，尤其是一些报道称"磺脲类药物会增加心血管病的发生风险"。之所以存在这样的说法，究其根源，是因为一个叫"ATP 敏感性钾通道"的东西，这个东西不仅存在于胰岛 β 细胞上，还存在于心肌细胞和血管的平滑肌细胞上。"ATP 敏感性钾通道"是磺脲类药物的作用点之一。因此，在磺脲类药物发挥降糖作用的同时，按理说也会影响到心脏。由此看来，糖友的这种担心不无道理——糖尿病本身就是导致心血管病的重要危险因素，再加上服用磺脲类药物，那心血管病的发生风险岂不会进一步增大？到底磺脲类药物是否会增加心血管病的发生风险呢？为此，医学家们做了很多临床观察，其中最著名的是英国2型糖尿病前瞻性研究。研究结果显示，服用格列本脲的2型糖尿病患者发生心肌梗死的比例与使用胰岛素或其他降糖药的患者没有明显的区别。新型磺脲类药物(如达美康、亚莫利)出现后，专家们又对服用新药的患者和服用老药的患者进行了临床观察，结果发现：服用新药的患者发生心肌梗死的风险显著降低。根据研究结果，可以说新型磺脲类药物可以显著降低糖尿病患者发生心梗的风险。说到这里，我们想，大家的顾虑应该彻底消除了吧！

专家答疑4：磺脲类药物失效了怎么办？ 磺脲类药物失效是长期服用磺脲类药物必须面对的一个问题。但是，绝大多数糖友对这个概念不是很清楚。磺脲类药物失效分为原发性失效和继发性失效两种。所谓原发性失效，是指从一开始使用磺脲类药物就不管用(这种情况比较少见，在这里不做讨论)；所谓继发性失效，是指长期使用磺脲类药物，后来发现需要增加剂量才能把血糖控制住，最后即使用到了最大剂量也不能将血糖降低。判断磺脲类药物继发性失效，不能随便下结论，因为影响血糖的因素有很多，不能根据一两次血糖的监测值高就说是继发性失效。有些糖尿病患者原来饮食控制比较严，又有规律地运动，这时血糖控制得很好。但某一段时间，饮食控制得不好，或者感冒、发烧，或者遇到了烦心事，情绪波动比较大，血糖就高了，这并不是药物的继发性失效，一旦这些影响因素不存在了，血糖可能就又正常了。一般在足量用药的情况下，持续1个月空腹血糖仍在11.1 mmol/L以上，餐后2小时血糖在13.9 mmol/L以上，规律地饮食、运动等糖尿病基础治疗没有变化，并排除引起血糖波动的其他因素，才可以判断为磺脲类药物继发性失效。如果确定是磺脲类药物继发性失效，就应该换药。具体换什么药，需要根据具体情况来定。如果胰岛素水平确实很低，就要改用胰岛素治疗。某些糖尿病患者用了一段时间的胰岛素后，胰岛β细胞得到了休息，又恢复了功能，还可以再改为口服降糖药治疗；但有些糖尿病患者可能就要一直用胰岛素了。如果是比较胖的糖友，则可以改用二甲双胍、拜唐苹、诺和龙等其他类型的口服降糖药。少部分糖友可能优降糖无效，而改用其他磺脲类降糖药，如糖适平、美吡达或达美康等，还可能有效。

（三）格列奈类降糖药

格列奈类药物为非磺脲类口服胰岛素促泌剂，是降糖药中的后起之秀。虽然格列奈类药物比磺脲类药物和双胍类药物研发得晚，可是它独特的降糖机理使其在糖尿病治疗领域中迅速占领了一席之地。

1. **主要作用**　格列奈类降糖药和磺脲类降糖药都是口服胰岛素促泌剂，都能促进胰岛 β 细胞分泌胰岛素，但是它们在降糖原理和作用特点方面却不尽相同。首先，格列奈类降糖药可以刺激胰腺在进餐后更快、更多地分泌胰岛素，从而能有效控制餐后血糖。而且，格列奈类药物与受体的结合与解离速度都比较快，能改善胰岛素的早期相分泌，模拟正常的胰岛素应答。这一点，使其在控制餐后血糖和避免下一餐前出现低血糖方面，比磺脲类药物更具优势。其次，与磺脲类药物不同，格列奈类药物不增加体重。最后，格列奈类药物的胰岛素促泌作用具有"按需分泌"特点，具有葡萄糖依赖性，也就是血糖高促泌作用强，血糖低促泌作用弱，在空腹时和两餐之间则基本不刺激胰岛素分泌。因此，格列奈类药物具有低血糖发生率低、安全性好的特点。

2. **适应证**　格列奈类药物主要适用于通过饮食控制和运动治疗，血糖不能得到有效控制的 2 型糖尿病患者。该类药物起效快，作用消失得也快，安全性高。所以，格列奈类药物是老年糖尿病患者和轻度肝肾功能不全者的首选降糖药（注意：年龄 > 75 岁的老年糖尿病患者不推荐使用）。

3. **禁忌证**　格列奈类降糖药禁用于以下人群：①胰岛 β 细胞已经没有分泌功能者；②对本类药物成分过敏者；③伴糖尿病急性并发症、重度感染或处于围手术期者；④严重肝肾功能不全者；⑤妊娠或哺乳期妇女以及 12 岁以下儿童；⑥心功能不全，一年内有过心肌梗死、不稳定性心绞痛和严重心律失常者。

4. **副作用**

1）**低血糖**　格列奈类降糖药的主要副作用是低血糖，但相对于磺脲类药物来说，服用格列奈类药物出现低血糖的概率比较低，而且低血糖的症状和程度都比较轻，补充碳水化合物后非常容易纠正。

2）**其他**　主要包括过敏反应（表现为皮肤瘙痒、发红、出现荨麻疹等，但极少发生）、消化道反应（罕见，通常较轻微，偶发腹痛、腹泻、恶心、呕吐和便秘）和肝功能异常（仅见于个别患者，且为轻度和短暂性的）。

5. **应用注意事项**　广大糖友在应用格列奈类药物时，应注意以下几点：一是格列奈类药物的服用方法为餐前即刻服用，进餐服药，不进餐不服药；二是格列奈类药物与磺脲类药物作用相似，二者应避免联合使用；三是胰岛 β 细胞功能衰竭时，服用格列奈类药物不能发挥降糖作用。

6. 常用药特点与应用

1）瑞格列奈（诺和龙）

① 按需分泌胰岛素，有效降低餐后血糖　诺和龙的最大亮点是能模拟正常胰岛素分泌曲线来刺激胰岛 β 细胞分泌胰岛素。通俗地讲，就是基本能按照人体进食后所需要的胰岛素的量来刺激胰岛 β 细胞分泌胰岛素。因此，诺和龙可以改善和恢复生理性胰岛素分泌，而分泌量由血糖升高的程度来决定。也就是说，诺和龙主要降餐后血糖，对空腹血糖影响不大。

② 效果与血糖水平同步，很少发生低血糖　诺和龙与磺脲类药物虽然同是胰岛素促泌剂，但它们的作用受体不同。磺脲类药物起效比较缓慢，作用时间长，不管人体血糖是高还是低，在它发挥作用的时间内都会使血糖降低。而诺和龙起效则比较迅速，大约在服药 30 分钟内就开始起效，60 ～ 90 分钟达到作用最高峰。但是，这种作用的前提是血糖升高，如果餐前血糖降到正常，诺和龙的降糖作用也随即消失，因此，服用诺和龙不容易出现夜间和餐前低血糖。二者一比较，就彰显出了诺和龙的优点。正因为具有这样的优点，所以诺和龙对于新发的 2 型糖尿病患者和老年糖尿病患者很适合。

③ 超短效降糖，组合降糖效果好　虽然诺和龙的降糖作用时间短，但是它的降糖效果可不差。诺和龙的降糖作用可以和二甲双胍相媲美。诺和龙和二甲双胍都能使糖化血红蛋白降低 1.5% ～ 2%，这个数据比拜唐苹和糖适平都要高。诺和龙还可以和一些降糖机理不同的药物合用，比如二甲双胍、罗格列酮、拜唐苹等。有一项针对诺和龙联合二甲双胍治疗肥胖型 2 型糖尿病患者的研究发现，二者合用比单用一种降糖效果要好，二者具有协同作用。另外，诺和龙与罗格列酮合用能有效防止高胰岛素血症。

④ 其他　使用诺和龙，应从最小剂量开始（每次 0.5 毫克，每天 3 次），如果血糖控制不理想，可以逐渐增加剂量，最大剂量不要超过每天 16 毫克。诺和龙属于超短效降糖药，需要在餐前服用，不吃饭不服药。诺和龙 92% 经胆道代谢，肾脏代谢较少，所以对于肾功能不全的患者来说可以考虑使用。因为本药主要是经胆道代谢，所以存在肝功能不全的患者应当慎用。

2）那格列奈（唐力）

① 起效更快，作用时间更短，更符合胰岛素生理分泌曲线　唐力与诺和龙不同的地方是：唐力与胰岛 β 细胞上的位点结合时间很短，只有约 2 秒，而诺和龙为 3 分钟；唐力发挥作用的时间约为 15 分钟，而诺和龙为 30 分钟；唐力的降糖作用持续时间小于 1 小时，诺和龙为 1 ～ 1.5 小时。

比起诺和龙，唐力能更快、更短暂地发挥降糖作用，它的促泌作用更符合胰岛素的生理分泌曲线。根据唐力的这些特点，我们说它更适用于早期新发的以及病情较轻的2型糖尿病患者。

②　方便加餐，适合老年糖友　一些糖友可以充分利用唐力的这些优点，使之更好地为自己服务。比如：吃饭很不规律的糖友，因为应用唐力不必规定服药时间，只要在吃饭的时候服药就可以了；还有就是那些禁不住美食的诱惑，加餐又怕血糖升高的糖友，这些糖友可以在加餐前服药，血糖波动不会很大。需要这些糖友注意的是：这样做虽然非常方便，但还是要尽量避免，因为长期加餐可能导致体重增加。对于老年糖友来说，由于身体的各项功能都已经减退，对药物的清除速度也不像年轻人那样快，所以使用一些长效降糖药容易出现低血糖。而唐力的作用时间和清除时间都短，正好符合要求。

需要说明的是：唐力要在进食前15分钟内服用，否则可能会出现吃饭时低血糖。唐力被称为"餐时血糖调节剂"，是"聪明的降糖药"，用药次数可以灵活掌握，即"用餐吃药，不用餐不吃药"。另外，唐力能很快地、彻底地从身体内清除，不会影响肾脏功能，因此，有轻度肾功能不全的糖友在服用唐力时不会出现低血糖反应，无须调整用药量；但是，肾功能严重衰竭的患者，为了安全起见，还是换用胰岛素更好，毕竟唐力大部分（约83%）还是要从肾脏排出的。

专家答疑：胰岛素促泌剂的应用要点有哪些？　目前临床上常用的胰岛素促泌剂包括磺脲类药物和格列奈类药物两大类。广大糖友在应用胰岛素促泌剂时应注意以下几点：一是胰岛 β 细胞有一定的胰岛素分泌功能，无胰岛素促泌剂应用禁忌的2型糖尿病患者，都可以考虑选用胰岛素促泌剂。二是无超重和肥胖，或对二甲双胍不耐受，或应用其他口服降糖药治疗血糖控制不佳的2型糖尿病患者，胰岛素促泌剂可以作为首选或联用药物。三是应根据血糖谱选择不同类型的胰岛素促泌剂：以餐后血糖升高为主的，宜选择格列奈类或短效磺脲类降糖药；以空腹血糖升高为主或空腹和餐后血糖均升高者，宜选择低血糖风险低的中长效磺脲类降糖药。四是胰岛素促泌剂的使用应从小剂量开始，以减少低血糖的发生。五是中重度肝肾功能不全者不宜使用胰岛素促泌剂。轻中度肾功能不全者需要使用胰岛素促泌剂时，可以考虑使用瑞格列奈和格列喹酮。

（四）α-葡萄糖苷酶抑制剂

α-葡萄糖苷酶抑制剂最初由德国拜耳公司研制成功，它主要对降低餐后血糖有帮助。值得一提的是，我国居民的饮食结构以碳水化合物为主，所以相对于以肉食为主的欧美人来说，α-葡萄糖苷酶抑制剂更适合我国的糖尿病患者。有人甚至开玩笑说α-葡萄糖苷酶抑制剂是专门为中国人设计的。

1. 主要作用　食物中的淀粉要经过一系列酶的消化变成单糖（如葡萄糖和果糖）后才能被机体吸收。分布在小肠黏膜上的α-葡萄糖苷酶就是一种糖类物质的水解酶，它能把双糖与三糖分解成葡萄糖和果糖。α-葡萄糖苷酶分布在上、中、下三段小肠中。α-葡萄糖苷酶抑制剂能够可逆性地抑制上段小肠黏膜上的α-葡萄糖苷酶，阻断单糖的生成，从而后延葡萄糖的吸收时间，降低餐后血糖（图4-1）。

α-葡萄糖苷酶抑制剂被誉为"餐后高血糖的克星"。它具有平稳的降糖疗效，安全性好，同时也是被批准用于干预糖耐量低减的口服降糖药。

2. 适应证　α-葡萄糖苷酶抑制剂主要适用于以下人群：①通过饮食控制和运动治疗，血糖控制不达标的2型糖尿病患者，特别是肥胖或超重的患者（可作为首选用药）；②单独使用磺脲类降糖药或（和）二甲双胍治疗后，血糖控制仍不满

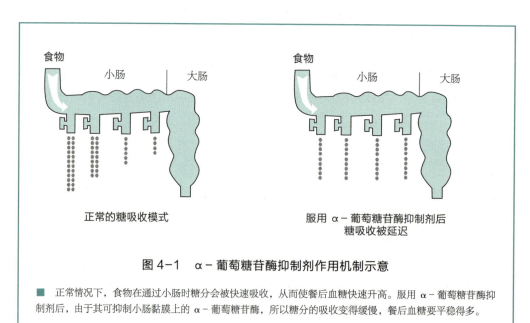

图4-1　α-葡萄糖苷酶抑制剂作用机制示意

■　正常情况下，食物在通过小肠时糖分会被快速吸收，从而使餐后血糖快速升高。服用α-葡萄糖苷酶抑制剂后，由于其可抑制小肠黏膜上的α-葡萄糖苷酶，所以糖分的吸收变得缓慢，餐后血糖要平稳得多。

意的2型糖尿病患者；③接受胰岛素治疗，基础血糖已经达标，餐后血糖尚未达标者（可联合使用α-葡萄糖苷酶抑制剂，以减少胰岛素的用量）；④糖耐量低减者（糖耐量低减者使用α-葡萄糖苷酶抑制剂可以防止或延缓糖尿病的发生）。

3. 禁忌证　α-葡萄糖苷酶抑制剂不宜用于以下人群：①对本药过敏者；②伴有酮症酸中毒、高血糖高渗状态等急性并发症或伴有感染者；③手术前后或遭受严重创伤的患者；④存在明显消化和吸收障碍的慢性胃肠功能紊乱者；⑤患有重度疝气、结肠狭窄、肠梗阻、肠溃疡者；⑥有肠道手术史及肠梗阻病史者；⑦处于孕期、哺乳期的妇女及18岁以下的儿童；⑧肝功能异常者，肾功能异常（肌酐清除率<25 mL/min）者；⑨正在使用泻药或止泻药者，以及酗酒者。

4. 副作用及应对方法

1）胃肠道反应　α-葡萄糖苷酶抑制剂的全身不良反应比较少，胃肠道反应是其最主要的不良反应，主要表现为腹胀、排气增多（爱放屁），也有的患者会出现腹痛、腹泻。建议从小剂量开始，逐渐增加剂量。一般用药一段时间后，胃肠道反应可逐渐减轻或消失。

2）转氨酶升高　α-葡萄糖苷酶抑制剂只有很小一部分被吸收入血，所以对肝肾功能的影响不大。只有大剂量使用时，才可能引起转氨酶升高。

3）其他　个别糖尿病患者服药后会出现乏力、头痛、皮肤瘙痒等不适。

5. 应用注意事项　广大糖尿病患者在使用α-葡萄糖苷酶抑制剂类药物时应注意以下问题：①α-葡萄糖苷酶抑制剂应与第一口饭同时嚼服，过早、过晚服用或吞服均会降低疗效。②α-葡萄糖苷酶抑制剂的降糖效果与饮食结构有关。以肉食为主者，α-葡萄糖苷酶抑制剂的作用很小。另外，本品对于不需要α-葡萄糖苷酶水解的单糖（如葡萄糖、果糖等）引起的血糖升高没有作用。③单独使用α-葡萄糖苷酶抑制剂不容易发生低血糖，但是和胰岛素促泌剂（磺脲类或格列奈类）或胰岛素合用时会发生低血糖。需要广大糖友格外注意的是：使用α-葡萄糖苷酶抑制剂的患者如果出现低血糖，不能通过进食淀粉类食物（如馒头、饼干）或蔗糖类食物（如白糖水）进行纠正，此时必须直接口服或静脉注射葡萄糖才行。④α-葡萄糖苷酶抑制剂应避免与抗酸药、考来烯胺（消胆胺）、肠道吸附剂等同时服用，否则会降低疗效。

6. 常用药特点与应用

1）阿卡波糖（拜唐苹，卡博平）

①减缓糖分吸收　阿卡波糖的主要作用是减缓人体对主食和蔬菜中糖分的吸收。因为糖分吸收减缓了，所以血糖升高

的速度就慢了，血糖高峰也就不那么高了。我国居民的传统饮食结构以碳水化合物为主，因此，中国人使用 α－葡萄糖苷酶抑制剂的机会就多一些。吃饭经常大鱼大肉的人，阿卡波糖对于他们来说，用处就不是很大了。

② 有效保护心血管 阿卡波糖可以延缓肠道内食物的消化和吸收，这实际上起到了分餐的效果。阿卡波糖以降低餐后血糖为主，所以常用于治疗以餐后血糖升高为主的 2 型糖尿病患者。而餐后高血糖是引发心血管并发症的直接危险因素。研究已经证实，长期服用阿卡波糖能减少糖尿病患者心血管疾病的发生率。

③ 副作用无伤大雅 服用阿卡波糖后，因为减少了碳水化合物的吸收，碳水化合物到了大肠后会被细菌分解，所以产气很多。因而，服用阿卡波糖的患者容易出现胀气、排气（放屁）多的现象，这让不少糖友觉得很尴尬。但是，这种现象一般经过 4 周左右的时间就慢慢消失了，所以大家不必过于在意。

④ 出现低血糖，救治有讲究 服用阿卡波糖的患者在发生低血糖的时候必须用葡萄糖来救治，不能用普通的白糖水或者碳水化合物类食物来救治。这是因为阿卡波糖会抑制体内的 α－葡萄糖苷酶，使服下去的蔗糖或其他碳水化合物不能在肠道内迅速分解成单糖，所以在短时间内血糖

难以得到纠正。研究表明，服用阿卡波糖的患者血糖下降时服用葡萄糖，10 分钟后血糖即可升高，20 分钟后血糖浓度达到峰值，以后逐渐下降；而服用蔗糖，30 分钟后血糖还不能升高，45 分钟后才缓慢升高。因此，服用阿卡波糖的患者（包括联合用药的患者）必须随身携带一些葡萄糖，以备不时之需。

2）伏格列波糖（倍欣） 同阿卡波糖一样，伏格列波糖也是通过抑制肠道内碳水化合物的吸收来降低餐后血糖的，不过伏格列波糖抑制的是"双糖酶"，它对蔗糖酶和麦芽糖酶的抑制作用比较强，对淀粉酶的抑制作用比较弱，而阿卡波糖则正好相反。伏格列波糖比阿卡波糖的降糖作用要强一些，平稳一些，而且用药量小，进餐后血液中的胰岛素浓度升高更不明显；同时，因为抑制酶的类型和程度不同，伏格列波糖的肠胀气等胃肠道副作用比阿卡波糖要少一些。不利的方面是：虽然二者导致低血糖的概率都很小，但伏格列波糖比阿卡波糖引起低血糖的概率要大，尤其是与其他降糖药合用的时候。

伏格列波糖与阿卡波糖的降糖机理相似，可能带来的副作用也基本相同，主要表现为胃肠道反应，所以，患有肠梗阻、肠道狭窄、消化和吸收不良等疾病的患者应禁用伏格列波糖。另外，伏格列波糖与其他降糖药合用出现低血糖时，也不能靠

吃蔗糖来升高血糖，必须服用葡萄糖才可以，其中的道理和阿卡波糖相同。

一些药物会增强伏格列波糖的降糖作用，如倍他乐克、芬必得、华法林等。因此，当伏格列波糖与这些药物合用的时候，要勤测血糖，血糖偏低时，应酌情减少伏格列波糖的用量。

伏格列波糖的服用方法是吃饭前口服，服药后立即进食，不像阿卡波糖那样必须嚼碎服，一般用量为每次1片，每天3次，最大剂量可增加到每次1.5片。

需要说明的是：阿卡波糖和伏格列波糖的降糖作用都比较弱，对于刚刚诊断的糖尿病患者经过单纯的饮食控制和运动治疗不能使血糖控制满意的，可以优先考虑使用，但是服用最大剂量的伏格列波糖一段时间后，如果血糖仍然得不到满意的控制，那就得换用其他降糖药了。

3）米格列醇 米格列醇为第二代 α-葡萄糖苷酶抑制剂。其结构与葡萄糖相似，对小肠绒毛刷状缘的 α-葡萄糖苷酶，如蔗糖酶、葡萄糖淀粉酶、麦芽糖酶、异麦芽糖酶、海藻糖酶、乳糖酶都有抑制作用，其中对蔗糖酶的抑制作用最强，但米格列醇不抑制 α-淀粉酶的活性。米格列醇并不完全抑制葡萄糖的吸收，而是延缓葡萄糖的吸收过程，使消化道各区域对葡萄糖的吸收更为平均，从而平缓了餐后碳水化合物消化吸收所产生的尖锐血糖峰值。临床研究表明，服用米格列醇后60～90分钟血糖下降最为显著，且无明显不良反应。

米格列醇在体内不被代谢，口服后经尿迅速排出体外。与磺脲类及双胍类药物相比，米格列醇的毒副作用要小很多。米格列醇主要作用于小肠，对结肠内碳水化合物水解的影响较小，由未吸收的糖类发酵继发的胃肠道不良反应比阿卡波糖少。虽然服用米格列醇有时会出现轻微的胃肠道副作用，但可以采用逐渐增加剂量的方法使其缓解。此外，临床研究表明，长期口服米格列醇对泌尿系统、心血管系统、呼吸系统等都没有明显的影响，因此，老年糖尿病患者、存在肝功能或轻度肾功能损伤的患者服用本品不需要调整剂量。

米格列醇还可以激活棕色脂肪组织，增加能量消耗，起到降低体重的作用。也就是说，米格列醇"降糖减重，双管齐下"。

注意：米格列醇应避免与含淀粉酶、胰酶等可分解糖类的助消化酶剂合用，以免降低疗效。另外，米格列醇与磺脲类药物合用时，低血糖的发生风险会增加。

（五）噻唑烷二酮类降糖药

噻唑烷二酮类降糖药于20世纪80年代研制成功。目前临床上常用的是罗格列酮和吡格列酮。

1. 主要作用 噻唑烷二酮类药物被人们称为"胰岛素增敏剂"，它是通过高度选择性地结合和强有力地激活一种在代谢控制中起关键作用的受体——过氧化物酶体增殖蛋白激活性受体 γ 而起作用的。这种受体主要存在于脂肪细胞、骨骼肌细胞和肝细胞中。受体被激活后，可以调控与胰岛素效应有关的多种基因的转录，这些基因的功能涉及葡萄糖的产生、转运、利用和脂代谢的调节。

噻唑烷二酮类药物可以明显改善骨骼肌的葡萄糖代谢，抑制肝脏糖异生，改善胰岛素抵抗，提高机体的胰岛素敏感性，从而降低血糖和血浆胰岛素水平。除此之外，噻唑烷二酮类药物还能改善脂代谢，降低血清甘油三酯和游离脂肪酸水平。噻唑烷二酮类药物还可以保护胰岛 β 细胞功能，部分 2 型糖尿病患者在采用噻唑烷二酮类药物治疗后，胰岛 β 细胞功能会有所恢复。噻唑烷二酮类药物是胰岛素抵抗患者的可选用药。

2. 适应证 噻唑烷二酮类降糖药主要适用于经饮食控制和运动治疗血糖控制不满意的 2 型糖尿病患者，尤其是肥胖、胰岛素抵抗的患者。糖耐量低减和空腹血糖受损者也可以使用。

3. 禁忌证 噻唑烷二酮类药物的禁忌证主要包括：①对此类药物过敏者（禁用）；② 1 型糖尿病患者及存在酮症酸中毒、高血糖高渗状态等急性并发症的 2 型糖尿病患者（禁用）；③有活动性肝病或血清谷丙转氨酶高于正常值上限的 2.5 倍者（禁用）；④水肿患者（慎用）；⑤纽约心功能分级为 Ⅲ～Ⅳ级 [1] 心功能障碍者（禁用，因为噻唑烷二酮类药物可引起液体潴留，有加重充血性心力衰竭的风险）；⑥骨折及严重骨质疏松者（慎用，本类药物有增加骨折的风险）；⑦患有膀胱癌或存在肉眼血尿者（慎用）；⑧ 18 岁以下的患者（不推荐使用）；⑨妊娠和哺乳期妇女（避免使用）。

4. 副作用及应对方法

1）**低血糖** 单独使用噻唑烷二酮类药物一般不会导致低血糖，但与胰岛素或胰岛素促泌剂联合使用时可增加低血糖的发生风险，因为噻唑烷二酮类药物是胰岛素增敏剂，会加强胰岛素的降糖作用。如果噻唑烷二酮类药物与胰岛素或胰岛素促泌剂联合使用，需要对胰岛素或者胰岛素促泌剂减量使用。

2）**水钠潴留** 噻唑烷二酮类药物可以导致水钠潴留，使血容量增加，一般表现为轻中度水肿（女性患者多见），严重的还可能引起或加重心力衰竭。建议大家从小剂量用起，逐渐加量。心力衰竭的患

---

[1] Ⅲ级心功能障碍表现为：体力活动明显受限。休息时无症状，但轻于一般体力活动的活动即可引起过度疲劳、心悸、气喘或心绞痛。Ⅳ级心功能障碍表现为：不能从事任何体力活动，休息状态下也出现心力衰竭症状，体力活动后加重。

者应当慎用噻唑烷二酮类药物，即使使用，如果出现胸闷、胸痛、呼吸困难等症状，应及时到医院就诊。

3）对肝功能的影响 本类药物有导致肝功能异常的报道。建议广大糖友在服用噻唑烷二酮类药物时定期监测肝功能，一般在开始使用的1年内每2个月复查一次肝功能。如果转氨酶升高达到正常值上限的2.5倍，建议停药；如果转氨酶轻度升高（为正常值上限的1～2.5倍），建议增加肝功能复查的频率，以评估转氨酶变化的趋势，并据此调整用药方案。一般停药后肝功能可自行恢复，如果停药后转氨酶仍升高，应及时就医。

4）贫血 噻唑烷二酮类药物并不会抑制血细胞生成，它所导致的贫血主要是因为水钠潴留，血容量增加，血液被稀释造成的。贫血一般出现在开始治疗的第4～12周，随着用药时间的延长，贫血可逐渐减轻。服用噻唑烷二酮类药物的患者，建议定期复查血常规，密切随诊，如果出现指标进行性降低，应及时就诊，明确是否存在其他疾病。

5）骨折 噻唑烷二酮类药物可能会导致骨质疏松，使骨折的发生风险增加，尤其是女性患者。建议已经患有骨质疏松和既往出现过反复骨折的患者慎重使用。

6）其他 少数患者服药后可出现头痛、感觉异常等精神、神经系统表现，还有的患者出现腹痛、腹泻等消化道症状。如果出现上述情况，需及时就医，以明确是否与药物有关，必要时更换药物。

5. 应用注意事项 广大糖尿病患者在应用噻唑烷二酮类药物时应注意以下问题：一是噻唑烷二酮类药物的起效速度比其他降糖药慢，并非在短期内就能见到理想的疗效，一般需要数周乃至数月才能达到最大效果，所以，大家千万不能急于求成，短期内见不到效果就换药；二是噻唑烷二酮类药物可使处于绝经前期的妇女及患有多囊卵巢综合征的妇女恢复排卵，因此，用药期间要注意避孕；三是存在Ⅲ～Ⅳ级心功能障碍者、水肿患者、急性冠脉综合征[1]患者用药时应严密监测心脏的情况，如果出现憋气、胸闷、尿少等症状，要及时就医。

6. 常用药特点与应用

1）**罗格列酮（文迪雅，太罗）**

① **不仅适用于糖尿病患者，糖耐量低减者同样适用** 文迪雅主要通过增加机体的胰岛素敏感性、减轻胰岛素抵抗来降糖。它不仅适用于糖尿病患者，糖耐量低减者同样适用。糖耐量低减者在服用文迪雅后

---

[1] **急性冠脉综合征** 包括急性心肌梗死和不稳定性心绞痛。常表现为发作性胸痛、胸闷，可导致心律失常、心力衰竭甚至猝死。急性冠脉综合征严重影响患者的生活质量和寿命。

能阻止病情向糖尿病转化。文迪雅作用比较缓慢，坚持服药2周左右才能看到效果。文迪雅可以同其他降糖药合用。文迪雅服用方便，只需每天服用1次。

② 副作用让它饱受争议 虽然文迪雅有如此多的优点，但是它的副作用也同样让人关注。文迪雅的主要副作用是水钠潴留，这会直接加重心衰患者的病情；服用文迪雅还可能导致转氨酶升高，增加骨折的发生风险。对于文迪雅副作用的关注源于2007年5月《新英格兰医学杂志》发表的一篇文章。这篇文章说文迪雅能显著增加心脏病的发生风险，导致患者死亡率升高。随后，美国食品药品监督管理局要求服用文迪雅的糖尿病患者，特别是已经有心血管病或兼有心血管病高危因素的患者，换用其他降糖药。这引起了所有服用文迪雅的患者的恐慌，大家纷纷停用文迪雅。那么，文迪雅是否真的会增加心血管病的发生风险呢？在《新英格兰医学杂志》的相关文章发表后不久，另一本著名医学杂志《柳叶刀》就文迪雅的安全性也发表了看法，认为《新英格兰医学杂志》所载的结论值得怀疑。著名的糖尿病进展试验的研究结果显示：文迪雅与磺脲类药物、二甲双胍引起心血管疾病的综合风险相似，但文迪雅引起水肿、女性骨折的风险要明显高于其他两类药物。经过多方激烈的争论，美国食品药品监督管理局最后

得出结论：文迪雅可能增加心衰的风险，应在药品说明书上加黑框表示警告。我国的糖尿病专家基本同意美国食品药品监督管理局的意见，建议有心力衰竭的患者尽量不要服用文迪雅，其他心血管病患者可以继续服用文迪雅。

这里需要强调的是：服用文迪雅前后及用药期间应注意监测肝功能、血糖、糖化血红蛋白；有心衰危险的患者（尤其是合用胰岛素治疗的患者），用药期间应严密监测心脏的情况，如果出现憋气、胸闷、尿少等症状，要及时就医。

2）吡格列酮（艾可拓，艾汀，卡司平，瑞彤）

① 国产"文迪雅"，降脂护肾，保护大血管 艾汀是我国生产的第一个胰岛素增敏剂，由于它价格便宜，所以已经在我国糖尿病患者中广泛使用。同文迪雅一样，艾汀也是通过增加机体的胰岛素敏感性、减轻胰岛素抵抗来降低血糖的。艾汀除了能降低血糖外，还有许多"意想不到的好处"：一是能调节血脂。艾汀可以降低甘油三酯和极低密度脂蛋白胆固醇水平，升高高密度脂蛋白胆固醇水平。二是能减少尿微量白蛋白的排泄，保护肾脏，防止糖尿病肾脏病变的发生和发展。三是能延缓动脉粥样硬化的发展，使糖尿病大血管和微血管病变推迟出现。

② 同样存在水钠潴留等副作用，请谨

慎选择　艾汀除了上面说的那些优点外，它的副作用也同样不容忽视。同文迪雅一样，艾汀也存在水钠潴留的问题，因此，心脏功能不好的糖尿病患者应尽量避免使用。受到文迪雅事件的"牵连"，艾汀的药品说明书上也加了黑框，以提醒广大糖尿病患者注意。

同样需要强调的是：广大糖友在服用艾汀期间，要定期监测肝功能，注意是否有水肿出现或者加重，心衰的患者尽量不要服用此药。

（六）胰高血糖素样肽-1受体激动剂

胰高血糖素样肽-1受体激动剂（GLP-1RA）具有延缓胃排空、抑制食欲的作用，在降低体重方面独树一帜，特别适合肥胖的糖尿病患者。第一代胰高血糖素样肽-1受体激动剂艾塞那肽于2005年上市，是一种天然的胰高血糖素样肽-1类似物分子，与胰高血糖素样肽-1具有53%的同源性，治疗时一天给药2次。第二代胰高血糖素样肽-1受体激动剂包括利拉鲁肽与利司那肽，这两种药物治疗时一天只需给药1次。第三代胰高血糖素样肽-1受体激动剂包括艾塞那肽缓释微球、阿必鲁肽、杜拉鲁肽、洛赛那肽与索玛鲁肽。目前在中国上市的胰高血糖素样肽-1受体激动剂分别为短效的艾塞那肽、长效的利拉鲁肽，以及司美格鲁肽（利拉鲁肽周制剂），周制剂每周皮下注射一次即可。

1. 主要作用　胰高血糖素样肽-1受体激动剂是一种我们机体自身产生的胰岛素促泌剂。人体在进食数分钟后，胰高血糖素样肽-1就开始分泌，同时促进胰岛素的分泌。可以说，胰高血糖素样肽-1是我们人体自带的"降糖药"。

胰高血糖素样肽-1受体激动剂促进胰岛素释放主要是通过激活胰高血糖素样肽-1受体实现的。胰高血糖素样肽-1受体激动剂与胰高血糖素样肽-1受体结合后，使胰岛素出胞作用增强，也就是说，胰高血糖素样肽-1受体激动剂可以促使存储在胰岛β细胞中的胰岛素从细胞中释放。值得指出的是，胰高血糖素样肽-1受体激动剂能够葡萄糖依赖性地促进胰岛素分泌，这种胰岛素分泌具有不进食不分泌的特点。当血糖浓度高时，胰高血糖素样肽-1受体激动剂可显著刺激胰岛素释放，抑制胰高血糖素释放，从而降低血糖；而当血糖降至正常水平后，胰岛素释放不再被刺激，血糖一般不会进一步降低，从而大大降低了低血糖的发生风险。因此，胰高血糖素样肽-1受体激动剂更有利于实现平稳降糖。

除了促进胰岛素分泌，胰高血糖素样肽-1受体激动剂还能刺激胰岛β细胞增殖和新生，抑制胰岛β细胞凋亡，减少摄食，延缓胃排空，有效降低体重。此外，胰高血糖素样肽 -1 受体激动剂还有保护心血管系统的作用。

2. 适应证 胰高血糖素样肽 -1 受体激动剂适用于成年 2 型糖尿病患者。应用口服降糖药血糖控制不佳者，可以联用胰高血糖素样肽 -1 受体激动剂，以更好地控制血糖。

3. 禁忌证 胰高血糖素样肽 -1 受体激动剂主要禁用于以下人群：①已知对本类药物或其中某些成分过敏者（禁用）；②1 型糖尿病患者（禁用，1 型糖尿病患者的胰岛功能已经衰竭）；③合并酮症酸中毒、高血糖高渗状态等急性并发症者（禁用）；④存在肝功能损害、晚期肾病或严重肾损害（肌酐清除率 < 30 mL/min）者（不推荐使用）；⑤存在严重胃肠道疾病者（不推荐使用）；⑥有甲状腺髓样癌病史或家族史以及 2 型多发性内分泌腺肿瘤综合征[1]的患者，以及 18 岁以下的患者、妊娠和哺乳期妇女（不建议使用）。

4. 副作用及应对方法

1）**胃肠道不适** 应用胰高血糖素样肽 -1 受体激动剂可能会引起胃肠道不适，

主要表现为恶心呕吐、食欲缺乏、消化不良、腹泻等。一般情况下，这些副作用可随着用药时间的延长而逐渐减轻，停药后副作用消失。

2）**注射部位反应** 使用胰高血糖素样肽 -1 受体激动剂容易导致注射局部出现红肿、硬结或皮下脂肪萎缩等。有效的避免方法是注射部位的轮换，尽量保证一周之内注射部位不重复。

3）**低血糖反应** 单独使用胰高血糖素样肽 -1 受体激动剂较少出现低血糖反应，一般与磺脲类药物（促进胰岛素分泌）联用时容易出现。为了避免低血糖反应的发生，联用时可酌情减少磺脲类药物的用量。

4）**急性胰腺炎** 使用胰高血糖素样肽 -1 受体激动剂有发生急性胰腺炎的病例报道。建议广大糖友在使用本类药物时注意有无腹痛、发热、恶心、呕吐等表现，如果出现上述情况应及时就医。既往有胰腺炎病史的患者最好慎用。

5）**甲状腺事件** 有人在使用利拉鲁肽后曾出现甲状腺肿瘤、血降钙素升高和甲状腺肿等不良事件。建议有甲状腺疾病的患者慎用利拉鲁肽。如果使用，需定期检测甲状腺功能，并做甲状腺超声检查。

5. 应用注意事项 广大糖尿病患者在应用胰高血糖素样肽 -1 受体激动剂时应注意以下问题：一是胰高血糖素样肽 -1 受体激动剂不是胰岛素的替代品，它只不

---

[1] **2 型多发性内分泌腺肿瘤综合征** 一组有明显家族聚集倾向的遗传性疾病，患者有多个内分泌腺发生肿瘤，因而引起极其复杂且多变的内分泌症候群。以甲状腺髓样癌、嗜铬细胞瘤、甲状旁腺功能亢进三者并存为特点。

过是一种"胰岛素促泌剂"（它和胰岛素的相同点是都需要注射，这一点大家千万不要弄混了）。因此，胰高血糖素样肽-1受体激动剂不适合1型糖尿病患者使用，也不能用于糖尿病急性并发症的治疗。二是胰高血糖素样肽-1受体激动剂是一种生物制品，因此要注意保存。开始使用前，应避光保存于2～8℃的环境中；开始使用后，在不高于25℃的室温条件下可以保存30天。三是要注意药品的有效期。注射液无色澄清透明时才可以使用，冰冻或者超过有效期均不可使用。

6. 常用药应用建议

1）艾塞那肽（百泌达）　艾塞那肽的初始剂量一般为每次5微克，每日2次，在早餐和晚餐前60分钟内（或每天的2顿主餐前，给药间隔大约6小时或更长）皮下注射。不应在餐后注射本品。根据血糖水平，在治疗1个月后剂量可增加至每次10微克，每日2次。应在大腿、腹部或上臂皮下注射给药。

在二甲双胍治疗的基础上加用本品，可继续使用二甲双胍的目前剂量，因为合用本品发生低血糖而需要调整二甲双胍剂量的可能性比较小。在磺脲类药物治疗的基础上加用本品，应考虑降低磺脲类药物的剂量，以降低低血糖的发生风险。

存在轻、中度肾功能不全的糖友在使用艾塞那肽时无须调整剂量。终末期肾病患者不推荐使用。由于艾塞那肽主要经肾脏消除，因此，预计肝功能异常不会影响艾塞那肽的血药浓度。目前尚无妊娠妇女可应用艾塞那肽的足够证据。哺乳期妇女应慎用本品。尚未确定本品在儿童患者中的安全性和有效性。

2）利拉鲁肽（诺和力）　利拉鲁肽的初始剂量为一般每天0.6毫克。至少1周后，剂量应增加至1.2毫克。为了进一步改善降糖效果，再至少1周后可将剂量增加至1.8毫克。推荐每日剂量不超过1.8毫克，每天注射1次，可在任意时间注射。本品应皮下注射，不可静脉注射或肌内注射。注射部位可选择在腹部、大腿或者上臂。在改变注射部位和注射时间时无须进行剂量调整。推荐在每天的同一时间点进行注射，所以建议选择最为方便的时间。

在二甲双胍治疗的基础上加用本品，可继续使用二甲双胍的目前剂量。在磺脲类药物治疗的基础上加用本品，应考虑降低磺脲类药物的剂量，以降低低血糖的发生风险。

存在轻度肾功能不全的糖友在应用利拉鲁肽时无须调整剂量。本品在存在中度肾功能不全的患者中治疗经验有限。目前不推荐本品用于包括终末期肾病患者在内的重度肾功能损害患者。本品在存在肝功能损害的患者中治疗经验有限，因此不推荐利拉鲁肽用于存在肝功能损害的患者。

本品在存在心功能不全的患者中应用经验有限，目前不推荐此类患者使用本品。本品在炎症性肠病（如溃疡性结肠炎）和糖尿病性胃轻瘫患者中的治疗经验有限，因此不推荐利拉鲁肽用于这些患者。

（七）二肽基肽酶 -4 抑制剂

二肽基肽酶 -4 抑制剂（DPP-4 抑制剂）是近年来研发的一类口服降糖药，本类药物具有作用机制独特、疗效确切、低血糖发生率低、不增加体重或能轻度降低体重、心血管安全性良好等优点。目前在国内上市的二肽基肽酶 -4 抑制剂有西格列汀、维格列汀、沙格列汀、阿格列汀和利格列汀。虽然不同的二肽基肽酶 -4 抑制剂在结构和药物代谢方面存在明显差异，但所有二肽基肽酶 -4 抑制剂均有相近的降糖效果（可降低糖化血红蛋白 0.5% ~ 1.0%）和良好的安全性。

1. 主要作用 天然的胰高血糖素样肽 -1 在体内很快会被二肽基肽酶 -4 降解而失去作用。而二肽基肽酶 -4 抑制剂可以抑制二肽基肽酶 -4 的活性，能有效减少胰高血糖素样肽 -1 的失活。二肽基肽酶 -4 抑制剂还可以在刺激胰岛 β 细胞分泌胰岛素的同时抑制胰岛 α 细胞分泌胰高血糖素。二肽基肽酶 -4 抑制剂的作用也是具有血糖依赖性的，因而也可以有效防止低血糖的发生。二肽基肽酶 -4 抑制

剂还可以抑制大脑摄食中枢，可以在很好地控制血糖的同时不增加体重。

2. 适应证 二肽基肽酶 -4 抑制剂适用于 2 型糖尿病患者，尤其是肥胖，合并高脂血症、高血压的患者，以及血糖波动比较大的患者。

3. 禁忌证 二肽基肽酶 -4 抑制剂主要禁用于以下人群：①对本类药物过敏者；②1 型糖尿病患者；③存在酮症酸中毒、高血糖高渗状态等急性并发症者；④中重度肾功能不全以及终末期肾病患者（慎用或禁用）；⑤中重度肝功能不全（转氨酶高于正常值上限的 3 倍）者；⑥纽约心功能分级为 Ⅲ ~ Ⅳ 级者；⑦18 岁以下的青少年患者；⑧妊娠和哺乳期妇女；⑨先天性半乳糖不耐受、Lapp 乳糖酶缺乏症或葡萄糖 – 半乳糖吸收不良者（因为维格列汀和沙格列汀中有乳糖水合物）。

4. 副作用及应对方法

1）**低血糖反应** 单独使用二肽基肽酶 -4 抑制剂或与其他不导致低血糖的药物合用时不会增加低血糖的发生率。但与磺脲类药物合用时，因二者都具有促进胰岛素分泌的作用，所以低血糖的发生风险会有所增加。如果与磺脲类药物合用，可酌情减少磺脲类药物的剂量。

2）**过敏反应** 使用二肽基肽酶 -4 抑制剂可能会出现皮疹、水肿、瘙痒等过敏表现。如果出现上述症状，应及时停药并

就医。

3）转氨酶升高　部分患者在使用二肽基肽酶-4抑制剂后会出现转氨酶升高的情况。建议定期复查肝功能。出现肝功能异常时，应及时停药，不久后肝功能即可恢复正常。

4）急性胰腺炎　部分患者服药后会出现急性胰腺炎。建议在用药过程中注意有无腹痛、恶心、呕吐等表现，定期监测胰酶[1]，如果出现身体不适或胰酶升高，应及时就医。既往有胰腺炎病史者应慎用二肽基肽酶-4抑制剂。

5）其他　有报道称使用西格列汀的患者容易出现上呼吸道感染、鼻咽炎等不良反应；使用维格列汀的患者中，有人出现了多汗、心悸、皮肤及皮下组织异常等表现；使用沙格列汀的患者中有人出现了头痛、鼻窦炎、腹痛、呕吐和水肿等不良反应。使用西格列汀的患者，如果出现类似感冒症状，需及时就医；使用维格列汀、沙格列汀引起的上述不适，一般停药后即可缓解或消失。

5.**应用注意事项**　广大糖友在应用二肽基肽酶-4抑制剂时应注意以下问题：一是本类药物多数为口服，一日一次或一日二次，每日固定时间服用。二是本类药

---

[1]　**胰酶**　胰腺分泌的消化酶，主要包括胰蛋白酶、胰淀粉酶和胰脂肪酶等。

物经肾脏排泄，所以，一般来讲，肾功能不全者应慎用或禁用。西格列汀和沙格列汀虽然可以在中重度肾功能不全的患者中使用，但应减小剂量。中重度肾功能不全的患者应用利格列汀无须调整剂量。

6.**常用药应用建议**

1）**西格列汀（捷诺维）**　西格列汀为二肽基肽酶-4抑制剂中最具代表性的药物，它通过抑制胰高血糖素分泌和促进胰岛素分泌这两个途径来降低血糖。其低血糖事件的发生率远低于磺脲类降糖药。西格列汀还具有减少尿蛋白的作用，对控制血压和体重也有一定的帮助。

轻度肾功能不全者（肌酐清除率≥50mL/min）使用本品时不需要调整剂量；中度肾功能不全者（肌酐清除率30～50mL/min）使用本品时，剂量可调整为50毫克，每天1次；严重肾功能不全者（肌酐清除率<30mL/min）或需要透析的终末期肾病患者使用本品时，剂量可调整为25毫克，每天1次（不需要考虑透析的时间）。建议在开始使用本品前对肾功能进行评估，之后要定期评估。对于存在轻度或中度肝功能不全的患者，不需要对本品进行剂量调整。目前尚无严重肝功能不全患者的临床用药经验。

2）**沙格列汀（安立泽）**　沙格列汀单药可有效控制血糖，与二甲双胍或磺脲类联合治疗可更早、更有效地控制血糖，提

高血糖达标率，同时安全性和耐受性良好。沙格列汀适用于大多数 2 型糖尿病患者。

2014 年 2 月，基于一篇在《新英格兰医学杂志》上发表的文章，美国食品药品监督管理局宣布他们正在调查沙格列汀是否会增加心脏病的发生风险。推荐伴有心血管疾病的糖尿病患者在使用沙格列汀时增加其他治疗手段，以防止心血管疾病发病风险的提高。

轻度肾功能不全者在使用沙格列汀时无须调整剂量。中、重度肾功能不全者临床用药经验有限，因此，不推荐此类患者使用沙格列汀。轻度肝功能受损者在使用沙格列汀时无须调整剂量。中度肝功能受损者需谨慎使用。严重肝功能受损者不推荐使用。老年糖尿病患者应根据肾功能情况慎重选择用药剂量。

胰岛素促泌剂（如磺脲类降糖药）会引起低血糖。因此，当沙格列汀与胰岛素促泌剂合用时，需减少胰岛素促泌剂的剂量，以降低低血糖的发生风险。

与酮康唑、阿扎那韦、克拉霉素、茚地那韦、伊曲康唑、奈法唑酮、奈非那韦、利托那韦、沙奎那韦和泰利霉素合用时，应将本品的剂量限制在每天 2.5 毫克。

本品含有乳糖水合物，因此，半乳糖不耐受患者、Lapp 乳糖酶缺乏症患者和葡萄糖－半乳糖吸收不良患者不得服用本品。另外，建议在日常管理中观察皮肤是否存在水疱、皮疹和溃疡。

3）维格列汀（佳维乐） 维格列汀是一种具有选择性、竞争性、可逆性的二肽基肽酶 -4 抑制剂，在促进胰岛 β 细胞产生胰岛素的同时，可抑制胰岛 α 细胞，降低胰高血糖素浓度，从而降低血糖。本品对体重无明显影响。

轻度肾功能不全者在使用维格列汀时无须调整剂量。中、重度肾功能不全者或需要进行透析的终末期肾病患者不推荐使用。肝脏转氨酶水平高于正常值上限 3 倍者不能使用维格列汀。65 岁以上的老年糖尿病患者使用维格列汀一般无须调整剂量，但年龄大于 75 岁的患者应慎用。心力衰竭者应慎用维格列汀。另外，维格列汀片剂中含有乳糖，因此，半乳糖不耐受者、Lapp 乳糖酶缺乏症患者以及葡萄糖－半乳糖吸收异常者不能服用。

4）利格列汀（欧唐宁） 肝肾功能不全者在使用利格列汀时无须调整剂量。如果漏服药物，在下次服药时不需要服用双倍剂量。胰岛素促泌剂或胰岛素与利格列汀合用时，需适当减小剂量，以降低低血糖的发生风险。

5）阿格列汀（尼欣那） 阿格列汀可单药使用用于在饮食控制和运动治疗的基础上改善血糖控制，也可在单独使用二甲双胍血糖控制不佳时与二甲双胍联合使用。轻度肾功能不全者在使用阿格列汀时无须调整剂量；中度肾功能不全者，推荐的用药剂量为 12.5 毫克，每天 1 次；重度肾功能不全者或终末期肾病患者，推荐的用药剂量为 6.25 毫克，每天 1 次（可不考虑透析时间）。肝病患者应慎用阿格列汀。老年糖尿病患者不需要根据年龄对阿格列汀的剂量进行调整（表 4-2、表 4-3）。

表 4-2 胰高血糖素样肽 -1 受体激动剂和二肽基肽酶 -4 抑制剂国内批准的适应证

药物	生活方式治疗血糖控制不佳	单用二甲双胍血糖控制不佳	单用磺脲类药物血糖控制不佳	联用二甲双胍与磺脲类药物血糖控制不佳
艾塞那肽		√	√	√
利拉鲁肽		√	√	
西格列汀	√	√		
维格列汀		√		
沙格列汀	√	√		
利格列汀				√
阿格列汀	√	√		

注：√表示有适应证；空白表示未提及。

表 4-3 二肽基肽酶 -4 抑制剂在肝肾功能不全患者中的使用

药品名称	肾功能不全			肝功能不全	
	轻度	中度	重度	轻/中度	重度
西格列汀	无须调整	调整剂量	调整剂量	无须调整	不推荐使用
沙格列汀	无须调整	调整剂量	调整剂量	中度慎用	不推荐使用
维格列汀	无须调整	不推荐使用	不推荐使用	不推荐使用	不推荐使用
阿格列汀	无须调整	调整剂量	调整剂量	无须调整	不推荐使用
利格列汀	无须调整	无须调整	无须调整	无须调整	无须调整

（八）钠－葡萄糖共转运蛋白－2抑制剂

肾脏通过控制葡萄糖的重吸收，在维持体内葡萄糖的稳态中扮演着重要角色。2型糖尿病患者肾脏重吸收葡萄糖的能力增强，这会进一步加剧高血糖的发生。而大部分葡萄糖的重吸收是通过体内的一种物质——钠－葡萄糖共转运蛋白－2（SGLT-2）实现的。钠－葡萄糖共转运蛋白－2抑制剂主要通过抑制肾脏对葡萄糖的重吸收来增加尿液对葡萄糖的排泄，进而降低体内血糖水平，在增加尿中葡萄糖排出的同时也增加水钠和尿酸的排出，减少人体总的葡萄糖负荷，减少内脏脂肪，降低体重和血压（图4-2）。钠－葡萄糖共转运蛋白－2抑制剂的降糖作用独立于胰岛素分泌途径，所以低血糖的发生风险很低。

钠－葡萄糖共转运蛋白－2抑制剂可用于成年2型糖尿病患者。当饮食控制和运动治疗不能使血糖得到满意控制时，或患者对二甲双胍不能耐受时，可以单独使用钠－葡萄糖共转运蛋白－2抑制剂，

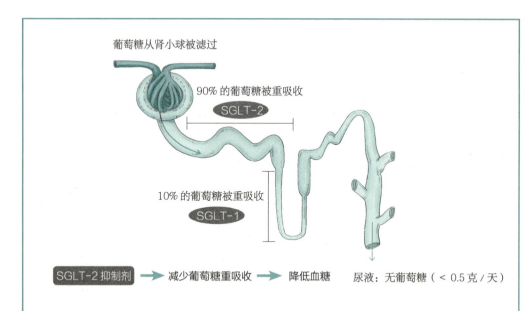

图4-2　肾小管的葡萄糖重吸收与钠－葡萄糖共转运蛋白－2抑制剂的作用机制

■ 血液中的葡萄糖在通过肾小球时被滤过，被过滤到原尿中的葡萄糖90%在近曲小管被重吸收，约10%在远曲小管被重吸收。钠－葡萄糖共转运蛋白－2抑制剂可以抑制位于近曲小管的SGLT-2，从而减少葡萄糖的重吸收，使血糖浓度降低。

也可以与其他口服降糖药及胰岛素联合使用。研究表明，钠－葡萄糖共转运蛋白－2抑制剂无论是单用还是与其他降糖药联合使用，均能显著降低糖化血红蛋白，减轻体重，降低血压（尤其是收缩压），而且低血糖的发生率很低，患者对本药的耐受性良好。在其他治疗药物失效的情况下，用钠－葡萄糖共转运蛋白－2抑制剂，仍然能够有效发挥降糖作用。大型临床研究证实，对具有心血管高危风险的2型糖尿病患者，其可使主要心血管不良事件和心力衰竭住院率显著下降，对于糖尿病肾病患者，能减少蛋白尿排出和使肾脏事件复合终点的发生发展风险显著下降，已被各指南推荐为该类患者的首选用药。

2015年，美国糖尿病协会在其声明中已经将钠－葡萄糖共转运蛋白－2抑制剂列为糖尿病二线治疗药物，并明确该类药物可用于2型糖尿病的任何阶段，即使在患者的胰岛素分泌功能显著下降之后也可以使用。目前，该类药物已经在我国完成了新诊断成人2型糖尿病单药治疗、在二甲双胍单药治疗效果不佳或二甲双胍联合磺脲类药物治疗效果不佳人群中两药或三药联合治疗的3期临床研究。

该类药物已在多个国家上市，并得到越来越广泛的临床应用。即将在我国上市的主要有达格列净、坎格列净和恩格列净。以上三种药物每天只需口服一次即可。达格列净和恩格列净餐前或餐后均可服用，坎格列净需要在第一次正餐前口服。

需要说明的是：由于钠－葡萄糖共转运蛋白－2抑制剂的降糖作用需要依赖一定水平的估算肾小球滤过率（eGFR），所以，应用本药对患者的eGFR有一定的要求［＞60或45 mL/（min·1.73m^2）］。

钠－葡萄糖共转运蛋白－2抑制剂的常见不良反应为生殖器和泌尿系统感染，一般为轻到中度，常规抗菌治疗即可控制，较少导致停药。

（九）降糖复方制剂简介

1.格列本脲/二甲双胍

1）适应证　本品主要适用于通过单纯的饮食控制和（或）运动治疗血糖未得到满意控制的2型糖尿病患者。可作为单用磺脲类药物或二甲双胍治疗血糖未得到满意控制的2型糖尿病患者的二线用药。

2）禁忌证　本品主要禁用于以下人群：①存在肾脏疾病或肾功能不全者（男性血肌酐≥1.5 mg/dl，女性血肌酐≥1.4 mg/dl，或肌酐清除率异常）；②需要采用药物治疗的充血性心力衰竭患者；③对二甲双胍或格列本脲过敏者；④急慢性代谢性酸中毒者，包括糖尿病酮症酸中毒者；⑤肾盂造影或动脉造影前、重大手术以及临床有低血压和缺氧等情况的患者；⑥1型糖尿病患者。

3）副作用　可有腹泻、恶心、呕吐、胃痛不适、口中有金属味等胃肠道反应。有时有乏力、疲倦、头晕、头痛、皮疹等。乳酸性酸中毒的发生率很低。少见而严重的有黄疸、肝功能损害、骨髓抑制（骨髓的造血功能受到抑制）、粒细胞减少（表现为咽痛、发热、感染）、血小板减少（表现为出血、紫癜）等。钠－葡萄糖共转运蛋白-2抑制剂可减少肠道对维生素 B_{12} 的吸收，使血红蛋白生成减少，导致巨幼红细胞贫血。

4）注意事项　应用钠－葡萄糖共转运蛋白-2抑制剂的糖友应注意以下几点：①本品可能引起低血糖，当热量摄取不足、剧烈运动而没有及时补充热量，或者同时使用其他降糖药或饮酒时，发生低血糖的风险会增加；②服药期间应经常检查肾功能、肝功能、血糖，并进行眼科检查等；③慎用影响肾功能的药物，肝功能不全者不宜用；④服药期间，应注意适量补充维生素 B_{12}。

2. 格列齐特 / 二甲双胍（度和，齐致平）

1）适应证　当2型糖尿病患者需要用盐酸二甲双胍250毫克和格列齐特40毫克联合治疗时，可使用本品。

2）禁忌证　除对格列本脲过敏变成对格列齐特过敏外，余同"格列本脲 / 二甲双胍"。

3）副作用及注意事项　同"格列本脲 / 二甲双胍"。

二甲双胍"。

3. 格列吡嗪 / 二甲双胍（开悦）

1）适应证　本品可用于2型糖尿病患者的初始治疗，也可用于单独采取饮食控制、运动治疗不能充分控制血糖的2型糖尿病患者。

2）禁忌证　除对格列本脲过敏变成对格列吡嗪过敏外，余同"格列本脲 / 二甲双胍"。

3）副作用及注意事项　同"格列本脲 / 二甲双胍"。

4. 瑞格列奈 / 二甲双胍（孚来和）

1）适应证　本品适用于已经使用格列奈类降糖药和二甲双胍联合治疗的患者，或使用格列奈类降糖药或二甲双胍单药治疗而血糖控制不佳的患者。

2）禁忌证　本品主要禁用于以下人群：①1型糖尿病患者；②存在肾功能损害的患者（男性血肌酐 ≥ 1.5 mg/dl，女性血肌酐 ≥ 1.4 mg/dl，或肌酐清除率异常）；③存在肝功能损害、急性酒精中毒、酒精依赖者；④哺乳期妇女；⑤急慢性代谢性酸中毒者，包括糖尿病酮症酸中毒者；⑥使用吉非贝齐的患者；⑦对瑞格列奈、二甲双胍过敏的患者。

3）副作用　低血糖和头痛是最常见的不良反应。

5. 罗格列酮 / 二甲双胍（文达敏）

1）适应证　本品主要适用于目前正

在使用罗格列酮和二甲双胍联合治疗的患者，或单用二甲双胍治疗血糖控制不佳的2型糖尿病患者。

2）禁忌证　本品主要禁用于以下人群：①心功能分级为Ⅲ～Ⅳ级的患者；②患有肾脏疾病或肾功能不全者（男性血肌酐≥1.5 mg/dl，女性血肌酐≥1.4 mg/dl，或肌酐清除率异常）及严重肝损害的患者；③对马来酸罗格列酮或盐酸二甲双胍过敏的患者；④急性或慢性代谢性酸中毒者（包括伴或不伴昏迷的糖尿病酮症酸中毒者）。接受影像学检查需用血管内碘化造影剂时，应暂时停用本品。

3）特殊人群使用　本品不宜用于孕妇和儿童。一般情况下，老年人、体质虚弱者和营养不良的患者不应递增至本品的最大剂量。

4）副作用　轻中度水肿、贫血、低血糖、肝功能异常和血脂增高等。

5）注意事项　本品可能导致停止排卵的妇女再次排卵，所以，女性糖友在服药期间应注意避孕。服药期间若有心脏病发作、充血性心力衰竭等情况出现，应与医生联系。水肿患者慎用，有心衰危险的患者应严密监测心衰的症状和体征。用药期间应定期监测肾功能。所有患者在开始服用本品前都应检测肝功能，服药后应根据医嘱定期复查肝功能。如果患者有活动性肝病或血清转氨酶升高（谷丙转氨酶高于

正常值上限的2.5倍），则不宜使用本品。

6.西格列汀/二甲双胍（捷诺达）

1）适应证　配合饮食控制和运动治疗，用于经二甲双胍单药治疗血糖控制不佳或正在接受西格列汀与二甲双胍联合治疗的2型糖尿病患者。

2）禁忌证　本品主要禁用于以下人群：①已知对本品中任一成分过敏者；②急慢性代谢性酸中毒者（包括糖尿病酮症酸中毒，无论是否伴有昏迷）；③接受影像学检查需要血管内注射含碘造影剂者（应暂时停用本品治疗，因为这类造影剂可能造成急性肾功能改变）。

3）副作用　胰腺炎、低血糖、过敏反应、乳酸性酸中毒等。

4）注意事项　肾病患者在开始使用捷诺达治疗前应先评价肾功能情况，开始服药后每年至少检查一次肾功能。对于估计肾功能正在恶化的患者，尤其是老年人，应当经常检查肾功能，一旦发现肾功能损害，应立即停止捷诺达治疗。

7.维格列汀/二甲双胍（宜合瑞）

1）适应证　配合饮食控制和运动治疗，用于经二甲双胍单药治疗血糖控制不佳或正在接受维格列汀与二甲双胍联合治疗的2型糖尿病患者。

2）禁忌证与注意事项　对本品或本品中任一成分过敏者禁用。本品不适用于1型糖尿病患者及糖尿病酮症酸中毒者。心

力衰竭者应慎用宜合瑞。本品片剂中含有乳糖，因此，半乳糖不耐受者、Lapp 乳糖酶缺乏症患者，以及葡萄糖－半乳糖吸收异常者不能服用本品。轻度肾功能不全患者在使用本品时无须调整剂量；中、重度肾功能不全者或需要进行透析的终末期肾病患者，不推荐使用本品。血清转氨酶水平高于正常值上限 3 倍的患者不能使用本品。

胰岛素详解及应用指导

导读 1型糖尿病患者需要依赖胰岛素来维持生命。对于2型糖尿病患者来说，在必要的时候也需要使用胰岛素来控制血糖，并减少并发症的发生。本节将就胰岛素治疗这一话题进行详细解读，希望广大糖友通过对本节内容的学习，能够对胰岛素治疗有一个较为全面的认识。

一、正常人体的胰岛素分泌特征

正常人体的胰岛素分泌由基础胰岛素分泌和餐时胰岛素分泌两部分组成。

1. 基础胰岛素分泌 基础胰岛素分泌不依赖于进食，其作用是阻止肝脏内储存的肝糖原分解为葡萄糖释放入血，也可以阻止由脂肪酸、氨基酸经糖异生途径再转变为葡萄糖释放入血。所以，基础胰岛素的分泌对于调节空腹高血糖和餐前血糖是非常重要的。当一个人禁食时间过长，血液中葡萄糖水平降低时，基础胰岛素分泌也会随之减低甚至停止分泌，这时肝脏就会把肝糖原分解为葡萄糖释放入血，从而在不进食的状态下使血糖也始终保持在正常范围。基础胰岛素分泌量约占全天胰岛素分泌总量的50%。

2. 餐时胰岛素分泌 进食后，胰岛 β 细胞在血浆葡萄糖的刺激下（当血糖浓度 > 5.55 mmol/L 时）可立即增加胰岛素的分泌量，从而抑制餐后血糖的急剧升高。随着消化过程的结束，血糖逐渐下降，进食后2～3小时，胰岛素的大量分泌也结束，很快恢复到基础分泌状态。餐时胰岛素分泌能促进葡萄糖的利用和储存，并抑制肝糖原输出，控制餐后高血糖。餐时胰岛素的每餐分泌量占全天胰岛素分泌总量的10%～20%。

正常人在进餐后，胰岛素分泌呈双峰曲线，就像骆驼背上的两个驼峰，两个驼峰代表餐时胰岛素分泌的两个时相。早期分泌高峰（第一时相）出现在餐后0～10分钟，其意义在于可以迅速抑制血糖的升高。接着在随后的90分钟逐渐形成第二个高峰（第二时相），由于血糖水平在第二时相有所下降，因此，第二时相的胰岛素分泌高峰相对低平一些（图4-3）。

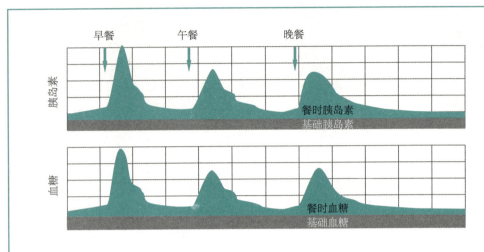

图 4-3　血糖水平与胰岛素分泌

■　正常的胰岛素分泌模式是与血糖的波动同步的。少量而持续的基础胰岛素分泌用于控制基础血糖，餐时大量的胰岛素分泌旨在使餐后血糖不致过高。

胰岛素第一时相分泌显示的是葡萄糖促使来自储存在胰岛 β 细胞中的胰岛素颗粒的迅速释放，第二相分泌除了来自储存的分泌颗粒外，还包括不断新合成的胰岛素，只要血糖没有恢复到未进餐水平，则第二相分泌始终居高不下。

二、糖尿病患者的胰岛素分泌情况

1 型糖尿病患者，由于胰岛 β 细胞被破坏，胰岛素分泌始终处于非常低的水平。那么，2 型糖尿病患者的胰岛素分泌与正常人有什么区别呢？

葡萄糖诱导的胰岛素第一时相分泌受损是胰岛 β 细胞功能障碍的最早标志之

一。在 2 型糖尿病的早期阶段，胰岛素第一时相分泌减少或者消失。由于第一时相分泌异常，所以导致餐后血糖升高，从而促使第二时相分泌增加，且分泌峰值时间向后推移。随着胰岛功能的逐渐衰竭，胰岛素第二时相分泌可无峰值出现，最后基础胰岛素分泌也逐渐消失。

胰岛素第一时相分泌对降低餐后血糖有重要作用，它能迅速抑制内源性葡萄糖产生并抑制餐后血糖水平的升高。影响 2 型糖尿病患者胰岛素第二时相分泌的最重要因素是胰岛素第一相分泌的异常。我们可从监测的血糖结果间接了解胰岛素第一时相分泌的情况，餐后 2 小时血糖在

10 mmol/L 时胰岛素第一时相分泌就已经消失，空腹血糖 ≥ 5.6 mmol/L 时，胰岛素第一时相分泌减弱，而空腹血糖 ≥ 6.1 mmol/L 时，胰岛素第一时相分泌消失。

三、胰岛素治疗的目的与意义

胰岛素是 1 型糖尿病患者的"救命药"，非用不可，这是毋庸置疑的。对于 2 型糖尿病患者来说，为什么也要用胰岛素治疗呢？我们知道，胰岛素抵抗和胰岛 β 细胞功能进行性衰竭是 2 型糖尿病的两大病理生理机制。以前普遍认为，2 型糖尿病主要是因为存在胰岛素抵抗，机体对胰岛素的敏感性下降造成的。新近的研究发现，胰岛素分泌缺陷在亚裔人群 2 型糖尿病的发生、发展中的"贡献"要高于胰岛素抵抗。因此，胰岛素治疗是亚裔人群控制高血糖的重要手段。在治疗 2 型糖尿病的传统阶梯模式中，通常口服降糖药无效后才使用胰岛素治疗，其中的主要原因包括对低血糖的担忧、体重增加、需要皮下注射

等，但大量的循证医学证据表明：早期使用胰岛素治疗可以使血糖安全达标，而且可以延缓慢性并发症的发生与发展，给患者带来更多的获益。

四、胰岛素及其类似物简介

1. 概述　1921 年，科学家首次从动物身上成功提取到了胰岛素。但是，动物胰岛素与人胰岛素存在数个氨基酸的不同，因此容易发生过敏反应，容易出现胰岛素抵抗。20 世纪 80 年代，科学家通过转基因技术得到了高纯度的合成人胰岛素，其结构和人体自身分泌的胰岛素一样。与动物胰岛素相比，人胰岛素较少发生过敏反应或者胰岛素抵抗。20 世纪 90 年代末期，科学家发现对胰岛素肽链进行修饰，比如改变肽链上某些部位的氨基酸组合，可以改变胰岛素的理化和生物学特性，从而研制出更适合人体生理需要的第三代胰岛素——胰岛素类似物（表 4-4）。

2. 主要作用　胰岛素主要具有以下两

表 4-4　三代胰岛素对比

项目	动物胰岛素	人胰岛素	胰岛素类似物
降糖效果	有一定的降糖效果	降糖效果较强	降糖效果更强
安全性—过敏反应	较差	一般	较高
安全性—低血糖	存在低血糖风险	低血糖风险低	低血糖风险更低
灵活方便性	较差	较差	方便

个方面的作用：一是促进血液循环中的葡萄糖进入肝细胞、肌细胞、脂肪细胞及其他组织细胞，合成糖原，使血糖降低；二是促进脂肪及蛋白质的合成。

3. 适应证 1型糖尿病患者必须使用胰岛素治疗。特殊类型糖尿病（如基因突变导致的糖尿病、因使用激素导致的继发性糖尿病等）患者以及难以分型的非肥胖糖尿病患者，也可以采用胰岛素治疗。

2型糖尿病患者在合并下列情况时应采用胰岛素及其类似物治疗：①新发的2型糖尿病患者（为了修复胰岛功能，可以早期采用胰岛素强化治疗）；②采用饮食控制、运动治疗及最大剂量的口服降糖药治疗后，仍不能有效控制血糖者；③对口服降糖药过敏或者有禁忌证者；④合并糖尿病急性并发症者；⑤合并严重感染、创伤、手术、急性心肌梗死及脑卒中等应激状态者；⑥显著消瘦者；⑦出现严重的慢性并发症（如增殖性视网膜病变、重症糖尿病肾脏病变、严重神经病变等）者；⑧妊娠和哺乳期妇女，经饮食控制和运动治疗血糖未达标者。

4. 禁忌证 胰岛素及其类似物的禁忌证很少，主要包括对胰岛素及其类似物过敏（此时应禁用）和正在发生低血糖时（此时应暂停使用）。

5. 制剂类型 根据来源和化学结构的不同，胰岛素类药物可以分为动物胰岛素、人胰岛素和胰岛素类似物。根据作用时间的不同，胰岛素类药物可以分为速效（超短效）胰岛素类似物、短效（常规）胰岛素、中效胰岛素、长效胰岛素（包括长效胰岛素类似物）和预混胰岛素（包括预混胰岛素类似物）。根据效用特点的不同，胰岛素类药物可以分为餐时胰岛素、基础胰岛素和预混胰岛素。目前国内常用的胰岛素制剂详见表4-5。

6. 不同种类胰岛素的特点

1）餐时胰岛素 餐时胰岛素包括短效胰岛素（如动物胰岛素和人胰岛素）和速效胰岛素类似物（如赖脯胰岛素和门冬胰岛素），主要用于控制餐后高血糖。餐时胰岛素具有更快、更强、更方便的特点。所谓"更快"，是指餐时胰岛素吸收快，达到作用高峰的速度快，恢复到基础状态的速度也快。所谓"更强"，是指餐时胰岛素能更好地控制餐后血糖，并有助于控制糖化血红蛋白水平，能显著降低夜间重度低血糖的发生风险。所谓"更方便"，是指此类胰岛素紧邻餐时或餐后立即注射，均可良好地控制血糖。

2）基础胰岛素 基础胰岛素包括中效胰岛素（如低精蛋白锌胰岛素、人胰岛素N）、长效胰岛素（如精蛋白锌胰岛素）和长效胰岛素类似物（如甘精胰岛素、地特胰岛素、德谷胰岛素）。基础胰岛素能模拟正常人体的基础胰岛素分泌，主要用

表 4-5　常用胰岛素一览表

特点	胰岛素类型	通用名	商品名
超短效	胰岛素类似物	门冬胰岛素注射液	诺和锐
		赖脯胰岛素	优泌乐、速秀霖
		谷赖胰岛素	艾倍得
短效	动物源胰岛素	胰岛素注射液	万苏林 R
	基因重组人胰岛素	生物合成人胰岛素	诺和灵 R
		重组人胰岛素注射液	优思灵 R
		基因重组人胰岛素	优泌林 R
		重组人胰岛素注射液	重和林 R
		常规重组人胰岛素注射液	甘舒霖 R
中效	动物源胰岛素	低精蛋白锌胰岛素注射液	万苏林
	人胰岛素	低精蛋白生物合成（重组）人胰岛素	诺和灵 N
		精蛋白锌重组人胰岛素	优泌林 N
		低精蛋白重组人胰岛素注射液	甘舒霖 N
		精蛋白重组人胰岛素注射液	优思灵 N
长效	动物源胰岛素	精蛋白锌胰岛素注射液	
	胰岛素类似物	甘精胰岛素	来得时、长秀霖
		地特胰岛素	诺和平
预混	动物源胰岛素	精蛋白锌胰岛素注射液（30R）	万苏林（30R）
	人胰岛素	重组人胰岛素预混	诺和灵 30R、诺和灵 50R
		预混精蛋白锌重组人胰岛素	优泌林 70/30
		精蛋白重组人胰岛素注射液（预混 30/70）	重和林 M30
		30/70 混合重组人胰岛素注射液	甘舒霖 30R
		50/50 混合重组人胰岛素注射液	甘舒霖 50R
		精蛋白重组人胰岛素混合注射液 30/70	优思灵 30R
		精蛋白重组人胰岛素混合注射液 50/50	优思灵 50R
	胰岛素类似物	门冬胰岛素 30	诺和锐 30
		预混精蛋白锌重组赖脯胰岛素（25）	优泌乐 25
		预混精蛋白锌重组赖脯胰岛素（50）	优泌乐 50

于控制夜间或非进食状态下的血糖水平。其中的长效胰岛素类似物，作用时间长且平稳，没有明显的作用峰值，每天只需要注射一次即可。

3）预混胰岛素　预混胰岛素是将短效胰岛素或速效胰岛素类似物和中效胰岛素按比例配制成的混合制剂。其中的短效或速效成分能模拟餐后胰岛素分泌，主要用来降低餐后血糖；中效成分则能模拟基础胰岛素分泌，主要用来降低基础血糖。预混胰岛素的优点是注射次数少，方便，血糖控制效果较好；缺点是不能完全模拟生理性胰岛素分泌模式，尤其对于午餐后的血糖水平控制不理想（图4-4）。

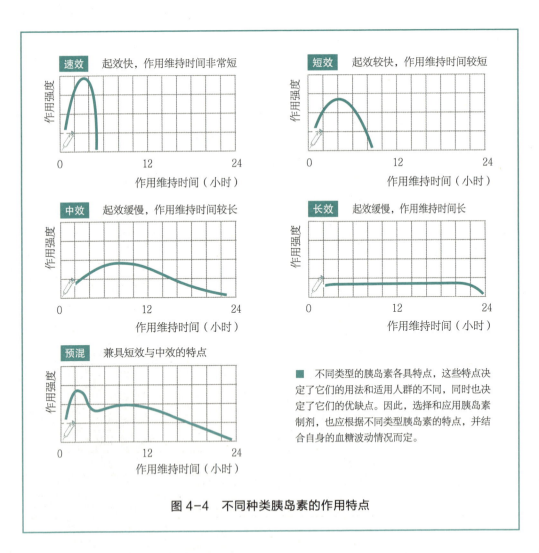

■　不同类型的胰岛素各具特点，这些特点决定了它们的用法和适用人群的不同，同时也决定了它们的优缺点。因此，选择和应用胰岛素制剂，也应根据不同类型胰岛素的特点，并结合自身的血糖波动情况而定。

图4-4　不同种类胰岛素的作用特点

7. 副作用及应对方法

1）低血糖　低血糖是胰岛素及其类似物最为常见的副作用，多见于应用短效胰岛素及超短效胰岛素类似物的患者，中效胰岛素、长效胰岛素及长效胰岛素类似物的低血糖发生率相对较低。

广大糖友在合并以下情况时需警惕低血糖的发生： 一是注射胰岛素后未正常进餐；二是运动量增加；三是饮酒；四是合并甲状腺功能减退、肝肾功能不全等疾病；五是过度消瘦。

在应对方面，广大糖友要注意以下几点：一是要注意不同胰岛素的起效时间，保证在起效时间内进餐；二是要保证运动量的稳定；三是要戒酒；四是在合并有导致胰岛素清除时间延长的疾病时，应积极在医生的指导下调整治疗方案；五是要掌握胰岛素的注射技巧，保证将胰岛素注射在皮下（以确保吸收速度）；六是在发生低血糖反应时，及时进食糖块或含糖饮品（建议使用胰岛素治疗的患者随身携带糖果），如果出现了低血糖昏迷，需及时就诊，静脉输注葡萄糖。

2）体重增加　刚开始使用胰岛素的患者大多有体重增加的现象，这可能与胰岛素有水钠潴留的副作用以及胰岛素导致的肌肉、脂肪合成增加有关。体重增加不利于糖尿病的控制。因此，在使用胰岛素的同时，需配合饮食控制和积极的体育锻炼，

也可以加用二甲双胍或 α - 葡萄糖苷酶抑制剂类药物，以协助保持正常体重。

3）胰岛素性水肿　采用胰岛素治疗时，部分患者可出现下肢轻度水肿的情况，严重者甚至会出现全身性水肿。胰岛素导致的水肿通常是一过性的。发生水肿时，可以采用低盐饮食，水肿明显时应限制水的摄入，并注意保护皮肤，防止损伤。

4）屈光不正　一些患者在刚开始使用胰岛素治疗的时候，血糖的迅速下降可能导致晶状体及玻璃体内渗透压下降，水分溢出，从而使眼睛的屈光率下降而导致远视。这属于暂时性的变化，一般可以自行恢复，不需要处理。

5）胰岛素抵抗　如果胰岛素的日使用量大于 200 单位，持续时间超过 2 天，或者用量大于每天每千克体重 2 单位时，在排除了酮症酸中毒和继发性糖尿病后，应考虑存在胰岛素抵抗的可能。有报道称水杨酸盐可以有效改善胰岛素抵抗，但因其可能带来的副作用而未被广泛采用。目前仍提倡使用减重或合用胰岛素增敏剂的方法来改善胰岛素抵抗。

6）过敏反应　胰岛素所导致的过敏反应可分为局部反应和全身反应：局部反应主要表现为注射局部红肿、瘙痒、出皮疹等；全身反应包括紫癜、血管神经性水肿甚至过敏性休克等。过敏反应比较轻的，有的能自动脱敏，不需要干预，也可以更

换制剂类型，还可以加用抗组胺药；过敏反应比较重的，请及时就医。

7）皮下脂肪萎缩或皮下硬结　在胰岛素纯化之前，该类不良反应的发生率比较高，如今已相对少见。改变胰岛素的注射部位、更换剂型或停用胰岛素后，局部脂肪萎缩往往可以恢复。预防的方法是经常更换注射部位，一个月内尽量避免在同一部位反复注射，另外就是使用高纯度的胰岛素制剂。

五、何时开始胰岛素治疗

胰岛素治疗是控制高血糖的重要手段。1型糖尿病患者需要依赖胰岛素来维持生命，也必须使用胰岛素来控制高血糖并降低并发症发生的风险。2型糖尿病患者虽然不需要用胰岛素来维持生命，但是，当口服降糖药效果不好或者存在口服降糖药使用禁忌的时候，仍然需要使用胰岛素来控制高血糖并减少并发症的发生。

对于2型糖尿病患者，以下情况应给予胰岛素治疗：

☐　出现急性并发症或严重慢性并发症时；

☐　处于应激情况下，如感染、外伤、手术等；

☐　存在严重的合并症，如肝肾功能不全时；

☐　妊娠期间。

对于2型糖尿病患者，如果存在以下情况，应给予胰岛素单药治疗，也可以口服药和胰岛素联合应用：

☐　新诊断的2型糖尿病患者，糖化血红蛋白≥9.0%且糖尿病症状明显；

☐　在采用有效的生活方式干预及2种或2种以上口服降糖药最大剂量治疗3个月后血糖仍然不能达标（糖化血红蛋白≥7.0%）；

☐　病程中出现没有明显诱因的体重下降。

六、胰岛素治疗方案的选择

下面为大家简单介绍一下胰岛素及其类似物治疗方案的选择。需要特别提醒的是：在使用胰岛素及其类似物治疗的过程中可能会出现低血糖，严重的低血糖甚至会危及生命。因此，出于对您用药安全的考虑，这部分内容仅供参考和学习相关知识之用。在您没有熟练且全面掌握胰岛素及其类似物相关知识的情况下，我们不推荐您自行制订和调整这类药物的治疗方案。正确的做法是及时就医，由您的主管医生帮您来完成这些工作。

1. 联合口服降糖药治疗　在"口服降糖药＋生活方式"治疗的基础上，糖化血红蛋白＜10％者，可以在睡前（晚上10点左右）加用1次中效或长效胰岛素。此方法简便有效。使用剂量从每天每千克体重0.1~0.3单位起步。与中效胰岛素相比，长效胰岛素类似物降糖作用更平稳，低血糖发生率更低。

2. 单纯胰岛素治疗

1）*每日2～3次餐时胰岛素治疗*　这种疗法适用于新诊断的2型糖尿病患者或胰岛β细胞尚有一定分泌功能的患者。这类患者的基础和空腹血糖接近正常，但餐后血糖高，因此，用餐时胰岛素来代替机体餐时胰岛素的大量分泌，从而能有效降低餐后血糖。**注意**：夜间和空腹血糖高的糖尿病患者不适合采用该方案。

2）*胰岛素强化治疗*　胰岛素强化治疗方案可以分为三种情况：一是三餐前给予短效或超短效胰岛素，睡前给予中效或长效胰岛素；二是三餐前给予短效或超短效胰岛素与中效胰岛素或长效胰岛素类似物的预混制剂；三是胰岛素泵持续输注治疗（此方案我们会单独介绍），详见图4-5。

胰岛素强化治疗主要适用于以下人群：

☐ 初诊的伴有高血糖的2型糖尿病患者；

☐ 明显消瘦的难以分型的糖尿病患者；

☐ 口服降糖药无效伴明显高血糖的患者；

☐ 存在糖尿病急性并发症或严重慢性并发症的患者；

☐ 处在急性应激状态或计划受孕和已经怀孕的糖尿病妇女。

说明：1型糖尿病患者需要终身使用胰岛素强化治疗方案。新诊断的2型糖尿病患者使用该方案，有助于改善胰岛β细胞功能和对口服降糖药的反应。

3）*早晚餐前各注射一次预混制剂*　预混胰岛素可以兼顾患者对于基础和餐时胰岛素的需求，仅用一种胰岛素制剂就可以全面控制空腹和餐后血糖。空腹血糖升高明显的患者，应选取基础胰岛素比例高而餐时胰岛素比例低的预混胰岛素剂型，如预混人胰岛素30R、门冬胰岛素30和赖脯胰岛素25等；以餐后血糖升高为主的患者，选择 50/50 预混比例的预混胰岛素方案则更为适合（如诺和灵 50R）。**注意：**有些患者使用预混胰岛素会出现午餐时血糖水平控制不理想的情况，此时建议您选用胰岛素强化治疗方案。

3. 胰岛素泵持续输注治疗 对于血糖波动明显的患者，采用胰岛素泵持续输注

治疗是更好的选择。胰岛素泵持续输注这种治疗方式更加接近人体正常的胰岛素分泌模式，能够更好地控制血糖，而且低血糖的发生率比较低，尤其适用于对小剂量胰岛素治疗敏感的儿童和血糖波动比较大的成年糖尿病患者，以及生活不规律的患者。该治疗方式的主要缺点是胰岛素泵价

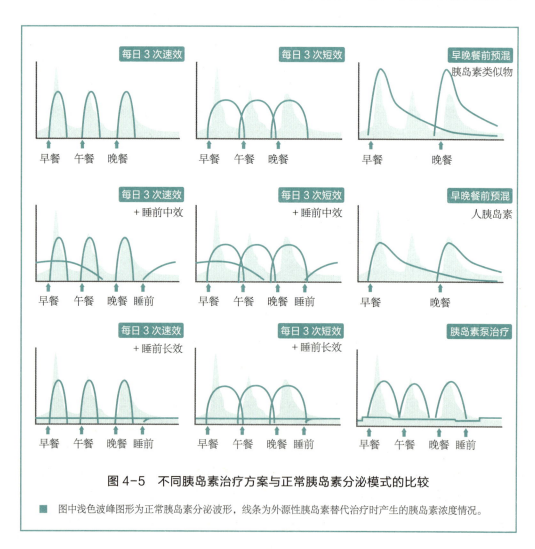

图 4-5　不同胰岛素治疗方案与正常胰岛素分泌模式的比较

■ 图中浅色波峰图形为正常胰岛素分泌波形，线条为外源性胰岛素替代治疗时产生的胰岛素浓度情况。

格昂贵，同时操作起来比较复杂，使用者需要有一定的学习能力。

七、初始剂量设定与胰岛素剂量调整

（一）初始剂量的设定

不同的治疗方案，初始剂量的设定方法也不尽相同，即便是同一种治疗方案，也有许多初始剂量的计算方法。在此，我们仅为大家介绍在选择每日四次胰岛素强化治疗方案（也就是三餐前给予短效或超短效胰岛素，睡前给予中效或超长效胰岛素）时根据体重计算初始剂量的方法。其他治疗方案初始计量的设定方法，请咨询您的主管医生。

全天胰岛素的用量分为基础胰岛素和餐时胰岛素两部分。基础胰岛素的量一般为每天每千克体重 0.2 ～ 0.3 单位，一般选用中效、长效胰岛素或超长效胰岛素类似物。餐时胰岛素的量一般从每天每千克体重 0.05 ～ 0.1 单位开始，一般选用短效胰岛素、超短效胰岛素类似物。餐时胰岛素的用量早餐前最多，晚餐前次之，午餐前最少。

（二）胰岛素剂量的调整

1. 调整原则　首先，要在饮食控制和规律运动的前提下，保证血糖稳定后，再调整胰岛素的用量。其次，每次的日加减总量不宜过大，一般不超过 2 ～ 4 单位。胰岛素剂量调整要掌握"快减慢加"的原则：如果出现低血糖，要及时下调胰岛素用量（此为"快减"）；而血糖较高时，可缓慢增加胰岛素的用量（此为"慢加"）。1 型糖尿病患者在血糖接近满意时对胰岛素较敏感，调整应更加谨慎。最后，每次调整后，一般应观察 3 ～ 5 天再进行下一次调整，切忌调整过于频繁。

2. 调整方法　在调整胰岛素剂量的时候，不要三餐前的剂量同时调整，应选择餐后血糖最高的一段先调整；如果全天血糖都高，应先增加基础胰岛素的用量。如果早晨空腹时血糖较高，需要鉴别是"苏木杰效应"还是"黎明效应"，不能盲目地增加胰岛素的用量。苏木杰效应是因为夜间低血糖所引起的清晨反射性血糖升高，而黎明效应是因为清晨升糖激素过多所致的血糖升高。两者鉴别的方法是测定凌晨 2 ～ 4 点的血糖，如果此时血糖较低，则为苏木杰效应，应该减少晚餐前或睡前的中长效胰岛素的用量；如果此时血糖较高，则为黎明效应，应当增加晚餐前或睡前的中长效胰岛素的用量。

四次强化治疗，三餐后血糖控制不佳时，可以增加相应餐前短效胰岛素或超短效胰岛素类似物的用量。采用预混胰岛素治疗方案的患者，如果早餐后和（或）午餐前血糖控制不好，要增加早餐前短效胰岛素或超短效胰岛素类似物的用量；如果晚餐前血糖控制不满意，应增加早餐前中效胰岛素的用量；如果晚餐后血糖较高，则可以增加晚餐前短效胰岛素或超短效胰岛素类似物的用量；如果是夜间及次日空腹时血糖较高，则需要增加晚餐前中效胰岛素的用量。

八、输注方式的选择

传统的胰岛素注射装置包括注射器和针头，这种注射方式非常灵活，胰岛素剂量可以随时调整，并允许将不同类型的胰岛素制剂进行混合以减少每日的注射次数。但是，这种注射方式要求患者有良好的视力和灵活的双手，这样才能确保胰岛素剂量的准确性。目前更为常用的胰岛素输注装置是胰岛素笔，还有胰岛素泵和胰岛素无针注射器。在选择输注方式时，除了根据个人喜好和需要来进行选择外，还应根据实际情况和各种注射装置的优缺点来选择合适的注射装置（表4-6）。

1. 胰岛素注射器 常用的胰岛素注射器有两种，一种为1毫升容量的普通注射器，另一种为直接标注胰岛素注射单位的注射器。使用第一种注射器时，由于刻度标识为"mL（毫升）"，所以需要根据所用胰岛素注射液的含量进行单位换算，如果用的是"U40"胰岛素，则每毫升含胰岛素40单位，如果用的是"U100"胰岛素，

则每毫升含胰岛素100单位。

使用胰岛素注射器进行胰岛素注射，操作起来相对困难，注射时疼痛感也比较明显，使用时需要临时抽取胰岛素液，而且携带不方便。不过，使用胰岛素注射器是比较经济的，在经济方面有些困难的糖友可以选用。

2. 胰岛素笔 胰岛素笔将胰岛素注射液与注射装置合二为一，其中的笔芯用于储存胰岛素。胰岛素笔的笔芯可以更换，笔身可以调节剂量，同时包含一次性使用的超短细针头。这样的针头设计，可以在很大程度上减轻注射时的疼痛感。使用胰岛素笔注射胰岛素，将剂量旋钮调节至所需剂量，然后将针头刺入皮下，一按按钮就可以完成注射。

胰岛素笔的优点在于免去了烦琐的胰岛素抽取过程，避免了胰岛素剂量的人为抽取误差，而且携带和使用起来都非常方便。另外，胰岛素笔的最小输注量为1个单位，输注剂量更加精确。胰岛素笔相对于胰岛素注射器，更适合视力不佳的糖友。胰岛素笔的缺点是使用成本比较高。

3. 胰岛素泵 胰岛素泵是采用人工智能控制的胰岛素输入装置。胰岛素泵通过持续皮下输注胰岛素的方式来模拟胰岛素的生理性分泌，从而控制血糖。胰岛素泵主要由智能中控芯、泵、储液器和输液管几部分组成。储液器用于储存胰岛素，输

液管前端的引导针用注针器刺入皮下，由电池驱动的螺旋马达可以将胰岛素通过输液管持续输注到患者的体内。

胰岛素泵可以最大限度地模拟生理性胰岛素分泌，所以能更好地控制血糖。使用胰岛素泵，还能够精细调节夜间基础输注量，从而降低夜间低血糖的发生率。此外，使用胰岛素泵可以减少多次皮下注射给患者带来的痛苦。

胰岛素泵最大的缺点是价格较为昂贵。此外，胰岛素泵对使用者的要求比较高，需要患者能够进行自我血糖监测，有

良好的生活自理能力和控制血糖的主动性，有一定的文化知识和理解能力，当然，还要有一定的经济能力。

4. 无针注射器 目前临床上可供选择的无针注射器有两种：一种是利用高压气流喷射原理，以喷雾的形式将胰岛素通过注射器的微孔快速注入皮下；另一种则是利用超声波作用于人体皮肤表面的角质层，形成一个可逆的"微通道"，从而将药液导入皮下。无针注射器注入的药液吸收较快，并且不需要针头，可消除针头注射引起的疼痛和恐惧感。其缺点是价格较

表4-6　各种胰岛素输注装置的优点与缺点

输注装置	优点	缺点
胰岛素注射器	价格便宜，能够按需混合胰岛素	使用时需抽取胰岛素，携带和注射较为不便；疼痛感明显
胰岛素注射笔	注射笔上标有刻度，注射剂量精确；免去了烦琐的胰岛素抽取过程，携带及使用非常方便；针头细小，注射时疼痛感小	使用不同类型的胰岛素时，不能自由配比，除非使用预混胰岛素，否则需要分次注射
胰岛素泵	可模拟胰岛素生理性分泌，在有效降低血糖的同时可减少夜间低血糖的发生；操作简便，生活自由度大	价格昂贵；需要24小时佩戴，时感不便；对使用者要求较高
无针注射器	药液分布广，扩散快，吸收快且均匀；可以消除针头注射引起的疼痛和恐惧感	价格高；拆洗、安装过程较为复杂；瘦弱患者可造成皮肤青肿

高，拆洗安装过程较为复杂，另外，瘦弱的患者使用常可造成皮肤青肿。

九、胰岛素笔的使用要点

胰岛素笔是目前应用最为广泛的胰岛素输注装置。但是，在临床工作中，我们发现很多糖友对胰岛素笔的使用还不是非常了解，经常出现这样或那样的问题。因此，在这里我们利用比较简短的篇幅对胰岛素笔的使用要点进行说明。具体的使用方法请大家参考相关产品的使用说明。

（一）针头的规格与注射方式

人体不同的组织对胰岛素的吸收速度是不一样的。皮下注射胰岛素，吸收曲线的上升和下降较为平缓，胰岛素的作用较为稳定、持久。而肌内注射胰岛素，胰岛素会被迅速吸收，峰值出现得很早，胰岛素的作用消失得过快，不能持续应有的时间。因此，胰岛素应当被注射到皮下。

要想将胰岛素准确地注射到皮下，选择长度合适的针头至关重要。

1. 针头的规格　目前市面上可供选择的针头有 4 毫米、5 毫米或 6 毫米、8 毫米和 12.7 毫米这几种规格。广大糖尿病患者在选择针头的长度时要做到个体化，需要考虑体形、胰岛素的类型和自身的生理特点等因素。一般来说，针头越短，安全性越高，耐受性越好。

2. 不同人群的针头规格与注射方式选择

1）儿童和青少年糖尿病患者　儿童的皮肤厚度比成年人略小，并随着年龄的增长而增厚。青春期前，男孩和女孩的皮下组织结构基本相同。青春期后，女孩的皮下脂肪增厚，而男孩的皮下组织厚度略有减小。因此，男孩发生肌内注射的风险更大一些。

推荐儿童和青少年糖尿病患者使用长度为 4 毫米、5 毫米或 6 毫米的针头。身材比较瘦或者选择在四肢进行胰岛素注射的儿童和青少年糖尿病患者，尤其在选用 5 毫米或 6 毫米针头时，需要捏起皮肤形成皮褶后再进行注射，这样可以有效避免将胰岛素注射进肌肉组织，也可以采取成角度进针的方式（比如 45° 角进针）来代替捏皮。对于大多数儿童和青少年糖尿病患者来说，使用长度为 4 毫米的针头注射时可以不捏皮，采用 90° 角垂直进针的方式即可。但体形较瘦的孩子，即使采用短针头，仍然需要捏皮注射。

另外，在注射胰岛素时，应当避免按压皮肤，以防针头刺入过深而达到肌肉层。如果注射部位选择在上臂，则需要捏皮注射。考虑到操作难度，患者自行注射时，除非使用短针头（4 毫米针头或 5 毫米针头），否则不推荐在上臂注射。

2）成人糖尿病患者　相对于儿童和青少年，成人的皮肤厚度非常恒定，大致在

1.9 ~ 2.4毫米，极少超过3毫米。但是，成人皮下组织的厚度可因性别、身体部位和体重指数的不同而有很大差异。即使是常用的注射部位，其皮下组织也可能较薄。因此，我们在注射时要格外注意，避免将胰岛素注射于肌肉组织。

一般来讲，4毫米、5毫米和6毫米针头适用于所有成年糖尿病患者（包括肥胖的糖尿病患者），并且在注射时通常不需要捏起皮肤，特别是在使用4毫米针头时。成年糖尿病患者在使用较短的针头（4毫米、5毫米）注射时，可以采用垂直进针的方式。如果是在四肢或脂肪较少的腹部进行注射，为了防止将胰岛素注射到肌肉组织，可以采用捏皮注射的方式。使用较长的针头时，可以采用捏皮注射或45°角进针的方式（图4-6）。

（二）注射的时间

不同种类的胰岛素，注射的时间不同。短效胰岛素在注射后30分钟发挥降糖作用，所以，一般在饭前15 ~ 30分钟注射；超短效胰岛素一般在注射后10分钟左右起效，所以，超短效胰岛素要紧临餐前注射。具体的胰岛素注射时间请参考"附录"部分的相关内容。**注意**：注射胰岛素前一定要准备好食物，以免注射后出现低血糖反应而不能及时纠正；另外，注射后尽量不要活动，以免发生低血糖反应。

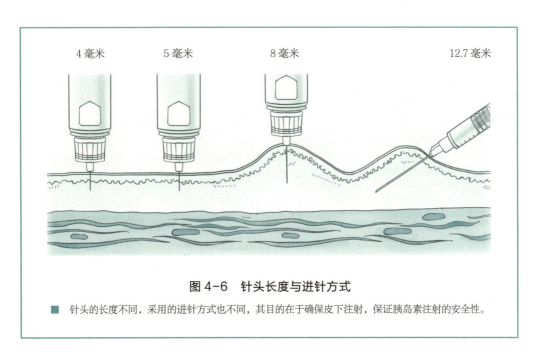

图4-6　针头长度与进针方式

■　针头的长度不同，采用的进针方式也不同，其目的在于确保皮下注射，保证胰岛素注射的安全性。

（三）注射部位的选择

根据可操作性、神经及主要血管之间的距离、皮下组织的状况，人体适合注射胰岛素的部位是腹部、大腿前外侧、上臂外侧和臀部外上侧，如图4-7所示。不同的注射部位，胰岛素的吸收速度和起效时间也不同，由快到慢依次为腹部→上臂外侧→大腿前外侧→臀部外上侧。所以，注射短效胰岛素首选腹部，而注射中长效胰岛素首选臀部外上侧和大腿前外侧。

1. 腹部注射　如果选择在腹部注射，应避开以脐为圆心、半径2.5厘米的圆形区域。另外，越靠近腰部两侧（即使是肥胖的糖友），皮下组织的厚度越薄，因此，越要当心将胰岛素注射到肌肉组织。

2. 臀部注射　如果选择在臀部注射，应选择臀部外上侧，因为即使是儿童或身材偏瘦的患者，这个部位的皮下组织仍然比较丰富。在这个部位注射胰岛素，可以最大限度地降低发生肌内注射的风险。

3. 大腿注射　如果选择在大腿注射，应将注射部位选择在大腿上端外侧，而不要选择膝盖附近的部位。这是因为大腿上端外侧的皮下组织比较厚，离大血管和坐骨神经也比较远，出现肌内注射和神经、血管损伤的概率比较低。

4. 上臂注射　如果选择在上臂注射，应选择上臂的侧面或者后侧。该部位皮下组织较厚，发生肌内注射的风险较低。

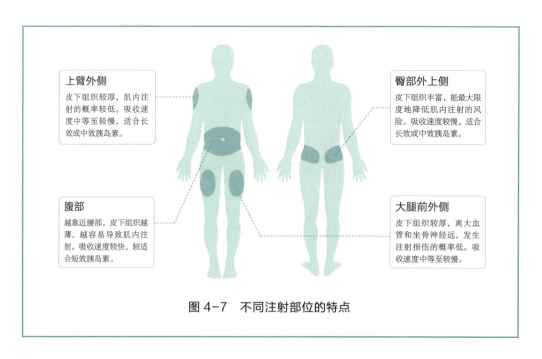

上臂外侧
皮下组织较厚，肌内注射的概率较低。吸收速度中等至较慢，适合长效或中效胰岛素。

臀部外上侧
皮下组织丰富，能最大限度地降低肌内注射的风险。吸收速度较慢，适合长效或中效胰岛素。

腹部
越靠近腰部，皮下组织越薄，越容易导致肌内注射。吸收速度较快，较适合短效胰岛素。

大腿前外侧
皮下组织较厚，离大血管和坐骨神经远，发生注射损伤的概率低。吸收速度中等至较慢。

图4-7　不同注射部位的特点

（四）注射部位的轮换

胰岛素是一种生长因子，有促进合成的作用。如果反复在同一部位注射，会导致注射部位皮下脂肪增生从而产生硬结。如果在出现硬结的地方注射胰岛素，会导致药物的吸收率下降，吸收时间延长，进而导致血糖波动。

注射部位轮换是防止皮肤硬结出现的行之有效的方法。注射部位轮换包括"不同注射部位之间的轮换"和"同一注射部位内的轮换"。**我们推荐广大糖友采用如下注射部位轮换方案：**将某一注射部位分为四个等分区域（大腿和臀部可以分为两个区域），每周使用一个等分区域，并始终按顺时针方向进行轮换。在任何一个等分区域内注射时，每次的注射点都应距离前一个注射点至少1厘米。因为注射部位不同胰岛素的吸收速度也不一样，所以，为了准确预测药效，广大糖友必须严格遵守"每天同一时间在同一部位注射""每天不同时间在不同部位注射"和"左右轮换"的原则。如果在治疗过程中发现注射部位有疼痛、凹陷、硬结等现象，应立即停止在该部位注射，直到症状消失。

（五）注射操作要点

由于各品牌胰岛素注射笔都配有详细的使用说明，因此，我们在这里不对胰岛素注射笔的具体使用方法进行详细介绍，仅对胰岛素注射笔使用过程中一些需要特别注意的问题进行简要说明。

1. 回温 注射时，胰岛素药液的温度应接近室温，否则会造成注射时的不适感，还会因为药液过凉而影响吸收。另外，注射低温胰岛素还有可能引起注射部位脂肪萎缩。因此，如果胰岛素储存在低温环境中，应在使用前半小时取出回温。

2. 消毒 注射前务必要对注射部位的皮肤进行消毒。一般使用浓度为75%的酒精。大家一定要记住：务必要等酒精完全挥发后才可以注射，否则酒精会被针头带到皮下，引起明显的疼痛。

3. 捏皮 注射前应逐一检查相应的注射部位，根据体形、注射部位以及针头的长度，确定是否需要采用捏皮注射的方式及进针的角度。当皮肤表面到肌肉间的推测距离短于针头长度时，捏起皮肤可以使该部位的皮下组织变深，这样能够有效提升注射的安全性。正确的捏皮手法是用拇指、食指和中指提起皮肤。不要用整只手来提捏皮肤，或捏起的组织较多，这有可能将肌肉和皮下组织一同捏起，导致将胰岛素注射于肌肉组织（图4-8）。

4. 进针角度 为了保证将胰岛素注射到皮下，在不捏皮的情况下，可以采用针头与皮肤成45°角的进针方式。使用较短（4毫米或5毫米）的针头时，大部分患

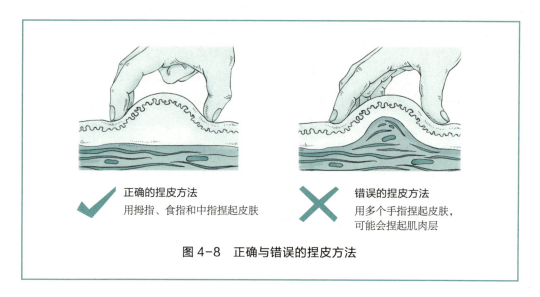

正确的捏皮方法
用拇指、食指和中指捏起皮肤

错误的捏皮方法
用多个手指捏起皮肤，
可能会捏起肌肉层

图 4-8　正确与错误的捏皮方法

者不需要捏起皮肤，并可采用针头与皮肤成90°角的进针方式。使用较长的针头时，需要捏皮和（或）采用针头与皮肤成45°角的进针方式，以降低肌内注射的发生风险。关于针头规格和进针方式的选择，大家可以参考本节前面的内容。

5. 针头留置时间　一些细心的糖友会发现，使用胰岛素笔注射胰岛素，拔针后，针孔处有的时候会出现漏液的现象。针孔漏液会使胰岛素的利用率降低，从而影响血糖的控制效果。那么，有什么办法能够解决这个问题呢？延长针头的留置时间可以减少针孔漏液的现象。建议广大糖友在完全按下注射按钮后，停留至少10秒再将针头拔出，这样可以确保药物全部被注入体内，同时防止药液渗漏。如果胰岛素用量较大，针头的留置时间应当更长。

6. 注射器材的废弃　使用后的注射笔针头属于医疗污染锐器，不合理的处置不但可能伤及他人，还会污染环境。最佳的处置方法是将针头套上外针帽后放入专用的废弃容器内再丢弃。如果家里没有专用的废弃容器，可以使用加盖的硬壳容器等来代替。**注意**：任何情况下都不能将没有经过处理的注射器材丢入公共垃圾桶或者随意丢弃。

（六）注射并发症的预防和处理

1. 皮下脂肪增生　许多糖尿病患者在长期注射胰岛素后，注射部位的皮下组织会出现增厚的现象，有点像"橡皮"，皮肤发硬，或者感觉像疤痕。要想及时发现皮下脂肪增生，要"看"和"摸"并用。没有增生的部位捏起的皮肤较薄，而发

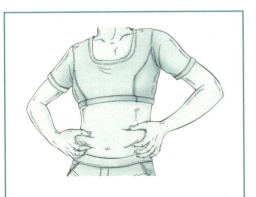

图 4-9　皮下脂肪增生的检查

■ **右侧**: 正常的部位, 捏起的皮肤较薄; **左侧**: 发生皮下脂肪营养障碍, 捏起的皮肤较厚

皮下脂肪增生的部位则相反（图 4-9）。

一般来说, 每个注射部位至少每年检查一次, 如果是儿童糖尿病患者, 最好在每次就诊的时候都进行检查。

增生的组织恢复正常通常需要几个月甚至几年的时间。在注射部位恢复正常之前, 不得在此部位进行注射。

预防方法: 一是使用纯度高的人胰岛素制剂; 二是每次注射时规范检查注射部位, 如果已经出现轻度的皮下脂肪增生, 不得在此处注射; 三是轮换注射部位时范围更大一些; 四是不重复使用针头。

2. 疼痛　一般情况下, 胰岛素注射尤其是使用胰岛素笔注射是无痛的, 但注射操作不当也可以引起疼痛。常见可导致注射疼痛的原因及预防方法见表 4-7。

顺便说一下重复使用针头的危害。

危害 1: 影响注射剂量的准确性　注

表 4-7　常见导致注射疼痛的原因与预防

原因	原理	预防
胰岛素温度过低	胰岛素刚从冰箱中取出, 没有进行回温就注射, 会造成注射时疼痛或其他不适	胰岛素使用前务必回温
消毒酒精未干	使用酒精消毒皮肤, 如果残留在皮肤表面的酒精未完全挥发, 注射时会被针头带到皮下, 从而引起疼痛	使用酒精对注射部位进行消毒时, 应在酒精彻底挥发后再进行注射
注射在体毛根部	体毛根部附近神经末梢丰富, 在此处注射, 针头会刺激到神经, 因此疼痛感明显	避免在体毛根部注射
针头过于粗长	使用长而粗的针头, 注射时的疼痛感会比较明显	选用更细、更短的针头
重复使用针头	针头重复使用, 会因卷边、润滑层脱落导致注射时疼痛	每次注射使用新针头

射后不废弃针头，当温度降低的时候，胰岛素体积收缩，空气会因此进入笔芯，产生气泡，下次使用时注射时间会延长，或者会产生注射后漏液的现象；而当温度升高的时候，由于胰岛素体积膨胀，药液会从笔芯中漏出，这不但浪费了胰岛素，还有可能改变预混胰岛素的浓度。

危害2：针头断裂或针管堵塞 多次重复使用会使针尖部分发生弯曲，甚至折断在人体内，从而引起严重后果。另外，使用过的针头内残留的胰岛素会形成结晶，阻塞针管，妨碍下一次注射。

危害3：疼痛加重 注射针头多次使用会造成针尖翻边卷刺，针头表面的润滑层发生脱落，导致注射部位出血、擦伤，增加注射时的疼痛感。

3.出血和瘀血 注射时，针头有时会碰到皮下毛细血管，导致局部出血或瘀血。遇到这种情况，广大糖友不用过于担心，这不会影响胰岛素的吸收，也不会造成其他不良后果。

十、胰岛素泵应用概要

（一）胰岛素泵的工作原理

胰岛素泵治疗是采用人工智能控制的胰岛素输入装置，通过持续皮下输注胰岛素的方式，最大限度地模拟胰岛素的生理性分泌，从而更好地控制血糖的一种糖尿病治疗方法。我们知道，按照与进餐的关系，生理状态下的胰岛素分泌大致可以分为两部分：一是不依赖于进餐的持续微量分泌，也就是基础胰岛素分泌；二是由进餐后的高血糖刺激引起的大量胰岛素分泌。胰岛素泵通过人工智能控制，可以以可调节的脉冲式皮下输注方式，模拟体内基础胰岛素分泌；同时可以在进餐时根据食物的种类和总量设定餐前胰岛素剂量和输注模式以控制餐后血糖。除此之外，胰岛素泵还能根据活动量的大小，随时调整胰岛素用量，以应对高血糖和低血糖，而不是预先固定的某种模式。

（二）胰岛素泵治疗的优点

胰岛素泵治疗相对于口服降糖药和胰岛素注射来说，具有多方面的优势。

1.更有利于血糖的控制 首先，多次皮下注射治疗方案中的基础胰岛素采用的是中长效胰岛素，而中长效胰岛素在同一个体上吸收率差异很大，容易导致血糖波动。而胰岛素泵使用的是速效或短效胰岛素，采用的是微量输注的方式，吸收非常稳定。其次，胰岛素泵可以根据血糖、运动以及饮食结构和进餐时间等情况灵活地调整胰岛素输注量，能更好地模拟生理性胰岛素分泌，有效控制黎明效应和餐后高血糖，减少血糖波动，降低低血糖的发生风险。最后，使用胰岛素泵治疗，可以减少胰岛素的用量，能避免过大剂量使用胰岛素导致的体重增加。

2. 更有利于提高生活质量　使用胰岛素泵没有多次皮下注射带来的痛苦和不便，还能增加进食、运动的自由度，患者在血糖管理方面也相对简单。

（三）适应证与禁忌证

1. 胰岛素泵治疗的适应证　胰岛素泵治疗可以分为短期胰岛素泵治疗和长期胰岛素泵治疗两种情况，下面分别介绍这两种情况各自的适应证。

1）短期胰岛素泵治疗的适应证　短期胰岛素泵治疗主要适用于以下情况：一是1型糖尿病患者或者需要长期胰岛素强化治疗的2型糖尿病患者在住院期间；二是需要短期胰岛素强化治疗的2型糖尿病患者；三是2型糖尿病患者伴应激状态；四是妊娠期糖尿病、糖尿病合并妊娠及糖尿病患者孕前准备；五是处于围手术期的糖尿病患者。

2）长期胰岛素泵治疗的适应证　长期胰岛素泵治疗主要适用于以下人群：一是1型糖尿病患者；二是需要长期胰岛素治疗的2型糖尿病患者；三是需要长期胰岛素替代治疗的其他类型糖尿病患者。其中，需要长期胰岛素治疗的2型糖尿病患者中，具有以下情况者，建议采用长期胰岛素泵治疗：一是血糖波动大，虽然采用

多次胰岛素皮下注射方案，血糖仍然无法得到平稳控制的患者；二是黎明效应严重，血糖总体控制不佳的患者；三是频繁发生低血糖，尤其是夜间低血糖、无感知低血糖和严重低血糖的患者；四是作息不规律，不能按时就餐的患者；五是不愿意接受胰岛素每日多次注射，要求提高生活质量的患者；六是胃轻瘫或进食时间长的患者。

2. 胰岛素泵治疗的禁忌证　存在以下情况者不适合采用胰岛素泵治疗：一是处于糖尿病酮症酸中毒急性期或高血糖高渗状态急性期的患者；二是伴有严重循环障碍的高血糖患者；三是对皮下输液管或胶布过敏者；四是不愿意长期皮下埋置输液管或长期佩戴胰岛素泵，心理上不接受胰岛素泵治疗者；五是缺乏相关知识，接受培训后仍然无法正确掌握胰岛素泵使用知识者；六是有严重心理障碍或精神异常的糖尿病患者；七是生活不能自理而且没有监护人的糖尿病患者。

（四）初始剂量设定

首先需要说明的是，胰岛素剂量的设定工作应由专业医生根据您的具体情况进行，以下内容仅供大家学习、参考。

1. 每日胰岛素用量的确定　每日胰岛素用量应根据糖尿病分型、目前的血糖水平以及体重情况等来确定。

1）未接受过胰岛素治疗者　未接受过

胰岛素治疗的1型糖尿病患者，一日总量可按"体重（千克）×（0.4～0.5）"来计算；未接受过胰岛素治疗的2型糖尿病患者，一日总量可按"体重（千克）×（0.5～1.0）"来计算。注意：在具体应用时，应根据血糖情况进行个性化的剂量调整。

2）已接受胰岛素治疗者　已接受胰岛素治疗的糖尿病患者可以根据使用胰岛素泵治疗前的胰岛素用量来计算每日的胰岛素用量。1型糖尿病患者，一日总量为用泵前胰岛素用量的70%～100%。2型糖尿病患者的一日总量应酌情增加，可为用泵前胰岛素用量的80%～100%。具体可以根据用泵前的血糖情况来定，并随时调整：如果用泵前血糖控制良好，没有发生过低血糖，说明原剂量是合适的，这种情况下，开始胰岛素泵治疗时的推荐剂量一般为用泵前总量的75%～85%；如果用泵前经常发生低血糖，说明原剂量偏大，这种情况下，开始胰岛素泵治疗时的推荐剂量一般为用泵前总量的70%；如果用泵前血糖偏高，极少或者从来没有发生过低血糖，说明原用药剂量偏小，这种情况下，开始胰岛素泵治疗时的推荐剂量一般为用泵前总量的100%。

2. 剂量的分配与调整

1）相关概念　在介绍剂量分配知识之前，我们先介绍几个必须了解的概念，只有了解了这些基本概念，才能比较容易地学习后面的知识。一是"基础率"。基础率输出是胰岛素泵特有的模拟正常人在非进食状态下胰岛素分泌的给药方式。其中，基础输注量是指维持机体基础血糖代谢所需的胰岛素的量，基础输注率是指胰岛素泵提供基础胰岛素的速度。二是"餐前大剂量"。餐前大剂量是指在三餐前一次性快速输注的胰岛素。正常胰岛β细胞能在人进食后快速、大量地分泌胰岛素，使餐后血糖不会太高。胰岛素泵也能模拟这部分功能，这就是进食前在基础量不断输入的情况下，通过胰岛素泵上的按钮再追加注入一定剂量的胰岛素，因为这部分胰岛素的量要比基础量大得多，所以称为餐前大剂量。三是"校正大剂量"。所谓校正大剂量，是指纠正当前高于目标值的血糖时所需补充的胰岛素量。四是"补充大剂量"。补充大剂量是指在临时加餐时所追加的一次性快速输注的胰岛素量。胰岛素泵注射剂量的构成见图4-10。

2）基础输注量和基础输注率的设定　基础输注量一般为一日总量的40%～60%，剩余部分为餐前大剂量总量。刚开始采用胰岛素泵治疗时，建议基础输注量占一日总量的比例为：成人，40%～60%；青少年，30%～40%；儿童，20%～40%。基础输注率与时间段应根据血糖波动情况以及生活状况等来设定。

3）餐前大剂量的设定　一日总量减去

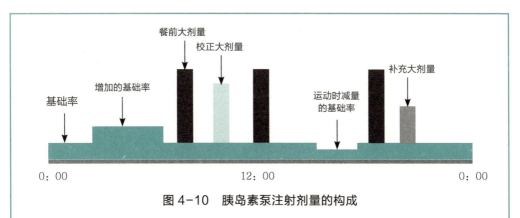

图 4-10　胰岛素泵注射剂量的构成

■　胰岛素泵注射剂量一般由基础率、餐前大剂量、校正大剂量、补充大剂量几部分构成。各部分剂量有着各自的作用，其中：基础率是预设的持续输注的短效胰岛素，用于满足基础代谢需求；增加的基础率用于应对黎明效应；餐前大剂量主要针对进餐导致的血糖升高；校正大剂量用于纠正当前偏高的血糖；运动时减量的基础率是为了避免在运动中发生低血糖；补充大剂量则是为了应对加餐所需的胰岛素。

基础输注量，剩下的为餐前大剂量的总量。这些胰岛素，可以按照三餐 1/3、1/3、1/3 的比例分配。当然，最好是根据饮食成分，特别是碳水化合物含量以及血糖的情况进行个性化设定。

4）补充大剂量的设定　补充大剂量应根据食物中的碳水化合物含量和碳水化合物系数（每单位胰岛素所能平衡的碳水化合物克数）进行计算。

补充大剂量＝食物中的碳水化合物重量÷碳水化合物系数

食物中的碳水化合物含量可以通过查询《中国食物成分表》得到。其中，碳水化合物系数可以通过 500/450 法则计算得到［碳水化合物系数＝（500 或 450）÷

每日胰岛素总量，其中，速效胰岛素用 500，短效胰岛素用 450］或者查询表 4-8。**注意**：这种计算方法适用于采用胰岛素泵治疗且血糖已经达标的患者，并以基础输注率正确为前提。

5）校正大剂量的设定　校正大剂量的计算需要考虑到体内剩余胰岛素的情况，适当减量。有大剂量向导功能的胰岛素泵会自动跟踪并减去活性胰岛素的量。

校正大剂量＝（实测血糖值－目标血糖值）÷胰岛素敏感系数

公式中的胰岛素敏感系数是该患者每单位胰岛素所能降低的血糖值。胰岛素敏感系数需要根据全天胰岛素用量来计算，可以采用 1800/1500 法则［胰岛素敏感系

表 4-8　碳水化合物系数与胰岛素敏感系数

每日胰岛素总量	碳水化合物系数		胰岛素敏感系数	
	500 法则 / 速效	450 法则 / 常规	1800 法则 / 速效	1500 法则 / 常规
20 单位	25	23	5.0	4.2
25 单位	20	18	4.0	3.3
30 单位	17	15	3.3	2.8
35 单位	14	13	2.9	2.4
40 单位	13	11	2.5	2.1
50 单位	10	9	2.0	1.7
60 单位	8	8	1.7	1.4
75 单位			1.3	1.1
100 单位			1.0	0.8

数 =（1800 或 1500）÷（每日胰岛素总量 ×18），其中，速效胰岛素用 1800，短效胰岛素用 1500〕。

（五）输注剂量的调整

胰岛素泵的输注剂量应当根据血糖监测结果进行动态调整。初期，必须在专业医生的指导下进行。长期应用胰岛素泵的患者需要掌握计算餐前大剂量的方法。应用具有大剂量向导功能泵的患者只需要掌握如何操作大剂量向导即可。

1. 调整时机　存在以下情况时，应注意调整胰岛素泵的输注剂量：一是血糖剧烈波动时；二是有低血糖发生时；三是女性糖尿病患者在月经期前后（月经期前后，

体内激素水平发生变化，会引起血糖的明显波动，因此需要相应调整胰岛素的输注剂量）；四是妊娠期；五是血糖未达标；六是饮食和运动等生活方式发生了改变；七是患有其他疾病、发热、应激状态（如创伤等）而引起血糖升高。

2. 调整方法

1）**基础率的调整**　基础率的调整包括夜间基础率的调整和日间基础率的调整，其中日间基础率的调整又包括空腹原则与非空腹原则两种调整方法，下面我们对这三种基础率的调整方法进行简要介绍，供大家参考。

①　夜间基础率的调整　评估上半夜和下半夜的血糖控制情况，使基础胰岛

素输注能够配合昼夜的血糖变化规律。如果血糖升高或者降低幅度过大（超过 1.7 mmol/L），可在血糖水平变化前 2 ~ 3 小时调整 10% ~ 20% 的基础率。如果血糖降至 3.9 mmol/L 以下，需要进餐，同时减少基础率 10% ~ 20%。

② 日间基础率的调整（空腹原则）评估早餐前至午餐前、午餐前至晚餐前、晚餐前至睡前血糖。如果血糖水平升高或者降低幅度过大（超过 1.7 mmol/L），应在血糖水平变化前 2 ~ 3 小时调整 10% ~ 20% 的基础率。如果血糖降至 3.9 mmol/L 以下，需要进餐，同时减少基础率 10% ~ 20%。

③ 日间基础率的调整（非空腹原则）对比餐后 2 小时血糖和下一餐前的血糖，如果没有升高，则这个区间不用考虑。餐后 2 小时血糖应当比下一餐前的血糖高 1.7 ~ 3.3 mmol/L，并应逐渐下降至下一餐前的目标血糖区间。如果血糖下降超过 3.3 mmol/L 或者血糖降至 3.9 mmol/L 以下，应减少 10% ~ 20% 的基础率。如果血糖不下降或者下降幅度 < 1.7 mmol/L，则应增加 10% ~ 20% 的基础率。

2）餐时剂量的调整 对比餐后 2 小时血糖和餐前血糖，如果餐后 2 小时血糖比餐前血糖高 3.3 mmol/L 以上，可降低碳水化合物系数 10% ~ 20% 或 1 ~ 2 克 / 单位胰岛素；如果餐后 2 小时血糖和餐前

血糖相比，升高幅度低于 1.7 mmol/L，可增加碳水化合物系数 10% ~ 20% 或 1 ~ 2 克 / 单位胰岛素。

（六）特殊情况的处理

1. 低血糖的处理 如果在使用胰岛素泵期间出现低血糖，应做以下几个方面的工作：一是测血糖，了解低血糖发生的原因，处理低血糖，并监测血糖（每 15 分钟监测 1 次，直至血糖稳定）；二是暂停泵治疗（如果有必要）；三是检查胰岛素泵是否工作正常，检查设定的程序是否正确（包括时间、基础输注率、餐前大剂量、每日总量等），检查状态屏和储药器（如果储药器内的胰岛素量少于状态屏的显示量，可能为胰岛素泵输注胰岛素过量）；四是调整胰岛素用量（如果考虑低血糖是胰岛素用量过大所致，宜调整胰岛素用量。其中：空腹低血糖，应降低夜间基础输注率；中、晚餐前低血糖，应降低餐前基础输注率或减少前一餐的餐前大剂量；三餐后低血糖，应减少餐前大剂量；夜间低血糖，应调整低血糖时段的基础输注率或减少晚餐前大剂量）；五是增加近期的血糖监测次数。注意监测无感知低血糖，尤其是夜间低血糖，必要时使用动态血糖监测了解血糖的波动情况。

2. 意外高血糖的处理 如果在使用胰岛素泵期间出现意外高血糖，需要注意排

除以下问题：一是电池问题。如电力不足或电池失效。二是胰岛素泵问题。如关机后未开机或停机状态未恢复、报警未解除或泵本身故障等。三是管路问题。如更新输液管时未排气，导致无胰岛素输注；输液管出现裂缝或连接松动，导致胰岛素溢漏；或输注管路使用时间过长。四是储药器问题。如胰岛素已用完；气泡阻塞储药器出口；或储药器前端破裂，胰岛素漏出，未能经输入导管进入人体。五是输液管前端问题。如皮下胰岛素输注装置脱出，胰岛素未输入人体；或输液管前端与输液管连接处松动或破裂造成胰岛素漏出。六是埋置部位问题。如埋置部位存在感染、硬结、瘢痕等情况，或者埋置部位处在腰带位置，导致胰岛素未能被有效吸收。七是胰岛素结晶堵塞输液管或胰岛素失效。八

是其他原因，如皮下脂肪过少等。

十一、预混胰岛素的应用

（一）预混胰岛素的分类

1. 预混人胰岛素 预混人胰岛素是指将重组人胰岛素（短效）与精蛋白锌重组人胰岛素（中效）按一定比例混合而成的胰岛素制剂。根据混合比例的不同，预混人胰岛素可以分为低预混人胰岛素和中预混人胰岛素。低预混人胰岛素主要为70/30 剂型（30% 短效 +70% 中效），如优泌林 70/30、诺和灵 30R、甘舒霖 30R、重和林 M30 等；中预混人胰岛素主要为 50/50 剂型（50% 短效 +50% 中效），如诺和灵 50R、甘舒霖 50R 等（图 4-11）。

2. 预混胰岛素类似物 预混胰岛素类

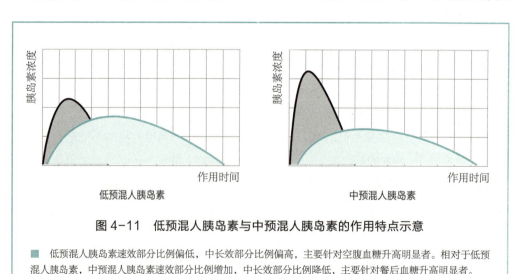

图 4-11　低预混人胰岛素与中预混人胰岛素的作用特点示意

■ 低预混人胰岛素速效部分比例偏低，中长效部分比例偏高，主要针对空腹血糖升高明显者。相对于低预混人胰岛素，中预混人胰岛素速效部分比例增加，中长效部分比例降低，主要针对餐后血糖升高明显者。

似物是指将速效胰岛素类似物（赖脯胰岛素或门冬胰岛素）与精蛋白锌胰岛素类似物按一定比例混合而成的胰岛素制剂。同样地，根据混合比例的不同，预混胰岛素类似物也可以分为两种——低预混胰岛素类似物和中预混胰岛素类似物。低预混胰岛素类似物主要为 75/25 剂型（25% 速效 +75% 精蛋白锌赖脯胰岛素）和 70/30 剂型（30% 速效 +70% 精蛋白锌门冬胰岛素）；中预混胰岛素类似物主要为 50/50 剂型（50% 速效 +50% 精蛋白锌赖脯胰岛素、50% 速效 +50% 精蛋白锌门冬胰岛素）。

（二）预混胰岛素治疗方案

1. 每日 1 次方案　主要适用于采用生活方式干预（饮食控制 + 运动治疗）及两种或两种以上口服降糖药最大有效剂量治疗后糖化血红蛋白仍然 ≥ 7.0% 的患者。初始剂量一般为每日每千克体重 0.2 单位，晚餐前注射，根据情况适当调整。如果糖化血红蛋白或空腹血糖仍不达标，可以改为每日 2 次方案或 1-2-3 次方案。采用预混胰岛素每日 1 次方案治疗时，可以根据具体情况调整口服降糖药的用药方案。

2. 每日 2 次方案　主要适用于以下人群：①新诊断的 2 型糖尿病患者，糖化血红蛋白 ≥ 9.0%，症状明显；②采用生活方式干预（饮食控制 + 运动治疗）及两种或

两种以上口服降糖药最大有效剂量治疗后糖化血红蛋白仍然 ≥ 7.0% 的患者；③口服降糖药联合基础胰岛素治疗后糖化血红蛋白 ≥ 7.0% 而空腹血糖已达标的患者。对于前两种情况，初始剂量一般为每日每千克体重 0.2 ~ 0.4 单位或每天 10 ~ 12 单位，按 1：1 的比例分配到早餐前和晚餐前；对于第三种情况，初始剂量一般以基础胰岛素与预混胰岛素按 1：1.3 的比例进行剂量转换，按 1：1 的比例分配到早餐前和晚餐前。采用预混胰岛素每日 2 次方案治疗时，不建议同时使用胰岛素促泌剂（主要不良反应与胰岛素一致，为低血糖和体重增加）；可以继续使用二甲双胍或 α - 葡萄糖苷酶抑制剂，噻唑烷二酮类药物视情况决定是否停用；要按时、定量进餐，规律运动。如果采用低预混人胰岛素每日 2 次方案治疗，餐后血糖 > 8.0 mmol/L，可等剂量改为低预混胰岛素类似物，或根据具体情况改为中预混人胰岛素或中预混胰岛素类似物。

3. 每日 3 次方案　主要适用于以下情况：①采用预混胰岛素每日 2 次方案治疗后糖化血红蛋白 ≥ 7.0% 的患者；②血糖控制不达标，需要基础 + 餐时胰岛素强化治疗，但不愿意接受该治疗方案者。对于前一种情况，初始剂量可以早、晚餐前等剂量转换，午餐前加 2 ~ 4 单位或每天胰岛素总量的 10%（可能需要减少早餐前的剂

量 2 ~ 4 单位）；对于第二种情况，根据具体情况决定初始剂量。如果经低预混胰岛素每日 2 次方案治疗后，糖化血红蛋白仍 ≥ 7.0%，但早餐后血糖 < 10.0 mmol/L，可调整为低预混胰岛素类似物每日 3 次方案；如果早餐后血糖 > 10.0 mmol/L，可调整为中预混胰岛素类似物每日 3 次方案。对于采用中预混胰岛素类似物每日 3 次方案的患者，如果餐后血糖控制良好而空腹血糖 > 6.0 mmol/L，可将晚餐前胰岛素调整为低预混胰岛素类似物。

4.1-2-3 次方案 所谓"1-2-3 次方案"，是指起始每日 1 次预混胰岛素类似物注射，如果血糖控制不达标，逐渐增加到每日 2 次、每日 3 次预混胰岛素类似物注射的治疗方案。1-2-3 次方案适合用于采用生活方式干预（饮食控制＋运动治疗）及两种或两种以上口服降糖药最大有效剂

量治疗后糖化血红蛋白仍 ≥ 7.0% 的患者（表 4-9）。预混胰岛素类似物每日 1 次注射的初始剂量一般为 10 ~ 12 单位，晚餐前注射，根据早餐前血糖调整剂量；如果治疗后糖化血红蛋白或餐前血糖不达标，则早餐前加用预混胰岛素类似物 3 ~ 6 单位，根据晚餐前和空腹血糖调整早餐前和晚餐前剂量；如果治疗后糖化血红蛋白或午餐后血糖不达标，则午餐前加用预混胰岛素类似物 3 单位或将早餐前剂量按 1 ：1 比例分配到早餐前和午餐前，根据午餐后（或晚餐前）血糖调整午餐前剂量。

一般在口服降糖药治疗的基础上加用预混胰岛素类似物每日 1 次治疗，可以根据具体情况调整口服降糖药用药方案。当调整为预混胰岛素类似物每日 2 次或每日 3 次方案时，不建议同时使用胰岛素促泌剂，可继续使用二甲双胍或 α - 葡萄糖苷

表 4-9 不同预混胰岛素治疗方案的适用人群

治疗方案	适用人群
每日 1 次方案	生活方式干预＋两种或两种以上口服降糖药治疗，糖化血红蛋白 ≥ 7.0%
每日 2 次方案	生活方式干预＋两种或两种以上口服降糖药治疗，糖化血红蛋白 ≥ 7.0%
	新诊断，糖化血红蛋白 ≥ 9.0%，症状明显
	口服降糖药＋基础胰岛素治疗，糖化血红蛋白 ≥ 7.0%，空腹血糖达标
每次 3 次方案	预混胰岛素每日 2 次，糖化血红蛋白 ≥ 7.0%
	血糖不达标，不愿意接受基础＋餐时胰岛素强化治疗
1-2-3 次方案	生活方式干预＋两种或两种以上口服降糖药治疗，糖化血红蛋白 ≥ 7.0%

酶抑制剂，噻唑烷二酮类药物视个体情况决定是否停用。

（三）自我血糖监测

采用预混胰岛素每日1次方案时，血糖达标前，应每周监测3天空腹、晚餐后和睡前血糖，每2周复诊1次，复诊前1天加测3个时间点血糖；血糖达标后，应每周监测3次血糖，即空腹、晚餐后和睡前血糖，每月复诊1次，复诊前1天加测3个时间点血糖。采用预混胰岛素每日2次方案时，血糖达标前，应每周监测3天空腹和晚餐前血糖，每2周复诊1次，复诊前1天加测5个时间点血糖；血糖达标后，应每周监测3次血糖，即空腹、晚餐前和晚餐后血糖，每月复诊1次，复诊前1天加测5个时间点血糖。采用预混胰岛素每日3次方案时，血糖达标前，应每天监测5～7个时间点血糖，包括空腹、三餐前后、睡前；血糖达标后，应每天监测2～4个时间点血糖（表4-10）。治疗期间，如果有低血糖表现，应随时检测血糖；如

表4-10　采用预混胰岛素治疗时的自我血糖监测方案

治疗方案	血糖监测	空腹	早餐后	午餐前	午餐后	晚餐前	晚餐后	睡前
每日1次方案	未达标							
	每周3天	√					√	√
	复诊前1天	√					√	√
	已达标							
	每周3天	√					√	√
	复诊前1天	√					√	√
每日2次方案	未达标							
	每周3天	√				√		
	复诊前1天	√	√		√		√	√
	已达标							
	每周3天	√				√	√	
	复诊前1天	√	√		√		√	√
每日3次方案	未达标	√		○	√	○	√	√
	已达标	√				√	√	√

注："√"表示需要测血糖的时间点；○表示可以省去的测血糖时间点。

果出现不可解释的空腹高血糖或者夜间低血糖,应监测夜间血糖(如凌晨 3：00 血糖)。

1 次,每次调整 1 ~ 4 单位,直至血糖达标。

（四）预混胰岛素的剂量调整方法

不同的预混胰岛素治疗方案,剂量调整方法有所不同。大家可以参考每日 2 次预混胰岛素治疗方案和 1-2-3 次预混胰岛素类似物治疗方案的剂量调整方法（表 4-11、表 4-12）,一般每 3 ~ 5 天调整

（五）需要注意的情况

血糖控制目标因年龄、合并症等的不同而有所区别。对于已合并心脑血管疾病或其他危险因素的 2 型糖尿病患者,在胰岛素治疗时,应当采取稳妥、安全的降糖治疗措施,设定合理的目标值,尽量避免低血糖的发生。

表 4-11　采用预混胰岛素每日 2 次方案时的剂量调整方法

空腹 / 餐前血糖	< 4.4	4.4 ~ 6.0	6.1 ~ 7.7	7.8 ~ 10.0	> 10.0
剂量调整	- 2	不调整	+ 2	+ 4	+ 6

注：血糖单位为 mmol/L；胰岛素剂量单位为国际单位。

表 4-12　采用预混胰岛素类似物 1-2-3 次方案的剂量调整方法

每日 1 次						
空腹血糖	< 2.8	2.8 ~ 4.4	4.5 ~ 6.0	6.1 ~ 7.7	7.8 ~ 11.0	> 11.0
第二天晚餐前剂量调整	- 4	- 2	不调整	+ 2	+ 4	+ 6
每日 2 次						
晚餐前或空腹血糖	< 2.8	2.8 ~ 4.4	4.5 ~ 6.0	6.1 ~ 7.7	≥ 7.8	
第二天早餐前或晚餐前剂量调整	- 4	- 2	不调整	+ 2	+ 4	
每日 3 次						
晚餐前血糖	< 2.8	2.8 ~ 4.4	4.5 ~ 6.0	6.1 ~ 7.7	≥ 7.8	
第二天午餐前剂量调整	- 3	- 2	- 1	不调整	+ 2	

注：血糖单位为 mmol/L；胰岛素剂量单位为国际单位。

降糖药的选用原则与总体应用方案

导读 药物治疗是糖尿病综合治疗的重要一环。要想做到合理用药，广大糖友必须了解降糖药的选用原则和总体应用方案，只有这样，才能更好地配合医生的治疗，取得良好的控糖效果。

一、降糖药的选用顺序

从胰岛病理改变的过程来看，2型糖尿病的发展包括以下几个代表性的阶段：血糖正常—胰岛素代偿性高分泌阶段—糖尿病前期（血糖轻度升高）—胰岛素分泌不足阶段—胰岛素缺乏阶段（图4-12）。由此我们可以看出，不同的阶段，高血糖的产生原因和胰岛 β 细胞的功能是有所不同的，那么自然地，在选择降糖药的策略上也应有所区别。

1. 血糖正常—胰岛素代偿性高分泌阶段 此阶段的主要问题是胰岛素抵抗，因为胰岛素抵抗，机体为了维持正常的糖代谢，所以需要分泌更多的胰岛素。因此，此阶段的主要任务是减轻胰岛素抵抗。建议采用的方法是进行有效的生活方式干预，即

"饮食控制＋运动治疗"，一般不需要使用降糖药。

2. 糖尿病前期 这一阶段，胰岛素的高分泌已经不能把血糖控制在正常范围了，血糖轻度升高，这说明机体不仅存在着胰岛素抵抗，还存在着胰岛素分泌相对不足的情况。这时候就要注意保护胰岛 β 细胞并减轻胰岛素抵抗了。此阶段，除了"饮食控制＋运动治疗"外，必要时可以使用非胰岛素促泌剂和肠促胰素类药物，目的是延缓糖尿病的发生。

3. 胰岛素分泌不足阶段 如果病情进一步发展，胰岛 β 细胞的胰岛素分泌功能会进一步下降，胰岛素分泌不足，血糖进一步升高。如果病情已经发展到胰岛素分泌不足阶段，则需要使用胰岛素促泌剂，以促进机体分泌更多的胰岛素；必要的时候，可以联合使用基础胰岛素，或者通过多重机制来降低血糖。

4. 胰岛素缺乏阶段 研究发现，大多数2型糖尿病患者在被诊断时，大约50%的胰岛 β 细胞功能已经丧失。而随着年

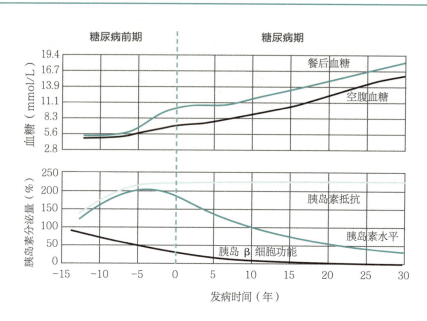

图 4-12　2 型糖尿病患者的胰岛 β 细胞功能变化

■　2 型糖尿病患者，在糖尿病发病前十余年，机体的胰岛 β 细胞功能就已经开始衰减。随着胰岛素抵抗的加重，胰岛 β 细胞加速分泌胰岛素，勉强使血糖保持在相对正常的范围内。随着胰岛 β 细胞功能的逐渐衰竭，胰岛素水平也逐渐下降，于是血糖也越来越难以控制。到了后期，就只能使用外源性胰岛素来控制血糖了。

龄的增长，胰岛 β 细胞功能会自然衰减。因此，疾病会不可逆地进入胰岛素缺乏阶段。如果病情发展到了胰岛素缺乏阶段，很明显，为了满足机体对胰岛素的需求，此时就要以胰岛素治疗为主、口服降糖药治疗为辅了。

二、降糖药的选用原则

1. 量体裁衣，个体化治疗　临床工作中，经常有糖友向我们提出这样的要求："大夫，麻烦您给我开点'好药'。"什么是"好药"呢？是进口药，还是价格高的药？这很难界定。对于医生来说，适合患者病情的药才是"好药"。药物各有特点，适合不同的人，因此，药物不分好与不好，适合自己的才是最好的。还有些病友笃信邻居或朋友推荐的药，这种做法的结果就是不能有效而合理地降低血糖，因为医生的降糖方案是根据患者的血糖水平、是否合并慢性并发症或合并症以及患者的年龄、体重甚至经济状况等情况来确定的，擅自改变药物的种类和用药剂量是不科学的。

2. 治病求本，保护胰岛 β 细胞 胰岛素抵抗和胰岛 β 细胞功能紊乱是 2 型糖尿病发生的重要机制。因此，早期保护胰岛 β 细胞，延缓其功能进一步衰退，可以有效控制血糖。糖尿病患者要做到早诊断、早治疗，血糖控制要达标。对于 45 岁以上的人，应每年进行一次糖尿病筛查，以尽早发现无症状的糖尿病。将血糖控制在达标范围，使胰岛 β 细胞的功能得到最大程度的恢复，以及减轻体重、调脂治疗等，都是保护胰岛 β 细胞的基本措施。另外，对于初发糖尿病而且血糖比较高的患者，早期应用胰岛素及其类似物可以减轻糖毒性，有效保护胰岛 β 细胞功能。

3. 多面出击，早期联合用药 "能用一种药物控制住血糖就坚决不用两种"，这种想法在糖尿病患者中比较常见。要走出这个误区，就要先理解早期联合应用两种或两种以上降糖药的好处。选择作用机制互补的两种或多种降糖药进行治疗，不仅会使血糖更容易达标，还可以延缓糖尿病慢性并发症的发生和发展，而且能减少药物不良反应的发生（图 4-13）。比如，一名血糖控制不佳的患者目前正在服用磺脲类药物，如果选择将磺脲类药物加量，则低血糖和体重增加的风险均会增加，而如果加用双胍类药物，则可以改善胰岛素抵抗，扬长而避短。

4. 平稳降糖，避免低血糖 在血糖的控制过程中，强调的是缓慢、平稳地将血糖控制达标，避免低血糖的发生。长期反复发作的严重低血糖可以导致糖尿病患者特别是老年糖尿病患者出现反应迟钝甚至痴呆，性格及精神异常，并可能诱发急性心脑血管疾病，如心律失常、心肌梗死、脑卒中等。正如一位美国糖尿病专科医生所言：老年糖尿病患者发生一次严重的低血糖，就可能抵消他一生良好血糖控制所取得的益处。

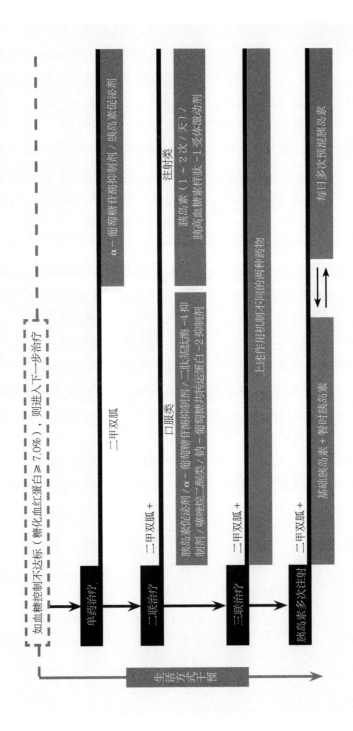

图 4-13 2 型糖尿病高血糖治疗的简易路径

注：二甲双胍为单药治疗的首选。在胰岛素多次注射时，肥胖的患者可以考虑使用二甲双胍。

糖尿病用药误区

导读 安全、合理用药是使血糖达标的重要前提。但是，在临床工作中，我们发现很多糖尿病患者在用药方面存在着这样或那样的误区。本节，我们将一些典型的糖友用药误区整理了出来，并加以详细解读，供大家参考、借鉴。

一、血糖"正常"就不用吃药了

现象 一些刚得糖尿病的朋友，吃了几天药以后发现血糖不高了，就擅自把降糖药停了；还有一些糖尿病患者，血糖高了就吃药，血糖不高就不吃药。

分析 之所以存在上述现象，是因为这些糖友对糖尿病的认识出现了问题。糖尿病是一种慢性病，血糖的控制达标需要饮食、运动、用药等多方面的配合和长期坚持。只有血糖长期达标，才能有效预防并发症的发生与发展。那种把糖尿病看作普通的感冒发烧，想靠吃几天药就能彻底治好的想法是要不得的。

另外，糖尿病用药与患者的血糖水平息息相关，尤其是应用胰岛素的患者。这种"血糖高了就吃药，血糖不高就不吃药"的不规律用药方法可能会导致低血糖、高血糖或血糖大幅度波动。低血糖或高血糖可诱发多种急性并发症，这些急性并发症都是对身体极其有害的，严重的甚至会危及生命。严重的低血糖可导致意识障碍甚至昏迷，是缺血性心脏病的诱发因素，还会加重视网膜缺血性损害，患者可能会出现眼压突然下降，引起视网膜动脉破裂出血；严重的低血糖还会增加慢性肾衰竭患者的死亡率。长期高血糖会导致多种慢性并发症的发生，还会促进已有慢性并发症的发展。不规律用药，血糖波动大，对于靶器官的损伤比长期高血糖还要严重。所以，广大糖尿病患者一定要规律用药，以保证血糖平稳。除了用药，糖尿病患者的饮食、运动等也要规律。

二、别人用得好我也用

现象 有的糖尿病患者家里有人得糖尿病，于是自己得病以后并不去医院看大夫，而是看他吃什么药，自己也跟着吃。

还有的糖尿病患者听别的患者说用某药好，就随意更换了降糖药。

分析 降糖药的种类很多，不同种类的降糖药适用于不同的患者，即使是同一种类的降糖药，不同的剂型也适用于不同的人群。临床上，医生会根据患者的具体情况为其选择最合适的降糖药。没有经过医生的同意而盲目服药或者换药，很可能导致血糖的波动，或者因为错误用药而出现不良反应。新发的糖尿病患者应该及时就医，根据医生的建议选用适合自己的降糖药。已经规律用药的患者，也不要随意换药，以减少不良事件的发生。

三、用药量越大，血糖控制得越好

现象 有的糖尿病患者在治疗一段时间后，发现血糖还是高，于是就把原来用的口服药或胰岛素的量加大，认为这样就能把血糖控制得更好。

分析 首先值得肯定的是，这些糖友有根据血糖波动情况调整用药的意识。但是，药物的调整并没有那么简单，平稳地控制血糖不是一味地增加药量就可以实现的。另外，影响血糖的因素有很多，因此，药物的调整方法也不止一端。如果您在治疗的过程中出现血糖控制不满意的情况，应该及时与您的主管医生联系，在综合考虑各方面因素（诸如饮食、运动、情绪等）后，医生会根据您的具体情况做出相应的

调整。还有就是，糖尿病的治疗千万不能急于求成。否则，像这些糖友一样，盲目增大药量，会造成血糖的波动甚至低血糖的发生，对身体带来不利影响。

四、只选贵的，不选对的

现象 临床工作中，我们经常会遇到这样的情况，患者找到医生，然后跟医生说："大夫，麻烦您给我开点儿最好的降糖药吧，我不在乎钱。"

分析 一种降糖药之所以能在市面上存在，就说明它一定在某些方面具有区别于其他药物的优势。也就是说，降糖药只有用得合适不合适，而没有绝对的好与坏。对一种药物的评价，不外乎以下几个方面：一是疗效如何，二是副作用大不大，三是用起来是否方便，四是价格是不是合理。从这些角度来看，每种药物都有它的长处，也都有它的短处。比如，降糖作用强的，可能它引起低血糖的风险就大；不容易引起低血糖的，在降糖作用方面就相对弱一些，或者作用时间就相对短一些。再比如，双胍类药物能够抑制食欲，这是它的"正作用"；但是，如果这种药物所引起的食欲下降过于明显，以致到了恶心、呕吐的地步，这就成了它的副作用。所以，患者和医生共同寻求的应该是药物选择的合理与正确，而不应奢求一种对任何一位患者都合适的所谓的"好药"。大家也不能轻

率地认为"便宜没好货"。在选药用药方面，要"只选对的，不选贵的"。

五、自行加减药量

现象　现在，很多糖尿病患者家里都有血糖仪，可以随时监测血糖。有些糖尿病患者发现血糖高了，就自行增加下一餐的药量，或者下一餐少吃一些主食。

分析　这种做法是很不安全的。便携式血糖仪的检测结果只能反映当时的血糖情况，而降糖药的调整是要根据一段时间的血糖水平而定的。一次的血糖升高具有很多的偶然性，比如进食不规律、运动量减少、情绪波动等都可能导致血糖升高。另外，血糖升高也并不一定就是血糖真的高了，也可能是低血糖导致的反应性高血糖。所以，血糖波动时，我们要认真分析原因，切不可随意调整治疗方案。

如果是使用胰岛素治疗的患者，您更不能随意调整胰岛素的用量，随意调整胰岛素的用量可能会导致较大的血糖波动，甚至会影响一段时间的血糖水平。除此之外，随意调整胰岛素的用量还可能导致危及生命的风险事件发生。我们曾经遇到过这样的糖友，他因为好几天空腹血糖持续升高，于是就自行增加了睡前胰岛素的用量，结果发生了极为严重的低血糖。

在此，我们建议广大糖友在尽量保证规律饮食、运动的前提下固定药物用量。

如果出现反复的血糖控制不理想，应及时就医，在医生的指导下调整用药方案。

六、吃了药，饮食就可以放开了

现象　有的糖尿病患者，只要是医生开的药，只要是广告上说的药，他都一顿不落地吃，不管饮食和运动，认为只要吃了药就万事大吉了。

分析　众所周知，健康的生活方式有助于预防和延缓糖尿病并发症的发生和发展。我们常说糖尿病要综合治疗。综合治疗首先就要控制饮食。要控制好全天的食物摄入量，还要注意粗细搭配、荤素搭配和营养均衡。其次是运动锻炼。要通过运动增加能量消耗，提高机体的胰岛素敏感性，从而降低血糖。最后是心理调节。保持情绪稳定、心情愉悦有助于血糖的平稳控制。上述三点都做好了，药物治疗才能发挥最大的效用，您才能"花小钱、治大病"。如果认为吃了药就万事大吉了，饮食也不严格控制了，也懒得进行运动锻炼了，这样下去，不光血糖会长期居高不下或者忽高忽低，还会造成病情加重，使并发症提前出现。

七、漏服药下次补

现象　糖尿病的用药要求是定时定量、规律使用。如果经常忘记服药，就可能引起血糖的显著波动。但在现实生活中，一些糖友忘记服药的情况还是时有发生。这时，部分糖友会采用这次忘了下次补的方法，他们认为"亡羊补牢，为时未晚"，这样就不会导致血糖过高了。

分析 糖尿病患者因为可能同时存在高血压、高血脂、冠心病、脑梗死等其他疾病，所以会使用多种药物。药物一多，漏服的情况就难免发生。但是，即使是漏服了药，也千万不能想当然地在下次吃药的时候补服。"漏服药下次补"这种做法是不对的，有时甚至是非常危险的。

发生漏服药物的情况时，总的原则是不能在下一次服药时加倍服用，但根据漏服的时间以及漏服药物的药代动力学的不同可以有所区别。比如，每天早上服用一次的药物，如果中午的时候发现漏服了，可以根据病情补服。另外，对于降糖药的漏服，需要严密监测血糖变化，首先给予饮食等的调整，以避免血糖波动。例如，本来应该餐前服用的胰岛素促泌剂，吃完饭了才想起来没吃药，此时可以抓紧时间补服，但要注意监测下次餐前的血糖。如果已经到了快吃下一顿饭的时候才想起来没吃药，应该在服药前先查血糖，如果血糖比较高，可以临时增加用药剂量，并把服药后进餐的时间适当后延；如果餐后血糖仍然比较高，对于年轻的患者，可以适当增加运动量。α-葡萄糖苷酶抑制剂要在吃第一口饭的时候嚼碎服用，饭后再吃

效果比较差，所以，如果漏服了α-葡萄糖苷酶抑制剂，一般不必补服。对于应用胰岛素治疗的糖友，如果吃完饭了才想起来餐前的胰岛素还没有打，一般可以在餐后立即补打，但要注意监测血糖；如果发现得太晚，则应监测血糖，根据血糖情况在下一餐前临时适当增加胰岛素的剂量，但千万不能把两次的量合为一次在下一餐前注射，这很容易导致低血糖。

总之，广大糖尿病患者要尽量避免漏服药物。可以采用闹钟提醒、记服药记录等方式让自己按时、定量、规律用药。一旦漏服，要根据情况及时补救，并多监测血糖，以利于进一步调整，尽快纠正由此引起的血糖波动。

八、重叠用药不知情

现象 有些糖尿病患者虽然患病多年，但对用药知识了解得却很少，而且治病急于求成，到处打听别人用什么药效果好，只要是别人用得好的，他就在自己用药的基础上合着用，认为这样肯定能更快地把血糖控制好。

分析 口服降糖药层出不穷，日新月异。一般临床联合用药的原则是把不同作用机制的药物一起使用，以扬长避短，提高疗效。如果您不了解相关药物知识，为了快速降血糖而多种药物一起用，就可能出现重叠用药的情况。重叠用药，不仅会

造成血糖的不稳定，还有可能增加药物的毒副作用。复方制剂问世后，大家更要明白其中的组合，避免重叠用药。

　　临床工作中，我们经常遇到患者重叠用药的情况：有的患者同时服用迪沙片和美吡达（它们都是格列吡嗪）；有的患者则同时吃着迪化糖锭和格华止（它们都是二甲双胍）；也有一些糖友既吃着亚莫利又吃着达美康（它们都是磺脲类药物）。之所以会出现上述情况，一是因为一种药物有多个商品名，患者服药大多只看商品名，商品名不一样，他们就认为不是一种药；再有就是医生开药的时候对患者的用药情况没有完全掌握，结果药物开重了。

　　要想避免上述情况出现，一方面，需要大家在看病的时候把您的用药信息完全而准确地告诉医生；另一方面，建议广大糖友多了解一些用药知识。只有这样，才能让您的用药安全多一份保障。

九、打胰岛素会"上瘾"

　　现象　关于胰岛素在治疗糖尿病方面的优势，我们在前面的内容中已经进行了较为详细的介绍。但是在临床工作中，还是有很多糖友"谈胰岛素而色变"，他们认为打胰岛素会"上瘾"，只要打上就下不来了，以后必须天天打。

　　分析　对于这个问题，我们首先要了解一下什么叫"上瘾"？所谓的"上瘾"（药

物成瘾），指的是习惯于摄入某种药物而产生的一种依赖状态，撤去药物后可能引起一些特殊的症状，比如恶心、呕吐、烦躁等，也就是所谓的"戒断症状"。我们再来看看胰岛素，如果我们使用了胰岛素，停药后会出现上述现象吗？当然不会。很多情况下，2型糖尿病患者使用胰岛素是为了控制急症和较高的血糖，在经过强化治疗后还可以改为口服药治疗。在血糖较高的情况下，及时补充外源性胰岛素，可以较快地降低血糖，最大限度地保护胰岛β细胞。并不是所有的患者在使用胰岛素后就需要终身使用的。

　　当然，很多2型糖尿病患者在病程较久后也会出现胰岛β细胞功能衰竭，自身分泌的胰岛素不能满足机体的需要，这时候就需要长期使用外源性胰岛素了。另外，1型糖尿病和某些特殊类型的糖尿病患者，因其胰岛β细胞功能已经衰竭，必须依赖外源性胰岛素才能生存，所以，这些患者是需要终身使用胰岛素的。

十、胰岛素会越打越胖

　　现象　很多刚开始使用胰岛素的糖友都担心打上胰岛素会让人发胖，所以对使用胰岛素存在抵触情绪。

　　分析　胰岛素是调节人体能量代谢的重要激素，它可以增加脂肪酸转运，促进脂肪细胞内甘油三酯的合成并抑制其分

解，促进葡萄糖的摄取和肌肉、肝脏的糖原合成，使肌肉、肝脏蛋白质合成增加，因而会造成脂肪沉积，导致肥胖。

但是，这并不意味着只要打了胰岛素就一定会发胖。打胰岛素会不会发胖，关键要看胰岛素的使用是不是合理，以及饮食控制和运动治疗的情况。有些糖尿病患者发胖可能是因为打胰岛素的量过大，因为血糖被过分利用，饥饿感增加，从而导致进食增多，因而发胖。还有一些糖尿病患者在打上胰岛素后饮食控制没有以前那么严格了，吃得比较多，同时也不做运动或者是运动得少了，这样一来，肯定也容易发胖。要想减少胰岛素所导致的肥胖，"管住嘴、迈开腿"依然很重要。

对于本来就肥胖的患者，在使用胰岛素的同时，可以考虑联合应用二甲双胍。

十一、胰岛素要到晚期才用

现象 临床工作中，我们经常遇到这样的糖友，他们坚定地认为："胰岛素要到口服药实在不行了，万不得已的时候才用。"有的糖友已经用了三种降糖药，但血糖控制仍然不是很理想，医生建议换胰岛素，但他仍然拒绝使用，结果不久后并发症接踵而来。这样的例子非常多。

分析 近些年来，我国的2型糖尿病发病率逐渐升高，而且呈现出年轻化的趋势。由于2型糖尿病起病缓慢，临床症状也较为隐匿，很多患者早期并不一定有很明显的"三多一少"症状，以至于到医院就诊的时候已经出现了血糖很高的情况。这时候医生会向患者推荐短期的胰岛素治疗方案，而这些刚刚"晋级"为糖尿病患者的病友会觉得难以接受。有的患者认为胰岛素是糖尿病治疗的最后一把"撒手锏"，不到万不得已不要用胰岛素治疗。其实，这是对胰岛素治疗认识的误区。

首先，需要明确的是，胰岛素是人体自身分泌的而且是必不可少的物质，没有它血糖会居高不下。其次，人体内有多种能够升高血糖的激素，但只有胰岛素是降糖的。当人体不能正常地分泌和利用胰岛素时，需要通过补充外源性胰岛素来控制血糖。研究表明，相对于传统的阶梯式疗法（先饮食调理，再口服药物，最后才采用胰岛素治疗），早期强化使用胰岛素治疗可以使新诊断的2型糖尿病患者胰岛β细胞功能得到更好的恢复。经过长期的观察与对比，研究人员发现，早期强化使用胰岛素治疗组的患者达到血糖控制目标的人数比口服降糖药治疗组更多，血糖达标的时间也更短。而且，患者一年后的血糖缓解率和口服降糖药组相比有了明显提高。因此，胰岛素并不是糖尿病治疗的最后选择，大家千万不要再抱有"现象"中提及的那种想法，要相信医生，这样才能使血糖早期达标，使病情得到有效控制。

关于 2 型糖尿病患者胰岛素的使用时机，我们在前面的章节中进行过非常详细的介绍，这里不再赘述。大家需要明白的是，如果等到所有口服药都无效后才使用胰岛素，患者可能已经出现了严重的并发症。而如果能够早期使用胰岛素治疗，就可以延缓并发症的发生，阻止并发症的进展，提高生存质量。

十二、中医中药可以根治糖尿病

现象　现在有关中医中药治疗糖尿病的虚假广告非常多，它们无一例外地鼓吹"中医可以根治糖尿病"。有些糖友对此深信不疑，还有些糖友抱着试试看的态度，停用西药或者减量后改用或加用所谓的"糖尿病特效中药"。这已成为影响不少糖友正规治疗的主要问题。

分析　2 型糖尿病是一种终身性疾病，目前为止，不管是中医还是西医，都还无法根治。但部分患者经过合理的治疗后，不必用药物控制，代谢指标可达到理想水平，称之为"糖尿病逆转"。

中医对糖尿病的认识历史悠久。早在春秋战国时期的《黄帝内经》中就有了"消渴"的病名，并对其病因进行了论述，以后的各代医家对消渴病的因机证治进行了发展和完善。不管是对糖尿病病因病机的认识还是在治疗方面的考虑，中医学与现代医学都非常相近。我们的祖先在科学技术极其落后的古代，凭着经验的积累和抽象的思维就达到了如此高的程度，我们不能不为之感到骄傲和自豪。但在科学技术如此发达、降糖药物日新月异的今天，应该认识到中医中药治疗糖尿病有其优势也有其不足，就降糖而言，中药和口服降糖药相比要弱，不过 2021 年获批的桑枝总生物碱片的降糖作用和拜唐苹的降糖作用基本相当。总体来说，口服降糖药作用机制清楚，降糖作用显著，而中医治疗的目的主要是调理，对全身状况的调节、症状的改善有较好的作用。因此，在临床治疗糖尿病要因人而异，根据患者整体情况及代谢指标。如果用中药治疗后血糖控制仍然不能达标的话，不应拒绝应用口服降糖药和胰岛素。对于糖尿病前期以及糖尿病慢性并发症早期阶段的糖尿病患者，可以采用中医治疗。

另外，可以采用中医治疗的糖尿病应该是 2 型糖尿病，1 型糖尿病是不适合采用中医治疗的，因为到目前为止还没有发现哪种中药能够替代胰岛素。

十三、拿保健品当降糖药用

现象　有些糖尿病患者经常被市面上各种各样的降糖保健品弄得晕头转向。这些保健品大多有着华丽的广告语，或者利用很多患者对于药物治疗的恐惧心理，宣称自己的产品不仅可以降糖，还没有依赖性和毒副作用；有的保健品甚至宣称可以根治糖尿病，吃一段时间后糖尿病就可以治愈了。于是，很多患者就迫不及待地开始使用这些保健品，盲目停用了降糖药。

分析 正确认识保健品对于糖尿病患者来说有着非常重要的意义。那么，什么是保健品呢？根据我国《保健（功能）食品通用标准》的规定："保健（功能）食品是食品的一个种类，具有一般食品的共性，能调节人体的机能，适用于特定人群食用，但不以治疗疾病为目的。"由此可见，保健品其实就是一种食品，它并不具有特定的药效，而且，正规的保健品中是不能含有药物成分的。

当然，我们也不应该对保健品全盘否定，很多营养物质经过科学证实确实具有一定的辅助调节血糖作用。目前的糖尿病保健品主要具有如下作用：一是调节膳食成分。某些保健品具有热量低、饱腹感强的特点，可以使患者更好地控制饮食。比如富含膳食纤维的豆制品、燕麦、葛根等。二是抑制消化酶活性，延缓食物在消化道的吸收，促进血糖平稳。如苦瓜、玉米须中含有多种多糖类成分，这些成分可以通过抑制消化酶的活性，延缓食物的消化、吸收，降低血糖的高峰。三是抗氧化。很多植物提取物都被证明具有抗氧化作用。氧化应激是糖尿病中胰岛 β 细胞及其他靶器官细胞损伤的主要机制之一，而一些保健品可以通过抗氧化起到一定的保护人体靶器官的作用。

综上所述，合理利用保健品，不盲目迷信保健品，还是可以"吃出健康"的。当然，这要以患者能够正确认识、明辨真假和恰当使用为前提。

糖尿病伴肥胖患者的手术治疗

导读　我国 2 型糖尿病患者中有约三分之二患者为超重或肥胖，且腹型肥胖约占 50%。严重影响患者血糖血脂等代谢指标的控制。因此，控制体重成为治疗糖尿病的手段之一。减重手术可快速缓解肥胖症患者所合并的代谢紊乱，因而减重手术易名为代谢手术。2011 年国际糖尿病联盟将代谢手术作为治疗 2 型糖尿病的方法之一。同年中华医学会糖尿病学分会的糖尿病指南也明确了手术治疗 2 型糖尿病的地位和作用。对于重度肥胖的 2 型糖尿病患者，在实施代谢手术后，体重减轻的同时，血糖也恢复正常，甚至有的患者不再需要继续使用降糖药物，也可以维持血糖正常，实现了糖尿病的逆转。本节对 2 型糖尿病减重手术进行了简单介绍，供广大糖友了解、参考。

一、适应证与禁忌证

1. 适应证　年龄在 18～60 岁，一般状况较好，手术风险较低，经生活方式干预和各种药物治疗难以控制的 2 型糖尿病患者（糖化血红蛋白 >7.0%）或伴发疾病并符合以下条件的 2 型糖尿病患者，可以考虑进行减重手术治疗。

1）**可选适应证**　身体严重肥胖，体重指数 ≥ 32.5 kg/m^2，不论有没有合并症，都可以考虑进行减重手术治疗。

2）**慎选适应证**　身体肥胖，27.5 kg/m^2 ≤ 体重指数 <32.5 kg/m^2，尤其是存在其他心血管风险因素时，可慎重选择减重手术治疗。

3）**暂不推荐**　体重超重，25 kg/m^2 ≤ 体重指数 <27.5 kg/m^2，或存在中心型肥胖（腰围，男性 ≥ 90 厘米，女性 ≥ 85 厘米），且至少有高甘油三酯、低高密度脂蛋白胆固醇、高血压这三条代谢综合征组分中的两条时，暂不推荐进行减重手术治疗。

2. 禁忌证　具有以下情形者，不适合进行减重手术治疗：一是滥用药物、酒精成瘾、患有难以控制的精神疾病者，以及对减重手术的风险、益处等缺乏理解能力者；二是 1 型糖尿病患者；三是胰岛 β 细胞功能已明显衰竭的 2 型糖尿病患者；

四是存在外科手术禁忌证者；五是体重指数 <25 kg/m² 的 2 型糖尿病患者；六是妊娠期糖尿病及其他特殊类型糖尿病患者。

二、手术方式

1. 腹腔镜胃袖状切除术 腹腔镜胃袖状切除术是利用腹腔镜把胃的大弯垂直切割出来，减少胃容量，降低刺激产生饥饿感的胃肠激素分泌。它的好处是不需要在体内置入外来物，而且手术的减肥成效显著，对肥胖糖尿病患者的体重及糖脂代谢指标有良好的改善效果。优势在于不改变胃肠道的生理状态，不干扰食物的正常消化、吸收过程。但是这种手术不减少吸收，特别是肠道的吸收，对于自控力差及生活习惯难以改变的患者，远期复胖可能性较大。

2. 胃旁路术 腹腔镜胃旁路术是限制摄入与减少吸收的手术方式，是通过缩小胃容积和改变食物通道，达到限制食物摄入量和减少小肠吸收的作用，并能改变营养物质代谢和胃肠道激素调节。这种手术减重效果明显，2 型糖尿病逆转率高，治疗效果可望长期保持。常见的并发症有缝合口泄漏、营养不良、维生素缺乏等。

3. 胆胰转流十二指肠转位术 该手术是以减少营养物质吸收为主的术式。在减重和代谢指标控制方面有明显的优势。术后糖尿病完全临床缓解率 >95%。但操作难度较大，且随着共同肠道长度缩短，营养缺乏风险相应增加，术后营养相关并发症发生率及病死率均高于其他术式。

三、手术治疗的风险

手术治疗肥胖伴 2 型糖尿病有一定的短期和长期风险，该治疗方法的长期有效性和安全性，特别是在我国人群中的有效性和安全性尚有待评估。

对于希望通过手术彻底治愈糖尿病的患者，在这里提醒大家，只有具备代谢手术治疗适应证的患者才适合做此类手术，否则术后可能会带来一些不利影响。此外，即便做了手术，也并非一劳永逸，如果术后不注意控制饮食和运动锻炼，手术效果也会打折扣，甚至需要再次手术。做完手术后，患者必须按照医生的嘱咐，改变不良生活习惯，并积极锻炼。

糖尿病的中医药治疗

导读 糖尿病属于中医学"消渴病"的范畴。中医学在消渴病的治疗方面积累了丰富的经验。中医治疗可以调节糖脂代谢，缓解症状，提高患者生存质量。本节将就糖尿病的中医药疗法做一简要介绍，供广大读者参考。

一、中药治疗

传统中医治疗糖尿病主要根据临床症状按三消论治。中医学将糖尿病（消渴病）根据"三多"症状的孰轻孰重分为上消、中消和下消。以口干多饮为主要表现者称为上消，多为肺热津伤所致；以多食易饥、形体消瘦为主要表现者称为中消，多为胃热炽盛所致；以尿频量多为主要表现者称为下消，多为肾之精气阴阳亏损所致。关于治疗，著名中医典籍《医学心悟》中说："治上消者，宜润其肺，兼清其胃；治中消者，宜清其胃，兼滋其肾；治下消者，宜滋其肾，兼补其肺。"事实上，典型的糖尿病往往是三消并存、互为因果的，诊断和治疗都难以截然分开，只不过是各有偏重而已。目前临床上多采用阴阳、脏腑、气血津液辨证互补的方法，结合现代医学指标进行辨证论治。

中医治疗糖尿病，对于初诊患者，首先把自我调养知识告知患者，要求饮食控制1～2个月，并配合运动疗法。如果血糖、尿糖下降明显即可维持下去。如果血糖控制不满意，则根据患者的症状辨证论治，给予中药治疗。治疗1～2个月后，血糖控制满意者，继续使用中药；血糖控制不满意者，根据患者的具体情况选用降糖西药，并根据血糖、尿糖的情况逐步调整降糖西药的用量。

需要说明的是：适合采用中医药治疗的是2型糖尿病中的轻中型患者。1型糖尿病患者需要依赖外源性胰岛素治疗以维持生命，不适合单纯采用中医药治疗。有些糖尿病患者希望用中药来替代胰岛素，目前来看这是不可能的。另外，本书所列方药仅供大家参考，切勿自行尝试。如希望在西医治疗的基础上辅以中医药治疗，请到正规医院的中医科就诊。

（一）辨证论治

1. 阴虚燥热型

临床症状　本型以肺胃阴虚为主，多见于糖尿病早期。通常表现为烦渴多饮，随饮随渴，咽干舌燥，多食善饥，尿黄便秘，舌红少津苔黄，脉细数或弦数。

治法　养阴清热。

方药　一贯煎加味。生地30克，沙参10克，枸杞子10克，麦冬10克，当归10克，川楝子3克，黄连10克，丹参30克，葛根30克。

加减　口干明显者，可加天花粉30克；津伤便秘者，可加决明子30克；燥热便结者，可加大黄3～6克；胃火旺者，可加生石膏20克、知母10克；肝火旺者，可加龙胆草5克、柴胡10克；心火旺者，可加莲子心3克、通草6克；相火旺者，可加黄柏、知母各10克。

2. 气阴两虚型

临床症状　本型以脾肾气虚、胃肾阴虚为主，多见于糖尿病中期。通常表现为乏力、气短、自汗，动则加重，口干舌燥，多饮多尿，五心烦热，大便秘结，腰膝酸软，舌淡或舌红暗，舌边有齿痕，苔薄白少津或少苔，脉细弱。

治法　益气养阴。

方药　生脉散加味。太子参30克，麦冬15克，五味子10克，生黄芪30克，生地30克，苍术10克，玄参15克，丹参30克，葛根30克。

加减　乏力、自汗、气短较重者，可加大生黄芪的用量至50克；多食善饥者，可加玉竹10～15克；口渴明显者，可加天花粉30克。

3. 阴阳两虚型

临床症状　本型多见于糖尿病病程较长者。通常表现为乏力自汗，形寒肢冷，腰膝酸软，耳轮焦干，多饮多尿，尿混浊如膏，或浮肿少尿，或五更泻，阳痿早泄，舌淡苔白，脉沉细无力。

治法　温阳育阴。

方药　金匮肾气丸加味。肉桂10克，炮附子10克，生地10克，茯苓15克，山茱萸10克，山药10克，丹皮10克，泽泻10克，丹参30克，葛根30克。

加减　夜尿多或尿如脂膏者，可加益智仁、菟丝子各10克；少尿或浮肿者，可加生黄芪30克、白术10克、汉防己10克；五更泻者，可加补骨脂10～15克、吴茱萸3克、肉豆蔻10克；阳痿早泄者，可加仙灵脾10～15克、仙茅10～15克。

（二）中成药治疗

1. 玉泉丸

主要成分为葛根、天花粉、麦冬、生地、五味子等。具有益气生津、清热除烦、滋肾养阴的功效。适用于阴虚燥热型2型糖尿病患者。

2. 六味地黄丸（水丸）　主要成分为生地、茯苓、山茱萸、山药、丹皮、泽泻。具有滋阴补肾的功效。适用于肝肾阴虚型2型糖尿病患者，常伴见头晕耳鸣、腰膝酸软、骨蒸潮热、盗汗遗精。

3. 金芪降糖片　主要成分为黄连、黄芪、金银花等。具有清热益气的功效。适用于轻、中型2型糖尿病见气虚内热证者，症见口渴喜饮，易饥多食，气短乏力。

4. 金匮肾气丸（水丸）　主要成分为肉桂、附子、生地、茯苓、山萸肉、山药、丹皮、泽泻等。具有温阳育阴的功效。适用于肾阴阳两虚型2型糖尿病患者，常伴见水肿、腰膝酸软、小便不利、畏寒肢冷等。

5. 天芪降糖胶囊　主要成分为黄芪、天花粉、女贞子、石斛、人参、地骨皮、黄连（酒蒸）、山茱萸、墨旱莲、五倍子。具有益气养阴、清热生津的功效。适用于气阴两虚型2型糖尿病患者，常伴见倦怠乏力、口渴喜饮、五心烦热、自汗、盗汗、气短懒言、心悸失眠。

6. 桑枝总生物碱片　是中药桑枝中提取的总生物碱。每片含桑枝总生物碱50毫克。具有 α - 葡萄糖苷酶抑制活性，对 α - 淀粉酶无抑制作用。用于2型糖尿病的治疗。嚼碎后与第一口或前几口食物一起服用。起始剂量每次50毫克，一日3次，4周后递加至每次100毫克，一日3次。

二、针灸推拿治疗

（一）体针治疗

1. 以气血阴阳辨证为主施治

1）阴虚燥热型　可取胰俞、膈俞、脾俞、肾俞、足三里、曲池、太溪等穴，采用平补平泻法，留针20～30分钟，以得气为度。

2）气阴两虚型　可取脾俞、肾俞、中脘、气海、足三里、三阴交等穴，采用平补平泻法，留针30分钟，以得气为度。

3）阴阳两虚型　可取关元、气海、中脘、地机、肾俞、三阴交、尺泽等穴，采用补法，得气后留针30分钟。若属阳虚寒盛者，可配合艾灸治疗。

2. 以三消辨证为主施治

1）上消　可取大椎、肺俞、鱼际为一组，合谷、太渊、金津、玉液为一组，两组交替使用。大椎、鱼际、合谷用泻法，肺俞、太渊用平补平泻法，金津、玉液疾刺不留针，其余诸穴可留针30分钟。每日或隔日针刺1次。

2）中消　可取脾俞、胃俞、中脘、足三里、内庭、曲池、合谷等穴。其中，脾俞、胃俞、中脘用平补平泻法；足三里、内庭、曲池、合谷用泻法。得气后留针30分钟。每日或隔日针刺1次。

3）下消　可取肾俞、肝俞、关元、三

阴交等穴，用补法，得气后留针 30 分钟。隔日针刺 1 次。

（二）耳针治疗

主穴 胰、内分泌、肾上腺、三焦、神门、心、肝。

配穴 以上消（口干多饮明显）为主者，加肺、渴点；以中消（多食易饥、形体消瘦明显）为主者，加脾、胃、三焦；以下消（尿频量多）为主者，加膀胱、肾。

操作 用毫针轻刺激，捻转法运针 1 分钟，留针 1～2 小时，留针期间每 30 分钟行针 1 次。或用王不留行籽贴压法。根据主证及辨证分型，每次取单耳 4～5 穴，隔日 1 次，两耳交替，5～10 次为 1 疗程。

（三）推拿治疗

对于糖尿病患者来说，推拿按摩治疗可以起到调整阴阳、调和气血、疏通经络、益肾补虚、清泄三焦燥热、滋阴健脾等功效，对身体大有益处。研究表明，推拿按摩可以增加胰岛素分泌，加速血糖的利用，还可以减少糖的吸收，并能改善微循环，预防并发症的发生。可取脾俞、肾俞、中脘、足三里、涌泉、承浆等穴。

此外，足穴按摩也有一定效果。可按摩有关的足反射区，如头、垂体、胰腺、肾、肾上腺、输尿管、膀胱、腹腔神经丛等。

第五章

糖尿病日常监测

血糖监测 | 体重监测 | 血压监测 | 并发症监测

日常监测是糖尿病治疗的重要一环。只用药不监测，就像盲人骑马，是驾驭不好糖尿病这辆马车的。糖尿病之所以可怕，并不在于血糖有多高，而在于高血糖引起的各种并发症。糖尿病慢性并发症涉及面广，心、脑、肾、眼、足、神经等均可受累；而且它们的出现并非在一朝一夕之间，而是病情长期得不到有效控制的结果。因此，定期进行监测是非常必要的，这不仅有助于掌握病情，还可以早期发现并发症，及早治疗，改善预后。

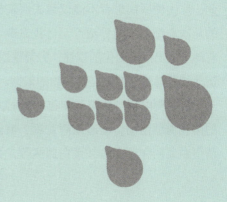

糖尿病病情监测

导读 糖尿病病情监测项目繁多，包括血糖监测、血压监测、体重监测等。本节我们将为大家详细介绍每个项目的监测目的、监测内容、监测方法、监测频率和适用人群。希望大家认真学习，并根据自己的实际情况进行合理安排。

一、自我血糖监测

1. 监测目的 血糖监测是糖尿病病情监测的关键环节。广大糖尿病患者，在血糖控制方面要做到"精细降糖，平稳达标"。血糖波动大，尤其是低血糖的反复发作，会增加心脑血管疾病的发生率和死亡率。很多因素，比如饮食、运动、用药、情绪变化等，都可以引起血糖的波动，因此，广大糖尿病患者不能仅靠去医院检测的几次血糖值来指导治疗。自我血糖监测有助于找出病情变化的规律，为调整饮食、运动和药物治疗方案提供可靠的依据。

2. 监测内容 血糖监测包括各时间点的自我血糖监测、动态血糖监测、糖化血清蛋白监测和糖化血红蛋白监测等，为了大家阅读起来方便，我们将动态血糖监测、糖化血红蛋白监测和糖化血清蛋白监测独立出来，在后面进行详细介绍。

3. 适用人群 所有糖尿病患者都要进行自我血糖监测，目的是使血糖达标，同时减少低血糖的发生。其中，每天注射胰岛素超过 2 次或使用胰岛素泵的患者、血糖控制不稳定的患者、正在调整治疗方案的患者、老年糖尿病患者或者无法察觉到低血糖的患者、妊娠期接受胰岛素治疗的患者等，更要注意加强血糖监测。

4. 各时段血糖监测的意义

1）**空腹血糖** 监测空腹血糖可以了解基础胰岛素分泌的情况以及前一天晚间用药能否控制血糖到次日早晨。空腹血糖监测主要适用于血糖水平很高或者有低血糖风险的患者。**再次强调：**空腹血糖是指空腹至少 8 小时后测定的血糖值。午餐前和晚餐前测得的血糖值不能算作空腹血糖，它们只能算是餐前血糖。

2）**餐前血糖** 对于空腹血糖较高的患者，或者是老年人、血糖控制较好的患者有低血糖风险时，可以监测餐前血糖，这有利于精细调整降糖药。

3）餐后2小时血糖　监测餐后2小时血糖，可以了解进食后胰岛素的分泌情况，以及饮食、运动和药物治疗的效果。对于空腹血糖和餐前血糖已经控制良好但糖化血红蛋白仍然不达标的患者，可以通过监测餐后2小时血糖来指导针对餐后高血糖的治疗。**再次强调**：餐后2小时血糖是指从吃第一口饭开始计时，直到2小时整取血化验得到的血糖值。常常有患者以为"餐后2小时"是从吃完饭之后开始计时的，这是不对的。

4）睡前血糖　监测睡前血糖是为了指导夜间加餐和用药，以免夜间发生低血糖。睡前血糖监测适用于注射胰岛素的患者，特别是晚餐前注射胰岛素的患者。

5）夜间血糖　监测夜间血糖（凌晨2～3点）可以了解有无夜间低血糖，特别是在出现了不可解释的空腹高血糖时更应该监测夜间血糖，以区分苏木杰效应和黎明效应。

6）即刻血糖　出现低血糖症状，或怀疑可能出现了低血糖反应时，应及时监测血糖。在剧烈运动前后，也应监测血糖。

5. 监测频率

1）住院患者　因为血糖控制非常差或者病情危重而住院治疗的患者，应每天监测4～7次血糖，或者根据治疗的需要来监测血糖，直到血糖控制满意。

2）接受胰岛素强化治疗者　接受胰岛素强化治疗（每天多次胰岛素注射或者采用胰岛素泵治疗）的患者在治疗的开始阶段应每天监测血糖5～7次，监测的时间点建议包括空腹、三餐前后和睡前。如果有低血糖表现，需要随时监测血糖。如果出现了难以解释的空腹高血糖或者夜间低血糖，应监测夜间血糖。血糖达标后，仍然需要每天监测2～4次（表5-1）。

3）接受基础胰岛素治疗者　使用基础胰岛素治疗的患者，在血糖达标前，应每周监测3天的空腹血糖，每2周复诊1次，复诊前1天加测5个时间点的血糖谱，即空腹、早餐后2小时、午餐后2小时、晚餐后2小时和睡前或夜间的血糖；在血糖达标后，应每周监测3次血糖，即空腹、早餐后和晚餐后的血糖，每个月复诊1次，复诊前1天加测5个时间点的血糖谱，即空腹、早餐后2小时、午餐后2小时、晚餐后2小时和睡前或夜间的血糖。

4）接受预混胰岛素治疗者　使用预混胰岛素的患者，在血糖达标前，应每周监测3天空腹血糖和3次晚餐前血糖，每2周复诊1次，复诊前1天加测5个时间点的血糖谱，即空腹、早餐后2小时、午餐后2小时、晚餐后2小时和睡前或夜间的血糖；在血糖达标后，应每周监测3次血糖，即空腹、晚餐前和晚餐后的血糖，每个月复诊 1 次，复诊前 1 天加测 5 个时间点的血糖谱，即空腹、早餐后 2 小时、午餐后 2 小时、晚餐后 2 小时和睡前或夜间的血糖。

使用胰岛素的患者可以根据血糖监测结果来调整胰岛素剂量：①使用基础胰岛素的患者，可以根据空腹血糖来调整睡前的胰岛素剂量；②使用预混胰岛素的患者，可以根据空腹血糖来调整晚餐前的胰岛素剂量，根据晚餐前血糖调整早餐前的胰岛素剂量；③使用餐时胰岛素的患者，可以根据餐后血糖和下一餐前的血糖来调整上一餐前的胰岛素剂量。

5）接受口服降糖药治疗者　采用口服降糖药治疗的患者，可以根据治疗方案和血糖控制水平决定血糖监测的频率和方案，一般可以每周监测 3 天，分别监测早餐、午餐和晚餐前后的血糖水平。特殊情况下需要进行短期强化监测，如有低血糖症状、旅行、感染、正在对治疗方案进行调整、糖化血红蛋白水平升高或者刚进入一个新的生活环境等。短期强化监测方案为每周 3 天，每天监测 5 ~ 7 个时间点的血糖，包括三餐前、三餐后和睡前。在获得充分的血糖数据并采取了相应的治疗措施后，可以更换为前述交替监测方案。

6）采用生活方式治疗者　采用生活方式治疗（饮食控制＋运动治疗）的患者，建议每周测 5 ~ 7 个时间点的血糖，以指导饮食控制和运动治疗方案，并在血糖持续不达标时尽早开始药物治疗。

6.**监测数据的记录和使用**　监测后，不但要记录血糖值、测血糖的日期和具体时间，还要记录可能影响血糖值的相关内容，比如：①与进餐的关系，即是餐前还是餐后；②进食的食物种类与数量；③用药的时间、种类和剂量；④运动量和生病情况等。据此可以初步判断血糖变化与相关因素的关系。广大糖友在去医院就诊时最好带上血糖记录本，以便医护人员查看，了解您的血糖波动情况，帮助您分析和找出引起血糖不稳定的因素。

7.**注意事项**　自我血糖监测是糖尿病患者了解病情变化的重要手段，自我血糖监测的结果不仅能为医生判断疾病的进展情况提供信息，还是医生调整饮食、运动、药物治疗方案的重要依据。同时，自我血糖监测的结果也是患者进行自我治疗方案调整的依据。因此，保证监测结果的准确性至关重要。广大糖友在进行血糖自我监测时应注意以下几点：一是睡眠不好、情绪不佳或前一天晚上暴饮暴食，可能会使空腹血糖值偏高。二是空腹血糖的检测时间不宜过晚，尽量在早晨 8 点前进行。检测时间过晚，不能准确地反映平时的空腹血糖水平。三是检测前不要停药，要保持平时的生活方式和药物治疗方案，这样才能正确判断饮食、运动、药物治疗方案是

表 5-1 自我血糖监测方案举例

治疗方案	血糖情况	监测频率	监测时间点							
			空腹	早餐后	午餐前	午餐后	晚餐前	晚餐后	睡前	
胰岛素强化治疗	未达标	—	√	√	○	√	○	√	√	
	已达标	—	√	√			√	√	√	
基础胰岛素治疗	未达标	每周 3 天	√							
		每周 2 周 1 天	√	√		√		√	√	
	已达标	每周 3 次	√	√			√	√	√	
		每个月 1 天	√	√		√		√	√	
预混胰岛素治疗	—	每周 3 天	√				√			
		每周 2 周 1 天	√	√		√		√	√	
		每周 3 次	√	√			√	√	√	
		每个月 1 天	√	√		√		√	√	
		周一								
		周二						√		
		周三			√					
		周四								
		周五				√				
		周六								
		周日					√			
口服降糖药治疗（一般情况）	未达标	每周 3 天	√	√	○	√		√	○	
	已达标	周一、周三和周六	√	√				√		
口服降糖药治疗（特殊情况）	已达标	周二、周四			√	√		√		
		周三、周六					√	√		

注："√"表示需要测血糖的时间点；"○"表示可以省去的监测时间点。

否适合。四是检测血糖时应保持放松状态，因为心理过度紧张会使血糖升高。五是如果觉得监测结果可疑，建议重新测一次。如果仍有疑问，应咨询医护人员或与血糖仪的生产厂家联系。在原因确定前，不要擅自更改治疗方案。六是如果血糖仪上只显示"HIGH"（太高）或"LOW"（太低），而没有具体的数值，请及时到医院抽血检测，千万不要耽误病情。七是自我血糖监测的结果与医院抽血检测的结果是有一定差异的。自我血糖监测用的是毛细血管全血，而医院化验室用的是静脉血清或血浆。采用血浆校准的血糖仪检测出来的空腹血糖值与医院化验室的数值比较接近，但餐后血糖会略高。采用全血校准的血糖仪检测出来的空腹血糖值会比医院化验室的数值低12%左右，而餐后血糖比较接近。

自我血糖监测时的采血方法

1.采血部位的选择

1）检测指端毛细血管血糖时应首选无名指末端　因为无名指的活动量是五个手指中最少的，而且在此处采血伤口不容易感染；另外，无名指的血流量很丰富，方便采集。不宜选择大拇指、小拇指和食指进行采血。因为大拇指和食指与物体接触的频率很高，在这两个手指进行采血，伤口容易感染。而且大拇指和小拇指的滑囊向手掌中间延伸且相互沟通，如果发生感染的话，炎症容易向后蔓延，引起手掌的感染和另一手指的感染。

2）最佳的采血部位是手指的两侧　手指两侧不但血管丰富，神经分布也比较少，而且不容易与物体接触，将这里作为采血的部位，具有采血容易、疼痛不明显、不容易感染等优点。不宜选择指尖和指腹部位进行采血，因为指尖和指腹的感觉神经很丰富，采血时会引起明显的疼痛，而且指尖和物体接触的频率很高，容易使伤口发生感染。

3）采血部位要轮换，以免引起明显的疼痛　长期在一个地方采血，不但容易导致该部位的血液循环发生障碍，影响监测结果，还容易使采血部位形成疤痕。

注意：不同手指指端的血糖值是有差异的，因此，在一段时间内应相对固定在一个手指指端采血。

2.**采血部位的清洁**　美国糖尿病协会推荐用肥皂、流动水洗手作为指测血糖前的皮肤消毒措施。临床试验证明，对于生活能够自理的糖尿病患者来说，采用上述方法清洁采血部位是安全、有效、经济、方便的。对于生活不能自理的糖尿病患者来说，可以用浓度为 75% 的酒精或浓度为 0.1% 的洗必泰进行消毒。但是，酒精能扩张毛细血管，使血流加速，从而使局部血糖降低。洗必泰对皮肤的刺激比较小，对血糖测定结果影响不大。不推荐使用碘伏或碘酒进行皮肤消毒，因为它们不容易挥发，而且可能会干扰血糖仪的比色反应，对测试结果影响较大。**注意**：消毒后应等手指皮肤干燥后再采血，否则残留的水分会稀释血液标本；如果是用酒精消毒的话，残留的酒精会对试纸上的氧化酶产生影响，从而导致监测结果不准确。

3.**正确的采血方式**　清洁后，将采血部位所在的手臂自然下垂片刻，使手指充血，然后刺破采血部位的皮肤。进针深度要适当，一般进针 2 ~ 3 毫米即可采到足够的血量，过浅则血量不足，影响测定值；过深则血量过多，会造成血糖仪光学系统污染，也会导致测试失败。确认采血量是否合适可以采用如下方法：用一条新的试纸在测试区滴一滴血，以试纸背面"血量确认圆点"完全变色为适量。如果采血点血流不畅，应更换采血部位。如果一滴血不能完全覆盖试纸垫，不要滴第二滴血，必须更换试纸重测。不要用力挤血或过分按摩手指。因为用力挤血会挤出较多的组织液而将血液稀释，从而导致所测血糖值偏低；而过分按摩可使毛细血管扩张，同时，捏挤手指会阻止静脉血回流，可使毛细血管内压力增高，导致组织液不正常渗出，从而使测得的血糖值不准确。采血完毕，用棉棒按压手指至不出血为止。采血针一经使用，其针尖便不再锋利，而且会随着使用次数的增加而越来越钝。另外，使用过的采血针上容易有细菌繁殖，可能会危害健康。因此，血糖检测完毕后应立即将使用过的试纸和采血针妥当地丢弃。

二、动态血糖监测

1.**概述**　动态血糖监测是指通过葡萄糖感应器监测皮下组织间液的葡萄糖浓度而反映血糖水平的一种监测技术。相比于传统的血糖监测方法，动态血糖监测可以提供连续、全面、可靠的全天血糖信息，了解血糖波动的趋势，发现不易被传统监测方法所探测的高血糖和低血糖，尤其是餐后高血糖和夜间无症状性低血糖。

2. 适用人群 动态血糖监测主要适用于以下人群：①1型糖尿病患者。②妊娠期糖尿病或糖尿病合并妊娠者。③在自我血糖监测的指导下降糖，仍出现以下情况的2型糖尿病患者：一是无法解释的严重低血糖、反复低血糖、无症状性低血糖、夜间低血糖；二是无法解释的高血糖，特别是空腹高血糖；三是血糖波动大；四是出于对低血糖的恐惧，刻意保持高血糖状态；五是自我血糖监测结果良好，但糖化血红蛋白始终不达标。④采用胰岛素强化治疗的2型糖尿病患者。其中，1型糖尿病患者、采用胰岛素强化治疗的2型糖尿病患者以及血糖波动大的2型糖尿病患者是首选进行动态血糖监测的人群。

其他糖尿病患者如果病情需要也可以进行动态血糖监测，以了解自身血糖谱的特点及变化规律。伴有血糖变化的内分泌代谢性疾病（如胰岛素瘤等）患者，也可应用动态血糖监测了解血糖变化的特征。

3. 正常参考值 成人，以24小时计算，平均血糖水平应 < 6.6 mmol/L；血糖水平 ≥ 7.8 mmol/L 的时间应 < 4 小时；血糖水平 ≤ 3.9 mmol/L 的时间应 < 3 小时；血糖波动不大，葡萄糖水平标准差（SD）应 < 1.4 mmol/L。

4. 注意事项 广大糖友在应用动态血糖监测系统时应注意以下问题：第一，动态血糖监测系统不是血糖仪的替代品。佩戴动态血糖监测系统后，仍然需要每天进行至少4次指血血糖监测，并要及时将指血血糖监测结果输入动态血糖监测系统的血糖记录器中。第二，在血糖监测和数据输入的时候要注意：①指血血糖监测应使用同一台血糖仪和同一批试纸。②指血血糖监测应分散在全天各个时段，最好选择在血糖相对稳定的时段进行，如三餐前和睡前。③检测指血血糖后应立即将血糖值输入血糖记录器。如果时间间隔超过5分钟，需要重新检测。④在动态血糖监测期间应详细记录饮食、运动、药物治疗的情况，可以选择书面记录，也可以作为"大事件"输入血糖记录器中。第三，在佩戴动态血糖监测系统期间，不能进行X线、CT以及磁共振检查，以防干扰系统工作。洗澡时应佩戴专用的淋浴袋，千万不要把仪器浸泡在水中。

三、糖化血红蛋白监测

1. 监测意义 糖化血红蛋白是人体红细胞内的血红蛋白与血糖结合的产物。糖化血红蛋白能够反映抽血前2～3个月的血糖平均水平，是评价长期血糖控制情况的"金指标"，也是临床医生决定是否调整治疗方案的重要依据。

糖化血红蛋白的特点决定了它在糖尿病监测中的重要意义：一是与血糖值相平行。血糖越高，糖化血红蛋白就越高，所以它能反映血糖的控制水平。二是生成缓慢。血糖是不断波动的，每次抽血只能检测出当时的血糖水平，而糖化血红蛋白则是逐渐生成的，短暂的血糖升高不会引起糖化血红蛋白的升高；反过来，短暂的血糖降低也不会造成糖化血红蛋白的下降。三是一旦生成就不易分解。糖化血红蛋白相当稳定，不易分解，所以能很好地反映较长时间的血糖控制情况。四是较少受血红蛋白水平的影响。糖化血红蛋白是指其在总血红蛋白中的比例，所以受血红蛋白水平的影响不大。

多个大型临床试验均已证实，以糖化血红蛋白为目标的强化血糖控制可以降低糖尿病微血管及大血管并发症的发生风险

（图5-1）。因此，定期监测糖化血红蛋白对糖尿病患者的病情监测有着非常重要的意义。

2. 监测频率 在治疗之初，建议每3个月检测一次糖化血红蛋白；一旦达到治疗目标，可以每3～6个月检查一次。

注意：监测糖化血红蛋白并不能代替平时的自我血糖监测。

3. 影响因素 血红蛋白浓度和红细胞寿命对糖化血红蛋白的监测结果有一定的影响。对于患有贫血和血红蛋白异常性疾病的患者，糖化血红蛋白的监测结果可能不是很可靠，此时可以用血糖、糖化血清蛋白来评价血糖的控制情况。另外，服用维生素C、维生素E、大剂量的水杨酸盐

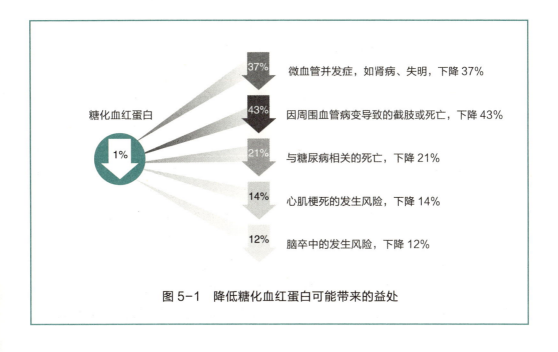

图5-1 降低糖化血红蛋白可能带来的益处

（如阿司匹林和很多止痛药）以及接受促红细胞生成素、抗逆转录病毒的药物、利巴韦林治疗，可使糖化血红蛋白的测定结果降低。某些疾病状态，如高甘油三酯血症和高胆红素血症可升高糖化血红蛋白水平，而慢性肝病则会降低糖化血红蛋白水平。妊娠中期，女性的糖化血红蛋白水平略有降低，而妊娠晚期略有升高。

4. 控制目标 不同人群的糖化血红蛋白控制目标是不同的，下面我们分六种情况进行具体说明（表5-2）。

1）没有并发症和严重伴发疾病的非老年（＜65岁）患者 一般目标值为糖化血红蛋白＜6.5%。年轻、病程较短、治疗后无低血糖或体重增加等不良反应发生且有良好医疗条件的患者，控制目标应更加严格，尽量使糖化血红蛋白＜6.0%。

目前，我国新诊断的糖尿病患者人数逐年增加，而且越来越年轻化。这些患者绝大多数除了糖尿病之外并没有并发症和其他疾病，考虑对患者预期寿命和生存质量的影响，应严格控制血糖，以延缓糖尿病的发展和并发症的发生。

这组人群中有两类患者的糖化血红蛋白控制目标应适当调整：一类是采用口服降糖药治疗血糖不达标而加用胰岛素（口服药与胰岛素合用）或改用胰岛素（单用胰岛素）的患者，其血糖控制目标可适当放宽至糖化血红蛋白＜7.0%，这样做的目的是减少低血糖和体重增加这两大副作用。另一类是目前还不需要使用降糖药的患者，也就是经过一定时间的降糖治疗后已经停用降糖药物，仅采用生活方式干预血糖就控制得很好的患者，他们的糖化血红蛋白目标值应该更严格，建议＜6.0%。虽然严格控制糖化血红蛋白的目标值可能存在低血糖发生的风险，但总的来说低血糖的发生率是很低的，而良好的血糖控制却能显著减缓慢性并发症的发生、发展，利大于弊。

2）已经患有心血管病或者处于心血管病极高危状态的患者 糖尿病病史长，已经患有心血管病或者处于心血管病极高危状态的患者，推荐将糖化血红蛋白控制在≤7.5%，因为他们发生或再次发生心血管病的风险明显增加，而且发生低血糖的风险比较高。

3）老年（≥65岁）糖尿病患者 老年糖尿病患者的血糖控制目标要适当放宽。放宽的程度依据预期寿命和身体健康状况而有所不同：如果器官功能和认知能力良好，预期生存时间＞15年，应严格控制糖化血红蛋白水平，建议将目标值定在＜7.0%；如果合并有其他疾病，预期生存时间在5～15年，可以将糖化血红蛋白的控制目标适当放宽到＜8.0%；如果以前发生过严重的低血糖，或者合并有其他严重的疾病，预期生存时间＜5年，推荐将糖化血红蛋白的控制目标放宽

到 < 9.0%。

为什么要对老年（≥ 65 岁）尤其是高龄（> 80 岁）糖尿病患者的血糖控制目标进行总体放宽呢？主要原因是老年人的神经反应比较迟钝，或者存在神经病变，容易发生无感知的低血糖，患者常在没有任何征兆的情况下发生低血糖昏迷。这种情况如果发生在夜间是非常危险的，患者往往会因为错过了抢救时机而导致严重的脑损伤甚至死亡。另外，老年人大多伴有心脑血管动脉粥样硬化，所以一旦发生低血糖，可能诱发心肌梗死或脑卒中。有时即使是轻微的低血糖也可能引起患者摔伤、骨折，导致患者住院。

注意：放宽控制目标并不是对血糖不加控制。对于糖化血红蛋白比较高的老年糖尿病患者，应避免发生高血糖症状和高血糖引发的急性代谢紊乱。

4）**低血糖高危人群** 糖尿病病程 ≥ 15 年、有无感知性低血糖病史、有严重的伴发病（如肝肾功能不全）或全天血糖波动较大并反复出现低血糖症状的患者，我们很难为其设定糖化血红蛋白的控制目标，对于他们来说，最重要的是避免低血糖的发生，一般来讲，糖化血红蛋白控制在 7.0% ~ 9.0% 都是可以接受的。虽然将糖化血红蛋白控制在这个范围，心血管病的发生风险会有所增加，但是病情进展会相对缓慢。而这类患者如果将糖化血红蛋

白控制得过于严格，一旦出现频繁或严重的低血糖，会明显降低患者对血糖控制达标的积极性，还可能会出现防御性进食（就是为了防止低血糖出现而增加进食量或增加餐次），从而使体重增加，形成恶性循环。而且，一次严重低血糖如果超过 6 个小时，有可能导致脑细胞不可逆性的坏死。因此，低血糖高危人群的个体化血糖控制格外重要。

5）**妊娠期高血糖** 准备怀孕的糖尿病患者，应该严格控制血糖，建议将糖化血红蛋白控制在 < 6.5%；如果应用了胰岛素，糖化血红蛋白的控制目标可以适当放宽，< 7.0% 即可，目的是防止低血糖发生。如果糖化血红蛋白 > 8.0%，不建议怀孕，因为高血糖会明显增加早期流产和胎儿畸形的发生风险。妊娠前或妊娠期新发现的糖尿病，在不发生低血糖的前提下，理想的糖化血红蛋白控制目标为 < 6.0%，同时需要监测指端血糖。

6）**其他情况** 与 2 型糖尿病并存的其他疾病比较多，如恶性肿瘤、老年痴呆症、癫痫等。对于存在这些疾病的 2 型糖尿病患者，如果预期生存时间 < 5 年，糖化血红蛋白的控制目标可以适当放宽，但不应 ≥ 9.0%；如果预期生存时间 > 5 年，糖化血红蛋白的控制目标可稍微严格一些，建议控制在 7.0% 左右。如果患者存在精神或智力障碍、视力障碍，或者是

高龄且独居者，在执行治疗方案有困难的情况下，其血糖的控制目标可以适当放宽，但糖化血红蛋白不应≥9.0%，要防止血糖过高引起的症状、急性代谢紊乱和低血糖的发生。

表 5-2　成人 2 型糖尿病患者的糖化血红蛋白控制目标

人群特征	糖化血红蛋白控制目标
新诊断，年轻，没有并发症及伴发疾病，降糖治疗无低血糖和体重增加等不良反应	< 6.0%
不需要降糖药物干预者	
糖尿病合并妊娠	
妊娠期新发现的糖尿病	
< 65 岁，没有糖尿病并发症和严重的伴发疾病	< 6.5%
准备怀孕的糖尿病患者	
< 65 岁，口服降糖药物血糖不能达标，合用或改用胰岛素治疗	< 7.0%
≥ 65 岁，无低血糖风险，脏器功能良好，预期生存时间 > 15 年	
采用胰岛素治疗的糖尿病计划妊娠者	
已有心血管疾病或者处于心血管病极高危状态	≤ 7.5%
≥ 65 岁，预期生存时间 5 ～ 15 年	< 8.0%
≥ 65 岁，或存在恶性肿瘤，预期生存时间 < 5 年	< 9.0%
低血糖高危人群	
执行治疗方案有困难，如存在精神、智力、视力障碍等	
医疗条件太差者	

注：达标的前提是安全可行；糖化血红蛋白较高者应防止高血糖症状和急性代谢紊乱。

四、糖化血清蛋白监测

1. 监测意义　血液中的葡萄糖与白蛋白和其他蛋白分子发生反应形成糖化血清蛋白。糖化血清蛋白检测能反映糖尿病患者抽血前 2 ～ 3 周的平均血糖水平。糖化血清蛋白是评价短期血糖控制情况的良好指标，尤其适用于糖尿病患者治疗方案调整后疗效的评价。联合测定糖化血清蛋白和糖化血红蛋白有助于判断高血糖的持续时间，可以作为以前是否有糖尿病的辅助检测方法，从而客观评估糖代谢紊乱发生的时间和严重程度以指导诊断和治疗。此外，对于进行血液透析等会影响到红细胞寿命的治疗的糖友，或者患有溶血性贫血、缺铁性贫血、异常血红蛋白等疾病的糖友，和糖化血红蛋白相比，糖化血清蛋白更能准确地反映血糖的控制情况。

2. 正常参考值 糖化血清蛋白是一种比较新的糖尿病监测项目，到现在为止还没有公认的正常值。目前可供参考的正常值范围是 11.9% ~ 16.9%。

3. 影响因素 血清白蛋白的更新速度会影响到糖化血清蛋白的水平，同样的血糖水平，血清白蛋白更新速度快的人糖化血清蛋白的检测结果低。因此，如果您伴有白蛋白转化异常的疾病，如肾病综合征、甲状腺功能异常、肝硬化，糖化血清蛋白的检测结果会不准确。体重指数也是重要的影响因素，体脂含量多或中心型肥胖的人，糖化血清蛋白可能会低估其实际的血糖水平。甲亢可使糖化血清蛋白的测定结果偏低，甲减可使测定结果偏高。

五、C 肽监测

1. 监测意义 C 肽是在胰岛素合成过程中与胰岛素等分子同时释放的一种多肽分子，也就是说，在胰岛素的合成过程中，每释放一个胰岛素分子，就会同时释放一个 C 肽分子。因此，定期监测血清 C 肽水平的变化，可以了解胰岛 β 细胞合成与分泌胰岛素的情况。C 肽监测对于判断并发症（如周围神经病变、周围血管病变）的发生与发展也具有一定的价值。

2. 正常参考值 一般在做口服葡萄糖耐量试验（OGTT）的同时抽血测定空腹血糖负荷后各时间点的血清 C 肽水平。空腹状态下，C 肽的参考值范围为（1.0 ± 0.23）μmol/L；服糖后 30 ~ 60 分钟，随着血糖的快速升高，胰岛素的大量释放，C 肽水平也达到高峰，一般为空腹水平的 5 ~ 6 倍；服糖 2 小时后，随着血糖水平的下降，C 肽水平也开始下降；一般在服糖 3 小时后，C 肽水平回到空腹状态。

3. 监测频率 2 型糖尿病患者在初诊时即应检测 C 肽水平，以了解胰岛 β 细胞的功能，此后可以根据病情变化和治疗方案来决定何时检测 C 肽。1 型糖尿病患者，建议每半年到 1 年检测一次 C 肽水平，以了解胰岛 β 细胞的功能变化情况。

六、尿糖监测

1. 监测目的 尿糖是指尿中的糖，主要指尿中的葡萄糖。正常人的尿糖很少，用一般的方法是测不出来的，所以正常人的尿糖检测结果为阴性（－）。只有当血糖浓度超过肾糖阈（指尿中开始出现葡萄糖时的最低血糖浓度）时，葡萄糖才能较多地从尿中排出，出现尿糖阳性（＋）。虽然自我血糖监测是最理想的血糖监测手段，但有时候受到条件的限制而不能及时检测血糖时，也可以通过测定尿糖来进行自我监测（表5-3）。

2. 控制目标 尿糖的理想控制目标是任何时间均为阴性（－）。

3. 监测方法 尿糖的自我监测可以采用尿糖试纸来进行，操作方法如下：首先将尿糖试纸浸入尿液中，约1分钟后取出，在1分钟内观察试纸的颜色变化，并与标准色板对照，判断结果。

表5-3 肾糖阈正常时血糖与尿糖的关系

血糖	10.0 ~ 11.1	11.1 ~ 13.9	13.9 ~ 16.7	16.7 ~ 19.4	> 19.4
尿糖	±	+	+ +	+ + +	+ + + +

注：血糖单位为 mmol/L。

除了单次尿糖监测，尿糖监测还包括分段尿糖监测。分段尿糖监测可以更好地反映全天血糖水平，检测方法有四次尿法、四段尿法和 24 小时尿法等。

1）四次尿法 四次尿法留取的是早、中、晚和晚上睡觉前的尿液。留尿的关键是，在留尿前半小时排空膀胱，也就是在检测前半小时要把以前的尿都排掉，以免各个时间点的尿混合在一起。比如：如果想要在午餐前（12点）检测，那么就要在 11 点半排一次尿，但不做检测，到 12 点再留尿检测。

2）四段尿法 四段尿法留取的是早餐后到午餐前（通常为 7—12 点）、午餐后到晚餐前（通常为 12—18 点）、晚餐后到睡觉前（通常为 18—22 点）以及睡觉后到次日早餐前（通常为 22 点—次日 7 点）的整段尿。留尿的关键是，在每段时间结束时，无论有没有尿意，一定要排一次尿，作为这段尿的结束和下一段尿的开始。举例来说，如果早晨 7 点去排尿，这次尿应该算作上一段尿，下一次在中午 12 点排的尿，算作今天的第一段尿。四段尿监测，优点在于能够更加完整地反映不同时段尿糖的情况，相对于四次尿监测，能更好地反映血糖水平。

3）24 小时尿法 24 小时尿法留取的是早晨 7 点至次日早晨 7 点这 24 小时排出的所有尿液。留尿的关键是，清晨 7 点排尿，由于此时的尿是前一夜产生的，所以此尿丢弃。其后到第二天早晨 7 点期间所有排出的尿液全部收集到一个干净的容器内，并注意留取大便时的尿液，尽量减少流失，保证尿量准确。尤其需要注意的是：最后一次排尿的时间要精确（次日早晨7点）。收集后混匀尿液，测量尿液总量（毫升数或千克数）并做好记录，然后用试纸测尿糖并记录。必要时取100毫升送到医院进行尿糖定量测定。

4. 应用局限 尿糖监测对于发现低血糖没有帮助，也不能反映即时血糖浓度。尿糖反映的是上次排尿到这次排尿的平均血糖水平。另外，对于肾糖阈增高（如老年人）或降低（如孕妇）的患者，尿糖监测对治疗的指导意义不大。一些药物也能使尿糖结果出现"假阳性"，如维生素、水杨酸盐等，尿路感染也会干扰尿糖的监测结果，应引起注意。

七、尿酮体监测

1. 监测目的 糖尿病患者发生糖代谢紊乱时，如果身体不能利用葡萄糖，会动员脂肪来产生能量，此时机体会产生一种叫"酮体"的酸性物质。如果酮体在体内积累过多，会产生严重的后果，如酮症酸中毒。因此，糖尿病患者尤其是1型糖尿病患者应学会自我监测尿酮体，以及时发现体内过多的酮体积累。

2. 适用对象 存在以下情况时，要及时进行尿酮体检测：①血糖偏高（≥13.3 mmol/L）；②妊娠期；③发烧、感冒或

患各种感染性疾病；④出现任何酮症酸中毒症状，如恶心、呕吐、腹痛等；⑤因各种原因停止治疗时；⑥出现各种严重应激性事件时，比如心肌梗死、脑血管意外、手术或严重的精神创伤等。

3. 控制目标 任何时间检测均为阴性（−）。如果出现尿酮体（++），要立即采取相应措施来控制血糖，以及早控制酮症，避免酮症酸中毒的发生。

4. 监测方法 尿酮体的自我监测采用尿酮体试纸进行测定，方法为：将尿酮体试纸浸入尿液中，约1秒钟后取出，2分钟后观察试纸的颜色变化，并与标准色板对照，判断结果。

5. 注意事项 进行尿酮体监测时，应注意以下几点：一是尿液必须新鲜。尿液如果被细菌污染，酮体会消失，而且酮体本身容易挥发和分解。二是观察试纸的时间不要过长，时间越长，试纸的颜色会越深。三是监测前要检查试纸是否过期。四是尿酮体试纸应保存在阴凉、干燥处。试纸长期暴露在空气中会引起结果假阴性。五是服用大量维生素C会使尿液高度酸化，导致检测结果呈假阳性。

八、体重监测

1. 监测目的 长期超重不是个小问题。临床数据显示，在2型糖尿病患者中，绝大部分的人伴有超重或肥胖。而肥

胖是发生糖尿病及其相关并发症的重要危险因素。如果男性糖尿病患者的腰围 > 85 cm，女性糖尿病患者的腰围 > 80 cm，则常常伴有多种心血管危险因素。而对于超重或肥胖的 2 型糖尿病患者来说，体重下降可以明显改善糖代谢，并有助于控制心血管病、肾病等并发症的发生风险。控制体重是肥胖或超重的 2 型糖尿病患者的重要任务。控制体重不仅可以改善胰岛素抵抗，帮助维持合理的血糖水平，还可以改善血脂代谢，降低血压水平。所以，广大糖友应重视对体重的监测并做好记录。

2. 控制目标与监测频率 超重或肥胖的糖尿病患者减重的目标是 3 ~ 6 个月内减轻 5% ~ 10% 的体重，将体重指数控制在 24 kg/m^2 以下；消瘦的糖尿病患者应通过合理的营养治疗恢复并长期维持理想体重。建议每半个月或一个月监测一次。

3. 监测方法 测量前校正体重计。体重计要放在硬地面上，并使其平衡。应脱去鞋、帽和外衣，最好穿单衣、单裤测量。指针稳定后再读数，读数时要双眼直视指针。每次称重时尽量保证使用同一个体重计，并且要保证称重的时间相对固定、穿着的衣服基本相同。建议选择在清晨起床、空腹（不饮水）、排空二便后称量。

九、血压监测

1. 监测目的 糖尿病和高血压同时存在是临床上非常常见的情况。糖尿病和高血压同时存在大大增加了患者心血管病、脑卒中、肾病和视网膜病变的发生与进展风险，导致糖尿病患者的死亡（残障）率大大增加。研究表明，控制高血压可以显著降低糖尿病并发症发生和发展的风险，因此，血压监测对于糖尿病患者来说非常重要。糖尿病患者进行自我血压监测不仅可以了解自己长期的血压水平，还可以为医生提供平时状态下全面的血压信息，以更好地指导治疗。

2. 控制目标 见表 5-4。

3. 监测频率 未发现血压升高的患者，应至少每 3 个月测量一次血压。血压控制平稳的患者，应至少每周监测一天血压，早晨和晚上测量，每次测量 2 ~ 3 遍，取平均值。对于初诊高血压或者血压控制不稳定的患者，建议连续测量血压 7 天，早晨和晚上测量，每次测量 2 ~ 3 遍，取后 6 天的平均值作为参考值；对于无法连续测量 7 天的患者，至少应连续测量 3 天，取后 2 天的平均值作为参考值。

4. 监测方法 广大糖友在家里可以使用水银台式血压计或电子血压计测量血压。其中，水银台式血压计对于老年人或肢体活动不便的患者来说使用起来不太方便，而且容易产生测量和记录偏差。建议大家使用经国际标准化认证的上臂电子血压计，它操作起来比较方便、简单。目前

表 5-4　不同糖尿病人群的血压控制目标

人群特点	控制目标	说明
病程短，一般健康状况好，无明显大血管病变，年轻	< 130/80	
年龄大（ > 65 岁），一般健康状况差，已发生靶器官（心、脑、肾、眼）损害甚至有严重冠心病，或应用降压药后存在不良反应	< 140/90	保证脏器血液供应，避免过度降压产生不良后果
合并慢性肾病	< 130/80	
尿蛋白 ≥ 1 克 / 日	< 125/75	
透析	< 135/90	
妊娠期糖尿病患者	110 ~ 129/65 ~ 79	避免胎儿生长发育障碍

注：血压单位为 mmHg。

也有使用动态血压监测仪进行血压监测的，动态血压监测仪可以测量不同时期血压的总体水平，有助于观察病情变化，更好地指导治疗。具体的血压测量方法，请大家参考各品牌血压计的使用说明书，此处不做详细介绍。

5. 注意事项　广大糖友在进行自我血压监测时，最好能详细记录每次测量血压的日期、时间以及所有血压读数，而不是只记录平均值。第一次测血压时应测量左、右上臂血压，当左、右上臂血压不一致时，采用数值较高一侧手臂测量的血压值。隔着衣服测得的血压值要比规范操作测得的血压值高一些，而将衣袖捋起后测得的血压值要比规范操作测得的血压值低一些。冬天脱去上衣后立即测量血压可使血压升高 3 ~ 5 mmHg。另外，血压随季节变化，一般冬季血压较高，夏季血压较低。

十、血脂监测

1. 监测目的　2 型糖尿病患者常常合并血脂紊乱，而血脂紊乱是糖尿病并发症的重要危险因素，控制血脂对于降低糖尿病并发症的发生风险非常重要。对于 2 型糖尿病患者来说，对血脂进行监测并将其控制达标和对血糖进行监测并将其控制达标具有同等重要的地位。

2. 监测项目　糖尿病患者的血脂监测项目主要包括总胆固醇（TC）、甘油三酯（TG）、低密度脂蛋白胆固醇（LDL-C）和高密度脂蛋白胆固醇（HDL-C）。其中，总胆固醇是指血液中所有脂蛋白所含的胆固醇的总和。血清总胆固醇水平与动脉粥样硬化、冠心病、脑卒中等心脑血管疾病关系密切。甘油三酯是人体内含量最多的脂类。过多的甘油三酯会导致脂肪细胞功能改变和血液黏稠度增加，并增加患冠心病的危险性，而且血液中甘油三酯过高还会引起急性胰腺炎等疾病。低密度脂蛋白是一种可以把胆固醇运载到外周组织细胞的脂蛋白颗粒，可被氧化成氧化低密度脂蛋白，当氧化修饰的低密度脂蛋白过量的

时候，其携带的胆固醇便积存在动脉壁上，从而引起动脉粥样硬化。低密度脂蛋白升高与心肌梗死和其他血管疾病死亡风险的增加密切相关。高密度脂蛋白是一种抗动脉粥样硬化的脂蛋白，能促进外周组织中胆固醇的消除，防止动脉粥样硬化。

3. 控制目标　糖尿病患者在进行调脂治疗时，应将降低低密度脂蛋白胆固醇作为首要目标。不同糖尿病人群的低密度脂蛋白胆固醇控制目标见表5-5。

表5-5　不同糖尿病人群的低密度脂蛋白胆固醇控制目标

人群特征	控制目标
有明确的心血管疾病	< 1.8 mmol/L
无心血管疾病，年龄 > 40 岁，有一个或多个心血管疾病危险因素（如早发性心血管疾病家族史、吸烟、高血压、血脂异常或蛋白尿）	< 2.6 mmol/L
无心血管疾病，年龄 < 40 岁，低密度脂蛋白胆固醇 > 2.6 mmol/L 或具有多个心血管疾病危险因素	

注：如果使用了最大耐受剂量的他汀类药物还没有达到上述治疗目标或低密度脂蛋白胆固醇水平稍高于2.6 mmol/L，采用他汀类药物将低密度脂蛋白胆固醇降低 30% ~ 40% 也可以带来明显的获益。

4. 监测频率　对于 2 型糖尿病患者来说，应每年至少检查一次血脂。如果首次血脂检查结果超标，可以先进行饮食控制、运动锻炼等生活方式治疗。3 个月后，复查血脂水平，达到控制目标者，可每半年到 1 年复查一次；如果持续达标，可每年复查一次。如果开始药物治疗，要在用药后 6 ~ 8 周复查，判断药物的治疗效果并

评估药物的副作用，如果能达到治疗目标，可改为每 4 ~ 6 个月复查一次或每年复查一次；如果未达到治疗目标，需要调整用药方案，仍然是每 6 ~ 8 周复查一次，直到达标，达标后减至每 4 ~ 6 个月复查一次或每年复查一次。

5. 注意事项　除特殊要求外，一般在早晨空腹（禁食12小时，前一晚8点后

禁食）采血，采血前一天的晚上不要吃高脂食物。检查前至少2周保持平时的饮食习惯。另外，要求近期无急性疾病、外伤、手术等，24小时内禁酒。

　　千万不能只查血糖，不查血脂、血压　临床工作中，经常有糖友这样问：我得的是糖尿病，控制好血糖就可以了，血压和血脂就没必要老查了吧？事实并非如此，在控制大血管病变的发生风险方面，血糖、血压、血脂的重要性排序依次是血压—血脂—血糖。在控制动脉硬化方面，单独控制血糖而不管血压和血脂的效果并不好。因此，"三高"的控制一定要全面，需要长期综合治疗。另外，血压和血脂并不是降下来就可以不管了。达标之后，还要维持治疗（有时候药物可以减量），这就好像打一场战争，攻城略地的时候要用重兵，但抢下来的城池也需要有人把守，否则又会很快失陷。

十一、肝肾功能和血尿酸监测

　　1.肝功能监测　肝脏是糖、脂肪和蛋白质代谢的重要场所，也是胰岛素作用和胰岛素分解代谢的主要部位，同时还是绝大部分药物的代谢场所。肝功能异常的糖尿病患者服用降糖药应进行慎重选择，如果选择不当会加重肝脏负担，进一步损伤肝功能。糖尿病微血管病变及微循环障碍可累及肝脏，造成肝细胞损伤，尤其是当合并酮症酸中毒时更容易发生肝损害。糖尿病患者大多伴有脂代谢紊乱，而高血脂也可以损伤肝脏，脂肪肝被认为是引起糖尿病相关性肝损伤的最常见原因。因此，糖尿病患者应常规监测肝功能。

　　肝功能监测的项目主要包括谷氨酸氨基转移酶、总蛋白、白蛋白、总胆红素、直接胆红素等。

　　2.肾功能监测　肾脏是人体内仅次于肝脏的糖和胰岛素代谢的重要场所。肾功能降低会导致胰岛素代谢速度减慢，因此，肾病患者发生低血糖的可能性会增加。另外，肾功能受损后，各种药物的代谢和排出也会受影响，这会导致药物在体内蓄积，不但会增加药物的不良反应，还会进一步增加肾脏的负担。糖尿病对肾脏的损害比较早，而且不容易被发现，因此，监测肾功能对糖尿病患者的用药选择、血糖控制、肾脏并发症的早期发现都有非常重要的意义。

　　肾功能监测的项目主要包括血肌酐和血尿素氮。

3. 血尿酸监测 已有研究证实，高尿酸血症不但与胰岛素抵抗、高胰岛素血症、糖耐量受损、高血压、血脂紊乱、肥胖等密切相关，而且与老年 2 型糖尿病患者慢性并发症的发生与发展密切相关。高尿酸血症在心脑血管并发症的发生、发展中起着重要作用。高尿酸血症是预测 2 型糖尿病患者发生脑血管病（中风）的重要指标，是致命和非致命脑血管意外的高危因素。因此，常规监测血尿酸对糖尿病患者来说也是非常重要的。

正常饮食状态下，非同日两次空腹血尿酸水平，男性 > 420 μmol/L，女性 > 357 μmol/L，可以诊断为高尿酸血症。

糖尿病患者的血尿酸控制目标为 < 357 μmol/L。

糖尿病慢性并发症监测

导读　糖尿病慢性并发症包括肾脏病变、心脑血管病变、眼病、足病、口腔病变等。慢性并发症是糖尿病最为可怕的地方，是导致患者致残、致死的重要原因。对慢性并发症进行监测，可以及时了解并发症的发生、发展情况，并根据情况采取相应措施，以避免其发生，阻止其发展，从而享受高质量生活。

一、糖尿病肾脏病变监测

1. 监测目的　糖尿病肾脏病变是导致糖尿病患者死亡的主要原因之一。早期糖尿病肾脏病变的特征是出现微量白蛋白尿，以后逐步进展至大量白蛋白尿和血肌酐水平上升，最终发展为肾衰竭，需要透析治疗或进行肾移植才能维持生命。而且，肾功能的逐渐减退和发生心血管病的风险增高密切相关。因此，我们必须重视对糖尿病肾脏病变的筛查和监测。

2. 监测指标

1）尿蛋白　广大糖尿病患者在确诊糖尿病后每年都应做肾脏病变的筛检。最基本的检查项目是尿常规，检测有没有尿蛋白，这有助于发现明显的蛋白尿以及其他一些非糖尿病性肾脏病变。**请注意**：如果尿蛋白持续阳性，往往提示肾脏已经发生了不可逆转的损害。

微量白蛋白尿不仅能反映肾小球的损伤情况，还能反映全身血管的损伤情况。监测尿微量白蛋白不仅有助于发现早期肾脏损害，还可对高血压患者进行更为精细的危险评估，及早干预，以降低严重心、脑、肾疾病的发生风险。

最简单的监测尿微量白蛋白的方法是测定尿中白蛋白与肌酐的比值，只需单次尿标本即可检测。此外，还可以留取24小时尿样或者一定时段（如8小时）的尿样来检测微量白蛋白，这两种方法的结果更为精确，但过程比较烦琐。

如果微量白蛋白尿检测结果有异常，应在3个月内重复检测以明确诊断。如果在3～6个月内3次尿检中有2次白蛋白增多，即可确诊为微量白蛋白尿。

如果糖尿病患者出现了微量白蛋白

尿，并且能够排除其他可能导致尿白蛋白排泄增多的疾病，即应考虑为糖尿病肾脏病变。此时如果积极治疗，可以明显延缓糖尿病肾脏病变的进展。

2）血肌酐与血尿素氮　除了尿蛋白，糖尿病患者还应每年检测血肌酐和血尿素氮，并根据血肌酐浓度计算肾小球滤过率，以判断肾脏的代谢能力是否正常，决定如何用药。监测肾小球滤过率有助于早期发现糖尿病肾损害。2型糖尿病患者中有相当一部分人肾损害进展并不伴尿白蛋白增加，因此，肾小球滤过率对监测糖尿病肾脏病变也很重要。血糖控制不佳的患者如果出现肾小球滤过率增高，则应考虑糖尿病肾脏病变第1期的可能，如果在此期积极控制血糖，使血糖长期达标，肾脏病变可以得到逆转。

3. 样本留取方法

1）8小时尿微量白蛋白检测的样本留取方法　晚上10点排空膀胱（时间精确），留取晚上10点至次日早晨6点（时间精确）的8小时全部尿液，混匀后测量并记录总尿量，再取出少许尿样装在干净的容器中送检。

2）24小时尿微量白蛋白检测的样本留取方法　清晨7点准时排空膀胱，其后到第二天早晨7点期间所有排出的尿液全部收集到一个干净带盖的容器内（包括大便时排出的尿液），最后一次排尿的时间要精确。收集后混匀尿液，用量杯量出尿的总量，然后取少许尿样装在特制的尿杯或洁净、干燥的小瓶内送检。

4. **注意事项**　广大糖友在留取尿液标本时应注意以下问题：①尿液标本必须清洁。女性应避开月经期，留尿时应使用干净、干燥的容器。②尿液标本必须新鲜。尿液标本不要放置超过24小时，放置时间过久会影响检查结果的准确性。天气炎热时可向容器内添加医院提供的防腐剂。③服用抗菌药物可影响检查结果的准确性。④送检的尿量不应少于10毫升，一般至少要达到尿杯一半的量。

二、糖尿病视网膜病变监测

1. **监测目的**　糖尿病视网膜病变是导致成年糖尿病患者失明的主要原因。糖尿病视网膜病变是进行性发展的，而且患者的年龄越大，病程越长，视网膜病变的发生率就越高，病情就越严重。糖尿病视网膜病变早期并不影响视力，因此常常被忽视，大部分糖尿病视网膜病变患者到医院检查眼底的时间都太晚。有的患者在出现视力下降时往往认为是年龄大了或者是其他问题引起的，因此延误了最佳的治疗时机。需要指出的是：糖尿病视网膜病变导致的失明是很难恢复的，因此，广大糖尿病患者绝对不能忽视对视网膜病变的监测，应做到早发现、早治疗。

2.**早期识别**　定期检查眼底是早期识别糖尿病视网膜病变最主要的手段。进行眼底检查，不仅可以了解视网膜的情况，还有助于判断全身血管病变的严重程度。建议广大糖友在糖尿病得到确诊后，尽快进行首次眼底检查和其他方面的眼科检查，以了解有无视网膜损害及其程度，同时也留下了一个初始眼底的资料，以便和将来的眼底情况进行对照。如果您有视觉方面的症状，比如眼前有黑的"飘浮物"、"蝌蚪"、"蚊子"或者"蜘蛛网"等，应及时到医院检查眼底。

3.**监测频率**　对于眼底镜检查结果正常或者仅有极轻度非增殖期视网膜病变（仅有几个微血管瘤）的糖尿病患者，应每年复查一次眼底。对于轻度和中度非增殖期视网膜病变的患者，如果没有出现看东西变形和明显的视力下降等症状，应在6～12个月内复查一次眼底。此期可进行彩色眼底照相作为将来对比时的资料。重度非增殖期视网膜病变发展为增殖期视网膜病变的危险性很高，因此，重度非增殖期视网膜病变的患者应每2～4个月复查一次眼底。妊娠期糖尿病患者，建议每3个月散瞳检查一次眼底，以保护视力。1型糖尿病患者，如果确诊时年龄不到19岁，当时就应该检查眼底，如果结果正常，以后每5年检查一次，10年后每年检查一次；如果确诊时年龄超过了19岁，也

应在当时检查一下眼底，如果眼底正常，3年后每年检查一次。

三、糖尿病神经病变监测

1.**监测目的**　糖尿病神经病变的进展大多是隐匿的、缓慢的，所以往往被患者所忽略。但是，糖尿病神经病变对生活质量有极大的影响，如糖尿病周围神经病变可导致足部溃疡、坏疽，以致截肢。而对有高危风险的患者运用合适的干预办法可以使足溃疡的发生率降低60%，使截肢的发生率降低85%。因此，做好糖尿病神经病变的筛查和监测工作非常重要。

2.**监测频率与监测内容**　所有患者都应在被确诊为糖尿病后至少每年筛查一次糖尿病周围神经病变；病程比较长，或者合并有眼底病变、肾脏病变等微血管并发症的患者，应每3～6个月复查一次。检查的内容包括踝反射、针刺痛觉、温度觉、压力觉、振动觉等。

3.**自我识别**　广大糖尿病患者应对糖尿病神经病变的自觉症状有所了解，以免出现了相关症状而不知道往神经病变方面考虑，从而错过了最佳的治疗时机。

1）**对周围神经病变的识别**　在出现以下症状时，要考虑到周围神经病变的可能：①脚趾、腿、手和胳膊有针刺样、烧灼样或蚂蚁爬样的感觉。②麻木或感觉缺失，对冷热刺激不敏感；或对冷热刺激和接触

极为敏感，即使是很轻微的刺激也感到明显疼痛，严重时穿衣服或者盖被子也会觉得疼，而且夜间比白天明显。③大腿或骨盆疼痛，并伴有下肢无力，坐下后站起来都觉得困难。④平衡和协调能力下降，走路不稳。⑤突然出现腕管综合征[1]，或者眼睑下垂、复视（看东西双影）、斜视（两眼不能同时注视目标）等。

2）对自主神经病变的识别　糖尿病自主神经病变的表现复杂多样，在出现出汗异常（出汗增多或少于平时）、站立时眩晕或晕厥、休息状态下心跳过快、小便困难或尿失禁、食欲不振、长期腹胀、便秘或腹泻、阳痿、发生低血糖感觉不到等症状时，广大糖友要警惕有合并自主神经病变的可能。

此外，糖尿病还会引起中枢神经系统的损害，造成学习、记忆、解决问题的能力下降。广大糖友如果发现自己有学习能力下降、记忆力减退的苗头，要及时就医，尽早诊断和治疗。

四、糖尿病足监测

1. 监测目的　糖尿病足是糖尿病最为

---

[1] **腕管综合征**　正中神经受压所致。常见症状为拇指、食指、中指和无名指靠近拇指的一侧感觉异常，可通过改变上肢姿势或者甩手而缓解。做针线活儿、开车等可使症状加重。

严重的和治疗费用最高的慢性并发症之一，是糖尿病患者致死、致残的重要原因。糖尿病患者下肢截肢的危险性是非糖尿病患者的 40 倍。大约 85% 的截肢是由于足溃疡引发的，15% 左右的糖尿病患者会在其一生中发生足溃疡。而积极预防和治疗足溃疡，90% 以上的截肢是可以避免的。因此，糖尿病患者必须注重足部的健康。定期做足部检查可以及早发现糖尿病足病的蛛丝马迹，以便及早治疗。

2. 监测频率　糖尿病患者每年至少要到医院检查一次足部；高危人群〔如存在吸烟、合并高血压、有神经或血管病变、有胼胝（老茧）、水肿和足畸形等情况的糖尿病患者〕应每次随诊或者每 3 个月检查一次；足底有溃疡者可以每 1～3 周复查一次，或根据病情随时就诊。

3. 早期识别

1）检查双脚　糖尿病患者应每天检查双脚，特别是脚趾间。检查内容包括：

① 外观检查　看看脚趾是否存在不正常的挤压，是否有鞋袜造成的压痕和发红；是否有畸形；是否有鸡眼或硬茧；是否有溃疡、水肿；是否有皮肤颜色变化（暗红、发紫、发白）；脚趾间、脚面、脚底、脚后跟是否有皮肤破损；是否有脚癣或灰指甲等真菌感染；皮肤是否干燥，是否有出汗减少；卫生状况和趾甲的修剪情况。

② 温度觉检查　可以用凉的金属物体

轻轻触碰脚部皮肤，看看是否能够感觉到凉。也可以用 37℃ 的温水浸泡双脚，看看是否能够感觉到温热。

③ 皮肤温度检查 可以将手背（如果自身存在温度觉异常，请由旁人辅助）放在脚背上滑动，感觉皮肤的温度有没有变化（明显降低或升高）。

④ 足背动脉检查 可以用手指轻触脚背靠近脚踝处的皮肤，感觉有没有足背动脉搏动及搏动的强弱（可以和正常人的足背动脉搏动情况进行比较）。

⑤ 触觉检查 可以用棉花丝轻轻划过脚底皮肤，看自己是否感觉得到。如果没有感觉，则表示轻触觉减退或消失。

⑥ 痛觉检查 可以用细针钝的一端轻轻触碰足部皮肤，看是否有感觉。如果感觉不明显或者感觉不到，则为触觉减退或消失。

2）关注下肢症状 广大糖尿病患者在平时要特别关注自己的下肢和足部感觉情况。如果出现下肢麻木、疼痛；或者持续行走一段距离后，突然出现下肢麻木、疼痛以至痉挛，导致跛行，甚至必须蹲下或坐下来休息；或者肢体疼痛在安静休息时持续性或间歇性加重，则提示可能存在周围血管病变。如果有下肢或足部的感觉异常，例如灼热感、针刺感、走路的感觉好像是踩在棉花上一样等，则提示出现了周围神经病变。及时发现上述症状，有利于早期发现糖尿病足病。

3）下肢动脉检查 下肢动脉病变与糖尿病足病的发生有着密切的关系。定期进行下肢动脉超声检查能够早期发现血管病变，并对病变的位置、病变的严重程度进行判断，以便早期采取治疗措施，从而有效预防糖尿病足病的发生。

五、糖尿病心脑血管并发症监测

1. 监测目的 糖尿病是一种全身性代谢紊乱性疾病。糖尿病患者，不仅糖类的代谢存在异常，蛋白质和脂质的代谢也存在异常。糖尿病可以诱发动脉硬化和微血管病变，从而促进心脑血管疾病的发生。研究表明，糖尿病患者是心脑血管疾病的高危人群，65% 的糖尿病患者最终死于心脏病和脑卒中。糖尿病患者心脏病的发生率是非糖尿病患者的 2～4 倍，脑梗死的发生率是非糖尿病患者的 4 倍，而且糖尿病患者心肌梗死、脑梗死的病死率远比非糖尿病患者高。但是，由于临床症状不典型，糖尿病患者并发的心脑血管病变往往不能引起人们的注意，从而导致非常严重的后果出现。因此，建议广大糖尿病患者定期到医院进行心脑血管病变的相关检查，以便早期发现心脑血管并发症。

2. 监测方法 心脑血管并发症的检查项目包括心电图检查、颈动脉超声检查、经颅多普勒超声检查等。对于糖尿病患者来说，应至少每年检查一次心电图。心电图检查是一种简单易行、安全无创、无并发症、价格低廉、可反复检测的心血管病筛查项目。通过心电图检查，可以了解患者是否存在冠心病和糖尿病性心肌病。颈动脉内膜—中膜增厚是早期颈动脉粥样硬化的标志，根据其结果可以推断冠状动脉粥样硬化的程度。因此，超声监测颈动脉内膜—中膜的厚度可以间接反映心血管疾病的发生、发展情况，对于早期预防和治疗冠心病具有重要意义。经颅多普勒超声检查是一种安全无创的检查手段，能够客观反映颅内动脉的状态以及血流情况，可以在血栓形成之前，较为准确地检测出血管狭窄的部位、程度和范围，对糖尿病脑血管病变的早期发现、预后的判断和指导治疗有着重要的参考价值。因此，糖尿病患者应定期进行经颅多普勒超声检查，以早发现、早预防、早治疗糖尿病脑血管病变，减少或推迟脑血管意外的发生。

警惕短暂性脑缺血发作　短暂性脑缺血发作俗称"小中风"，是脑组织的某个部位发生了血液循环障碍，导致短暂的、可逆的神经功能缺损，表现为突然看不清东西了、手脚突然不能动了、突然不能说话或者听不懂别人说的话了等，症状一般持续数分钟，来也匆匆，去也匆匆。短暂性脑缺血发作是发生完全性中风的预警信号。

广大糖尿病患者在出现以下症状时要及时到医院就诊，以免延误病情：①一侧肢体突然无力；②一侧肢体完全不能运动或部分不能运动；③一侧肢体麻木；④发音障碍或语言理解障碍；⑤头晕、站立不稳或晕厥；⑥腿部力量突然丧失。一般来说，出现一次短暂性脑缺血发作之后，1/3 的患者会在一周之内再次发作；1/3 的患者如果发作时间超过 2 个小时，就很容易变成脑梗塞；另外 1/3 的患者可能比较幸运，没有再次发作或者很快转变成脑梗塞，但是他们之中有 25% ~ 40% 的人在 2 ~ 5 年内最终还是会出现缺血性脑卒中。

第六章

糖尿病并发症的防与治

急性并发症防治 | 慢性并发症防治

　　糖尿病就像人体内的一颗"定时炸弹"，随时都可能"引爆"，出现各种各样的并发症。并发症对糖尿病患者的影响是多方面的、严重的和终身性的。然而，由于种种原因，目前我国糖尿病患者的血糖控制达标率仍较低，诊治仍欠规范，不少病友丧失了最佳的治疗时机，最终导致残疾或死亡等严重后果。本章我们将为您详细介绍糖尿病并发症防治的相关知识，教您如何预防并发症的发生，延缓并发症的发展。

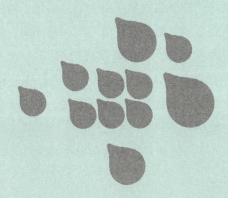

糖尿病并发症概述

导读 我们常说：糖尿病本身并不可怕，可怕的是它所引起的各种并发症。糖尿病并发症包括急性并发症和慢性并发症，急性并发症来得快，如不及时处理，后果严重；慢性并发症轻的可以使生活质量下降，重的可以致残或致死。本节将为您简要介绍糖尿病并发症的概念与危害。

一、什么是糖尿病并发症

一种疾病在发展过程中引起另一种疾病或症状的发生，这时我们就称后者为前者的并发症，比如胃溃疡可能造成胃穿孔、胃出血，那么此时，胃穿孔和胃出血即为胃溃疡的并发症。所谓"糖尿病并发症"，就是指因患糖尿病而导致的其他病症。糖尿病并发症高达100多种，糖尿病是目前已知并发症最多的一种疾病。临床数据显示，糖尿病发病后10年左右，将有30%～40%的患者至少会出现一种并发症，而且并发症一旦产生，药物治疗很难逆转。

糖尿病并发症包括急性并发症和慢性并发症两大类。

1.糖尿病急性并发症 糖尿病急性并发症主要是由各种原因引起的血糖异常波动所导致的代谢紊乱状态及器官损伤。糖尿病急性并发症通常发病急骤，如果处理不当，可在短时间内危及患者的生命。糖尿病急性并发症主要包括低血糖、糖尿病酮症酸中毒、高血糖高渗状态和乳酸性酸中毒。

2.糖尿病慢性并发症 糖尿病慢性并发症是由长期高血糖以及其他代谢紊乱导致的以血管、神经病变为基础的全身多器官损伤。慢性并发症的出现不是一朝一夕之事，通常需要经过5～10年的时间。

糖尿病慢性并发症包括三大类——大血管并发症、微血管并发症和神经病变。大血管通常指心血管、脑血管和其他大血管，特别是下肢血管。糖尿病大血管并发症主要包括冠心病、脑卒中、下肢动脉硬化闭塞症等。糖尿病微血管并发症主要包括糖尿病肾脏病变和糖尿病眼底病变。罹患糖尿病后，负责感官的感觉神经、支配身体活动的运动神经以及司理内脏、血管和内分泌功能的自主神经，都可能发生病变，这就是糖尿病神经病变。

二、糖尿病并发症的危害

并发症对糖尿病患者危害极大。在您还没有注意到它们时，它们可能已经悄然出现了。糖尿病并发症就像是一个个隐形"杀手"潜伏在您的身旁，伺机危害您的健康。它们可以累及您全身，从头到脚，从里到外，从肉体到精神，可以说无一能够幸免。

糖尿病患者的寿命相对于普通人来说平均会减少5～10年；糖尿病视网膜病变是致盲的主要原因之一；糖尿病所引起的终末期肾病在各种原因所致的尿毒症中占第一位；糖尿病引起的下肢血管病变是非创伤性截肢的重要原因；与非糖尿病人群比较，糖尿病患者的冠心病病死率增加了2.5倍，高血压患病率增加了2～5倍，脑血管病（脑血栓、脑出血等）发生率增加了2～4倍，白内障发生率增加了5～10倍；糖尿病患者还容易出现皮肤、关节、牙周的病变；由于抵抗力低，糖尿病患者常伴发肺结核、泌尿系统感染等；妊娠期糖尿病则容易导致妊娠并发症和胎儿畸形。

不仅如此，糖尿病并发症还会给患者带来巨大的经济负担。2002年，针对17个省会城市的调查发现，糖尿病患者每年在糖尿病治疗上的花费为3726元，其中有并发症的患者年均花费为13897元。

糖尿病并发症虽然可怕，但是您也无须过分恐惧，因为它们都是可防可控的。了解和认识糖尿病背后这些潜藏的隐患，对于做好预防工作至关重要。防治糖尿病并发症的第一道防线，不是医生而是患者自己。要想从根本上控制糖尿病并发症，必须充分认识糖尿病并发症的危害，做到早发现、早诊断、早治疗。

急性并发症的防与治

导读 糖尿病急性并发症包括低血糖、糖尿病酮症酸中毒、高血糖高渗状态等。这些并发症来势汹汹，如果不能得到及时、恰当的处理，后果往往非常严重。因此，我们非常有必要了解这些急性并发症的救治方法，以及如何预防这些急性并发症的发生。

一、低血糖的防与治

1. 基本概念 对于普通人来说，血糖水平 ≤ 2.8 mmol/L 为低血糖。但对糖尿病患者来说，只要血糖水平 ≤ 3.9 mmol/L 就属于低血糖了。为什么呢? 主要是因为糖尿病患者的血糖水平 ≤ 3.9 mmol/L 时，机体对外界的反应能力已经有所下降，同时，由于应用了降糖药，之后血糖可能还会进一步下降，如果不及早处理，将会对身体产生更大的伤害。

2. 主要表现 低血糖主要表现为两大类症状：一是自主神经系统兴奋的表现。通常表现为显著的饥饿感 (恨不得马上吃东西)、手脚发抖、紧张、焦虑、心慌、头晕、面色苍白、出冷汗、血压轻度升高。二是大脑缺糖的表现。轻者表现为注意力不集中、言语不清、思维迟钝、四肢软弱无力、行走不稳，部分患者可表现为烦躁易怒、行为怪异；严重的低血糖可导致神志不清、全身抽筋甚至昏迷死亡。老年糖尿病患者的机体反应能力比较差，发生低血糖时往往症状不是很典型，心慌、出冷汗等自主神经系统兴奋的症状往往不明显，有些人表现为行为异常，有些人只是感觉到乏力、发冷等不适。对于老年糖尿病患者来说，如果出现了上述不适，应及时检测血糖。低血糖分级：1 级低血糖为血糖 <3.9 mmol/L 且 ≥ 3.0 mmol/L；2 级低血糖为血糖 <3.0 mmol/L；3 级低血糖没有特定血糖界限，伴有意识和 (或) 躯体改变的严重事件，需要他人帮助 (图6-1)。

3. 常见诱因 很多情况都会导致低血糖。在饮食方面，如吃得太少、没有按时进餐、空腹饮酒等。在运动方面，如运动量比平时大，或者是餐前剧烈运动等。降

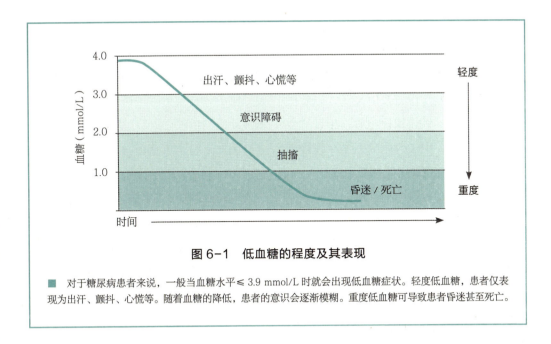

图 6-1　低血糖的程度及其表现

■ 对于糖尿病患者来说，一般当血糖水平≤3.9 mmol/L 时就会出现低血糖症状。轻度低血糖，患者仅表现为出汗、颤抖、心慌等。随着血糖的降低，患者的意识会逐渐模糊。重度低血糖可导致患者昏迷甚至死亡。

糖药使用不当也是低血糖发生的重要原因。胰岛素或口服降糖药应用过量，进食减少而没有相应减少降糖药的剂量，都有可能导致低血糖。进餐前、剧烈运动后、胰岛素作用高峰期时，低血糖更加常见。使用长效胰岛素而睡前血糖偏低，容易发生夜间低血糖。可以导致低血糖的药物包括：胰岛素及其类似物、磺脲类和非磺脲类胰岛素促泌剂。应用胰高血糖素样肽-1受体激动剂和二肽基肽酶-4抑制剂偶尔也会发生低血糖。虽然单独使用双胍类、噻唑烷二酮类和 α-葡萄糖苷酶抑制剂类药物不会造成低血糖，但是它们与可以导致低血糖的降糖药联用的时候也有导致低血糖发生的风险。另外，服用阿司匹林、

阿昔莫司、双异丙吡胺、西苯唑啉、β 受体阻滞剂及复方降糖中成药等药物时也有可能诱发低血糖。

4. 健康危害　糖尿病是以血糖升高为主要特征的疾病，所以不少人认为血糖低一点儿总比高了好。其实从某种意义上讲，低血糖对人体的危害更大。高血糖对人体的危害一般需要经过几年甚至十几年的时间才会显露；而低血糖对人体的"摧残"往往在短暂的几个小时内发生，甚至在数小时内就能夺走人的生命。

对低血糖最敏感的器官是大脑，当血糖低到一定程度时，神经细胞就不能得到葡萄糖的供应。如果这种状态持续十几分钟还不缓解，神经细胞的活动将受到抑制，

出现功能受损的表现。曾有一位老年女性糖友，她每天通过服降糖药来维持血糖水平。有一天她因为急性肠炎，腹泻不止，食欲不振，但她却没有及时减药，以致出现低血糖昏迷。经过积极抢救，患者的生命虽然保住了，但长时间的低血糖昏迷引起的大脑不可逆性损伤使她成了植物人。

低血糖除了可影响大脑的能量供应，导致神经"缺糖性损害"外，还会加速胰岛 β 细胞功能衰竭，增加血糖控制的难度，并能促发心脑血管疾病。近期国内外的大型临床研究结果表明，低血糖可诱发急性心血管病的发生，增加糖尿病患者的死亡风险，尤其是患有心脑血管疾病的老年糖友。另外，反复发作的低血糖可以加剧血糖波动，加重器官损伤，使病情恶化。

因此，有学者指出："一次严重的低血糖或由此诱发的心血管事件可能会抵消一生维持血糖在正常范围所带来的益处。"

5. 预防措施 低血糖的出现主要源于饮食、运动和用药三个方面，因此，预防低血糖发生自然也要从这三个方面入手。

警惕隐匿性低血糖 交感神经兴奋症状（如紧张、焦虑、心慌等）是低血糖的警示信号，它可以提醒患者及时进行自救或就医。但有些糖尿病患者（特别是老年糖尿病患者）在发生低血糖的时候可能并不出现这些交感神经兴奋症状，仅仅表现为中枢神经系统缺糖的症状（如注意力不集中、思维迟钝等）。这种情况，我们称之为"隐匿性低血糖"。隐匿性低血糖，由于缺乏低血糖的典型症状，所以不容易被发现，很容易漏诊、误诊，最终酿成严重后果。那么，为什么会发生隐匿性低血糖呢？原来，长期的高血糖状态会损伤自主神经，降低交感神经的敏感性，使机体对低血糖反应的灵敏度下降甚至丧失。这种情况下，患者出现低血糖，很可能在没有饥饿感、心慌、手抖、出汗等前驱症状的情况下就迅速进入昏迷状态。此外，某些患者由于其他疾病需要长期服用 β 受体阻滞剂，β 受体阻滞剂尤其是非选择性 β 受体阻滞剂（如心得安、卡维地洛、拉贝洛尔等）可以掩盖低血糖的一些症状，如震颤、心动过速等，结果导致患者出现隐匿性低血糖。

隐匿性低血糖多发生于病程较长的 1 型糖尿病患者、老年糖尿病患者、肝肾功能不全的患者、服用 β 受体阻滞剂的患者、酗酒者。这些患者一定要格外警惕，加强血糖监测，协调好饮食、运动、用药之间的关系。对于频繁发生低血糖的患者，可以酌情放宽血糖控制目标，以降低低血糖的发生风险。

1）规律进餐　在进餐方面，广大糖尿病患者要做到：①尽可能定时定量进餐；②如果进餐量减少，应相应减少用药量；③由于特殊原因不能按时进餐时，应提前做好准备；④尽量不饮酒或少饮酒，尤其是不能空腹饮酒。

2）合理运动　在运动方面，广大糖尿病患者要做到：①尽可能在运动前后以及运动过程中监测血糖，以便及时发现低血糖；②运动时要随身携带能较快补充血糖的食物，比如饼干、糖果或含糖饮料等；③如果运动量大，可在运动前适量加餐，或者在运动的过程中进食缓慢吸收的碳水化合物类食物。

3）谨慎用药　在用药方面，广大糖尿病患者要做到：①应用胰岛素等有可能导致低血糖的药物时，要了解这些药物的起效时间，并在起效时间内进餐；②药物使用要从小剂量开始，逐渐增加剂量并谨慎调整；③老年糖尿病患者，应尽量选择起效快、作用时间短、低血糖风险小的药物，避免使用长效降糖药；④掌握胰岛素注射技巧，保证把胰岛素正确注射到皮下组织，还要注意胰岛素的注射部位，如果餐后可能去运动，餐前胰岛素应在腹部注射，一般不要注射到大腿和上臂，以免肢体运动加快胰岛素的吸收；⑤如果近期低血糖频繁发生，又不存在进餐、运动、情绪、应激等因素，应及时在医生的帮助下调整治疗方案。

建议广大糖尿病患者在任何时候都随身携带医疗救助卡，以便在发生意外的时候能够得到身边陌生人和医疗急救人员及时而恰当的帮助。

6.低血糖的急救

1）急救方法　如果已经明确发生了低血糖，轻者可以及时进食糖块或含糖食品，采用"吃15等15"的方法，即吃15克的葡萄糖或其他含等量糖分的无脂碳水化合物，等15分钟后再次检测血糖。如果血糖值没有上升到正常，就再吃15克，然后再等15分钟检测血糖。如果低血糖症状仍然不缓解，或是出现了低血糖昏迷等较重的情况，则要及时到医院就诊，通过静脉输注葡萄糖进行治疗。**以下食物均含有约15克碳水化合物**：①2～5个葡萄糖片（视不同商品标识而定，这是最好的低血糖治疗物品）；②半杯橘子汁；③10块水果糖；④两大块方糖；⑤一大汤勺蜂蜜或玉米汁；⑥一杯脱脂牛奶。

2）注意事项　抢救低血糖患者时，应注意以下几点：①不要吃含大量脂肪的食物，因为脂肪会减慢食物中碳水化合物的吸收速度，并且会增加不必要的热量供应。②如果低血糖发生在午夜或者离您的下一餐至少还有1个小时的时间，那么，即便您的低血糖反应消失，也要吃一些缓慢吸收的碳水化合物类食物，如饼干、糕点等，以免下次进餐前再次发生低血糖。③有些长效降糖药（如优降糖、消渴丸、格列美脲等）导致的低血糖往往比较持久，患者意识恢复后有可能再次陷入昏迷，因此要连续观察3天，以保证患者完全脱离危险。④联用α-葡萄糖苷酶抑制剂的糖友发生低血糖时，需要使用纯的葡萄糖来治疗低血糖，因为这类药物会减慢碳水化合物的分解与吸收，此时，使用饼干、糕点、蔗糖水等不能有效治疗低血糖。

重要提示：有心慌、手抖、出汗、饥饿感等症状出现时不一定都是低血糖。当血糖水平快速降低时，即使没有降到3.9 mmol/L以下，您也可能出现上述症状。此时如果盲目进餐，会影响血糖的控制，导致高血糖。因此，如果条件允许，当出现心慌、手抖、出汗、饥饿感等症状时请立即检测血糖，根据血糖值进行区别处理。当然，为了安全起见，当您感到有低血糖的症状却无法检测血糖时，不要等待，都应将其看作低血糖反应，赶紧治疗。

二、糖尿病酮症酸中毒的防与治

1.基本概念 酮体是脂肪分解代谢的产物。正常情况下，机体会产生少量的酮体，这些酮体随着血液被运送到心脏、肾脏和骨骼肌等组织中，作为能量来源而被利用。正常情况下，血中的酮体水平很低，尿中也测不到酮体。当体内胰岛素不足或者体内缺乏糖分时，组织器官得不到葡萄糖的能量供应，于是就会大量分解脂肪来为机体供能，此时，血中的酮体浓度增高，一部分酮体可通过尿液排出体外，形成酮尿。酮体是酸性物质，在血液中蓄积过多时，可使血液变酸而引起酸中毒，这就是酮症酸中毒。

酮症酸中毒是糖尿病患者最常见的急性并发症之一，主要发生在1型糖尿病患者和突然停用胰岛素或处于感染等应激状态致使血糖过高的2型糖尿病患者中。发生酮症酸中毒后果严重，如果不及时治疗，患者可出现不同程度的意识障碍，直至昏迷、死亡。

2.主要表现 发生酮症酸中毒时，通常表现为显著口干，饮水增多，饮水不解渴，小便增多，疲乏加重；严重者还会出现食欲减退、恶心呕吐、腹痛，并常伴头痛、烦躁、嗜睡、呼吸深快、呼气中有烂苹果味。如果病情进一步发展，患者会出现严重脱水、尿量减少、皮肤干燥、眼球下陷、脉搏细弱、血压下降、四肢发凉。到了晚期，患者昏迷不醒，终致死亡。

发生酮症酸中毒时，尿糖、尿酮体的检测结果呈阳性或强阳性。血酮体检测可以早期发现酮症或酮症酸中毒。发生酮症酸中毒时，血酮体增高，一般在5 mmol/L以上。血糖也明显升高，一般在16.7～33.3 mmol/L。如果血糖超过33.3

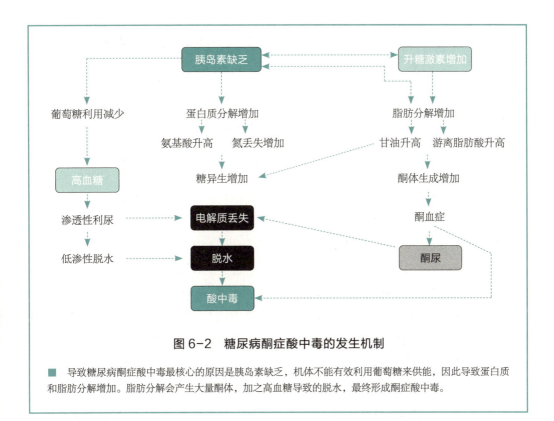

图 6-2 糖尿病酮症酸中毒的发生机制

■ 导致糖尿病酮症酸中毒最核心的原因是胰岛素缺乏，机体不能有效利用葡萄糖来供能，因此导致蛋白质和脂肪分解增加。脂肪分解会产生大量酮体，加之高血糖导致的脱水，最终形成酮症酸中毒。

mmol/L，则多伴有高血糖高渗状态或肾功能障碍（图6-2）。

当血糖过高时，及时进行尿酮体（包含在尿常规的检查项目中）检查，往往可以早期发现糖尿病酮症酸中毒。但是，在此要提醒您注意，尿酮体阳性不一定都是糖尿病酮症，那也可能是饥饿性酮症或是高脂低糖饮食引起的酮症。如果此时血糖不高，尿糖也是阴性，则有助于鉴别。

3. 常见诱因 以下原因可诱发糖尿病酮症酸中毒：一是饮用大量含糖饮料，或食用过多的高糖、高脂食物；二是突然中断胰岛素治疗或胰岛素用量不足；三是存在肺炎、皮肤疖肿、急性胆囊炎、败血症等各种感染；四是处于外伤、手术、急性胰腺炎、急性心肌梗死、脑卒中、精神创伤等应激情况下以及应用糖皮质激素治疗；五是妊娠与分娩。广大糖尿病患者在遇到上述情况时，要警惕发生酮症的可能，加强监测，如有不适，及时就医。

4. 健康危害 糖尿病酮症酸中毒是糖尿病最常见的急性并发症之一。它发生率高，发病隐匿，早期缺乏特征性表现，而且进展迅速，容易引起漏诊和误诊。而一旦错过最佳治疗时机，则病情迅速加重，如果发展到了肾衰竭、休克、昏迷阶段，则很难逆转，可导致患者死亡。此外，反复发生糖尿病酮症可加重胰岛和其他器官的损伤，加重糖尿病病情。

5. 预防与急救

1）预防措施　糖尿病酮症酸中毒是一个急症，患者的病死率高，因此，预防酮症酸中毒的发生至关重要。广大糖友在平时要掌握糖尿病防治的相关知识，避免可以诱发糖尿病酮症的危险因素，保持良好的情绪，严格控制饮食，预防脱水。要坚持合理应用胰岛素和口服降糖药，不可随意减量、加量甚至停药。要定期监测血糖，合并应激情况时应每日监测血糖。

2）急救方法　一旦发现血糖很高而且有糖尿病酮症酸中毒的可疑表现时，要立即就医，以免错过最佳治疗时机。如果患者在家中突发糖尿病酮症酸中毒，家属应该在尽快将患者送到医院治疗的同时，做好如下几个方面的工作：一是详细记录患者的摄入量、排出量，比如饮水量、进食量、呕吐量、尿量和大便量等，并把记录的数据报告给医生，为医生提供诊断和治疗的依据；二是及时为患者清除呕吐物，保持其呼吸道通畅。绝大部分糖尿病酮症酸中毒患者经过治疗后均能转危为安。

三、高血糖高渗状态的防与治

1. 基本概念　高血糖高渗状态多见于老年糖尿病患者。它的主要发病原因是体内胰岛素相对不足，在各种诱发因素的影响下血糖急剧升高，同时伴有严重的失水。由于大多数患者的胰岛 β 细胞还残留有一定的功能，足以抑制脂肪分解产生酮体，所以患者只有血糖明显升高，而没有糖尿病酮症酸中毒。

2. 主要表现　高血糖高渗状态起病隐匿、缓慢。早期仅有口渴、多饮、多尿、疲乏无力等不适。如果没能及时发现，可出现口唇干燥、皮肤弹性变差、眼窝塌陷、心率加快等脱水的表现。随着脱水的加重，患者可能出现反应迟钝、表情淡漠、意识障碍，直至昏迷、死亡。化验检查结果：尿比重较高，尿糖强阳性，尿酮体阴性或弱阳性，常伴有蛋白尿和管型尿。血糖明显增高，多在 33.3 mmol/L 以上。血钠多升高，可达 155 mmol/L 以上。血浆渗透压显著增高是高血糖高渗状态的重要特征和诊断依据，一般在 350 mOsm/L（摩斯摩尔／升）以上。血酮体正常或轻度升高。

3. 常见诱因　以下原因可诱发高血糖高渗状态：一是饮用大量高糖饮料；二是血糖水平不明时大量输入葡萄糖液；三是进行含糖溶液的血液或腹膜透析；四是感染、外伤、手术、急性心肌梗死、脑卒中等应激情况；五是呕吐、腹泻以及大面积烧伤等导致的入量不足或失水过多；六是服用大量噻嗪类利尿剂。

4.健康危害　高血糖高渗状态的发生率虽然没有酮症酸中毒那样高，但其起病更加隐蔽，更加缺乏特征性表现。大多数患者（尤其是老年患者）就诊时病情已较为严重，因而病死率更高，约为糖尿病酮症酸中毒的10倍。所以，高血糖高渗状态也应引起广大糖尿病患者的注意。

5.预防与急救

1）预防措施　首先，要提高对该并发症的认识。其次，老年糖尿病患者，由于渴感阈值升高（即使体内缺水也不感到渴），要保证充足的水分摄入，主动饮水，不喝含糖饮料。再次，要定期监测血糖，保持良好的血糖控制状态。发生呕吐、腹泻、感染等疾病时要每天监测血糖。最后，无论在何种情况下就医，都要主动告知医生自己的糖尿病病史。

2）急救方法　高血糖高渗状态也是糖尿病并发症中的一个急危重症，病死率极高，需要一系列专业的治疗和护理。所以，一旦发现血糖很高，而且有脱水表现时，应立即就医。

四、乳酸性酸中毒的防与治

1.基本概念　乳酸是糖的中间代谢产物。由于各种原因，造成体内乳酸产生过多和（或）清除减少，从而使乳酸在体内堆积并进而导致酸中毒，这就是乳酸性酸中毒。

2.主要表现　乳酸性酸中毒一般发病比较迅速，而且没有特异性表现。轻者可仅有乏力、恶心、食欲下降、头昏、嗜睡和呼吸深快等症状。中至重度者可有腹痛、恶心呕吐、头痛头昏、疲劳加重、口唇发紫、无烂苹果味的深大呼吸、血压下降、脱水、意识障碍、体温下降和瞳孔扩大等表现，最后可导致昏迷及休克。化验检查，患者存在明显酸中毒，但血、尿酮体不升高，血乳酸水平升高。

3.常见诱因　乳酸性酸中毒的诱因包括两大类：一类是能导致乳酸产生过多的诱因，如休克和左心功能不全造成的组织血流量减少，呼吸衰竭和严重贫血等导致的组织缺氧，以及某些与糖代谢有关的酶存在先天性缺陷等；另一类是能导致乳酸清除减少的诱因，如肝肾功能不全、长期或过量服用苯乙双胍、老年或是肝肾功能不全的糖友过量服用二甲双胍等。

4.健康危害　糖尿病患者乳酸性酸中毒的发生率并不高，但是，一旦发生了乳酸性酸中毒，患者的死亡率却极高（常高达50%以上）。合并有慢性缺氧性疾病，心、肝、肾功能不全及长期或过量服用苯乙双胍的患者，尤其要警惕乳酸性酸中毒的发生。

5. 预防与急救

1）预防措施　伴有肝肾功能不全或慢性心肺功能不全的糖尿病患者，以及食欲不佳、一般情况较差的糖尿病患者，尽量避免使用双胍类降糖药。

2）急救方法　乳酸性酸中毒是糖尿病并发症中的急危重症，病死率很高，需要专业的治疗和护理，一旦怀疑该病，需立即就医，以免延误诊治。

五、糖尿病急性并发症的中医治疗

低血糖、糖尿病酮症酸中毒、高血糖高渗状态以及乳酸性酸中毒应以西医紧急救治为主，以中医治疗为辅。

对于低血糖，中医治疗以益气回阳救逆为主，可选用参麦注射液、生脉注射液等。对于低血糖风险较大的糖尿病患者，可配合使用中成药治疗，如天芪降糖胶囊、玉泉丸等，以辅助调节血糖，并避免低血糖的发生。对于糖尿病酮症酸中毒、高血糖高渗状态和乳酸性酸中毒，可根据临床表现进行对症处理：如果属于痰热闭窍证（表现为神志不清、喉中痰鸣、躁动不安、呼吸气粗、四肢抽搐、舌苔黄厚、脉洪大等），可配合使用安宫牛黄丸开窍醒神；倘若属于阴竭阳脱证（表现为昏迷不醒、面白唇干、眼眶深陷、气短息微、汗出肢冷、舌质淡、脉虚数等），可用参附注射液、参麦注射液、生脉注射液等回阳固脱。

除了中药治疗之外，还可配合针灸治疗，相关穴位包括人中、涌泉、百会、足三里、十宣等。

第三节

慢性并发症的防与治

导读 糖尿病慢性并发症种类繁多，预防它们的出现，延缓它们的进展，对于改善整体预后非常有益。要做到这一点，就要在日常疾病防治工作中，谨遵医嘱，从饮食、运动、用药和日常护理等各方面入手，全面做好防控工作。

一、高血压的防与治

糖尿病合并高血压的发生率国内外报道不一，总体来看，30%～80%的糖尿病患者合并有高血压，其中30%～50%的患者在刚刚诊断糖尿病时就已经合并有高血压。糖尿病患者合并高血压会使其心脑血管疾病的发生风险增加，还会加快其他慢性并发症的进展速度，因此，早期诊断、及时治疗是关键所在。

1.基本概念 对于普通人来说，在没有使用降压药的静息情况下，如果收缩压 ≥ 140 mmHg 和（或）舒张压 ≥ 90 mmHg，就说明可能患有高血压。当然，仅有一次血压测量结果达到上述标准还不能诊断为高血压，只有不在同一天内，测量 3 次或 3 次以上血压都达到了上述标准，才能戴上"高血压"的"帽子"。对于糖尿病患者来说，高血压的诊断标准要低一些。如果收缩压 ≥ 130 mmHg 或舒张压 ≥ 80 mmHg，需择日复测血压；如果复测结果，收缩压仍 ≥ 130 mmHg 或舒张压仍 ≥ 80 mmHg，即可确诊为糖尿病合并高血压。

2.致病原因 对于高血压的病因，科学家们至今还没有完全弄清楚，一般认为其与遗传、吃盐过多、缺乏运动、肥胖、容易紧张、心理压力大、吸烟、酗酒以及年龄增加等因素有关。糖尿病合并高血压的形成，一方面是由于体内存在的胰岛素抵抗、糖脂代谢紊乱和凝血功能异常等共同促进了血管内皮损伤和结构重塑，使外周动脉血管弹性下降，小动脉硬化致使外周血管的血流阻力明显增加；另一方面是由于肾脏方面的原因，使血容量增加，结果导致血压进一步升高。

3.主要表现 高血压患者中仅有一部分人有症状，但是症状并不与血压水平成比例，也就是说，不是血压越高症状就越重、越明显。高血压患者常见的症状有头痛、头晕、视物模糊、耳鸣、颈项拘紧不适、心慌等。有很大一部分高血压患者没有任何症状，甚至血压已经很高了仍然没有不舒服的感觉。因此，血压高不高，不能仅靠主观感觉，要通过血压计来测量。

4.健康危害 糖尿病和高血压是严重危害人类健康的两大疾病，它们有着共同的发病基础。糖尿病和高血压相互推波助澜，共同造成心、脑、肾、眼等各重要脏器的损害。糖尿病患者本身血糖高，而且通常合并有血脂异常，如果再加上高血压的话，就特别容易形成动脉粥样硬化，使心脏冠状动脉管腔变窄，血流变细或者中断，因此，容易引发心绞痛或心肌梗死。高血压会加速脑动脉硬化，引发脑卒中。高血压还会加速肾动脉硬化，引起肾脏损害，使尿蛋白增多，肾功能恶化，最终导致尿毒症的发生。高血压患者下肢动脉因粥样硬化发生狭窄或闭塞时，可出现间歇性跛行，严重者可出现溃疡或者坏疽。高血压还可以损害眼底动脉，造成视网膜小动脉硬化、视网膜出血、视网膜中央动脉或静脉阻塞、视乳头水肿萎缩、黄斑变性等，导致视力下降，严重者会失明。

5.防治方法

1）**饮食管理** 糖尿病合并高血压的患者饮食管理的主要内容包括限盐、控制热量和脂肪的摄入、多吃蔬菜、戒烟限酒等

（表6-1）。

① 限盐 每天的食盐摄入量应控制在6克以下。

② 控制热量摄入 根据体重、活动量等情况设定每日总热量（详见第二章《糖尿病饮食营养治疗》），力争把体重控制在理想体重范围（体重指数在 $20 \sim 22 \, kg/m^2$）。

③ 限制脂肪摄入 饱和脂肪酸的摄入量应占全部脂肪摄入量的10%以下，或者占全天总能量的7%以下。反式脂肪酸的摄入量应少于全天总能量的1%。胆固醇的每日摄入量建议少于300毫克。

④ 其他 主要包括以下几个方面：一是多吃蔬菜（建议摄入量为每天400 ~ 500克）。高纤维、高钙饮食，在肾功能正常的前提下增加钾、镁等元素的摄入（具体的食物品种请查阅《中国食物成分表》）。二是戒烟。吸烟是心血管病的主要危险因素，糖尿病合并高血压的患者必须戒烟。吸烟的高血压患者，降压药的疗效降低，常需加大用药量。长期吸烟的高血压患者，远期预后差。三是限酒。过度饮酒对血糖、血脂都有影响，并且能降低降压药的效果。高血压患者最好不饮酒。如饮酒，建议少量饮用，男性饮酒的酒精量不超过每天25克，女性减半（孕妇不饮酒）。白酒中所含酒精的比例略低于酒的度数，如39度白酒的

酒精含量为 32.5%；葡萄酒的酒精含量为 13% ~ 15%；啤酒的酒精含量在 4% 左右。按此计算，高血压患者的饮酒量为葡萄酒 100 ~ 150 毫升，或啤酒 250 ~ 500 毫升，或白酒 25 ~ 50 毫升。不得不饮酒时，要尽量放慢饮酒速度，避免"干杯"。另外，不要空腹饮酒，要用食物减慢酒精的吸收速度，减轻酒精对胃的刺激，而且不要饮高度酒。四是尽量避免使用口服避孕药。五是少食刺激性食物，如咖啡、浓茶等。

表 6-1　高血压患者的饮食宜忌

分类	食物特点	食物举例
推荐	富含钾、钙、维生素的食品	新鲜蔬菜、水果、土豆、蘑菇
	高不饱和脂肪酸食品	食用植物油
	高膳食纤维食品	燕麦、薯类等粗杂粮
	高优质蛋白、低脂、低胆固醇食品	脱脂奶粉、鸡蛋清、鱼类、去皮禽肉、瘦肉、豆制品
不吃或少吃	高钠食品	腌制食品、烟熏食品、火腿、含钠高的调味料
	高脂、高胆固醇食品	内脏、肥肉、禽皮、蛋黄、鱼子、油炸食品
	高反式脂肪酸食品	使用人造奶油、氢化油、起酥油制作的糕点和方便食品
	其他食品	糖类、辛辣刺激的调味品、浓咖啡、浓茶

2）运动管理　糖尿病患者，当血压≥ 180/120 mmHg 时，应严禁运动；当血压控制在 160/100 mmHg 以下时，建议在专业人员的指导下进行放松训练（如打太极拳、练瑜伽等）和有氧运动（如步行、骑功率自行车、游泳等）。运动强度应为低至中等，避免憋气动作或高强度运动，防止血压过度升高。每周至少运动 4 天，以每天都进行运动为最佳，每次的运动时间不应少于 30 分钟，如果条件不允许，一天中的运动时间累加达到 30 分钟也可以。

3）药物治疗　糖尿病患者的血压水平 >120/80 mmHg 即应开始生活方式干预，以预防高血压的发生，可以进行不超过 3 个月的非药物治疗，包括饮食管理（减重、限盐、限酒等）和中等强度的规律运动等。如果通过非药物治疗血压不能达标，应采用药物治疗。如果血压超过140/90 mmHg，应在非药物治疗的基础上立即开始药物治疗。伴有微量白蛋白尿的患者，应直接使用药物治疗。血压等于或高于160/100 mmHg或高于目标值20/10 mmHg时，应立即开始应用降压药物治疗，并应用联合治疗方案。

临床常用降压西药简介：

血管紧张素转换酶抑制剂（ACEI）和血管紧张素Ⅱ受体拮抗剂（ARB） 血管紧张素转换酶抑制剂的代表药物有依那普利、雷米普利、卡托普利等（为了便于大家记忆，以下简称"普利类"）；血管紧张素Ⅱ受体拮抗剂的代表药物有坎地沙坦、替米沙坦、氯沙坦等（为了便于大家记忆，以下简称"沙坦类"）。这两类药物对心脏和肾脏有保护作用，而且可以改善糖脂代谢，是糖尿病合并高血压患者的首选降压药。多种降压药物联合使用的时候，应以这两类药物为基础。

钙通道阻滞剂（CCB） 代表药物有硝苯地平、氨氯地平、维拉帕米等。本类药物降压作用强，发挥作用快，绝对禁忌证少，不影响胰岛素的敏感性和糖脂代谢。由于可使小动脉、微动脉扩张，所以钙通道阻滞剂是糖尿病合并高血压存在脑血管损害患者的首选用药。

利尿降压药 代表药物有吲达帕胺、氢氯噻嗪、呋塞米。糖尿病患者存在水钠潴留（血容量大，水肿）、没有禁忌证、血压难以控制时可以使用。但该类药物存在降低胰岛素敏感性的风险，且长期使用可出现低血钾等副作用。不推荐糖尿病患者单独使用利尿药来降压。另外，痛风患者应禁用利尿降压药。

β受体阻滞剂 代表药物有阿替洛尔、美托洛尔、普萘洛尔。本类药物通过减慢心率、降低心肌耗氧量来达到降压和保护心脏的作用，在慢性心力衰竭、心肌梗死和心绞痛的治疗中有一定的优势。但此类药物可抑制胰岛素分泌，并能通过抑制肝脏和肌肉的糖原分解延缓低血糖状态的恢复，掩盖低血糖时心慌等低血糖症状。长期大量使用还会降低胰岛素敏感性，升高甘油三酯。因此，对于糖尿病合并高血压的患者，β受体阻滞剂不作为首选用药。

α受体阻滞剂 代表药物有酚妥拉明、酚苄明、哌唑嗪、特拉唑嗪等。本类药物会造成体位性低血压，不推荐糖尿病合并高血压的患者常规使用（仅用于重症或顽固性高血压）。如需使用，建议使用控释剂型，从小剂量开始，依据治疗反应逐渐增加剂量。

4）*中医治疗* 糖尿病合并高血压在中医学中没有相应的病名，多归属于消渴兼证"头痛""眩晕"等病证的范畴。合并高血压的糖友，除了正规服用降压西药外，配合使用中成药、药膳及自我按摩可以起到辅助调节血压的作用。

临床常用降压中成药简介：

安宫降压丸 主要成分为牛黄、党参、黄连、郁金、黄芩、栀子、白芍、水牛角、川芎、天麻、冰片等。具有平肝降压、清热镇惊的功效。适用于肝阳上亢型高血压，症见头晕目眩、颈项疼痛、心悸心慌、失眠多梦、心烦易躁等。

牛黄降压丸 主要成分为牛黄、羚羊角、珍珠、冰片、郁金、白芍、水牛角、雄黄、草决明、党参等。具有清心化痰、镇静降压的功效。适用于痰火壅盛型高血压，症见急躁易怒、头晕目眩、面红目赤、惊悸失眠、舌苔黄腻等。

脑立清片 主要成分为磁石、赭石、珍珠母、半夏、酒曲、牛膝、薄荷脑、冰片、猪胆汁。具有清肝泻热、平肝潜阳、醒脑安神的功效。适用于肝阳上亢、气血上逆型高血压，症见眩晕耳鸣、头痛脑涨、心烦难眠、痰黏作呕等。

清脑降压片 主要成分为黄芩、夏枯草、磁石、钩藤、决明子、珍珠母、牛膝、当归、地黄、水蛭、地龙等。具有滋阴清肝、潜阳降压的功效。适用于肝阴虚火旺型高血压，症见眩晕头痛、耳鸣口苦、面红目赤、烦躁易怒、五心烦热、舌红无苔等。

松龄血脉康 主要成分为松叶、葛根、珍珠层粉等。具有平肝潜阳、镇心安神的功效。适用于肝阳上亢型高血压，症见头

痛眩晕、急躁易怒、心悸失眠等。

罗布麻降压片 主要成分为罗布麻、夏枯草、钩藤、泽泻、珍珠母、牛膝、山楂、菊花等。具有平肝潜阳、息风活血、通络止痛的功效。适用于肝阳上亢、瘀血阻络型高血压，症见头晕目眩、头痛烦躁、周身疼痛、舌质紫暗等。

注意：请大家务必在医生的指导下根据高血压的中医证型来选择中成药，不能随意选用。另外，中药治疗仅适用于轻度高血压，使用中成药治疗效果不好的高血压患者，一定要及时使用降压西药。

可供选择的辅助食疗药膳：

芹菜汁 芹菜250克。将芹菜洗净，放入沸水中烫2分钟，取出后切碎绞汁。具有清热利湿、凉血平肝、降压降脂的功效。适用于糖尿病性高血压伴高脂血症属湿热者。

降压茶 罗布麻叶6克，山楂15克，五味子5克。上三味用开水冲泡，代茶饮。具有清热平肝、活血化瘀、生津止渴的功效。适用于糖尿病合并血脂异常、高血压、冠心病者。

天麻橘皮茶 天麻10克，鲜橘皮20克。二味水煎，代茶饮。具有燥湿化痰、平肝息风的功效。适用于肝风挟痰、上冲头脑型高血压。

木耳炒芹菜 杜仲10克，木耳30克，芹菜200克，姜5克，葱10克，蒜15克，

盐 2 克，植物油 5 克。杜仲烘干，打成细粉；木耳发透；芹菜洗净，切段；姜切片，葱切段，大蒜切片。炒锅上火，加油烧至六成热，下葱、姜、蒜爆香，随即下入芹菜、木耳、杜仲粉，炒至芹菜断生，加盐调味即可。具有补肝肾、降血压的功效。适用于高血压属阴阳两虚者。

夏枯草煲猪肉　夏枯草 20 克，瘦猪肉 50 克。二物文火煲汤。吃肉喝汤，佐餐食用。具有清肝热、散郁结、降血压的功效。适用于高血压属肝阳上亢者。

注意：药膳具有一定的治疗功效，建议广大糖友在中医专业医生的指导下合理使用。另外，在应用药膳时要考虑到热量平衡及其他糖尿病饮食注意事项，切不可随意使用，以免对饮食营养治疗造成干扰，导致血糖波动。

自我保健按摩：

对相关穴位进行按摩可以调节血压，缓解症状，辅助治疗高血压。常用穴位有风池、百会、太阳等。

按揉风池穴　风池穴在项部，枕骨下，胸锁乳突肌与斜方肌上端之间的凹陷中（图 6-3）。可用双手拇指顺时针按揉双侧风池穴，每天按摩 3 ～ 5 分钟。可起到清脑提神、明目降压的作用。

按摩百会穴　百会穴在头部，前发际正中直上 5 寸（前后发际正中为 12 寸），头顶正中线与两耳尖连线的交点处（图

6-3）。可用手掌紧贴百会穴按摩，每次顺时针、逆时针各按摩 50 圈，每天 1 ～ 2 次。可起到宁神清脑、调节血压的作用。

按揉太阳穴　太阳穴在颞部，眉梢与目外眦之间，向后约一横指的凹陷处（图 6-3）。按摩方法同"风池穴"。可起到清脑明目、祛除头痛的作用。

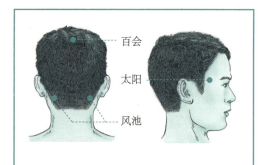

图 6-3　高血压自我保健按摩穴位图示

6. 控制目标与病情监测

1）控制目标　高血压是糖尿病患者发生大血管及微血管病变的重要危险因素。因此，对于糖尿病合并高血压的患者来说，降压治疗与降糖治疗同等重要，也就是说，糖尿病合并高血压的患者需要血压、血糖同时达标，并且必须综合控制心血管病的多种危险因素，只有这样才能有效降低心脑血管疾病的发生率。简而言之，糖尿病合并高血压的治疗目的有以下三点：一是减少大血管和微血管并发症的发生；二是保护容易受高血压损伤的靶器官（心、脑、

肾）；三是减少致死、致残率，提高生活质量，延长寿命。

糖尿病合并高血压的患者血压的控制目标为 < 130/80 mmHg；对于老年患者，血压可以控制在 < 140/90 mmHg。具体目标详见第五章"糖尿病日常监测"。

2）**病情监测**　糖尿病患者在第一次看病时，请务必测量血压。即使这次血压不高，也必须每 3 个月监测一次。血压控制平稳的患者，至少每周监测一天血压，最好早晨和晚上都测，每次测量 2 ~ 3 遍，取平均值。对于初诊即存在高血压或者血压控制不稳定的患者，建议连续测量 7 天，每天早晚各 1 次，每次测量 2 ~ 3 遍，取后 6 天的平均值作为参考值；对于无法连续测量 7 天的患者，应至少连续测量 3 天，取后 2 天的平均值作为参考值。

二、血脂异常的防与治

我国 20 家中心城市三甲医院内分泌专科门诊 2 型糖尿病患者血脂异常现状调查的结果显示：78.5% 的 2 型糖尿病患者伴有血脂异常，对于这一点，患者的知晓率只有 55.5%，而血脂异常的总体治疗率则仅为 44.8%，已经治疗者的总体达标率只有 11.6%。这充分说明，我国 2 型糖尿病患者血脂异常的管理状况很不理想，应当引起我们的足够重视。

1. 基本概念　所谓血脂，是指血液中的脂类物质，主要包括胆固醇和甘油三酯两类。胆固醇按照密度的大小又可以分为高密度脂蛋白胆固醇、低密度脂蛋白胆固醇和极低密度脂蛋白胆固醇等。其中，甘油三酯和低密度脂蛋白胆固醇是血脂成分中的"坏分子"，它们可以导致动脉粥样硬化；而高密度脂蛋白胆固醇因为具有抗动脉粥样硬化的作用，可以看作血脂成分中的"好帮手"。所谓血脂异常，是指血液中的某些脂质成分异常偏高或偏低的一种状态。如果甘油三酯偏高，我们称之为高甘油三酯血症；如果胆固醇偏高，则称为高胆固醇血症；如果甘油三酯和胆固醇均高，则称为混合型血脂异常。

2. 临床表现　血脂异常的表现主要包括两大方面：一是脂质在真皮内沉积所引起的黄色瘤；二是脂质在血管内皮下沉积所引起的动脉粥样硬化，动脉粥样硬化会导致冠心病和周围血管病等（图 6-4）。由于血脂异常时黄色瘤的发生率并不高，而动脉粥样硬化的发生和发展需要相当长的时间，所以，多数血脂异常者没有任何症状和异常体征。患者的血脂异常往往是在进行血液生化检验时才被发现的。

2 型糖尿病患者的血脂异常与胰岛素抵抗和腹型肥胖等因素有关。胰岛素分泌不足和胰岛素抵抗会导致极低密度脂蛋白胆固醇和甘油三酯产生过多，而清除受到抑制。2 型糖尿病患者多见混合型血脂异常，其特征性的血脂谱为：甘油三酯水平升高，高密度脂蛋白胆固醇水平降低，总胆固醇水平和低密度脂蛋白胆固醇水平正常或轻度升高。

3. 健康危害 血脂异常对身体健康的损害是隐匿的、进行性的和全身性的。血脂异常，特别是低密度脂蛋白胆固醇升高是导致各类心血管疾病的重要因素。如果将心血管系统比喻为人体的"生命之河"

的话，那么，长期血脂异常引起的脂质沉积和动脉粥样硬化斑块，则使得我们的"生命之河"不再清澈、畅通。如果斑块逐渐增大，则会引起血管狭窄，使血流不畅，甚至闭塞，导致多种疾病。如果动脉粥样硬化发生在冠状动脉，就可以引起心绞痛、心肌梗死等；如果发生在脑血管，就会引起脑卒中；如果病变累及肾动脉，则可能引起肾动脉狭窄，导致高血压，甚

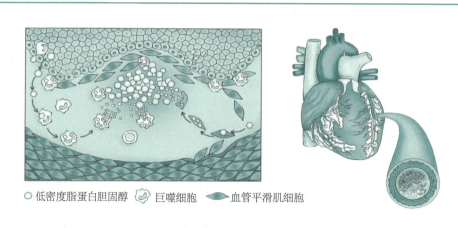

○ 低密度脂蛋白胆固醇　　巨噬细胞　　血管平滑肌细胞

图 6-4　血脂异常与动脉粥样硬化

■　血脂异常，特别是低密度脂蛋白胆固醇升高，会导致动脉粥样硬化。动脉粥样硬化斑块不断增大，会造成血管狭窄，血流不畅，甚至闭塞，导致多种疾病。

至肾衰竭；如果发生在下肢，就会引起肢体坏死、溃烂。此外，血脂异常和脂肪肝是"孪生兄弟"，血脂异常还可能诱发胆石症和急性胰腺炎发作。由此可见，血脂异常对机体的危害是相当大的。

4. 防治方法

1）**早期识别** 存在下列情况之一时，请及早到医院检查血脂：①有血脂异常家族史；②中老年人；③绝经后女性；④长期吸烟、酗酒；⑤肥胖；⑥长期高脂、高

糖饮食；⑦久坐少动；⑧有皮肤黄色瘤；⑨患有冠心病、脑卒中、糖尿病、高血压或周围动脉硬化等疾病。

2）心血管危险度评估　2型糖尿病患者是否需要开始使用调脂药物治疗，取决于其血脂水平、所具有的危险因素的严重程度，以及同时具有的危险因素数目。因此，全面评估心血管综合危险度是防治2型糖尿病血脂异常的前提。

心血管疾病高危人群　没有心血管疾病，但年龄 > 40 岁，并有 1 个以上的心血管危险因素，如高血压、吸烟、肥胖、微量白蛋白尿、早发缺血性心血管病家族史（指一级亲属发生冠心病时，男性 <55 岁，女性 <65 岁）、女性绝经期后等；以及没有心血管疾病，年龄 < 40 岁，但低密度脂蛋白胆固醇 ≥ 2.6 mmol/L 或合并多个心血管危险因素者，均属于心血管疾病高危人群。

心血管疾病极高危人群　糖尿病合并心脑血管疾病、糖尿病合并颈动脉斑块或狭窄、糖尿病合并周围动脉病变者，无论其低密度脂蛋白胆固醇水平如何，均属于心血管疾病极高危人群。

3）调脂治疗　首先需要说明的是：2型糖尿病患者的调脂治疗均应以生活方式干预为基础，调脂治疗应贯穿于2型糖尿病治疗的全过程，首要目标是降低低密度脂蛋白胆固醇水平。

① 生活方式干预　在饮食管理方面，首先要控制总热量，达到并维持理想体重。低血糖生成指数膳食有助于降低低密度脂蛋白胆固醇，并能升高高密度脂蛋白胆固醇。其次，要限制饱和脂肪酸和胆固醇的摄入。饮食中饱和脂肪酸和不饱和脂肪酸的比例应 < 1，饱和脂肪酸提供的热量要低于每日总热量的 7%，胆固醇的每日摄入量建议 < 200 毫克，少吃动物内脏、肥肉等。可适当增加富含不饱和脂肪酸的食物的摄入，如三文鱼、沙丁鱼、金枪鱼等海鱼。要采用蒸、煮、炖、拌等少油的烹调方法。再次，要多吃富含膳食纤维尤其是可溶性膳食纤维的食物，如燕麦、蔬菜、海带、木耳等。可适当多吃些有降脂作用的食物，如洋葱、香菇、紫菜、山楂等。最后，要戒烟少酒。在运动管理方面，要选择适合自己的运动方式，建议进行中等强度的运动。

② 调脂药治疗　对于心血管疾病高危人群，首选他汀类药物进行治疗，使

低密度脂蛋白胆固醇降至 2.6 mmol/L 以下。对于心血管疾病极高危人群，应立即选用他汀类药物，使低密度脂蛋白胆固醇降至 1.8 mmol/L 以下。如果经最大耐受剂量的他汀类药物治疗后仍未达到上述目标，建议将低密度脂蛋白胆固醇降低 30% ~ 40%，或者合用胆固醇吸收抑制剂等其他调脂药。

对于高甘油三酯血症，治疗的目标是将甘油三酯控制在 1.7 mmol/L 以下。首先要严格控制血糖，在血糖得到有效控制后，部分患者的甘油三酯水平可以恢复正常。甘油三酯水平在 1.7 ~ 2.25 mmol/L 的，应先进行生活方式干预（具体措施包括饮食调节、减轻体重、增加运动、戒烟、限酒、限盐等）；甘油三酯水平在 2.26 ~ 5.6 mmol/L 的，应在生活方式干预的同时使用贝特类药物进行治疗；甘油三酯水平 > 5.7 mmol/L，应及时用贝特类药物以迅速降低甘油三酯水平，避免急性胰腺炎的发生。

对于高密度脂蛋白胆固醇偏低者，如果伴有低密度脂蛋白胆固醇偏高，首要目标仍然是降低低密度脂蛋白胆固醇水平。高密度脂蛋白胆固醇的控制目标是：男性 > 1.0 mmol/L，女性 > 1.3 mmol/L。治疗方法主要是生活方式干预。

对于混合型血脂异常（低密度脂蛋白胆固醇和甘油三酯都高），同样要先严格控制血糖，强化生活方式干预。治疗的首要目标仍然是降低低密度脂蛋白胆固醇水平，可首选他汀类药物。如果低密度脂蛋白胆固醇已经达标，而甘油三酯水平仍 ≥ 2.3 mmol/L，可改用贝特类药物，或贝特类药物与他汀类药物合用。如果甘油三酯水平 > 4.5 mmol/L，首选贝特类药物，以迅速降低甘油三酯水平，避免急性胰腺炎的发生。

临床常用调脂西药简介：

他汀类　代表药物有普伐他汀、洛伐他汀、辛伐他汀、阿托伐他汀等。本类药物能高效、安全地降低低密度脂蛋白胆固醇水平和总胆固醇水平，而糖尿病合并血脂异常者调脂治疗的首要目标就是使低密度脂蛋白胆固醇达标，因此，他汀类药物应作为首选。他汀类药物的不良反应通常比较轻且短暂，无须特殊处理。值得注意的是，他汀类药物可引起转氨酶升高和肌病。因此，使用前及使用 2 周后要监测肝功能和肌酸激酶，同时观察有无肌肉疼痛或无力，若有异常，及时就诊。

贝特类　代表药物有氯贝特、利贝特、苯扎贝特、非诺贝特、吉非贝齐等。主要作用是降低甘油三酯水平和升高高密度脂蛋白胆固醇水平，并有一定程度的降低低密度脂蛋白胆固醇水平的作用。主要副作用有胃肠道症状、胆石症、伴肌酸激酶升高的肌病。在接受贝特类药物治疗后半个

月应监测肝肾功能。个别患者服药后白细胞、红细胞和嗜酸性粒细胞可能减少，因此也应进行相应的监测。

烟酸类 该类药物可降低甘油三酯水平，升高高密度脂蛋白胆固醇水平。主要副作用为面部潮红、瘙痒和胃肠道症状，偶见肝功能损害。严重的副作用有诱发消化性溃疡、肝毒性、血尿酸升高诱发痛风发作、增加胰岛素抵抗使血糖升高等，这些副作用随剂量的增加而增加。烟酸类药物不宜作为糖尿病合并血脂异常患者的首选药。烟酸衍生物阿昔莫司的副作用相对较小，可酌情使用。

胆酸螯合剂 常用药物是考来烯胺。主要用于降低血低密度脂蛋白胆固醇水平。主要副作用有恶心、呕吐、便秘、腹痛、腹胀、口味欠佳，以及影响叶酸、脂溶性维生素等的吸收。严重而少见的副作用有腹泻、脂肪痢、严重腹痛及肠梗阻等。由于使用剂量大、服药不方便（粉剂、胶囊）以及长期服用不易耐受，且糖尿病患者合并甘油三酯升高多见，故不作为糖尿病合并血脂异常的首选药物。

胆固醇吸收抑制剂 代表药物是依折麦布。依折麦布能有效减少肠道内胆固醇的吸收，降低血浆胆固醇水平以及肝脏胆固醇储量。依折麦布是他汀类药物的理想伴侣，而且安全性和耐受性良好。对于单独应用他汀类药物胆固醇水平不能达标或不能耐受较大剂量他汀类药物治疗的患者，联合应用他汀类药物和依折麦布是不错的选择。依折麦布最常见的不良反应为头痛和恶心。

抗氧化剂 本类药物有普罗布考和维生素E，可作为血脂异常治疗的辅助用药，能降低与低密度脂蛋白胆固醇氧化有关的动脉粥样硬化的危险性。

4）*中医治疗* 中医认为血脂异常是由于脾的运化功能减弱，导致体内"痰浊"过多而引起的。所以，健脾化湿祛痰是中医调节血脂的关键。

临床常用调脂中成药简介：

血脂康 血脂康由特制红曲发酵提取而成，富含多种有效成分，包括他汀类物质，有一定的降低低密度脂蛋白胆固醇和甘油三酯水平、升高高密度脂蛋白胆固醇水平的作用。适用于脾气虚损型糖尿病合并血脂异常的患者，症见气短乏力、头晕头痛、胸闷腹胀、食少纳呆等。

脂必妥 脂必妥是从红曲中提取的具有改善脂代谢作用的中药。具有健脾消食、除湿祛痰、活血化瘀的作用。适用于脾气虚损型糖尿病合并血脂异常的患者，症见气短乏力、头晕头痛、胸闷腹胀、食少纳呆等。也可用于高脂血症及动脉粥样硬化引起的其他心血管疾病的辅助治疗。

荷丹片 主要成分为荷叶、丹参、山楂、番泻叶、补骨脂。具有化痰降浊、活

血化瘀的作用。适用于糖尿病合并血脂异常属于痰浊夹瘀者，症见头晕头重、胸闷心悸、失眠、口苦口腻、四肢麻木等。

可供选择的辅助食疗药膳：

山楂泽泻茶　山楂15克，荷叶12克，泽泻10克。上三味切细，加水煎，或以沸水冲泡，代茶饮。具有消脂降压的功效。适用于血脂异常合并高血压者。

苦丁茶饮　苦丁茶10克，菊花10克，山楂10克。上三味用沸水冲泡代茶饮，每日2次。具有调节血脂的作用。适用于血脂异常合并高血压者。

玉米须豆腐汤　鲜玉米须100克，豆腐300克，水发香菇50克。先将玉米须煮汤取汁，再将豆腐、香菇放入，加盐等调料一起煮汤后食用。具有清热利水、降脂平肝的功效。

木耳豆腐　黑木耳（干）6克，豆腐200克，姜、葱、食盐、植物油各少许。将黑木耳泡发后去杂质，豆腐切块。锅中加油烧热，下姜、葱炒香，再下黑木耳炒匀，放豆腐块，加盐、水，大火煮5分钟即成。本方可降甘油三酯，还有活血化瘀之功。适用于高甘油三酯血症患者。

自我保健按摩：

对相关穴位进行按摩可辅助调节血脂。常用穴位有丰隆穴、承山穴。

按摩丰隆穴　丰隆穴在小腿前外侧，外踝尖上8寸（外踝尖至腘横纹为16寸），距胫骨前缘两横指（图6-5）。可用拇指、食指指腹按摩，也可用拳头的突起部分按摩。力度以穴位处感觉到酸麻为度。每次10分钟，每天2次。

按摩承山穴　承山穴在小腿后面，腓肠肌两肌腹与肌腱交角处的凹陷中。俯卧，伸直小腿时，小腿肚子肌肉下出现的尖角凹陷处即是（图6-5）。按摩方法同"丰隆穴"。

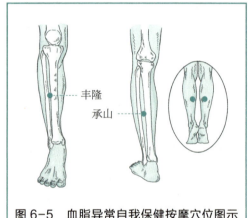

图6-5　血脂异常自我保健按摩穴位图示

5. 控制目标与病情监测

1）控制目标　糖尿病患者血脂各指标的控制目标详见第五章"糖尿病日常监测"的"血脂监测"部分。

2）病情监测　《中国2型糖尿病合并血脂异常防治专家共识》建议：2型糖尿病患者在确诊的同时均应检测血脂、脂蛋白和载脂蛋白水平。如果血脂水平正常且没有其他心血管危险因素，应每年至少进行一次血脂检查。如果血脂水平正常但有多个心血管危险因素，应每3个月进行一次血脂检查。对于血脂异常的2型糖尿病患者，如果仅仅采用生活方式干预，建议6～8周后监测血脂水平，以决定是否需要调整治疗方案；如果采用调脂药物治疗，4周后应监测血脂水平，如果仍未达标，则调整治疗方案，再过4周后复查；对于血脂水平控制达标的糖尿病患者，建议每半年进行一次血脂检查。

如果您已经是心血管疾病高危人群和血脂异常患者，请务必听从医生的建议，定期复查血脂。在服用调脂药的过程中，最重要的是要随访复查血脂水平，看用药后是否达到了调脂治疗的目标值。如果达到了，就继续使用原来的方案治疗；如果没有达标，则需要调整治疗方案。

另外，由于调脂药可能会引起肝功能损害、肌病（通常表现为肌肉疼痛、无力、横纹肌溶解等）等不良反应，因此，还要定期随访复查转氨酶（如谷丙转氨酶、谷草转氨酶）和肌酸激酶等指标。

三、冠心病的防与治

冠心病以冠状动脉狭窄、供血不足而引起的心肌功能障碍和（或）器质性病变为主要表现，所以又称"缺血性心脏病"。冠状动脉粥样硬化性心脏病占冠心病的绝大多数（95%～99%），因此，人们习惯上把冠心病视为冠状动脉粥样硬化性心脏病的同义词。冠心病根据临床表现可以分为心绞痛、心肌梗死、无症状性心肌缺血、缺血性心力衰竭和心脏猝死5种类型。

1.发生原因　糖尿病与心血管疾病之间关系密切。胰岛素抵抗可以导致多种代谢异常，如高血糖、高血压、血脂异常、高血黏度和肥胖等。这些都是心血管疾病的危险因素，不仅会使冠状动脉硬化，诱发冠心病，还会加速血栓形成，引起动脉堵塞。据统计，有70%～80%的糖尿病患者最终死于心血管疾病。糖尿病患者冠心病的发病率远比无糖尿病者高，而且发病早、病死率高。因此，广大糖尿病患者必须重视冠心病的防与治。

2.临床特点　与单纯冠心病不同，糖尿病合并冠心病在临床表现上有其特点。

1）**高发低龄**　糖尿病患者冠心病的发生率高，七成以上的糖尿病患者会并发冠心病。同时，其心血管病的发生时间要比非糖尿病人群早。

2）**男女平等**　对于普通人来说，女性患心血管病的机会要低于男性；但是对于糖尿病患者来说，女性的这种"优势"就消失了，女性糖尿病患者患心血管病的机会大大增加，而且不亚于男性。

3）**症状不典型**　冠心病最典型的症状是心前区压榨性疼痛。但令人遗憾的是，糖尿病合并冠心病时，临床症状往往不典型，因此不能引起人们的重视。糖尿病合并冠心病的患者无症状性心肌缺血的发生率为 22%，而非糖尿病患者无症状性心肌缺血的发生率仅为 11%；糖尿病合并冠心病的患者无痛性心肌梗死的发生率为 40% ~ 50%，而非糖尿病患者无痛性心肌梗死的发生率仅为 20%。个别糖尿病患者可能会以为"不疼是件好事"，其实不然。疼痛能提示患者及时去看医生，治疗越早，预后越好，而糖尿病患者由于不能得到这种早期提示，所以常常贻误病情，造成严重后果。其他常见不典型临床表现还有静息时心动过速、心律不齐、体位性低血压、难治性心力衰竭等。

4）冠状动脉病变严重而弥漫　主要表现为：①病变的范围广泛，常为多支血管受累，每支血管又有多处受累；②出血、溃疡和钙化的程度严重；③冠状动脉多为严重狭窄，并且患糖尿病的时间越长，狭窄的程度就越重；④糖尿病合并冠心病的患者支架术后再狭窄率比较高。

5）伴发多种其他疾病　糖尿病合并冠心病的患者还往往伴发其他多种疾病，如高血压、脑卒中、血脂异常、肥胖、痛风等。这使得患者的病情更加复杂，治疗起来更加困难。

总而言之，糖尿病患者并发冠心病时，冠心病的某些临床症状出现得比较迟或者容易被掩盖，而且出现急性无痛性心肌梗死的可能性很大。另外，糖尿病并发冠心病治疗难度大，预后差；糖尿病患者心肌梗死的死亡率高，心衰率和再住院率也高。因此，冠心病问题应当引起广大糖尿病患者的高度重视。

3.防治方法

1）饮食管理　糖尿病合并冠心病的患者在饮食方面应注意以下几点：

① 总热量宜偏低　提倡"早吃好、午吃饱、晚吃少"。建议三餐的热量分配比例为早餐 30%、午餐 50%、晚餐 20%。切忌暴饮暴食或偏食，以防热量过多而导致肥胖。另外，要限制蔗糖、果糖等双糖和单糖的摄入。

② 减少脂肪和胆固醇的摄入　脂肪的供能比例应占全天总热量的 25% 以下，胆固醇的摄入量建议控制在每天 300 毫克以下，饮食中不饱和脂肪酸和饱和脂肪酸的比值应控制在 1 ~ 1.5。

③ 其他　一是蛋白质的摄入量应控制在每天每千克体重 1 克左右，多吃大豆及大豆制品；二是要保证充足的微量元素和维生素的摄入，每日食盐的摄入量应限制在 2 ~ 5 克；三是要多吃富含纤维素尤其是可溶性膳食纤维的食物；四是食物制作宜细、烂、软，易于咀嚼；五是注意戒烟限酒，少用浓茶、咖啡、辣椒、芥末等刺激性食物和饮品。

2）运动管理　对于糖尿病合并冠心病

的患者，适当、规律地运动比单纯药物治疗有更好的效果。运动有利于增加机体的胰岛素敏感性，减轻胰岛素抵抗，从而改善糖代谢，降低血糖；同时，运动还有利于促使冠状动脉侧支循环开放，改善心肌供血和心肌功能，避免长期过度安静卧床所造成的静脉血栓形成、骨骼肌萎缩、肌力低下等负面影响。

需要注意的是，在开始运动治疗前需由医护人员进行专业评估。已经确诊冠心病的患者，最好能在医疗监督下进行运动锻炼。另外，运动要因人而异，一般每次运动 20 ~ 45 分钟，最长不超过 1 小时，每周运动 3 ~ 4 次。运动要循序渐进，并参考运动时的反应调整运动强度和运动持续时间。在运动形式方面，以节律比较缓慢、能使上下肢大肌肉群适当活动的项目为宜，如打太极拳、步行、骑自行车等；不宜进行强度过大、速度过快的剧烈运动，尤其不应参加激烈的竞赛类运动。运动前 2 小时内不能吃得太饱，或者饮用能令人兴奋的饮料。每次运动开始时应进行必要的准备活动，结束时也不应突然停止。要避免突然增加运动量。如果在运动中出现胸痛、呼吸困难、气短或气短加重、头晕、恶心、呕吐、心悸、出虚汗、极度乏力等情况，应立即停止运动，必要时就医。

3）药物治疗　糖尿病合并冠心病的患者药物治疗要兼顾血糖、血压、血脂等各个方面，综合考虑。

① 降糖药的使用　糖尿病合并冠心病的患者在药物的选择上要比单纯的糖尿病患者复杂得多。要考虑到药物是否会影响心脏的功能，这一点很重要。

以下对可能影响心血管系统功能的降糖药进行简要分析：

二甲双胍　存在心力衰竭以及兼有肺部疾病的糖尿病合并冠心病的患者，使用二甲双胍有加重缺氧的可能。

磺脲类药物　糖尿病合并冠心病的患者应慎选可以增加心肌缺血的优降糖和亚莫利，而达美康则可以放心使用。

噻唑烷二酮类药物　文迪雅能增加血容量，心衰的患者使用文迪雅会加重心脏负担。糖尿病合并冠心病的患者如果存在心衰，应避免使用文迪雅。

钠 - 葡萄糖共转运蛋白 -2 抑制剂　钠 - 葡萄糖共转运蛋白 -2 抑制剂在一系列大型心血管结局的研究中显示出对 2 型糖尿病患者心血管的保护作用。

胰高血糖素样肽 -1 受体激动剂　包括全球 5 万余例患者的 7 项大型临床研究荟萃分析显示，胰高血糖素样肽 -1 受体激动剂可降低心血管死亡发生率。

因此，除外禁忌证后可优先选择对心血管疾病具有保护作用的降糖药物，包括胰高血糖素样肽 -1 受体激动剂和钠 - 葡萄糖共转运蛋白2抑制剂。

胰岛素促泌剂和胰岛素 使用胰岛素促泌剂和胰岛素时应注意避免低血糖的发生。低血糖可兴奋交感神经，导致心率加快、血压升高，增加心肌耗氧量，增加心脏缺血的发生率，导致心绞痛发作甚至诱发心肌梗死。这一点，对于老年糖尿病患者来说更为重要。

② 降压药的使用 糖尿病合并冠心病的患者应严格控制血压，尤其要做到平稳降压。首选血管紧张素转换酶抑制剂（普利类）或血管紧张素Ⅱ受体拮抗剂（沙坦类），提倡小剂量联合用药，预防与改善体位性低血压。β受体阻滞剂在慢性心力衰竭、心肌梗死和心绞痛的治疗中具有一定优势，能降低猝死的发生风险。

③ 调脂药的使用 血脂异常是动脉粥样硬化的"元凶"，纠正脂代谢紊乱对于防治冠心病至关重要。他汀类药物是降低低密度脂蛋白胆固醇的首选。

④ 抗血小板聚集治疗 抗血小板聚集药物主要有阿司匹林、氯吡格雷（波立维）、替罗非班等，它们可以抑制血小板聚集，避免血栓形成。推荐糖尿病合并冠心病的患者每天服用阿司匹林75~160毫克。冠状动脉介入手术后应坚持每天口服氯吡格雷，时间通常为半年到一年。

⑤ 硝酸酯类药物的使用 如果您在运动中、情绪激动时或夜间出现剧烈的心前区疼痛，可以舌下含服硝酸甘油或使用硝酸甘油气雾剂。如果疼痛不能缓解，一定要警惕心肌梗死发生的可能，应及时到医院就诊，以免延误病情。

4）**中医治疗** 糖尿病合并冠心病属于中医学消渴兼证"胸痹"或"真心痛"的范畴。主要是由于消渴日久，气血瘀阻、心脉失养所致。中医治疗重在理气活血，养心通脉。

临床常用中成药简介：

速效救心丸 主要成分为川芎、冰片。具有行气活血、祛瘀止痛、增加冠状动脉血流量、缓解心绞痛的作用。适用于气滞血瘀型冠心病、心绞痛。

复方丹参片/滴丸 主要成分为丹参、三七、冰片。具有活血化瘀、理气止痛的作用。适用于气滞血瘀所致的冠心病、心绞痛，症见胸闷、心前区刺痛等。

心可舒 主要成分为山楂、丹参、葛根、三七、木香。具有活血化瘀、行气止痛的作用。适用于气滞血瘀型冠心病。

冠心苏合丸 主要成分为苏合香、冰片、乳香、檀香。具有理气宽胸止痛的作用。适用于寒凝气滞、心脉不通所致的冠心病、心绞痛。

麝香保心丸 主要成分为人参、麝香、冰片、肉桂、蟾酥、苏合香脂、牛黄。具有芳香温通、益气强心的作用。适用于气滞血瘀所致的胸痹（症见心前区疼痛固定不移）以及心肌缺血引起的心绞痛、心肌梗死见上述证候者。

活血通脉胶囊　主要成分为水蛭。具有破血逐瘀、通脉止痛的作用。适用于心血瘀阻型冠心病。

可供选择的食疗药膳：

参冬粥　人参6克，天门冬30克，粳米100克。人参、天门冬切成薄片，入水中先煎30分钟，再加入粳米煮成粥即可。供早、晚餐食用，连用7～10日。具有益气养心的功效。适用于糖尿病合并冠心病属心气不足者，症见心悸、气短（活动时加剧）、胸闷不舒、自汗、脉细弱或结代（指脉搏跳动时有停顿）。

桃仁粥　桃仁10～15克，粳米100克。桃仁捣烂如泥，加水研汁去渣，同粳米共煮为稀粥。供早、晚餐食用。具有活血化瘀的功效。适用于糖尿病合并冠心病属气滞血瘀者。

薤白川芎地黄粥　薤白15克，川芎6克，生地黄15克，粳米50克。将薤白、川芎、生地黄加水煎取浓汁，再加入粳米、水，如常法煮成粥。供早、晚餐食用。具有通阳散结、行气活血的功效。适用于心痛痹阻、阳气不宣者。

自我保健按摩：

对相关穴位进行按摩，可以辅助治疗冠心病。常用穴位有内关、神门。

按揉内关穴　内关穴在前臂掌侧，腕横纹上2寸（三横指），掌长肌腱与桡侧腕屈肌腱之间（图6-6）。可将一手拇指放在另一手的内关穴上，先向下按，再进行揉按，由轻到重。两手交替。每侧按压3～5分钟，每天2次。具有通心脉、止心痛的作用。

按揉神门穴　神门穴在腕部，腕横纹尺侧，尺侧腕屈肌腱的桡侧缘（图6-6）。可将一手拇指放在另一手的神门穴上，先向下点按，然后揉动，产生酸胀感后继续揉约1分钟，然后缓慢放松，结束治疗。两手交替。每天2次。具有养心安神、活血通脉的作用。

4. 控制目标与病情监测

1）控制目标　糖尿病合并冠心病的治疗目标要求血糖、血压、血脂等均达标（详见各相关章节内容），并定期监测。

2）病情监测　糖尿病合并冠心病起病隐匿，预后较差，容易导致患者猝死。因

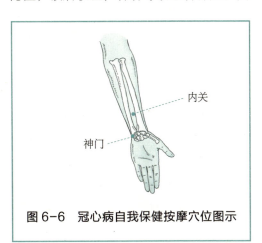

图6-6　冠心病自我保健按摩穴位图示

此，应加强对冠心病发作先兆症状的认识，早期发现冠心病。冠心病的先兆症状包括：突然心慌、胸闷、憋气、心前区疼痛、气促、咽部不适、头晕、出汗、上腹部不适、恶心、呕吐、疲乏等。凡是病程较长而且具有多个心血管病危险因素（如高血压、血脂异常、肥胖等）的糖尿病患者，即使没有心血管病的相关症状，也要定期到医院做心血管相关检查，如心电图、超声心动图、心肌核素动静态显像、CT冠脉造影等，以便及早发现、早期干预。

5.日常注意事项 糖尿病合并冠心病的患者在日常生活中要注意以下几点：

1）**绝不搬抬重物** 搬抬重物时必然要弯腰屏气，其生理效应与用力屏气大便类似，这是老年冠心病患者发生急性心肌梗死的常见诱因。

2）**洗澡的注意事项** 不在饱餐或饥饿的情况下洗澡。洗澡水的温度最好与体温相当。水温太高，会使皮肤的血管明显扩张，使大量血液流向体表，可造成心脏缺血；水温太低，会引起冠状动脉痉挛，导致心肌缺血，引起心绞痛。洗澡的时间不宜过长，洗澡间一般都比较闷热而且不通风，建议将洗澡的时间控制在8～12分钟，同时应打开排气扇，以保持空气流通，避免诱发胸闷等不适。冠心病比较严重的患者应在他人的帮助下洗澡。

3）**注意气候变化** 严寒会使冠状动脉发生痉挛而引起急性心肌梗死。所以，冠心病患者要注意气候变化，做好保暖工作。

4）**避免用力排便** 排便困难者，必要时可以使用缓泻剂（如果导片、麻仁润肠丸等）或开塞露通便。尽量使用坐便器而避免采用蹲厕。年龄大、行动不便、视力不好的患者，应在床边或床上排便，或在专人扶持下排便。

5）**随身携带保健盒** 保健盒内需要装硝酸酯类药物（如硝酸甘油）、糖尿病联系卡、适量糖果等。

四、脑血管病的防与治

脑血管病是指各种原因使脑血管发生病变，造成颅内血液供应障碍，从而引起脑组织损害的一类疾病，包括脑出血、脑梗死等。脑血管病常见的临床表现为肢体瘫痪、语言障碍、智力下降等，严重者可呈植物人状态，甚至死亡。

1.发病原因 糖尿病患者存在脂代谢紊乱，脂代谢紊乱可以促进动脉粥样硬化的形成。而脑血管的硬化、血液流变学的改变等都可以促进血栓形成，造成血管阻塞性脑血管病的发生率增加。据统计，有20%～40%的2型糖尿病患者会发生脑血管病，脑血管病是糖尿病患者致残、致死的主要原因。

2.临床特点 糖尿病患者与非糖尿病患者相比，在脑血管病的临床表现方面有着非常显著的特点：一是发病年龄小。也就是说，有糖尿病的人比没有糖尿病的人更早发生脑血管病。二是多为缺血性脑卒中（也就是大家常说的脑血栓），多表现为多发的腔隙性脑梗死（梗死范围小，多为小血管堵塞所致）。三是梗死的部位分布广泛。四是复发率高。糖尿病导致的脑血管病往往反复发作，而且呈进行性加重，最终可导致患者残疾或死亡。

3. 防治方法　首先强调一点，那就是一旦出现脑卒中的临床表现，应当立即将患者送到医院就医，以免错过最佳治疗时机，留下遗憾。

脑血管病与动脉粥样硬化密切相关，因此，糖尿病合并脑血管病的日常防治与糖尿病合并冠心病近似。

1）饮食管理　首先，应维持热量平衡，提倡"早吃好、午吃饱、晚吃少"，进食宜缓，遵照医嘱控制每日主食量，切忌暴饮暴食或偏食，防止肥胖。其次，要多吃蔬菜和高纤维膳食，少吃动物脂肪，食物制作宜细、烂、软，易于咀嚼。最后，要注意戒烟限酒，少吃刺激性食物，食盐的摄入量每天不超过 5 克。

2）运动管理　脑血管意外发生后，应在医生的指导下进行脑卒中常规肢体康复训练。体能和运动耐力有所恢复后，再根据血糖及胰岛素使用情况按照糖尿病的运动处方进行调整。

3）药物治疗　血糖的控制情况会直接影响糖尿病患者脑血管病的发病和预后，因此，应积极控制血糖水平，减少血糖波动，让血糖保持在理想范围。高血压也是脑血管病的重要诱因，所以，在控制好血糖的同时也要控制好血压。在脑血管病急性期，血压不宜控制得过低。纠正脂代谢紊乱可以减少脑卒中的再发，如果单纯饮食控制不能很好地控制血脂水平，则要加用调脂药，他汀类药物是首选。抗血小板聚集治疗同样重要，常用阿司匹林等药物。

4）中医治疗　中医学认为，糖尿病合并缺血性脑血管病主要是由于消渴日久引起痰湿气血瘀阻，脑脉失养所致。治疗多采用活血化瘀通络之法。

临床常用中成药简介：

华佗再造丸　主要成分为当归、川芎、白芍、红花、红参、五味子、马钱子、胆南星、冰片等。具有活血化瘀、化痰通络、行气止痛的功效。可用于痰瘀阻络之中风恢复期和后遗症，症见半身不遂、拘挛麻木、口眼歪斜、言语不清。

消栓再造丸　主要成分为丹参、三七、血竭、安息香、川芎、人参、沉香、天麻、白花蛇等。具有活血化瘀、息风通络、补气养血、消血栓的功效。可用于气虚血滞、风痰阻络引起的中风后遗症，症见肢体偏瘫、半身不遂、口眼歪斜、言语障碍、胸中郁闷不舒等。

活血通脉胶囊 由水蛭配制而成。具有破血逐瘀、通脉止痛的功效。可用于瘀血阻滞之中风患者。

自我保健按摩：

对相关穴位进行按摩，可以疏通经络，帮助受损肢体恢复功能。主要穴位有足三里、阳陵泉、曲池、手三里等。

按压足三里穴 足三里穴在小腿前外侧，屈膝，外膝眼下3寸（四横指），胫骨前缘外一横指（中指）处（图6-7）。可用拇指或中指按压，每次每穴按压5～10分钟，每分钟按压15～20次。具有调理脾胃、疏通经络的作用。

按压阳陵泉穴 阳陵泉穴在小腿外侧，腓骨小头前下方凹陷中（图6-7）。按摩方法同"足三里穴"。具有活血化瘀、通络止痛的作用。

按揉曲池穴 曲池穴在肘部，尺泽穴与肱骨外上髁连线的中点处（图6-7）。可用食指按揉对侧曲池穴，每次3分钟左右，每日2次。具有理气活血、疏通经络的作用。

按揉手三里穴 手三里穴在前臂背面桡侧，阳溪穴与曲池穴的连线上，肘横纹下2寸（三横指）处（图6-7）。可用两手拇指交替按揉对侧手三里穴，每次3分钟，每天2次。具有活血止痛、疏经通络的作用。

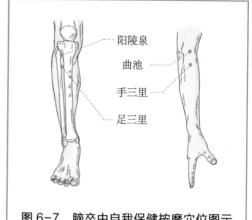

图6-7 脑卒中自我保健按摩穴位图示

4.病情监测 高血压、吸烟和被动吸烟、房颤、无症状性颈动脉狭窄、血脂异常、口服避孕药、饮食与营养、缺乏体力活动和肥胖等是目前证据充分的可干预的脑血管病危险因素。糖尿病合并脑血管病的患者应控制好血糖、血压、血脂，治疗目标要求血糖、血压、血脂等达到相关章节所述标准，并定期监测。

广大糖尿病患者要加强对脑卒中先兆症状的识别。脑卒中的先兆症状大致包括：①一侧肢体无力或麻木；②一侧面部麻木或口角歪斜；③舌头僵硬，言语不清，或理解语言有困难；④进食或者饮水呛咳；⑤双眼向一侧凝视；⑥单眼或双眼视力丧失或视物模糊；⑦头晕目眩，站立不稳，甚至晕倒，还可伴有耳聋、复视或恶心呕吐；⑧一过性黑蒙（突然眼前发黑，然后很快恢复）；⑨以前很少出现的严重头痛、意识障碍或抽搐；⑩性格一反常态，甚至判若两人，或多语急躁，或沉默寡言，或幼稚滑稽，或出现短暂记忆力下降，反应慢，原有的兴趣爱好消失，面部表情呆板。如果有上述症状出现，需及时就医。

五、认知功能障碍的防与治

相信有的糖友曾有这样的经历：做家务的时候不知道扫帚或墩布放在哪儿了；出门买菜，付了钱却忘了拿菜。您可能会认为这是人老了，记忆力差了，所以才丢三落四的。殊不知，这也可能是糖尿病的并发症。研究表明，糖尿病会引起中枢神经系统的损害，造成认知功能障碍，表现为学习、记忆、解决问题的能力下降。

1. 常见原因 糖尿病急性并发症导致的昏迷可以直接损伤脑细胞，进而使认知功能受损。由糖尿病引起的脑血管病变，也可以引起中枢神经系统的损害，从而造成学习、记忆功能的下降。近年来的研究发现，糖尿病患者即使不发生急性并发症或脑卒中，也会出现认知功能障碍。就目前的研究结果来看，造成糖尿病患者认知功能障碍的主要原因有长期的慢性高血糖和频繁的低血糖。

长期的慢性高血糖可以造成大血管及微血管狭窄，加上糖尿病患者存在血脂代谢紊乱，血液黏稠度高，血流缓慢，可导致脑血流量减少。脑血流量减少，可使大脑对信息的加工、整合等过程发生障碍，最终导致学习、记忆功能的受损。此外，高血糖可增加老年糖尿病患者痴呆的发生风险，其中 2 型糖尿病与老年性痴呆的关系更为密切。这些发现提示，糖尿病认知功能障碍在许多方面反映了大脑加速老化的过程。

低血糖会导致升糖激素分泌增加，引起血糖水平的剧烈波动。我们知道，大脑消耗的能量占到全身能量消耗的 20% 左右，而且大脑只能利用葡萄糖作为能量来源。当血糖水平 < 3.0 mmol/L 时，低血糖及随后出现的血糖波动均可造成认知功能的损伤，其中注意力和反应速度最容易受到损害。认知功能障碍往往随着低血糖的发作而迅速出现，但恢复过程却相当缓慢，通常在血糖恢复正常 40 ~ 90 分钟后才能完全恢复正常。此外，低血糖还可以诱发情绪的改变，使患者产生焦虑、抑郁以及对再次发生低血糖的恐惧，这些不良情绪又会反过来影响血糖的控制。反复发作的严重低血糖会使认知功能的损伤累加，使人体对低血糖的敏感性降低，从而产生慢性后遗症。

2. 主要表现 糖尿病认知功能障碍主要表现为学习能力下降，记忆功能减退，语言、理解、判断等能力也可能受影响，可伴有神情淡漠、反应迟钝，严重者甚至生活不能自理。学习、记忆障碍是认知功能障碍的最典型表现。例如：有些糖尿病患者随着病程的延长，会逐渐出现"好忘事"的现象，很熟的朋友见了面却叫不出名字，经常使用的电话却记不住号码，买菜的时候不如从前算账快，甚至经常算错账。广大糖尿病患者如果发现自己的记忆力有所下降，就要警惕是否出现了早期认知功能障碍。临床上多采用问卷的方式来检查此类患者的认知功能。糖尿病认知功能障碍根据疾病发生、发展进程或严重程度，可分为无症状的认知功能减退、轻度认知损伤和痴呆期三类。

3. 健康危害 认知功能障碍严重者可造成痴呆，得了痴呆，自己熟悉的工作不能完成，晚期生活不能自理，运动功能逐渐丧失，甚至穿衣、洗澡、吃饭以及大小便都需要别人帮忙。这不仅让患者的生活质量下降、社会功能受损，严重危害其身心健康，还给照料他们的家属带来了极大的负担。在众多照料痴呆患者的家属中，八成以上的人有不同程度的情绪障碍，有的人甚至患上了抑郁症和焦虑症。

4. 防治方法

1）**饮食管理** 养成良好的饮食习惯，有利于保护脑功能，可以起到益智的作用。在食物的选择方面，提倡地中海饮食（如橄榄油、蔬菜、水果、鱼、海鲜和豆类等），可选择富含蛋白质和微量元素的食物，这些食物对大脑有补益作用，如兔肉、小米、黄豆、黑豆、核桃、芝麻、蛋黄、河蚌、鱼、糯米、豌豆苗、竹笋、芝麻、蘑菇、花生、牛奶等。但是，广大糖友千万不要以为这些食物能补脑，就一个劲儿地多吃。请注意，一定要控制每日饮食的总热量，要做到合理搭配膳食，营养全面均衡。

2）**运动管理** 俗话说："脑子越用越灵。"我们推荐糖尿病患者每天进行30～40分钟的健康球锻炼，因为手指的运动对大脑是一种良性刺激，可以改善大脑的血液供应，使大脑细胞活跃起来。此外，坚持每天看书、读报、写字、听广播、看电视、下棋、练剑，也有利于维持大脑功能。再者，进入老年期后，许多人存在孤独感，有的甚至闭门不出，完全与外界隔绝，这会加速大脑功能的衰退。因此，老年人应走出家门，积极参加各种形式的社会活动，多与人交流，以解除心中的孤独感。当然，还要培养新兴趣、攀登新目标，保持乐观向上的情怀。

3）**药物治疗** 防治糖尿病认知功能障碍的根本是积极治疗糖尿病及其合并症。在此基础上，合理应用能够改善学习、记忆功能的药物。

临床常用药物简介：

盐酸多奈哌齐（安理申） 安理申属于乙酰胆碱酯酶抑制剂，特点是持续作用时间长，选择性强。不良反应为恶心、呕吐、腹泻、疲劳和肌肉痉挛，但极轻、极短，并会在继续治疗中消失。

石杉碱甲（哈伯因）　哈伯因是一种选择性乙酰胆碱酯酶抑制剂，能穿透血脑屏障，药效强，作用时间长。不良反应为胃肠功能紊乱和头晕，但比较少见。

吡拉西坦（脑复康）　脑复康可激活脑细胞内腺苷酸激酶的活性，提高大脑中三磷酸腺苷对二磷酸腺苷的比例，增强大脑皮层对皮层下神经结构的控制，改善缺氧、电击、酒精中毒等因素引起的学习能力下降。该药副作用极小，偶见口干、食欲减退，停药后症状自行消失。

茴拉西坦（三乐喜）　三乐喜可刺激中枢神经系统中的某些谷氨酸受体，对健忘症、记忆力减退及脑血管病后遗症等有肯定疗效。与吡拉西坦相比，茴拉西坦作用强、起效快。该药未见明显不良反应，偶有口干、嗜睡等。

二氢麦角碱（喜得镇）　喜得镇可直接作用于多巴胺和 5- 羟色胺受体，降低脑血管阻力，增加脑血流量和脑对氧的利用率，改善突触神经传递功能。不良反应主要为体位性低血压。

尼麦角林　尼麦角林可通过增强脑细胞的新陈代谢，改善智能障碍。除体位性低血压外，少数患者有心慌、出汗、眩晕、恶心、失眠等不良反应。

尼莫地平　尼莫地平可选择性地扩张脑血管，对抗脑血管痉挛，增加脑血流量，对局部脑缺血具有保护作用，并能抑制血管收缩，其作用优于喜得镇、脑复康。偶见消化道不适、头痛、头晕、面色潮红及血压下降等不良反应。

都可喜　都可喜能有效提高脑动脉的氧含量，改善大脑微循环状态，改善学习、记忆功能。本品不良反应较少，偶见恶心、头晕，过量服用可出现心动过速、低血压、呼吸急促等。

银杏叶提取物（天保宁、银可络、金纳多、达纳康等）　银杏叶提取物能在缺氧状态下保护脑细胞，改善脑血流，促进大脑新陈代谢，增强记忆功能。

4）中医治疗　糖尿病认知功能障碍相当于中医学中的"消渴呆证"。主要是由肾虚精亏、髓海失养所致。治疗多采用补肾填精、健脑益智之法。

临床常用中成药简介：

复方苁蓉益智胶囊　主要成分为何首乌、荷叶、肉苁蓉、地龙、漏芦。具有益智养肝、活血化浊、健脑增智的功效。适用于治疗认知功能减退，症见智力降低、思维迟钝、神情呆滞、健忘，或喜怒不定、腰膝酸软、头晕耳鸣、失眠多梦等。

补肾益脑胶囊　主要成分为鹿茸、红参、茯苓、山药、熟地黄、当归、川芎、补骨脂、牛膝、枸杞子、五味子、酸枣仁、远志、朱砂等。具有补肾益气、养血生精的功效。适用于认知功能障碍属气血两虚、肾虚精亏者，症见心悸气短、失眠健忘、盗汗、腰腿酸软、耳鸣耳聋等。

归脾丸 主要成分为党参、黄芪、白术、茯神、酸枣仁、桂圆肉、当归、远志等。具有益气健脾、养血安神的功效。适用于认知功能障碍属心脾两虚者，症见健忘、气短心悸、失眠多梦、头昏头晕、肢倦乏力、食欲不振等。

左归丸 主要成分为熟地黄、菟丝子、牛膝、龟板胶、鹿角胶、山药、山茱萸、枸杞子。具有滋补肾阴的功效。适用于认知功能障碍属髓海不足偏阴虚者，症见腰酸膝软、盗汗、神疲、口燥。

五子衍宗丸 主要成分为菟丝子、枸杞子、五味子、覆盆子、车前子。具有补肾益精的功效。适用于肾精亏虚导致的失眠、健忘等症。

自我保健按摩：

对相关穴位进行按摩，可益肾填精、活血通窍，对改善记忆功能有一定的帮助。常用穴位有百会、神门、肾俞等。

按摩百会穴 百会穴位于头部，前发际正中直上5寸（前后发际正中之间的距离为12寸），头顶正中线与两耳尖连线的交叉处（图6-8）。百会穴是调节大脑功能的主要穴位。按摩百会穴能醒脑开窍、安神定志，适用于治疗失眠、心悸、健忘、头痛等病证。可用手掌或手指按摩百会穴，每次顺时针方向和逆时针方向各按摩3～5分钟，每天按摩2～3次。

按摩神门穴 神门穴位于腕部，腕横纹尺侧，尺侧腕屈肌腱桡侧缘（图6-8）。按摩神门穴能益心安神、通经活络，可用于治疗心烦、健忘、失眠、痴呆、癫狂等

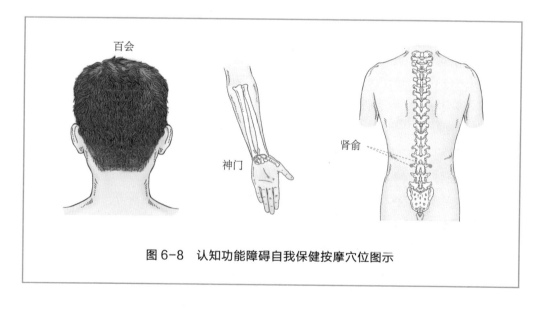

图6-8 认知功能障碍自我保健按摩穴位图示

病证。常用掐、揉等方法刺激穴位，以有轻微酸胀感为宜，最好在睡前操作，左右手交替按摩，每次按摩 3 ~ 5 分钟。

按摩肾俞穴　肾俞穴位于腰部，第二腰椎棘突下，旁开 1.5 寸处（图 6-8）。按摩肾俞穴能补益肾气、填精益智，可辅助治疗记忆力下降、头发早白、眼睛干涩、耳鸣等病证。可用双手拇指同时按摩两侧的肾俞穴，每次顺时针方向和逆时针方向各按摩 3 ~ 5 分钟，每天按摩 2 ~ 3 次。

5. 病情监测　广大糖友在出现学习能力下降、记忆力减退、语言理解及判断能力受到影响时，或是出现神情淡漠、反应迟钝等情况时，要想到认知功能障碍发生的可能性。推荐 ≥ 65 岁的成年人应在初次就诊时进行认知功能的早期筛查（如 MMSE 和 MoCA），并酌情每年进行 1 次。查出认知功能障碍的患者应接受适当的诊断评估。同时，当患者由于自我护理活动问题（如胰岛素剂量计算错误、主食量计算困难等）而导致病情显著加重时，也应考虑进行认知障碍筛查。

血糖、血压、血脂等方面的监测及控制目标已如前所述。认知功能方面常采用量表进行检查，临床上常用的量表有《简易智力状态检查量表》（优点是简便易行，缺点是容易漏诊）、《长谷川量表》（特点同《简易智力状态检查量表》）、《韦氏智力量表》（优点是能比较全面地反映认知、记忆和语言功能，图形辨别能力，以及计算能力和高级神经活动功能；缺点是操作复杂，费时）、《韦氏记忆量表》（可测远、近期记忆和各种感官记忆）。由于其他量表操作起来比较复杂，我们在本书"附录"中为大家提供了《简易智力状态检查量表》，大家可以在家属的协助下自行完成量表的评定，作为病情监测的参考。

六、糖尿病肾脏病变的防与治

糖尿病肾脏病变是糖尿病最主要的微血管并发症之一，是目前引起终末期肾病（尿毒症）的首要原因。糖尿病肾脏病变起病隐匿，一旦进入大量蛋白尿期，进展至终末期肾病（尿毒症）的速度大约是其他肾脏病变的 14 倍。因此，早期诊断、预防与延缓糖尿病肾脏病变的发生和发展，对提高糖尿病患者的预期寿命、改善生活质量具有重要意义。

1. 发病原因　糖尿病肾脏病变是指糖尿病引起的肾脏损害，以持续蛋白尿为主要标志，是糖尿病微血管病变的重要表现，同时也是糖尿病致残和致死的主要原因之一（图 6-9）。随着糖尿病病程的延长（一般 10 年以上），患者可出现肾小球、肾血管以及肾间质的不同病理改变，包括肾小球硬化、小动脉性肾硬化和与感染有关的肾盂肾炎或肾乳头坏死。其中肾小球硬化与糖尿病直接相关，是糖尿病全身微血

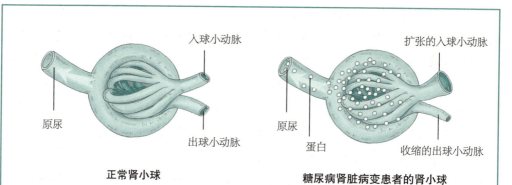

入球小动脉

原尿

出球小动脉

正常肾小球

扩张的入球小动脉

原尿

蛋白

收缩的出球小动脉

糖尿病肾脏病变患者的肾小球

图 6-9　肾小球损害与尿蛋白漏出

■　糖尿病肾脏病变是糖尿病全身微血管并发症在肾脏的表现。肾功能改变是糖尿病肾脏病变的重要表现。尿蛋白增加是早期糖尿病肾脏病变的重要信号。

管并发症在肾脏的表现。

2. 主要表现　糖尿病肾脏病变具有慢性进展的自然病程、起病隐匿和预后不良的临床特点。所谓"慢性进展的自然病程"，是指本病病程一般迁延长达数年、数十年或更长。所谓"起病隐匿"，是指本病早期没有症状，只能通过辅助检查发现，容易让患者失去早期治疗的机会。而糖尿病肾脏病变一旦发展到出现临床症状便无法逆转，最终会进展到终末期肾病（尿毒症），此时必须依靠透析或者肾移植来维持生命，所以称"预后不良"。

肾功能改变是糖尿病肾脏病变的重要表现，反映肾功能的主要指标是肾小球滤过率（GFR），根据肾小球滤过率和其他肾脏损伤证据可进行慢性肾病的分期（表6-2）。

根据临床表现，糖尿病肾脏病变可以简单地分为三期。

1）早期糖尿病肾脏病变　需要高度警惕的是，早期糖尿病肾脏病变临床症状常常不明显，除了糖尿病本身的表现外，患者可以没有其他任何临床症状。唯一的改变就是尿微量白蛋白增加，但这只有通过化验才能检查出来。因此，早期糖尿病肾脏病变很容易被广大糖友所忽视。而许多人在刚刚诊断糖尿病的时候就已经存在早期糖尿病肾脏病变了。

2）临床糖尿病肾脏病变　糖尿病肾脏病变逐渐进展，可进入临床糖尿病肾脏病变期。本期会出现持续性大量白蛋白尿，大约30%的患者可出现肾病综合征（表现为大量蛋白尿、低蛋白血症、水肿、高脂血症），肾小球滤过率持续下降，尿蛋白不随肾小球滤过率下降而减少。

3）晚期糖尿病肾脏病变 晚期糖尿病肾脏病变是病情的终末阶段。这个阶段，患者的血肌酐浓度升高，肾小球滤过率逐渐下降，高血压加重，尿蛋白持续存在，低蛋白血症逐渐加重，水肿明显，最终发展成尿毒症。

3.防治方法

1）饮食管理 重点是限制蛋白质的摄入量。限量多少视肾功能的损伤程度而定，而且应增加优质蛋白的摄入比例。同时应保证足够的热量供应，维持水和各种无机盐、维生素的平衡。

① 蛋白质的摄入量 早期糖尿病肾脏病变，肾小球滤过率尚可保持正常，蛋白质的供给标准一般为不超过每天每千克体重1.0克（日总量50～60克）。临床糖尿病肾脏病变，一旦出现显性蛋白尿（指普通尿常规检查就能检测到的蛋白

尿。24小时尿微量白蛋白＞300毫克），蛋白质的供给标准就要减为每天每千克体重0.8克（日总量40克左右）。尿毒症期，蛋白质的供给标准为每天每千克体重0.5～0.6克（日总量30克左右）。应以优质蛋白为主，在限量范围内多食用富含必需氨基酸的动物性食物。牛奶蛋白是最好的，其次是鸡蛋等禽蛋蛋白，再次是鱼类蛋白、瘦肉蛋白。植物蛋白一般应限制使用，以免增加肾脏负担。如果尿蛋白丢失较多，可在饮食中每日试加鸡蛋1个或鸡蛋清2个，必要时可用必需氨基酸或复方α-酮酸片（开同）来补充，其中α-酮酸的摄入量为每天每千克体重0.12克。

② 热量及碳水化合物的供应 为了避免出现营养不良，在优质低蛋白饮食的同时，应保证足够热量的摄入。可以适当增加碳水化合物的摄入量。建议每日总热量按30～35千卡/千克体重计算，肥胖

表6-2 慢性肾病的肾功能分期

分期		特点描述	肾小球滤过率（GFR）
1期		GFR增加或正常伴肾脏损伤	≥90 mL/（min·1.73m²）
2期		GFR轻度降低伴肾脏损伤	60～89 mL/（min·1.73m²）
3期	3a	GFR轻中度降低	45～59 mL/（min·1.73m²）
	3b	GFR中重度降低	30～44 mL/（min·1.73m²）
4期		GFR重度降低	15～29 mL/（min·1.73m²）
5期		肾衰竭	＜15 mL/（min·1.73m²）或透析

注：肾脏损伤指病理、血、尿或影像学检查的异常。

者需适当减少（可减少 250 ～ 500 千卡 /日）。所用的米、面等谷类主食可用部分小麦淀粉或土豆淀粉制成的主食代替。小麦淀粉的蛋白质含量约为 0.4%，低于通常的谷类食物。也可以选择一些含热量高而蛋白质含量低的主食类食物，像土豆、藕粉、粉丝、芋头、山药、南瓜、菱角粉、荸荠粉等。

③ 无机盐和维生素的摄入　对于存在轻度水肿、高血压或者已经发展到慢性肾功能不全的患者来说，还应限制食盐的摄入量，建议每天 3 ～ 5 克，水肿较为严重时最好禁盐。酱油、咸菜、咸鸭蛋等含盐较高的食品也应当限制。

结合病情和临床生化指标，还应考虑补充和调整钙、铁、钾、各种维生素和其他营养素的摄入。肾脏损害会使磷的排泄减少，导致血磷升高；维生素 D_3 的合成能力减退会影响到钙的吸收，使血钙浓度降低。因此，糖尿病肾病患者容易出现骨质疏松和肾性骨营养不良。建议糖尿病肾病患者摄入高钙低磷饮食。如果血钾正常，而且每天的尿量 > 1000 毫升，则不必限制含钾食物的摄入。一旦尿量减少或血钾升高，每天的钾摄入量应 < 1500 毫克，要少吃含钾高的食物，如油菜、菠菜、香菇、韭菜、银耳、木耳、海带、紫菜、桃、柚子等。一般像瓜果类蔬菜（冬瓜、西葫芦等）、苹果、梨、菠萝、西瓜、葡萄等，

含钾量都比较低，可以食用，但要综合考虑血糖的控制。

④ 水的出入平衡　我们知道，糖尿病患者通常不需要对饮水进行限制。但是，糖尿病肾病患者在饮水时就要小心了，终末期肾病（尿毒症）患者可能出现少尿甚至无尿，这时把握水的摄入量就非常重要了。此时可根据水肿的程度和小便的量来控制饮水，通常每日饮水量为昨日排尿量加上 500 毫升，但当合并发热、呕吐、腹泻时，由于水分丢失增多，应再多补充一些水分。

⑤ 戒烟　吸烟者比不吸烟者出现微量白蛋白尿的可能性大，而且进展到终末期肾病（尿毒症）的速度是不吸烟者的 2 倍。因此，吸烟的患者应戒烟。

2）运动管理　微量白蛋白尿的出现并不是限制运动的指征。虽然体力活动会增加尿蛋白的分泌，但是，没有证据表明高强度锻炼会增加糖尿病肾病的进展。因此，在满足糖尿病运动治疗适应证的情况下，糖尿病肾病患者没有必要对体力活动进行特殊限制，即使是透析期间也可以适当进行运动训练。运动应从低强度、低运动量开始，以中、低强度运动为主，避免憋气动作或高强度运动，防止血压过度升高。平时应注意监测血压，同时要定期进行尿常规检查，关注肾功能、电解质和酸碱平衡。但肾病晚期，水肿严重或是肾功能严

重恶化的糖友就不宜再运动了，不恰当的运动可能会导致病情加重。

3）药物治疗

① 控制血糖　强化降糖可以明显降低糖尿病患者发生微量白蛋白尿和临床糖尿病肾脏病变的风险。钠－葡萄糖共转运蛋白-2抑制剂有降糖之外的肾脏保护作用，胰高血糖素样肽-1受体激动剂能减少糖尿病患者新发大量白蛋白尿的风险，故可优先考虑使用。肾功能不全的患者应根据医生的建议谨慎选择口服降糖药，可以优先选择从肾脏排泄较少的降糖药，如瑞格列奈、利格列汀、格列喹酮、阿卡波糖、伏格列波糖等（图6-10）。严重肾功能不全的患者应采用胰岛素治疗，宜选用短效或速效胰岛素，以减少低血糖的发生。

注意： 肾功能的下降可能会导致胰岛素在体内蓄积，因此，严重肾功能不全的患者应适当减少胰岛素的用量。

② 控制血压　高血压在糖尿病肾病患者中比较常见，而高血压又是导致糖尿病肾病发生和发展的重要因素。收缩压＞140 mmHg的患者，其肾功能的下降速度为每年13.5%，而收缩压＜140 mmHg的患者，其肾功能的下降速度仅为每年1%。大量临床观察证实，严格控制血压能明显降低糖尿病肾病患者的尿蛋白水平，延缓肾功能损害的进展。推荐糖尿病肾病患者尤其是合并蛋白尿的患者使用血管紧张素转换酶抑制剂（普利类）或血管紧张素Ⅱ受体拮抗剂（沙坦类）来降压，这两类药物在糖尿病伴高血压及糖尿病肾病的治疗中具有明显优势，可以减少蛋白的排泄，从多个方面对肾脏有保护作用。但是，应避免两类药物同时使用。另外，有肾动脉狭窄或只有一个肾脏的病友，不能使用这两类药物。当血压控制不满意时，可根据病情加用 β 受体阻滞剂、α 受体阻滞剂和利尿剂等。醛固酮受体拮抗剂可降低尿白蛋白、延缓 eGFR 下降，但存在升高血钾风险，且是否有肾脏终点事件获益尚需进一步验证。第三代醛固酮受体拮抗剂可降低糖尿病肾病患者心血管事件风险。

③ 纠正脂代谢紊乱　高脂血症不仅直接参与胰岛素抵抗和心血管并发症的发生，低密度脂蛋白胆固醇还可以通过作用于肾小球系膜细胞上的低密度脂蛋白受体，导致系膜细胞和足细胞的损伤，加重蛋白尿和肾小球及肾小管间质纤维化的进展。糖尿病患者如果出现肾病综合征和肾功能不全，反过来又会进一步加重高脂血症。因此，积极纠正脂代谢紊乱，对糖尿病肾病的防治具有重要意义。糖尿病肾病患者调脂治疗的首要目标同样是降低低密度脂蛋白胆固醇，宜选用他汀类药物治疗。

④ 避免使用肾毒性药物　有些药物具有肾毒性，如庆大霉素、链霉素、阿米卡星（丁胺卡那霉素）、含马兜铃酸的中

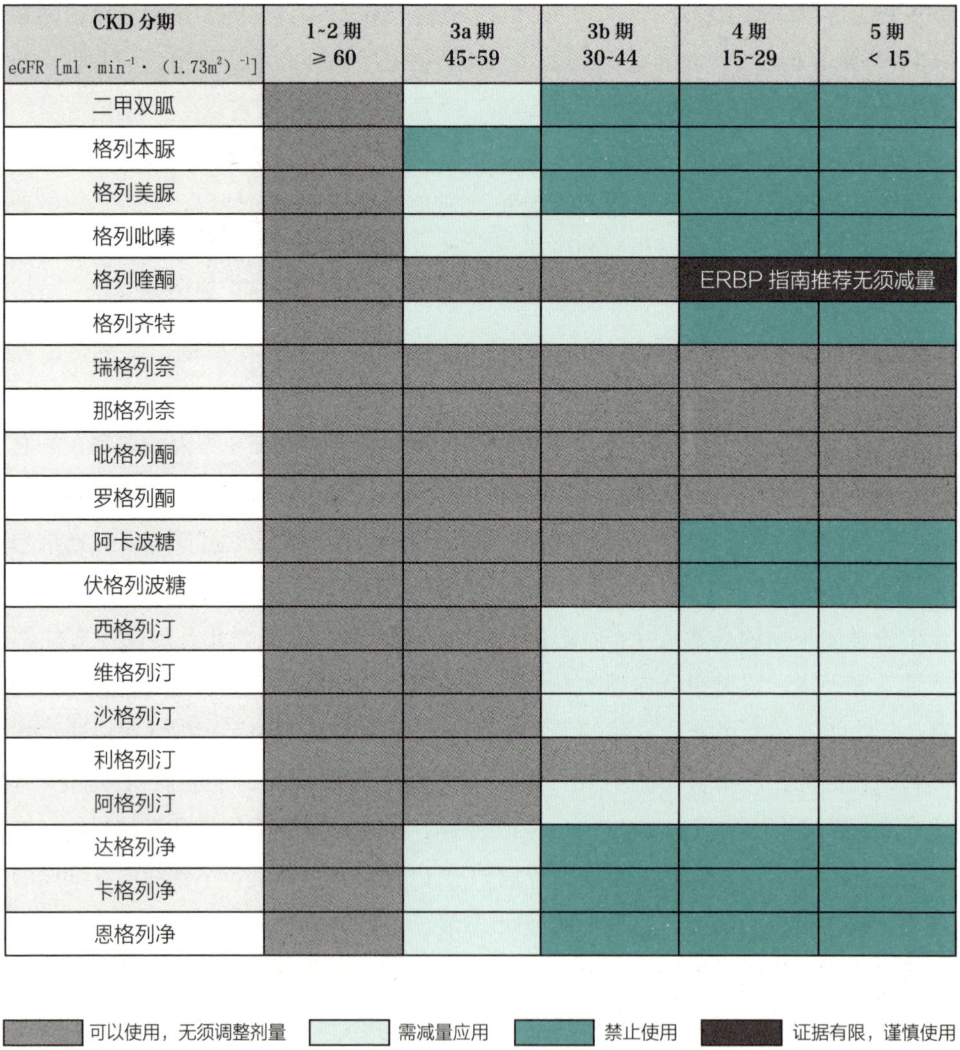

CKD 分期 eGFR [ml·min⁻¹·(1.73m²)⁻¹]	1~2 期 ≥ 60	3a 期 45~59	3b 期 30~44	4 期 15~29	5 期 < 15
二甲双胍					
格列本脲					
格列美脲					
格列吡嗪					
格列喹酮				ERBP 指南推荐无须减量	
格列齐特					
瑞格列奈					
那格列奈					
吡格列酮					
罗格列酮					
阿卡波糖					
伏格列波糖					
西格列汀					
维格列汀					
沙格列汀					
利格列汀					
阿格列汀					
达格列净					
卡格列净					
恩格列净					

图例：■ 可以使用，无须调整剂量　□ 需减量应用　■ 禁止使用　■ 证据有限，谨慎使用

注：CKD 表示慢性肾脏病；eGFR 表示估算肾小球滤过率；ERBP 表示欧洲肾脏最佳临床实践

图 6-10　口服降糖药用于不同肾功能分期的示意图

药（关木通、青木香、广防己等）。糖尿病患者，尤其是糖尿病肾病患者，要避免使用这些药物。另外，糖尿病肾病患者还要慎用非甾体类抗炎药，如消炎痛、布洛芬等。造影剂也可能造成肾功能恶化，因而，肾功能不全的患者在做CT或磁共振检查时尽量不要使用造影剂。如果必须使用，一定要告诉医生自己有肾功能不全的病史，以便医生能及时对症处理，尽量减少因检查造成的肾脏损伤。

4）肾脏替代治疗　终末期肾病（尿毒症）患者，在条件允许的情况下可选择肾脏替代治疗。肾脏替代治疗包括血液透析、腹膜透析和肾脏移植等。

5）中医治疗　糖尿病肾脏病变属于中医学消渴兼证"肾消"及"水肿"的范畴。唐代名医王焘在《外台秘要》中说："消渴，病有三……渴饮水不能多，但腿肿，脚先瘦小，阴痿弱，数小便者，此是肾消病也。"中医学所说的"肾消"实际上包括了糖尿病肾脏病变在内的多种糖尿病并发症。糖尿病肾脏病变晚期，肾衰竭甚至尿毒症阶段当属于中医学"关格"病的范畴。

临床常用中成药简介：

六味地黄丸（水丸）　主要成分为熟地、山药、山茱萸、茯苓、丹皮、泽泻。具有滋阴补肾的功效。适用于糖尿病肾脏病变属肾阴虚者，常伴见头晕耳鸣、腰膝酸软、骨蒸潮热、盗汗遗精等症。

知柏地黄丸（水丸）　主要成分为知母、黄柏、熟地、山药、山茱萸、茯苓、丹皮、泽泻。具有滋阴清热的功效。适用于糖尿病肾脏病变属肾阴虚火旺者，常伴见潮热盗汗、耳鸣遗精等症。

金匮肾气丸（水丸）　主要成分为附子、肉桂、干地黄、山药、山茱萸、茯苓、丹皮、泽泻。具有温补肾阳、化气行水的功效。适用于糖尿病肾脏病变属肾阳虚者，症见腰膝酸软、小便不利、畏寒肢冷等。

五子衍宗丸（水丸）　主要成分为枸杞子、菟丝子、覆盆子、五味子、车前子。具有补肾益精的功效。适用于糖尿病肾脏病变属肾气虚者，常伴见阳痿不育、遗精早泄、腰痛、尿后余沥等症。

可供选择的辅助食疗药膳：

黄芪炖鸡　母鸡肉200克，生黄芪50克。二物入砂锅，加水炖至鸡肉烂熟（不放盐），喝汤吃肉（肾功能不全者注意摄入限量）。适用于水肿、蛋白尿、低蛋白血症者。

芡实煮老鸭　老鸭肉200克，芡实50克。二物入砂锅，加葱、姜和清水适量，炖至鸭肉熟烂，喝汤吃肉（肾功能不全者注意摄入限量）。适用于水肿、蛋白尿、低蛋白血症者。

菟丝子粥　菟丝子20克，粳米50克。将菟丝子和粳米放入砂锅内，加水500毫升，文火煮至沸腾，待米开花、汤稠时，停火焖5分钟。适用于腰膝酸软、阳痿、遗精、水肿者。

自我保健按摩：

对相关穴位进行按摩可以延缓肾脏病变的进展，起到保护肾脏的作用。常用穴位有涌泉、关元、肾俞、太溪等。

按揉涌泉穴 涌泉穴位于足底，足趾跖屈时，约当足底第二、三趾蹼缘与足跟连线的前1/3与后2/3交点处的凹陷中（图6-11）。可用大拇指按摩涌泉穴，两侧交替进行，按摩到脚心发热为止。按摩时不必拘泥于手法，每次5分钟左右。

按揉关元穴 关元穴位于下腹部，前正中线上，肚脐中心下3寸（四横指）处（图6-11）。先用食指逆时针方向和顺时针方向各摩动关元穴3~5分钟。然后，随呼吸按压关元穴3分钟。具有补肾壮阳、补虚益损等作用。

按揉肾俞穴 肾俞穴位于腰部，第二腰椎棘突下，旁开1.5寸（两横指）处（图6-11）。可用拇指按揉肾俞穴，每次10~15分钟。具有补肾益气的作用。

按揉太溪穴 太溪穴位于足内侧，内踝高点与跟腱后缘连线的中点处（图6-11）。可用大拇指指腹按揉两侧太溪穴各5~10分钟。具有补肾活血的作用。

4. 控制目标与病情监测

1）控制目标 糖尿病肾脏病变患者对血糖、血压、血脂等的控制一定要达标（表6-3）。血糖控制要严格，糖化血红蛋白应控制在7.0%以下。中老年患者，控制目标可适当放宽，建议控制在7.0%~9.0%。需要注意的是：由于肾功能不全患者的红细胞寿命短，所以糖化血红蛋白的值可能被低估，在晚期肾功能不全的患者中，用果糖胺或糖化血清蛋白反

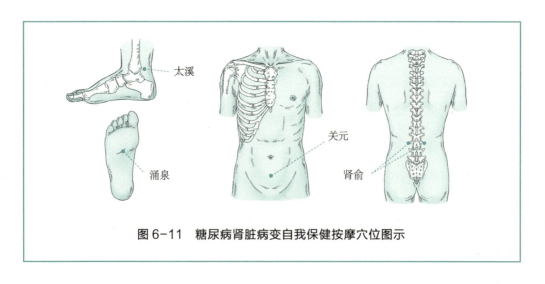

图6-11 糖尿病肾脏病变自我保健按摩穴位图示

映血糖控制水平更为可靠。在血压和血脂的控制方面，基于最新的循证医学证据，欧洲心脏病学会和欧洲糖尿病研究学会对于伴有明显蛋白尿的患者给出了如下达标建议：血压 < 130/80 mmHg；总胆固醇 < 4.5 mmol/L；低密度脂蛋白胆固醇 < 1.8 mmol/L；高密度脂蛋白胆固醇，男性 > 1.0 mmol/L，女性 > 1.3 mmol/L；甘油三酯 < 1.7 mmol/L。

2）病情监测　糖尿病肾脏病变的早期诊断必须依靠实验室检查。尿常规检查是必检的初筛项目。如果尿蛋白定性为阴性，应进一步检查尿微量白蛋白。为了早期发现和诊断糖尿病肾脏病变，2013 年美国糖尿病协会建议：对于病程超过 5 年的 1 型糖尿病患者和所有 2 型糖尿病患者，从确诊开始，应每年都进行尿白蛋白排泄率的评估。因

此，建议广大糖尿病患者在确诊糖尿病时就进行糖尿病肾脏病变筛查——尿微量白蛋白排泄率测定或尿微量白蛋白/肌酐测定，以第一时间发现糖尿病肾脏病变的蛛丝马迹。

尿微量白蛋白排泄率受许多因素的影响，如运动量过大、短期内血糖过高、泌尿系统感染、心功能不全、急性发热性疾病等都会导致尿蛋白排泄增加，因此，诊断早期糖尿病肾脏病变必须在检测尿微量白蛋白排泄率或尿微量白蛋白/肌酐时排除这些因素的影响，并在半年内连续测定 3 次，其中有 2 次以上符合标准才可以诊断。出现明显的蛋白尿后，应及时做 24 小时尿蛋白定量检查。此外，所有成年糖尿病患者不管尿白蛋白排泄率如何，都应至少每年测定 1 次血肌酐和尿酸，并注意测量血压，检查血脂，进行眼底检查。

表6-3　糖尿病肾脏病变患者的血糖、血压、血脂控制目标

指标	控制目标
糖化血红蛋白（HbA1c）	< 7.0%（中老年患者，7.0% ~ 9.0%）
血压（BP）	< 130/80 mmHg
总胆固醇（TC）	< 4.5 mmol/L
低密度脂蛋白胆固醇（LDL-C）	< 1.8 mmol/L
高密度脂蛋白胆固醇（HDL-C）	男性 > 1.0 mmol/L，女性 > 1.3 mmol/L
甘油三酯（TG）	< 1.7 mmol/L

七、糖尿病视网膜病变的防与治

随着糖尿病病程的延长，糖尿病视网膜病变的患病率在逐年增加，致盲率也在逐年升高。据统计，在成年2型糖尿病患者中，20%～40%的人存在视网膜病变，其中8%的人视力丧失。

1.发病原因 视网膜病变是糖尿病最常见的慢性并发症之一，主要是长期高血糖对血管和视神经的损害所致。如果把我们的眼睛比作一架照相机的话，视网膜就是镜头后面的底片。如果这个"底片"坏了，目前还没有更换的可能。为什么糖尿病会影响到眼睛呢？我们知道，眼球包括角膜、晶状体、玻璃体，最后面是视网膜。

视网膜血管丰富，特别是黄斑[1]区，而糖尿病又会导致全身血管病变，因此，血糖控制的好坏对视网膜的影响很大。糖尿病患者的血液中糖分高，血液黏稠度也高，因此容易造成血管损伤，从而导致视网膜缺血、血管破裂，另外还会形成新生血管（图6-12）。糖尿病患者的血糖水平与视网膜病变的发生有着直接关系。

除此之外，糖尿病视网膜病变的发生、发展还与不良嗜好有关，如吸烟、饮酒等。吸烟会增加糖尿病视网膜病变的发生率，

---

[1] **黄斑** 在眼底视神经盘稍下方，处于人眼的光学中心区，是视力轴线的投影点。黄斑区富含叶黄素，比周围视网膜颜色暗些。黄斑中央的凹陷称为中央凹，是视力最敏锐的地方。

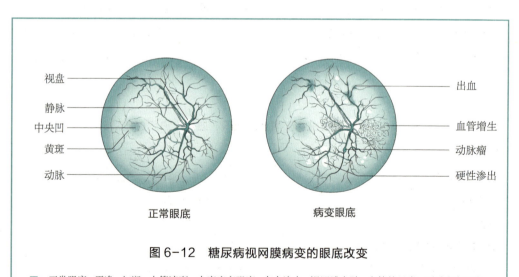

视盘
静脉
中央凹
黄斑
动脉

出血
血管增生
动脉瘤
硬性渗出

正常眼底　　　　　病变眼底

图6-12　糖尿病视网膜病变的眼底改变

■ 正常眼底：干净，红润，血管清晰。中度病变眼底：存在渗出、视网膜水肿、血管的异常。严重病变眼底：眼底广泛出血，血管、神经等组织出现不同程度的损害，视力严重受影响。

是 2 型糖尿病患者发生视网膜病变的重要危险因素，不吸烟者相对于吸烟者视网膜病变 6 年发生率低 1/3。

2. 主要表现　视网膜病变是导致糖尿病患者失明的主要原因，必须积极预防，有效治疗。然而令人遗憾的是，在病变早期，多数患者并没有任何眼部自觉症状，视力不受影响，患者对自己的眼病一无所知。还有些患者在出现视力下降时认为是自己年龄大了或者因为其他问题，如老年性白内障、老花眼等，往往不太重视。

从医学专业角度划分，糖尿病视网膜病变可以分为六期。前三期称为"背景型视网膜病变"，也叫"非增殖型视网膜病变"（没有视网膜新生血管形成），处于这三期的视网膜病变，经过良好的治疗是可以恢复的；后三期称为"增殖型视网膜病变"（有视网膜新生血管形成），到了这个阶段，病情就很难恢复了。

早期眼底病变由于没有影响到黄斑区，所以可以不出现视力障碍，患者往往没有自觉症状。如果病变逐渐加重，患者可感觉视力轻度减退。如果血糖控制不好，病变进一步发展，可引起不同程度的眼底出血、渗出、水肿、血管瘤。如果病变累及眼底黄斑，则会出现视力下降、视野中心有暗点、中心视力下降和视物变形等症状。如果视网膜反复出血，血液进入玻璃体，患者会感觉眼前有黑影飘动。当血管或新生血管大量出血到玻璃体腔时，将严重影响视力，甚至会造成失明。如果这时候去医院检查，会有双眼视网膜出现鲜红色毛细血管瘤，火焰状出血，后期有灰白色渗出，鲜红色新生血管形成，易发生以玻璃体红色积血为主要特征的眼底改变。

3. 健康危害　一旦发生视网膜病变，轻者视力减退，重者失明。糖尿病患者失明的发生率是一般人的 25 倍。因此，大家千万不可忽视糖尿病视网膜病变。有些糖尿病患者得病后从没到眼科检查过，内分泌科医生也没有建议他检查眼底，结果直至出现视物模糊、眼底出血才到眼科诊治，但此时就诊为时已晚，预后很差。

4. 防治方法　视网膜病变的治疗是综合性的，包括全身治疗（系统用药以控制血糖、血压、血脂等）和眼局部治疗（根据病变的不同分期以及是否累及黄斑，分别采用局部用药、手术等治疗方式）。

1）饮食管理　糖尿病视网膜病变患者在严格控制每日总热量的基础上，可以多吃些富含抗氧化损伤营养素（如类胡萝卜素、叶黄素、B 族维生素、牛磺酸、锌、镁、铬、硒等）的食物，因为这些食物对晶状体有保护作用，还可以延缓视网膜病变的发展，减少失明的发生。从中医学的角度讲，糖尿病视网膜病变患者宜食用滋阴降火、补益肝肾的食品，如木耳、枸杞子等。此外，还需要坚决戒烟，忌饮浓茶和咖啡，少吃辛辣和油腻的食物。

2）**运动管理** 病情较轻的糖尿病视网膜病变患者，应适当运动。但在开始运动前，一定要进行细致的眼科检查，并在专业人员的指导与监督下运动。运动形式要以有氧运动为主，避免剧烈运动和重体力劳动。如果视网膜病变严重，存在增殖型视网膜病变或严重的非增殖型视网膜病变，为了避免玻璃体出血和视网膜脱落的风险，要禁忌做大强度的有氧运动或抗阻训练。已经发生眼底出血，则是运动的禁忌证。此外，提醒糖友们在平时活动时应避免突然转头等动作，以防发生眼底出血加重、视网膜脱落等情况。

3）**药物治疗** 全身治疗是眼局部治疗的保证。控制好血糖、血压、血脂是糖尿病视网膜病变治疗的基础。要严格控制血糖，减少血糖波动，使血糖长期稳定在达标范围。良好的血糖控制，可以帮助阻止视网膜病变发生，减缓增生期病变的进展。在糖尿病早期进行良好的血糖控制，对于糖尿病视网膜病变的远期预后非常重要。目前认为，各类降糖药物都能通过控制血糖来达到防治糖尿病视网膜病变的效果，但在有糖尿病性黄斑水肿的患者中要避免使用噻唑烷二酮类药物（罗格列酮、吡格列酮），因有证据显示这类药物可能会增加糖尿病性黄斑水肿发生的风险。同时，要积极治疗并存的高血压、血脂异常等，

并应用改善血液循环的药物。阿司匹林肠溶片是临床常用的抗血小板聚集药物。但如果有眼底出血，则要谨慎使用。醛糖还原酶抑制剂（如依帕司他）、奥曲肽、羟苯磺酸钙等，能延缓视网膜病变的发生和发展。其中，羟苯磺酸钙是治疗糖尿病视网膜病变的常用药物。

4）**手术治疗**

① **激光光凝治疗** 眼底激光光凝术俗称"打激光"，它利用热效应在视网膜上形成密集的光凝点，光凝可以封闭渗漏点，以减少视网膜水肿和玻璃体出血的机会。光凝也可以破坏毛细血管闭塞区以减少新生血管的形成。已经有新生血管形成的视网膜病变，光凝能够使异常的新生血管消退，阻止其进一步发展，保存有用的视功能，明显降低视力丧失的发生率。

激光光凝是目前公认的能抑制糖尿病视网膜病变进展和防止视力丧失的治疗方法。然而，对于糖尿病患者来说，并不是只要出现了视网膜病变就一定要进行激光光凝治疗，因为激光光凝治疗如果应用不当，可能会带来严重的不良反应，而激光本身也会对视力、视野等造成一定的损害。一般来说，有两种情况要做激光光凝治疗：一是黄斑水肿；二是视网膜有新生血管，或有大片视网膜血管没有血流供应。

注意：糖尿病视网膜病变的临床表现十分复杂，轻重程度不一，一定要到正规

医院检查，按照医嘱选择恰当的治疗时机。

②玻璃体切割术 玻璃体是眼睛内的一种半固体胶状物质，填充于玻璃体腔内。正常情况下，玻璃体有很好的透光性，并能使视网膜与脉络膜相贴。如果玻璃体发生病变，轻者看东西时会觉得眼前有蚊虫飞舞，重者可完全遮挡光线而失明，还可能造成周围组织病变，如视网膜脱离等，使整个眼球毁损。玻璃体切割术的基本作用是切除混浊的玻璃体或切除玻璃体视网膜牵拉，恢复透明的屈光间质和促进视网膜复位，以恢复患者的视功能。

玻璃体切割术是治疗晚期增殖型糖尿病视网膜病变的一种手段。**玻璃体切割术的适应证包括**：6～8周仍不吸收的严重玻璃体积血，以及有新生血管长入玻璃体腔；牵拉性视网膜脱离合并早期黄斑牵拉；混合性视网膜脱离；致密的视网膜前出血和黄斑前纤维膜；严重的进行性视网膜纤维血管增生；玻璃体积血合并早期虹膜新生血管；白内障合并玻璃体积血；溶血性青光眼。

③玻璃体腔内注射抗血管内皮生长因子（VEGF）药物 缺氧、高血糖等病理条件可能导致 VEGF 上调，进而引起渗漏、血管增生等病理过程。已有大量证据证实抗 VEGF 治疗在糖尿病性黄斑水肿治疗中的疗效，这类药物可以减小失明风险。

5）中医治疗 糖尿病视网膜病变相当于中医学的消渴兼证"视瞻昏渺"。《证治准绳》中说："三消久之，精气虚亏则目无所见。"中医学认为，糖尿病视网膜病变的发生主要是消渴日久，精血亏损，肝失所养，血瘀阻络造成的。治疗宜采用滋阴补肾、养肝明目之法。

临床常用中成药简介：

明目地黄丸（水丸） 主要成分为菊花、生地、丹皮、茯苓、泽泻、山茱萸、山药等。具有滋肾、养肝、明目的作用。适用于肝肾阴虚、目涩畏光、视物模糊、迎风流泪之症。

石斛明目丸（水丸） 主要成分为石斛、枸杞子、人参、黄连、水牛角等。具有平肝清热、滋肾明目的作用。适用于肝肾阴虚内热所致的糖尿病眼底病变，症见夜盲昏花、视物不清、内障抽痛、头目眩晕、精神疲倦等。

黄连羊肝丸 主要成分为黄连、鲜羊肝、龙胆草、石决明、密蒙花等。具有泻火明目的作用。适用于肝阳上亢、阴虚内热所致的糖尿病眼底病变，症见目赤肿痛、视物昏暗、羞明流泪、胬肉攀睛等。

芪明颗粒 主要成分为黄芪、葛根、地黄、枸杞子、决明子、茺蔚子、蒲黄、水蛭。具有益气生津，滋养肝肾，通络明目的功效。用于 2 型糖尿病视网膜病变单纯型，中医辨证属气阴亏虚、肝肾不足、目络瘀滞证，症见视物昏花、目睛干涩、神疲乏力、五心烦热、自汗盗汗、口渴喜饮、便秘、腰膝酸软、头晕、耳鸣。

芪灯明目胶囊 主要成分为葛根、灯盏细辛、黄芪。具有益气养阴、活血通络的功效。适用于非增殖期的气阴亏虚、瘀血阻络型患者。

可供选择的辅助食疗药膳：

银杞明目汤 银耳15克，枸杞子5克，鸡肝100克，食盐、淀粉、姜各适量。将鸡肝洗净，切成薄片，放入碗内，加淀粉、姜、食盐拌匀。银耳泡发后去蒂洗净，撕成小块。锅中加清汤烧热，加食盐，随后放入银耳、枸杞、鸡肝，煮沸，撇去浮沫即成。此汤滋补肝肾、明目美颜，适用于肝肾不足、视物模糊、双眼昏花者。

菊花羊肝汤 鲜羊肝200克，菊花（干）15克，鸡蛋1个，食盐、淀粉、香油、烹调油、葱、姜各适量。羊肝洗净，切成薄片；菊花泡开；鸡蛋去黄留清与淀粉共调。将羊肝放入热水中焯一下，加蛋清、淀粉、食盐拌匀。锅内加油烧至五六成热，下姜片炒出香味，加入清汤、羊肝、食盐煮沸，随后放入菊花、葱，稍煮片刻，起锅淋香油即成。此汤有清热养肝明目之功效，适用于视物模糊、双眼干涩者。

自我保健按摩：

按摩相关穴位可以明目清脑，缓解视疲劳，改善视物模糊等症状。常用穴位有攒竹、承泣、风池等。

按揉攒竹穴 攒竹穴位于面部，眉头凹陷中，眶上切迹处（图6-13）。可用双手食指指腹顺时针按揉攒竹穴，每次按摩3～5分钟。具有明目清脑的作用。

按揉承泣穴 承泣穴位于面部，瞳孔直下，在眼球与眶下缘之间（图6-13）。用双手食指或中指按揉承泣穴（顺时针或逆时针按揉均可，也可左右相对旋转按揉），每次按揉3～5分钟。具有缓解视疲劳、改善视物模糊等症状的作用。

按揉风池穴 风池穴位于项部，枕骨下，胸锁乳突肌与斜方肌上端之间的凹陷中。双手掌心贴住耳朵，十指自然张开抱头，拇指往上推，在脖子与发际的交接线各有一凹处即是（图6-13）。可用双手拇指（也可用食指或中指）按揉风池穴（顺时针或逆时针按揉均可，也可左右相对旋转按揉），每次按揉3～5分钟，以有酸胀感为宜。具有缓解视疲劳、改善视物模糊等症状的作用。

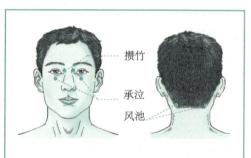

图6-13 糖尿病视网膜病变自我保健按摩穴位图示

5. 病情监测

1）**监测频率** 眼睛是心灵的窗户，视力对于人类来说，重要性不言而喻。差不多一半的糖尿病患者在患病期间会出现不同程度的视网膜病变。建议所有糖尿病患者定期检查眼底。对于1型糖尿病患者来说，青春期前诊断的患者在青春期后开始检查眼底。青春期后诊断的患者建议在病程5年内必须进行第1次糖尿病视网膜病变筛查。开始筛查糖尿病视网膜病变后建议至少每年复查1次。2型糖尿病患者在糖尿病被确诊前数年可能就已经患上了糖尿病，因此，刚发现糖尿病的时候可能就已经有了相当明显的视网膜病变（甚至有些患者是以眼部不适为首发症状来医院就诊的），这些患者当时就应该检查眼底，以后每年检查一次。对于妊娠期糖尿病患者和糖尿病合并妊娠者，建议在妊娠前或怀孕头3个月内进行首次眼底检查，如果没有糖尿病视网膜病变，或者仅有轻中度的非增殖型视网膜病变，建议每3～12个月随诊一次；如果存在重度非增殖型视网膜病变，建议每1～3个月随诊一次。无糖尿病视网膜病变的患者至少每1～2年复查1次，有糖尿病视网膜病变者则应增加检查频率。中度非增生型糖尿病视网膜病变患者每3～6个月复查1次。重度非增生型糖尿病视网膜病变患者及增生型糖尿病视网膜病变患者应每3个月复查1次。中度及重度增生型糖尿病视网膜病变患者应由眼科医师进行进一步分级诊治。

注意：对于所有糖尿病患者，如果有视觉症状，如眼前有黑的"飘浮物""蝌蚪""蚊子""蜘蛛网"等，应及时到医院检查眼底。

2）**监测指标** 临床随访期间，主要的观察指标包括眼部指标和全身指标。眼部指标包括视力、眼压、房角、眼底（微血管瘤、视网膜内出血、硬性渗出、棉绒斑、视网膜内微血管异常、静脉串珠、新生血管、玻璃体积血、视网膜前出血、纤维增生等）。全身指标包括糖尿病病程、血糖、糖化血红蛋白、血脂、血压、体重、有无肾病及用药史等。

八、糖尿病周围神经病变的防与治

周围神经病变是糖尿病最常见的慢性并发症之一，周围神经病变的发生与长期高血糖以及微血管病变有关。糖尿病周围神经病变可表现为对称性的手套样或袜套样感觉障碍，如麻木、疼痛、感觉异常、灼热感等，后期可表现为感觉减退甚至消失。有些糖尿病患者还可表现为自主神经病变，如尿潴留、顽固性便秘或腹泻、出汗异常、心悸或心动过缓等。

1. 致病原因 糖尿病为什么会引起周

围神经病变呢？简单来说，是神经、血管的双重病变造成的。神经细胞周围有很多细小的血管，这些血管为神经细胞的存活和正常工作提供营养物质。长期高血糖，不但会对神经细胞造成直接损害，还会间接引起神经细胞周围细小血管的堵塞，使神经组织营养供应发生障碍。此外，持续高血糖状态下，氧化应激损伤、神经营养因子缺乏、大量代谢产物蓄积等均可引起神经纤维变性萎缩、再生能力减弱，导致周围神经病变的发生和发展（图6-14）。

2. 主要表现 糖尿病周围神经病变可以累及感觉神经、运动神经和自主神经。

1）**感觉神经病变** 感觉神经很好理解，就是负责感觉的神经。在糖尿病患者中，感觉神经病变非常常见，主要表现为末梢神经炎。感觉神经病变有时会给患者带来极大的痛苦。末梢神经炎的症状是肢体末端麻木、疼痛，疼痛严重的时候，穿衣服和盖被子也会觉得疼痛，有的患者会因此丧失继续生活的勇气。部分患者还可能存在其他感觉方面的异常，如烧灼感、蚁行感、触觉过敏，但真正受到高温、寒冷或刺伤等外界刺激时反而没有正常的感觉，因此，存在感觉神经病变的患者往往不能立即采取自我保护措施。还有的患者表现为"脚下没根儿""走路像踩在棉花上一样"，容易跌倒。

2）**运动神经病变** 运动神经也很好理解，就是那些支配躯体肌肉舒缩的传出神经纤维。和感觉神经病变相比，运动神经病变比较少见。运动神经病变主要表现为全身无力、肌肉萎缩、肢体疼痛等，偶有因神经麻痹引起肢体瘫痪者。多数患者经

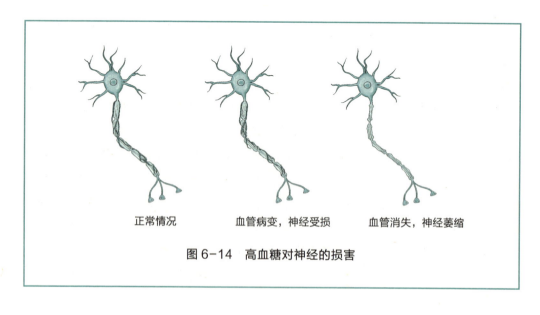

正常情况　　　　血管病变，神经受损　　　　血管消失，神经萎缩

图6-14 高血糖对神经的损害

过积极治疗，症状可以减轻。

3）自主神经病变　自主神经系统也就是我们常说的植物神经系统。自主神经系统掌管着性命攸关的生理功能，如心脏搏动、呼吸、消化、血压、新陈代谢等。糖尿病患者，自主神经病变非常常见，通常表现为大汗，特别是头面部和躯干部大汗，而四肢出汗不多，吃饭或稍事活动就大汗淋漓，有的患者表现为半身出汗。腹胀、大便失常及腹泻和便秘交替出现的情况也不少。部分患者还可有体位性低血压，往往躺着的时候血压高，一站起来血压就下降，甚至因此造成头晕、跌倒。另外，不少患者存在排尿障碍，有尿排不出来或者小便滴沥不尽。阳痿、不育也很常见。

3.健康危害　糖尿病周围神经病变是糖尿病最常见的慢性并发症之一，其发生率和糖尿病病程相关，据统计，糖尿病病程为 5 年、10 年、20 年的患者周围神经病变的发生率可分别达到 30% ~ 40%、60% ~ 70% 和 90%。糖尿病周围神经病变中较为典型的足部感觉神经病变，可导致保护性感觉丧失（形成"无知觉足"），当足部受到割伤、烧伤、烫伤或碰伤、磨破时，患者感觉不到任何疼痛，如果不能及时发现和治疗，最终可导致神经性足坏疽和下肢截肢。心脏自主神经病变可造成体位性低血压，更为可怕的是，在心肌缺血的时候患者感觉不到疼痛，从而导致延

误治疗，甚至危及生命。

4.防治方法　糖尿病周围神经病变是多种因素共同作用的结果，因此，在治疗方面也应该多管齐下。

1）饮食管理　要严格控制总热量，保证血糖平稳。多吃富含维生素的食物，特别是富含 B 族维生素（尤其是维生素 B_{12}）和维生素 E 的食物，因为它们具有抗氧化、抗应激等作用，有助于延缓周围神经病变的进展，减轻症状。另外，一定要坚决戒烟。吸烟可导致小血管痉挛，使局部缺血、缺氧加剧，从而加重患者的病情。

2）运动管理　存在糖尿病周围神经病变的患者也应积极运动。建议有周围神经病变而没有急性溃疡形成的糖尿病患者参加中等强度的负重运动，有足部损伤或开放性疮、溃疡的糖尿病患者进行非负重的上肢运动训练。但是，如果疼痛、麻木等症状严重，或是出现了肌肉萎缩等运动神经病变，或是出现了体位性低血压等心脏自主神经病变，则不建议进行运动锻炼。另外，在运动中一定要注意安全，避免跌倒等意外的发生。

3）药物治疗

① 控制血糖　积极控制血糖是防治糖尿病周围神经病变最根本和最重要的手段。需要强调的是：降糖不能太过着急，平稳降糖才是关键。因为血糖波动过大，

容易引发痛性糖尿病神经病变[1]，而这种神经病变很难控制。

② 营养神经　周围神经的修复往往需要一个漫长的过程。使用较大剂量的维生素，尤其是 B 族维生素，对于早期轻型的周围神经病变有一定的疗效。目前临床上最常用的营养神经药物是甲钴胺（弥可保或怡神保），该药可以口服，也可以肌内注射，副作用较少，适合长期使用。

③ 改善微循环　使用改善微循环的药物可以降低血液黏稠度，扩张神经组织周围的小血管，改善神经纤维的血液供应，增加组织供氧，促进神经组织修复。目前临床上最常用的改善微循环的药物是前列腺素 E。葛根素、川芎嗪、复方丹参注射液等也有一定的疗效。

④ 抗氧化应激　常用药物是维生素 E。近年来还研制出其他一些有效的抗氧化剂，如 α-硫辛酸，其用法有口服和静脉滴注两种。

⑤ 对症治疗　目前，为了减轻糖尿病周围神经病变给患者带来的痛苦，通常采

用以下顺序治疗患者的疼痛症状：甲钴胺和 α-硫辛酸—抗惊厥药（丙戊酸钠、卡马西平、普瑞巴林、加巴喷丁）—度洛西汀—三环类抗忧郁药（阿米替林、丙米嗪、西酞普兰等）—阿片类止痛药（曲马多、羟考酮）。还有一些纠正代谢紊乱的药物可以应用，如肌醇和依帕司他等，但目前疗效尚需进一步观察。局部止痛方法，主要用于疼痛部位相对局限的情况。比如：硝酸异山梨酯喷雾、三硝酸甘油酯贴膜可使局部疼痛及烧灼感得到减轻；辣椒素可减少疼痛物质的释放；局部应用 5% 的利多卡因贴片也可以缓解疼痛症状。

4）中医治疗　糖尿病周围神经病变属于中医学消渴兼证"筋痹"的范畴。中医学认为，糖尿病周围神经病变主要是由消渴日久，阴虚燥热，煎熬津液，血黏成瘀，阻滞经脉；或阴损及阳，寒凝血滞，气血不能通达四肢，肌肉经脉失养所致。

临床常用中成药简介：

活血止痛胶囊　主要成分为当归、三七、醋乳香、冰片、土鳖虫、煅自然铜。具有活血散瘀、消肿止痛的功效。适用于血瘀阻滞，筋脉不通，肢体疼痛及麻木者。

木丹颗粒　主要成分为黄芪、延胡索、三七、赤芍、丹参、川芎、红花、苏木、鸡血藤。具有益气活血、通络止痛的功效。适用于糖尿病周围神经病变属气虚络阻者，临床表现为四肢末梢及躯干部麻木、

---

[1] **痛性糖尿病神经病变**　糖尿病神经病变的一种，主要症状为触诱发痛（接触日用物品，如袜子、衣物、被子等出现疼痛，严重者可影响睡眠）、痛觉过敏（对引起正常疼痛的触摸及冷、热刺激的疼痛反应过大）、自发痛（在无刺激的情况下也出现疼痛）、感觉减退（肢端麻木、感觉迟钝、手套袜套样感觉改变等）。痛性糖尿病神经病变具有夜间加重的特性，会严重影响患者的睡眠质量。

疼痛及感觉异常。

金匮肾气丸（水丸） 主要成分为桂枝、附子、生地、丹皮、茯苓、泽泻、山茱萸、山药。具有温补肾阳、化气行水的功效。适用于肾阳虚衰引起的肢体冷痛、麻木不仁之症。

补中益气丸（水丸） 主要成分为黄芪、白术、陈皮、升麻、柴胡、党参、当归、生甘草。具有补中益气的功效。适用于脾气虚弱所致的肢体无力、肌肉萎缩之症。

可供选择的辅助食疗药膳：

鸡血藤独活羊肉汤 羊肉250克，黄芪50克，当归25克，鸡血藤50克，独活15克，姜汁、食盐各少许。羊肉洗净，切块，加姜汁搅拌均匀。瓦煲上火，入药材和羊肉，加水8碗，文火焖之，得汁2碗左右，加入食盐调味即可。该汤具有活血化瘀、祛风通络的作用，适用于风湿入络、气血阻滞所致的肌肤麻木、感觉迟钝或肢体疼痛。

当归蹄膝汤 猪蹄1只，竹笋100克，香菇3朵，当归、牛膝、黄芪各10克，杜仲15克，葱、姜、蒜、食盐各适量。猪蹄洗净，入锅后加水适量，放入葱、姜、蒜，小火炖。另将药材加水2碗煎成1碗。香菇水浸后切丝，竹笋切块。待猪蹄熟烂后加入药汁、香菇、竹笋共煮，最后加盐调味即成。该汤能行气活血、强健腰脚，适用于风湿气虚、瘀血阻络所致的行走不稳、肢体麻木、头晕头疼。

自我保健按摩：

按摩相关穴位可以起到补肾滋阴、舒筋活血的作用，能够帮助改善症状。主要穴位有承山、解溪、太溪等。

点按承山穴 承山穴在小腿后面，腓肠肌两肌腹与肌腱交角处的凹陷中。俯卧，伸直小腿时，小腿肚子肌肉下出现的尖角凹陷处即是（图6-15）。可用拇指点按，间隔时间为5秒，每次点按3～5分钟。能起到舒筋活血的作用。

按揉解溪穴 解溪穴位于足背与小腿交界处横纹中央凹陷中，拇长伸肌腱与趾长伸肌腱之间（图6-15）。可用拇指或食指按压，先顺时针按压，再逆时针按压。每晚分别按揉双侧解溪穴各5分钟左右。

按揉太溪穴 太溪穴位于足内侧，内踝高点与跟腱后缘连线的中点凹陷处（图6-15）。可用拇指和食指相对按揉，先顺时针按揉，再逆时针按揉。每晚分别按揉两侧太溪穴各5分钟左右。具有补肾滋阴的作用。

5. 病情监测 控制好血糖、血脂、血压对于糖尿病周围神经病变患者来说十分重要。此外，还应加强足部护理，选择合适的鞋袜，经常检查并取出鞋内可能存在的异物。要正确地洗脚和护脚。建议每天洗脚，洗脚水的温度要合适，不宜过热，洗脚前先用手或温度计试试水温。洗脚后，

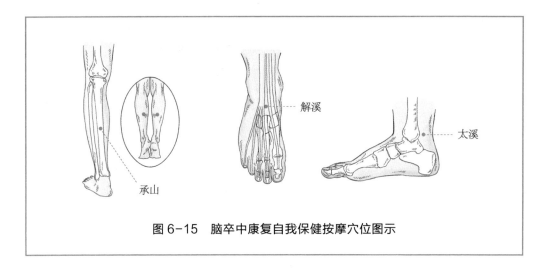

解溪

太溪

承山

图6-15　脑卒中康复自我保健按摩穴位图示

检查双脚有无破损。具体方法可参见"糖尿病足病的防与治"部分的相关内容。

广大糖尿病患者应重视神经病变的自觉症状，以免耽误最佳治疗时机。

虽然糖尿病周围神经病变在早期一般没有症状，但可以通过神经电生理检查发现。因此，在确诊糖尿病后应至少每年检查一次肌电图，以便让疾病得到早期诊断。对于糖尿病病程较长，或合并有眼底病变、肾脏病变等微血管并发症的患者，应每3～6个月复查一次，检查的内容包括踝反射、针刺痛觉、温度觉、压力觉、振动觉、神经传导功能等。

九、糖尿病性胃轻瘫的防与治

吃得多、喝得多本来是糖尿病患者的典型症状，但有些糖尿病患者却出现了食欲不振、反复呕吐等不适，严重者甚至不

能进食，只能依靠输营养液来维持生命，这种病症我们称之为"糖尿病性胃轻瘫"。糖尿病性胃轻瘫是糖尿病患者常见的消化道慢性并发症，是糖尿病自主神经病变累及消化道，导致胃动力障碍、排空延迟造成的。此时，患者的胃就像瘫痪了一样，因此称为"胃轻瘫"。

1. 发病原因　目前，糖尿病性胃轻瘫的发病原因还没有完全明确，但多数研究认为它与糖尿病患病时间较长、胃肠自主神经功能紊乱导致胃肠排空延迟有关。同时，高血糖、糖尿病微血管病变、胃肠激素分泌异常等也是糖尿病性胃轻瘫的发病原因。近期，有学者发现幽门螺杆菌也可能是造成糖尿病性胃轻瘫的原因。

2. 主要表现　糖尿病性胃轻瘫症状的严重程度因人而异。少数患者会出现典型的症状，主要表现为腹胀、食欲不振、早

饱、恶心呕吐、体重减轻，严重时食入即吐，甚至喝水都会引起呕吐。大多数患者则没有明显不适，只有靠胃镜、全胃肠通过时间等检查才能发现。糖尿病性胃轻瘫由于症状多不典型，很难引起患者和医生的注意，临床上容易漏诊。

3. 健康危害　糖尿病性胃轻瘫不仅会因为腹胀、食欲减退、恶心呕吐等消化道症状而影响患者的生活质量，还会造成体重下降、营养不良、水电解质紊乱，甚至不能经口进食，必须依赖静脉营养支持治疗来维持生命。此外，糖尿病性胃轻瘫还可影响口服降糖药的吸收。同时，进食后食物排空延迟，会使口服药物和胰岛素的起效时间与之不匹配，使血糖难以控制。

4. 防治方法　糖尿病性胃轻瘫的防治有其特殊性，除了要注重基础治疗，把血糖控制在正常范围内，还要注意日常生活细节。另外，情绪对胃肠道功能的影响也是很大的，糖尿病性胃轻瘫患者在日常生活中应尽量调畅情志，保持愉悦的心情。家人应经常与患者沟通，了解其心理感受，并有针对性地给予心理疏导，以减轻患者的心理顾虑，帮助其树立坚持治疗的信心。

1）**饮食管理**　糖尿病性胃轻瘫患者以少食多餐为宜，建议每天进餐 4 ~ 8 次，以降低餐后血糖高峰，同时可以避免餐前

饥饿感，但要避免在睡前进餐。为了减轻胃的负担，最好将固态食物匀浆化[1]，或者多吃流质食物，必要时甚至可以完全依赖流质食物。要注意补充营养，但应减少脂肪的摄入量（少于 40 克/天），尽量避免吃油腻、煎炸食品和难以消化的食品。一些纤维含量丰富的蔬菜（如芹菜、白菜等）虽然有降低餐后血糖的作用，但食用后容易出现胃肠道反应，因此，糖尿病性胃轻瘫患者不能多吃。另外，脂质可以减慢胃排空，纤维有利于粪石[2]的形成。

2）**运动管理**　科学、合理地运动可以有效控制血糖，增强胃蠕动，加快胃排空，改善胃轻瘫症状。运动应以适度为宜，要循序渐进，持之以恒，最好采取步行、慢跑等有氧运动方式，并在餐后 1 小时左右进行，每次运动的时间不宜超过 40 分钟，以免出现低血糖。

3）**药物治疗**

① **降糖治疗**　血糖水平的高低以及血糖波动与胃排空的关系十分密切。因此，应积极使血糖控制在理想水平，避免血糖波动，这样可以部分改善胃排空延迟的症

---

[1] **匀浆化**　指将食物捣碎并搅拌成均匀的浆状。

[2] **粪石**　粪块结石的简称。粪石症是指残留在直肠或直肠以上肠管内的钙化粪块在肠内引起的以大便不通、肠梗阻为主要表现的一种疾病。

状。症状较轻者，可以继续用口服降糖药来控制血糖；症状较重者，可以采用胰岛素治疗。有胃轻瘫或胃肠功能减低的患者，要避免使用胰高血糖素样多肽类降糖药。建议首选起效快的胰岛素类似物，如诺和锐、优泌乐等。这类药物均可在注射后即刻进食，使胰岛素作用高峰与血糖浓度高峰吻合，能使血糖得到良好控制。如果血糖控制不满意，可以采用胰岛素强化治疗。

注意：重症胃轻瘫患者常伴有呕吐、进食减少，此时胰岛素应减量或暂停，否则可能导致严重的低血糖反应。

②增加胃动力　胃动力药是治疗糖尿病性胃轻瘫的常用药。胃动力药应在餐前半小时左右服用，以使其血药浓度在进餐时达到高峰。

常用胃动力药简介：

甲氧氯普胺（胃复安）　胃复安能促进胃排空和胃窦收缩，抑制胃底松弛，协调幽门和十二指肠运动，具有强力促胃动力作用，同时还可以止吐。主要副作用为嗜睡、头昏、乏力、焦虑等。

多潘立酮（吗丁啉）　吗丁啉能增加食道下部括约肌的紧张性，促进幽门括约肌的餐后蠕动与扩张，加速餐后胃排空，同时还具有止吐和防止食道反流的作用。吗丁啉的副作用非常轻微。

莫沙必利（加斯清）　加斯清能增加胃窦收缩频率和收缩力，改善胃窦、幽门、

十二指肠收缩的协调性，增加胃排空，是一种全消化道促动力药，合并便秘者尤为适合。常见副作用主要有腹泻、腹痛、口干、皮疹、倦怠和头晕等。

红霉素　红霉素能够改善胃动力，加速胃肠排空，协调十二指肠运动，改善早饱、腹胀等症状。副作用主要为恶心、呕吐和痉挛性腹痛。与胃复安相比，红霉素在缓解胃排空延迟方面更有效，而且副作用少。但是，长期服用红霉素可能会导致肠道菌群失调，继发真菌感染。

③其他　由于糖尿病性胃轻瘫属于糖尿病神经病变范畴，所以，具有营养神经作用的药物，如B族维生素、甲钴胺等，对其也有一定的疗效。

4）中医治疗　糖尿病性胃轻瘫，根据其临床表现，可归属于"腹胀""痞满""反胃""吞酸"等中医病证的范畴。主要是由于劳倦伤脾，脾胃不和，从而引起食欲减退、脘腹胀满、呃逆呕吐等症状。治疗多采用疏肝健脾、理气和胃之法。

常用中成药简介：

香砂六君丸　主要成分为党参、白术、茯苓、半夏、陈皮、甘草、木香、砂仁。具有益气健脾和胃的作用。适用于脾胃虚弱型胃轻瘫，症见消化不良、嗳气食少、脘腹胀满、大便溏泄等。

香砂枳术丸　主要成分为枳实、白术、木香、砂仁。具有健脾开胃、行气消痞的

作用。适用于脾胃虚弱兼有气滞的胃轻瘫，症见脘腹痞闷、食欲不振、大便溏软等。

柴胡舒肝丸　主要成分为柴胡、香附、青皮、白芍、枳壳、陈皮、厚朴、槟榔、神曲等。具有疏肝理气、消胀止痛的作用。适用于肝胃不和型胃轻瘫，症见胸胁痞闷、食滞不消、呕吐酸水等。

越鞠保和丸（水丸）　主要成分为香附、川芎、苍术、神曲、枳实、白术、山楂、莱菔子。具有疏肝解郁、开胃消食的作用。适用于气滞食滞、脾胃不和引起的胃轻瘫，症见脘腹胀痛、倒饱嘈杂、纳呆食少、大便不调、消化不良等。

自我保健按摩：

对相关穴位进行按摩可以起到健脾和胃的作用。主要穴位有足三里、中脘等。

按压足三里穴　足三里穴在小腿前外侧，屈膝，外膝眼下3寸处（四横指），胫骨前缘外一横指（中指）处（图6-16）。可每天用拇指或中指按压5～10分钟，以穴位处有针刺样的酸胀、发热的感觉为宜。能起到补益脾气、和胃降逆的作用。

按揉中脘穴　中脘穴在上腹部，前正中线上，脐中上4寸（脐中至胸剑结合中点为8寸）（图6-16）。可用指端或掌根在穴位上按揉，也可用掌心或四指摩中脘。每次按摩3～5分钟。能起到调和脾胃、调节气机、增强消化功能的作用。

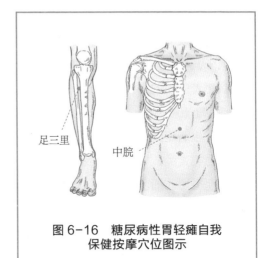

足三里

中脘

图6-16　糖尿病性胃轻瘫自我保健按摩穴位图示

5.病情监测　因为呕吐等消化道症状而影响进餐时一定要注意监测血糖，以便及早发现血糖波动，及时调整治疗方案。如果持续出现恶心、呕吐、早饱、腹胀、反酸等不适，应尽早到医院就诊，做全胃肠通过时间、胃肠测压、胃电图、胃镜等检查，以明确诊断，及时治疗。

十、糖尿病肠病的防与治

很多糖尿病患者可能常为便秘、腹泻或者二者交替出现而苦恼。这些表现提示您可能患有糖尿病肠病。糖尿病肠病是糖尿病自主神经病变在消化系统最常见的表现之一，发病率为10%～20%。

1.致病原因　便秘在糖尿病患者中比较常见。糖尿病患者便秘的原因主要是支配大肠的自主神经出了问题，导致胃肠蠕动无力，大便不易排出。而且，高血糖可引起渗透压改变，使体内缺水，大肠水分随之减少，从而引起大便干结、排便困难。糖尿病患者腹泻的发病原因比较复杂，主要包括以下几点：一是糖尿病患者胃肠自主神经发生病变时，支配肛门括约肌的神经出现功能紊乱，导致肛门括约肌张力减退，从而出现非细菌性腹泻。此外，自主神经病变还可引起小肠蠕动减弱，排空减慢，食糜滞留，细菌过度繁殖，引起细菌性腹泻。这两者是糖尿病患者腹泻的主要原因。二是患糖尿病时，肠道激素的分泌经常发生紊乱，多种激素大量分泌可抑制肠道内水分的重吸收，从而导致腹泻。三是糖尿病常合并胰腺外分泌功能减退，胰脂肪酶分泌减少，导致脂肪消化吸收障碍，从而出现脂肪泻（大便呈油花样）。四是糖尿病病情控制不佳时易出现高血糖或低血糖、高血钾或低血钾，从而引起水、电解质紊乱，这也可以导致腹泻。

2.主要表现　糖尿病性便秘通常表现为大便次数减少，数日一次，排便困难，大便干结，或排便无力，艰涩不畅，严重者可伴有不完全性肠梗阻。糖尿病性腹泻常突然发生，腹泻次数可从一天四五次到一天十余次，可持续数周，也可呈间歇性腹泻。典型的腹泻并不伴有腹痛，大便呈棕色水样或糊状，量较多。腹泻昼轻夜重，尤以餐后、黎明前和半夜多见，常为食后

即泻，严重者可发生大便失禁。部分患者便秘与腹泻交替出现。这些患者一段时间内大便干燥，个别人便秘还非常严重，需要依靠泻药或灌肠才能排便；而过了一段时间，则出现连续或间断的腹泻，此后接连几天或几周又出现大便干燥。

3.健康危害　便秘时，大便干硬，排出费力，当排便十分用力时，很有可能引起原有的心脑血管疾病突然加重，有时会导致严重后果，脑出血就是其中之一。另外，大便在肠道内停留的时间越长，粪便中的毒素被吸收到体内的量就越多，这些毒素对糖尿病尤其是糖尿病肾脏病变患者有很多不良影响。再者，便秘严重时还可出现不完全性肠梗阻。慢性反复腹泻则会使糖尿病患者营养吸收差，血糖难以控制，导致患者免疫功能降低，生活质量下降，有时还会导致低血糖、酮症酸中毒和感染等急性并发症的发生。严重腹泻时，体内水分和电解质大量丢失，容易造成酸碱平衡失调，水、电解质紊乱，严重脱水甚至休克，重者可危及生命。

4.防治方法　糖尿病病情的综合控制这里不做详细介绍，大家可以参阅"糖尿病性胃轻瘫的防与治"部分的相关内容。下面主要介绍糖尿病肠病特异性的饮食、运动管理及药物治疗等方面的知识。

1）饮食管理

①便秘患者的饮食管理　便秘的患者

要注意膳食平衡，调整饮食习惯。主食不要过于精细，多吃些粗粮、蔬菜，适当吃点水果。膳食纤维能保持大便通畅并减少饥饿感，还能延缓机体对糖和脂肪的吸收。对于老年人来说，蔬菜吃起来不太方便，可以切碎、烧烂，也可以做成菜粥、菜面。多吃洋葱、萝卜等产气食物，可奏利便之效。排便无力的患者，可适当补充 B 族维生素。适当多饮水，最好每天早晨起床后先喝一杯白开水，这有利于体内代谢产物的排出和血液稀释。浓茶以及刺激性的食物应在禁忌之列。

② 腹泻患者的饮食管理 腹泻的患者宜选择少油、少渣、高蛋白、高维生素的半流食或软食（如面条、饺子等），且应少食多餐，以每日 5 ~ 6 餐为宜。另外，要多饮水，最好是喝淡盐水，以预防脱水。如果伴有发热、重度失水，应及时补充水分，并到正规医院治疗。腹泻刚刚恢复后，要少吃生冷之品，粗纤维食品最好也少吃一些。酒、汽水、辛辣食物以及坚果等应在禁忌之列。

2）**运动管理**

① 便秘患者的运动管理 便秘的患者应适当运动。对于一般情况良好的患者，散步、打太极拳等运动都可以增加肠蠕动，促进排便。对于老年卧床患者，可指导其进行床上活动，每晚睡前为其按摩腹部，定时帮其翻身，以促进胃肠蠕动。能下床

的患者，可在家属的协助下进行每日 2 ~ 3 次的室内或病房周围散步等轻微活动。同时，要养成良好的排便习惯，每日定时排便，在排便时集中注意力。

② 腹泻患者的运动管理 腹泻的患者应注意卧床休息，以减少体力消耗和肠蠕动次数。另外，要注意腹部保暖，避免受凉使病情加重。

3）**药物治疗**

① 改善自主神经功能 由于导致糖尿病肠病的最主要原因是自主神经病变，所以，在糖尿病控制良好的基础上应用 B 族维生素，如维生素 B_1、维生素 B_{12} 或弥可保（甲钴胺片）等，可以改善自主神经功能，使腹泻症状得到改善。

② 通便 出现便秘时，可以外用开塞露、甘油灌肠剂等甘油制剂来润肠通便。多潘立酮、莫沙必利等改善胃肠动力的药物也可用于便秘的治疗（详见"糖尿病性胃轻瘫的防与治"部分的相关内容）。

注意： 有些糖尿病患者一便秘就用大黄、番泻叶、果导片（酚酞）之类的泻药，这是不对的。服用大黄、果导片仅仅能治标，泻后便秘会更严重；而服用番泻叶则容易引起恶心呕吐。另外，大黄、番泻叶、果导片这类泻药，长期使用还可能导致肠肌层的神经节细胞发生退行性病变。所以，糖尿病便秘患者不要乱用药物通便。

③ 止泻 常用药物包括盐酸洛哌丁胺

（易蒙停）和蒙脱石散（思密达）。易蒙停能延长肠内容物的滞留时间，并能增强肛门括约肌的张力，抑制大便失禁和便意。思密达对消化道的细菌、病毒以及细菌所产生的毒素有极强的选择性固定和抑制作用，而且对消化道黏膜有极强的覆盖能力，能有效阻止病原微生物的攻击。此外，培菲康、整肠生、金双歧、丽珠肠乐等调整肠道菌群的药物也可以酌情使用，但上述药物都应在专业医师的指导下使用。

④ 抗生素的应用　糖尿病患者常有胃肠动力紊乱，食物在小肠的转运延迟，使小肠细菌过度繁殖，从而导致腹泻。此时可选用广谱抗生素进行治疗。

温馨提示：腹泻频繁的患者要注意肛门护理，便后应先用吸水性强的软纸擦拭，再用热毛巾擦拭干净。如果肛门发红，可涂少量抗生素类软膏。

4）中医治疗　糖尿病肠病属于中医学"腹泻""便秘"等病证的范畴。以腹泻为主者，治疗重在健脾化湿止泻；以便秘为主者，治疗重在健脾益气，促进运化；如果腹泻与便秘交替，则应分别辨证论治。

常用中成药简介：

参苓白术丸　主要成分为党参、茯苓、白术、扁豆、陈皮、山药、莲子、砂仁、桔梗、甘草、薏苡仁。具有益气健脾、渗湿止泻的作用。适用于糖尿病性腹泻属于脾虚湿滞者，症见饮食不化、胸脘痞闷、肠鸣泄泻、四肢无力、形体消瘦、面色萎黄、舌淡苔白腻、脉虚缓等。

肉蔻四神丸　主要成分为肉豆蔻、补骨脂、益智仁、五味子、吴茱萸等。具有温中散寒、补脾止泻的作用。适用于脾肾阳虚之泄泻，症见大便失调、黎明泄泻、肠泻腹痛、不思饮食、腰酸腿软等。

固本益肠片　主要成分为党参、黄芪、山药、元胡等。具有健脾温肾、涩肠止泻的作用。适用于脾虚或脾肾阳虚所致的慢性泄泻，症见慢性腹痛腹泻、大便清稀、食少腹胀、腰酸乏力、形寒肢冷等。

六味安消胶囊　主要成分为土木香、大黄、山柰、寒水石、诃子等。具有和胃健脾、导滞消积、活血止痛的作用。适用于胃痛胀满、消化不良、便秘、痛经等症。

可供选择的辅助食疗药膳：

荸荠汤　空心菜200克，荸荠10个。荸荠洗净去皮；空心菜洗净，切成长段。二物入锅，加水煮汤。每日分2～3次服食。本品有清热润燥通便之功，适用于热结大肠型便秘。

葱白阿胶　葱白2茎，阿胶10克。水煎葱白，待熟后入阿胶烊化，温服。每日1次，连服数日。本品有通阳滋阴之功，适用于阴阳两虚型便秘。

火麻仁粥　火麻仁10克，粳米50克。先将火麻仁捣烂水研，滤汁，与粳米同煮作粥。供晚餐食用。本品有滋阴生津、润肠通便之功，适用于津亏便秘。

　　乌梅粥　乌梅 20 克，粳米 75 克。先将乌梅煎取浓汁，入粳米煮粥，粥熟即可。每日早晚餐食用。本品有涩肠止泻之功，适用于腹泻久治不愈属脾虚者。

　　高良姜粥　高良姜 30 克（锉细），糯米 60 克。将高良姜加水 500 毫升，煎汁去渣，再加糯米煮粥。晚餐食用。本品有温中补虚、健脾和胃之功，适用于腹泻属脾胃虚寒者。

　　山药扁豆粥　山药 30 克，扁豆 15 克，粳米 20 克。三物加水煮粥。山药益气养阴、补脾肺肾，扁豆健脾化湿。本品适用于口干欲饮、倦怠乏力、气短懒言及便溏者。

自我保健按摩：

　　对相关穴位进行按摩可调理胃肠道功能，缓解腹泻、便秘症状。主要穴位有天枢、大横等。

　　点按天枢穴　天枢穴在肚脐旁左右各 2 寸（三横指）处（图 6-17）。可用食指和中指指端慢慢深压天枢穴，5 分钟后，慢慢抬起手指。点按天枢穴能起到缓解腹泻、促使大便成形的作用。

　　点按大横穴　大横穴在腹部，脐中旁开 4 寸处（图 6-17）。按摩方法同"天枢穴"。点按大横穴对腹痛、腹泻、便秘有一定缓解作用。

　　5.病情监测　糖尿病患者在出现便秘、腹泻，尤其是两者交替出现时，需要警惕

可能是发生了糖尿病肠病。此时，要到医院检查粪便常规、粪便潜血、粪便细菌培养，必要时要做结肠镜、全胃肠通过时间、腹部 CT 等检查，以排除其他原因造成的腹泻或便秘。

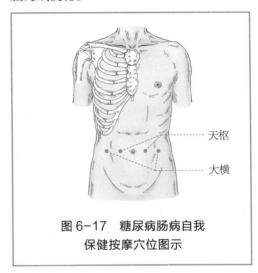

图 6-17　糖尿病肠病自我保健按摩穴位图示

十一、糖尿病勃起功能障碍的防与治

　　勃起功能障碍是指由多种原因造成的阴茎海绵体血液充盈不足，致使阴茎不能正常增大勃起以完成并维持满意的性生活。勃起功能障碍是糖尿病常见的慢性并发症之一。有报道称，糖尿病患者勃起功能障碍的发病率高达 75%，是非糖尿病患者的 3 倍，并随年龄的增长和病程的延长而明显增加。

　　1.致病原因　一般认为，糖尿病引起的神经病变和血管病变是导致勃起功能障碍的根本原因。阴茎的勃起受盆腔神经、

内脏神经和阴部神经的支配，当糖尿病患者出现神经病变，累及盆腔神经和阴部神经时，就会导致勃起功能障碍。另外，当糖尿病血管病变累及阴茎海绵体血管时，可导致海绵体血管狭窄；加上血管壁的钙化和血管内膜的改变，可影响阴茎的血液供应，诱发勃起功能障碍。

除了上述原因外，糖尿病勃起功能障碍的发生还可能与下列因素有关：一是内分泌功能紊乱。临床研究发现，男性糖尿病患者常伴有睾酮水平降低和高泌乳素血症，这也可能引起性欲减退和勃起功能障碍。二是药物影响。糖尿病患者常合并高血压、冠心病和脑血管疾病等慢性疾病，而这些疾病需经常服用抗高血压药、利尿剂、β受体阻滞剂及三环类抗抑郁药等来控制，这些药物有的可导致或加重勃起功能障碍。三是精神心理因素的影响。糖尿病患者多数有一定的精神心理负担，这也会影响性功能，导致勃起功能障碍。

2. 主要表现　一般来讲，勃起功能障碍可分为心理性勃起功能障碍和器质性勃起功能障碍两大类。由于糖尿病勃起功能障碍常有明显的精神和心理因素的影响，所以多为混合性的。

1）**心理性勃起功能障碍**　正常成年男子夜间有 2～5 次自发性勃起，每次持续 20～30 分钟。如果在短时间内突然出现性欲减退和勃起障碍，但夜间和清晨阴茎有自发勃起，可考虑为心理性勃起功能障碍。如果夜间的自发性勃起消失，常提示有神经或血管系统的器质性病变。

2）**器质性勃起功能障碍**　器质性勃起功能障碍，性欲减退和勃起障碍是逐渐发生的，而且随着病程的延长而逐渐加重，夜间和清晨阴茎自发勃起消失。患者通常伴有其他系统的自主神经病变，如腹泻便秘交替、直立性低血压等。

3. 健康危害　糖尿病对男性性功能的影响很大，患者可能因性欲减退或勃起功能障碍而不能进行正常的性生活，从而使生活质量严重降低。同时，性欲减退或勃起功能障碍还会给患者带来很大的精神压力和难以启齿的痛苦，进而严重影响糖尿病的病情控制。

4. 防治方法

1）**一般治疗**　与其他并发症的治疗相同，治疗糖尿病勃起功能障碍首先要长期、有效、平稳地控制血糖，这种控制是"全天候"的，目的是消除影响性功能的始动因素。此外，加强心理调节，克服自卑情绪，解除焦虑和紧张，缓解精神因素的影响，在糖尿病勃起功能障碍的治疗过程中也至关重要。如果是药物导致的，原则上应停药或减量服用。要避免使用能造成或恶化勃起功能障碍的药物，如利尿剂、

β 受体阻滞剂和三环类抗抑郁药等。

2）对症药物治疗

① 口服药物治疗　西地那非（万艾可、伟哥）是治疗糖尿病勃起功能障碍的一线药物，它可以通过刺激机体释放一氧化氮，使海绵体平滑肌松弛，动脉血流入，阴茎充血、坚硬、勃起。常见不良反应有头痛、面部潮红、消化不良等。本药可使心源性猝死的风险增加，因此，心血管病患者应慎用，而且不能与硝酸酯类药物（硝酸甘油、消心痛等）合用。另一种药物育亨宾可作用于中枢神经系统，提高性兴奋，同时使阴茎海绵体血流增加，促进勃起。但有报道称育亨宾对糖尿病引起的勃起功能障碍效果不好。

② 经尿道给药　这是一种新型给药方式。方法是将前列腺素 E_1 用小栓插入尿道外口至舟状窝，药物经尿道黏膜吸收入静脉引起海绵窦扩张，使阴茎勃起。经尿道给药用于治疗糖尿病勃起功能障碍有一定的疗效。常见不良反应有轻度尿道损伤、阴茎疼痛和低血压。

③ 血管活性药物海绵体注射　本法通过将血管活性药物注入阴茎海绵体内来治疗勃起功能障碍。近年来，临床多采用"罂粟碱＋酚妥拉明＋前列地尔"三联方案。常见不良反应有局部疼痛、纤维化、硬结，尤其是阴茎异常勃起。本法对血管性勃起功能障碍效果最佳，对其他原因导致的勃起功能障碍也有一定疗效。

3）阴茎假体植入　本法可作为内科治疗无效的糖尿病勃起功能障碍患者的选择。本法采用人工阴茎假体来代替患者的阴茎，这种充盈式假体几乎可以完全模拟人体阴茎的勃起过程，使用者可自行控制阴茎的硬度和勃起持续时间。当然，受益者主要是女方，但男方也可从女方的性欢愉中获得某种快慰。常见并发症有局部感染、尿道撕裂等。

4）其他疗法　因为阴茎动脉粥样硬化导致血管狭窄者可以做动脉内膜剥脱术或搭桥术，使阴茎血液供应再度充足。对于雄激素不足者，可适当联合补充十一酸睾酮。对于有神经功能损害者，应辅以营养神经药物。

5）中医治疗　糖尿病勃起功能障碍属中医学消渴病兼证"阳痿"的范畴。中医学认为，消渴日久，兼恣情纵欲、劳伤心脾、情志不遂、嗜好烟酒肥甘等，可致湿瘀内阻、气血不畅、气血生化不足、肾精亏虚，使宗筋失养，作强不能，阳事不举。

常用中成药简介：

龙胆泻肝丸　主要成分为龙胆草、山栀、黄芩、柴胡、生地、木通、泽泻、当归。具有清肝胆、利湿热的作用。适用于肝胆湿热所致的阳痿，常伴见头晕目赤、耳鸣耳聋、胁痛口苦、尿赤、湿热带下等症。

归脾丸　主要成分为党参、黄芪、白

术、茯神、酸枣仁、桂圆肉、木香、当归、远志等。具有益气健脾、养血安神的作用。适用于心脾两虚所致的阳痿，常伴见气短心悸、失眠多梦、头昏头晕、肢倦乏力、食欲不振等症。

六味地黄丸　主要成分为熟地、山茱萸、山药、茯苓、泽泻、丹皮。具有滋阴补肾的作用。适用于肾阴虚所致的阳痿，常伴见头晕耳鸣、腰膝酸软、骨蒸潮热、盗汗遗精等症。

五子衍宗丸　主要成分为菟丝子、覆盆子、五味子、车前子、枸杞子。具有补肾益精的作用。适用于肾精亏损所致的阳痿，常伴见遗精早泄、腰痛、尿后余沥等症。

金匮肾气丸　主要成分为桂枝、附子、生地、山药、山茱萸、泽泻、茯苓、丹皮。具有温补肾阳、化气行水的作用。适用于肾阳不足所致的阳痿，常伴见腰膝酸软、小便不利、畏寒肢冷等症。

注意：补阳药多燥热，易损伤阴津，如辨证不够准确，容易加重糖尿病病情，建议各位糖友在专业医生的指导下合理、正确地选用中成药。

可供选择的辅助食疗药膳：

锁阳暖身粥　锁阳10克，羊肉100克，粳米100克，姜丝、食盐各适量。锁阳泡水洗净后入锅，用2碗清水小火熬成1碗药汁。羊肉洗净切片，粳米淘洗干净。药汁、羊肉片、姜丝、粳米入锅，加水适量，小火煮成粥即可。本粥具有补肾壮阳、温补暖身的功效。

韭菜粳米粥　韭菜、粳米各60克，食盐少许。韭菜洗净，切成碎末。粳米入锅，加水适量，熬煮至米熟，调入韭菜末和食盐即成。每日早晨空腹时服用。本粥具有补肝肾、暖腰膝、壮阳、固精、暖胃的功效。适合有腹中冷痛、噎膈反胃、畏寒肢冷、腰膝酸软、小便频数等脾肾阳虚症状的阳痿患者使用。

自我保健按摩：

对相关穴位进行按摩，可以调理脏腑，辅助治疗勃起功能障碍。主要穴位有关元、三阴交等。

按揉关元穴　关元穴在下腹部，前正中线上，脐中下3寸（四横指）（图6-18）。可用拇指或食指与中指深按后，先顺时针按揉5分钟，再逆时针按揉5分钟。每晚1次。能起到补中益气、温肾健脾的作用。可治疗男子性功能低下、阳痿早泄以及食欲不振、体倦乏力等症。

按揉三阴交穴　三阴交穴在小腿内侧，内踝尖上3寸（四横指），胫骨内侧缘后际（图6-18）。取坐位，抬起一只脚，放在另一条腿上。然后用一只手的大拇指指尖垂直按揉三阴交穴。每次按揉1～3分钟。每晚1次。按揉三阴交穴可调补肝、脾、肾三经气血，治疗男性性功能障碍。

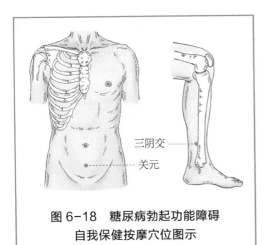

图 6-18　糖尿病勃起功能障碍
自我保健按摩穴位图示

三阴交

关元

5.病情监测　相对于病程较短的年轻糖尿病患者，中老年男性糖尿病患者更应警惕勃起功能障碍的发生及其对健康的影响，要及时筛查、治疗糖尿病并发症。值得注意的是，近年来，糖尿病的发生有年轻化的趋势，如果年纪轻轻就出现了勃起功能障碍，在排除了心理原因之后，一定要检查一下血糖，一旦确诊为糖尿病，要在饮食控制和药物治疗的基础上，针对并发症进行积极治疗。

十二、糖尿病足病的防与治

足部是糖尿病这个多系统损害性疾病的一个重要靶器官。糖尿病患者因周围神经病变与外周血管疾病，加上过高的机械压力，可引起足部软组织及骨关节系统的破坏与畸形，进而引发一系列足部问题，从轻度的神经症状到严重的溃疡、感染、

夏科关节病，等等。如果不进行积极的治疗，将会造成灾难性的后果。因此，在糖尿病患者中开展对足部问题的早期预防和治疗具有重要的意义。

1.发病原因　糖尿病足病通常是神经病变、血管病变和感染共同作用的结果。

1）**神经病变**　感觉神经病变常常表现为感觉减退或消失，这会使患者的自我保护功能减弱或丧失，增加足部损伤的机会，从而诱发足溃疡。运动神经病变会造成足部肌肉萎缩，导致脚趾呈爪状和趾骨头突出，从而增加皮肤摩擦损伤的机会。自主神经病变会使下肢皮肤出汗减少，干燥、皲裂，从而增加皮肤感染的机会。

2）**血管病变**　糖尿病患者容易出现下肢动脉粥样硬化，动脉管腔狭窄，组织缺血缺氧，从而导致间歇性跛行、静息痛，严重时会发生坏疽。一般来说，血管阻塞没达到管腔面积的 75% 以前，不会有显著的血流减少，因此并不产生症状，典型的疼痛症状通常见于血管阻塞达到管腔面积的 90% 以上的时候。

3）**感染**　糖尿病患者往往存在免疫功能受损，因此容易受到感染。同时，由于存在血管病变和神经病变，所以很小的创伤就可以引起局部感染，而且感染不容易被控制。感染是诱发和加重糖尿病足溃疡的重要因素。

4）**其他因素**　足部畸形、步态异常等

也是糖尿病足的危险因素。此外，视力不好、年龄大、独居、肥胖、生活不能自理等同样会增加糖尿病足病的发生危险。

2. 主要表现 糖尿病足病的主要症状是下肢疼痛和皮肤溃疡，其病情演变过程大致为：早期双脚皮肤瘙痒、怕冷、发白或发紫，肢端刺痛、麻木、感觉迟钝或丧失，走路时像踩在棉花上一样；进而在行走时突然出现下肢疼痛，必须休息一会儿才能继续行走；以后休息时下肢也疼痛，甚至疼得彻夜难眠；再后来，足部皮肤发生溃烂、坏死，创口久久不能愈合，坏死可深达肌腱、韧带、骨头，最终患者不得不接受截肢手术而导致残疾。

下面介绍一下糖尿病足病的三个特征性临床表现。

1）**间歇性跛行** 在病变的早期就可以出现间歇性跛行。表现为行走一段距离后，突然出现臀部、大腿或小腿后面（小腿肚子）麻木、疼痛甚至痉挛，导致跛行，严重者必须蹲下来或坐下来休息一会儿，等症状消失后才能继续行走。但行走一段时间后，上述症状会再次出现。

2）**静息痛** 静息痛多在病变的中期出现。表现为安静状态下脚趾或脚趾末端疼痛，躺下的时候疼痛明显，夜间尤其厉害，需要走几步才能缓解。

3）**肢端溃疡坏疽** 根据病变的性质和临床表现，肢端坏疽可分为三种类型：

一是湿性坏疽。湿性坏疽是由于动脉和静脉同时受阻，循环障碍所致。临床表现为肢端水肿，溃疡部位分泌物多，严重的时候可伴有全身不适或毒血症、菌血症。二是干性坏疽。干性坏疽是由于动脉粥样硬化、血管狭窄或动脉血栓形成，血流逐渐或突然中断所致。临床表现为动脉搏动消失，肢端无水肿，脚趾或脚趾以上部位干枯变黑，变黑的组织和健康组织界限比较清楚，分泌物少。三是混合性坏疽。混合性坏疽，湿性坏疽和干性坏疽的临床表现同时存在，动脉搏动减弱或消失。

临床上，根据病情的严重程度，可将糖尿病足病分为 6 级（图 6-19）。

3. 健康危害 糖尿病足溃疡可导致局部组织破溃、感染，引发骨髓炎、坏死等，治疗起来非常困难，严重者可导致截肢。糖尿病患者下肢截肢的危险性约为非糖尿病患者的 40 倍，约 15% 的糖尿病患者会在其一生中发生足溃疡。糖尿病足溃疡还可并发或诱发其他急性心脑血管事件（如心肌梗死、脑卒中等），甚至诱发糖尿病急性并发症（如酮症酸中毒、高血糖高渗状态等）。如果感染扩散到全身，细菌进入血液循环中生长繁殖，会导致脓毒血症，直接威胁患者的生命。

4. 防治方法

1）**饮食管理** 严格控制每日总热量，多吃些有助于维持肠道功能的食物，如蔬

0级
有发生足溃疡的危险因素，目前无溃疡

1级
表面溃疡，临床上无感染

2级
较深的溃疡，常合并软组织炎，无脓肿或骨的感染

3级
深度感染，伴有骨组织病变或脓肿

4级
局限性坏疽（趾、足跟或前足背）

5级
全足坏疽

图 6-19　糖尿病足病的 Wagner 分级

菜、含纤维高的淀粉类食品和豆类食品；尽量吃新鲜的水果而不是喝果汁。对于已经发生感染的患者，因为感染会使机体的能量消耗增加，所以，应适当增加热量的摄入（一般增加 10% ～ 20% 的热量供应）。要严格控制脂肪的摄入量，多摄入不饱和脂肪酸，避免高胆固醇饮食。蛋白质的摄入量应占每日总热量的 20% 左右，且应以精瘦肉、禽肉和鱼肉为主。另外，进食要定时定量，避免暴饮暴食。还有就是要坚决戒烟，因为吸烟对血管的损害往往比不良饮食习惯还要大。

2）运动管理　规律运动对于改善病情十分重要，有研究证实运动锻炼能改善间歇性跛行患者的步行距离及行走时间。每次运动最好持续 30 分钟左右，但时间不宜过长。要根据自身的体质和健康情况选择适宜的运动种类，推荐进行散步、慢跑、打太极拳等有氧运动，这些运动既可以改善下肢的血液循环，增强耐寒能力，又有助于降低血糖。运动至稍感疼痛的程度应立即休息，待完全恢复后再开始运动，不宜勉强坚持。如果出现足部溃疡，则暂时不宜进行负重运动，但可以做一些无负重运动，等伤口完全愈合后再进行规律运动。运动前一定要选择好合适的鞋袜，并检查鞋内是否存在小石子等异物，以免给双脚带来伤害。

3）药物治疗

① 控制血糖、血压、血脂　在降糖方面，处于糖尿病足早中期的患者，口服降糖药或者注射胰岛素都可以，根据全身情

况决定就可以。对于中晚期糖尿病足患者，建议选择胰岛素来控制血糖，因为胰岛素不仅是控制血糖的最有效手段，还是一种生长因子，有利于创面的愈合。建议将糖化血红蛋白控制在 7.0% 以下，老年糖友可以适当放宽。在降压方面，可能血管紧张素转换酶抑制剂（普利类）和利尿剂更有益处。糖尿病足合并高血压者，建议将血压控制在 130/80 mmHg 以下，老年或危重患者放宽至 140/90 mmHg。在调脂方面，糖尿病足合并脂代谢异常者，建议采用他汀类药物治疗，将低密度脂蛋白胆固醇控制在 2.6 mmol/L 以下；如果同时合并有下肢动脉病变，建议将低密度脂蛋白胆固醇控制在 1.8 mmol/L 以下。

② 改善血液循环　糖尿病足是由下肢血管狭窄、闭塞导致的，所以应用改善血液循环的药物有一定的疗效。早期使用的药物有肝素、阿司匹林、潘生丁、己酮可可碱等，近期出现了一些新药，疗效比较理想，现简单介绍如下：

前列腺素 E_1（凯时）　凯时能选择性地作用于狭窄和有斑块的动脉，扩张痉挛的下肢血管，改善下肢动脉血流，抑制血小板聚集。在治疗糖尿病下肢血管病变方面，前列腺素 E_1 可以作为排头兵使用。

盐酸沙格雷酯（安步乐克）　安步乐克具有抑制血小板凝集和二次凝集、抑制血管收缩、抑制血管平滑肌细胞增殖和增加侧支循环、改善周围循环障碍、抗血栓等作用，是治疗下肢血管疾病的有效药物。

西洛他唑（培达）　培达具有抑制血小板活化和平滑肌增殖、扩张血管、降低甘油三酯水平的作用，可以显著减轻下肢血管病变患者下肢疼痛、麻木、发凉以及酸胀发沉等症状，并能提高神经传导速度。

利伐沙班（拜瑞妥）　拜瑞妥可以有效减少肢体缺血事件的发生，还可以显著减少主要心血管事件的发生。

③ 抗感染　糖尿病足病继发感染，尤其是深及骨髓者，要积极进行抗感染治疗。抗生素的使用要做到全程、足量，一般来说不累及骨的感染疗程约为 2 周，伴有骨髓炎的则需要几个月。具体的用药方法请遵医嘱。

4）手术治疗

① 介入治疗　对于经内科保守治疗无效、下肢缺血严重或间歇性跛行症状影响了工作和生活的患者，可以采用介入治疗。主要方法包括经皮球囊血管成形术、血管内支架植入术等，这些方法适合于病变局限尤其是近端大血管狭窄的患者。介入治疗具有创伤小、恢复快、疗效显著、可重复应用的优点。

② 干细胞移植　干细胞具有多向分化的特性，在缺血环境下可诱导新生血管形成，从而改善局部供血，达到治疗目的。但这一技术的应用时间比较短，许多问题

仍有待于进一步研究。

③ 截肢 当各种方法都无效时，或者肢体发生坏疽和继发了难以控制的感染而危及生命时，应进行截肢手术。

5）中医治疗 糖尿病足病属于中医学消渴病兼证"脱疽"的范畴。古籍中关于消渴病患者并发脱疽有许多论述。《外台秘要》中说："消渴病……多发痈疽。"《卫生宝鉴》中说："消渴者，足膝发恶疮，至死不救。"治疗脱疽，中医多采用清热解毒、活血化瘀、祛腐生肌等法。

常用中成药简介：

清热解毒类 如栀子金花丸、连翘败毒丸等。可用于治疗热毒内蕴为主引起的脱疽。适应证为患肢皮肤暗红而肿，跌阳脉（足背动脉）搏动消失，患趾如煮熟红枣，渐变紫黑，破溃腐烂，疼痛异常，伴发热、口干、便秘、尿黄赤，舌质红，苔黄腻，脉洪数或细数。

活血化瘀类 如活血通脉胶囊、活血止痛胶囊、通塞脉片（胶囊）等。可用于治疗以缺血为主的脱疽。适应证为患肢暗红或青紫，下垂则甚，抬高则见苍白，足背毫毛脱落，皮肤肌肉萎缩，趾甲变厚，足背动脉搏动消失，静息痛，尤以夜间为甚，舌红或紫暗，苔白薄，脉沉细而涩。

补肾活血类 如筋脉通（北京协和医院内部制剂）。可用于治疗肾虚血瘀为主的脱疽。适应证为病久体衰，面容憔悴，

神情倦怠，心悸气短，患肢肌肉萎缩，皮肤干燥脱屑，患肢坏死组织脱落后疮面经久不愈，肉芽暗红或淡红不鲜，舌质淡，脉沉细弱。

温补肾阳类 如金匮肾气丸（水丸）等。可用于治疗肾阳虚引起以肢体不温为主的脱疽。适应证为面色暗淡无华，喜暖怕冷，患肢沉重、酸痛、麻木，小腿抽搐，以致跛行或停止行走，休息后疼痛逐渐消失，足背动脉搏动减弱或消失，局部皮肤苍白，触之冰凉，舌淡苔白腻，脉沉细。

祛腐生肌类 如祛腐生肌散。本品由冰片、珍珠、麝香等成分组成，外用可以治疗糖尿病足溃烂、脓液较多者。

可供选择的辅助食疗药膳：

乌蛇追风汤 乌蛇1条，当归50克，生苡米100克，姜汁、陈皮各少许。各物加水共炖。此汤可祛风止痛、利湿除痹。适用于小腿外侧和足背疼痛者。

归脾麦片粥 党参、黄芪各15克，当归、酸枣仁各10克，丹参12克，桂枝5克，麦片60克。前六味加水浸泡1小时，取出放入砂锅中煎煮，去渣取汁，再放入麦片同煮。此粥具有益气扶阳、养血安神、祛风止痛、利湿除痹的作用。适用于气血亏虚、肢体麻木不温、失眠健忘者。

天葵苡仁粥 紫背天葵50克，薏苡仁30克。将紫背天葵单包，和薏苡仁同煮成粥后挑出天葵。此粥具有清热除湿、

消毒排痈的作用。适用于热毒内蕴、流脓溢液之足部溃疡者。

自我保健按摩：

供选择的按摩穴位及方法：

按摩涌泉穴 涌泉穴位于足底，足趾跖屈时，约当足底第二、三趾蹼缘与足跟连线的前 1/3 与后 2/3 交点凹陷中（图6-20）。可采用按压、揉擦等方法，左右手交叉进行，每穴各操作 10 分钟，每天早晚各 1 次。也可借助按摩器进行按摩。

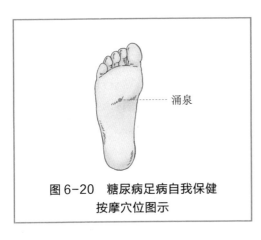

涌泉

图 6-20　糖尿病足病自我保健按摩穴位图示

摩擦双脚 仰卧，双脚并拢，相互摩擦 20 次左右，以双脚感到温暖为宜。

注意：自我按摩仅适用于糖尿病足病 0 ～ 2 级的患者。由于糖尿病足病患者的下肢感觉不灵敏，所以按摩的力度一定要掌握好，避免因用力过度而造成足溃疡。

5. 病情监测 了解糖尿病足溃疡的危险因素和早期信号对于防止足溃疡的发生和延缓足溃疡的进展十分重要。这些危险因素和早期信号包括：①糖尿病病程 > 10 年；②血糖长期控制不佳；③有足溃疡的既往史；④存在严重的足畸形；⑤足部发凉或发热、皮肤不出汗、肌肉萎缩、受力点皮肤增厚、脉搏消失和皮下组织萎缩等；⑥有足部麻木，触觉、痛觉、温度觉减退或消失等神经病变的症状和（或）有间歇性跛行、休息痛或发凉等缺血性血管病变的症状；⑦不注意足部的卫生保健，穿不合适的鞋袜等；⑧社会经济条件差、老年或独居生活，不能及时或拒绝治疗和护理；⑨吸烟、酗酒等。

一般建议至少每年 1 次对糖尿病患者进行足部神经、血管等状况的全面评估，仅有足部感觉缺失者每 1 ～ 3 个月复诊 1 次，已经发生足溃疡者每 1 ～ 3 周复诊 1 次。

6. 日常养护 "冰冻三尺，非一日之寒。"糖尿病足病的发生与发展是一个漫长的过程。许多生活中的小细节需要广大糖尿病患者重视起来。养成良好的习惯是避免截肢悲剧发生的重要措施。

1）检查双脚 大多数糖尿病足溃疡通常起于很小的损伤。如果您能及时发现这些小的损伤，就可以采取措施来避免情况的恶化。糖尿病患者每天都应检查双脚，每只脚的脚背、脚底和脚趾间都应检查到。您可以用手触摸脚背和脚底，也可以用镜子观察双脚的每个部分，还可以请家人或朋友帮忙。如果发现水疱、割伤、发红、变硬、破溃、擦伤、局部发热、局部发凉以及其他任何看起来不好的变化，都应该及时向医生报告。

2）正确洗脚　每天用温水洗脚，以保持足部清洁。洗脚前要用温度计测量水温，或者请家人帮忙试一下水温，洗脚水的温度以手背皮肤能够耐受为宜（建议的温度范围为 38 ～ 40℃）。不能用热水长时间泡脚，洗脚的时间最好不要超过10分钟。可以使用中性肥皂，将肥皂涂抹在脚上，轻轻揉搓，然后用温水冲洗干净。洗完脚后，应用干净、柔软的毛巾轻轻擦干，包括脚趾缝间，千万不要用粗布用力擦，以免造成脚部皮肤的损伤。

3）呵护双脚　双脚可涂抹护肤油，以保持皮肤柔软，不发生皲裂（注意：不要涂抹于趾缝间）。严重的足跟皲裂，可以使用含尿素的特殊皲裂霜。脚汗较多时，不宜用爽身粉吸汗，以防毛孔堵塞而感染。

应定期修整趾甲。修剪趾甲时，要用指甲刀，不要用剪刀。趾甲要修平直，齐趾一端用钝头的锉刀锉平趾甲面。如果趾甲太厚或者自己看不清楚，可以请家人或医生帮助修剪。为了便于修剪，可以先将趾甲用温水浸泡几分钟。切勿剪得太深。嵌入性趾甲或是鹰爪趾甲不要自行处理，应找专业人员处理。

要谨慎对待鸡眼、老茧、疣等足部疾患。出现此类情况，最好不要自己处理，

要去看医生。对于鸡眼和老茧，如果医生说不碍事，可以用磨石轻轻磨平，千万不要使用鸡眼水、除茧剂或鸡眼膏，也不要用刀片切刮或自行撕皮。疣等其他足部疾患，要请医生处理。

其他需要注意的问题还有：①不到公共浴室修脚；②不离取暖器等热源太近；③不赤脚行走；④不使用电热毯、热水袋或热水瓶暖脚（如果感觉脚冷，可以穿上袜子或盖上毛毯）。

4）选择鞋袜　穿着尺码合适的鞋子，有助于保护双脚。在选择鞋子时，应看重舒适度而不是样式，应选择鞋跟坚稳、鞋头宽阔的鞋子。避免穿着由人造物制成，鞋头过尖或过紧的鞋子。真皮或棉质鞋的透气性比较好。足部无畸形或周围神经病变风险低的患者，可以穿普通鞋，不必使用治疗鞋。对于有足溃疡史、截肢史、足畸形等高危或极高危患者，建议使用有减压矫形作用的治疗鞋具以预防足溃疡及溃疡复发。日常用鞋，可选择平底鞋，最好是圆头、系带、厚底的皮鞋。如果工作环境允许，步行鞋是不错的选择。不要穿高跟鞋，这类鞋子会将压力集中到脚趾，容易损伤足部。也不要买塑料鞋，因为塑料鞋不透气，而且质地偏硬，容易磨伤足部。运动锻炼时，要选择合适的并具有良好保护设计的运动鞋（图6-21）。

买鞋最好下午或傍晚去，因为这时的

脚最大。如果是上午去买鞋，可能到了下午会觉得小。试鞋的时候，应当穿上最厚的带衬垫的袜子，并站起来走上几步，用手摸摸鞋面是否紧绷，以辨别鞋头有没有足够的空间（建议脚趾前面留有1厘米左右的空间，以试鞋时脚后能放入一根手指为宜）。如果两只脚不一样大，应以较大的一只脚为标准。要摸一下鞋的里面，以确定没有皱褶或硬的接缝。一定不要以为鞋会越穿越大，它应该一开始就是合适的、舒服的。要逐渐适应新鞋，对于新鞋，穿20～30分钟后应脱下来检查双脚是否有压红的地方或摩擦的痕迹，第一天只穿1～2小时，然后仔细检查双脚，如果没有问题，以后逐渐增加穿着时间。

其他需要注意的问题还有：①不要穿露脚趾的凉鞋，也不要赤脚穿鞋；②穿鞋前要检查鞋里面是否有杂物，如沙石、钉子等；③每次穿鞋后，都要检查双脚有无损伤；④尽量隔天更换鞋款，以免脚的同一位置长期承受压力；⑤持续站立时间不要超过4个小时；⑥至少要备两双鞋，以保持鞋子的清洁干燥。

关于袜子的选择与穿着，广大糖友应注意以下几个方面的问题：①袜子要有衬垫，没有接缝或者接缝处光滑平坦；②袜子不宜太小，也不能太大；③袜口不宜太紧，否则会影响脚的血液循环，袜口的松紧带要宽，穿着后腿上不能留有约束的痕迹；④不要穿紧身袜（包括紧身裤），以

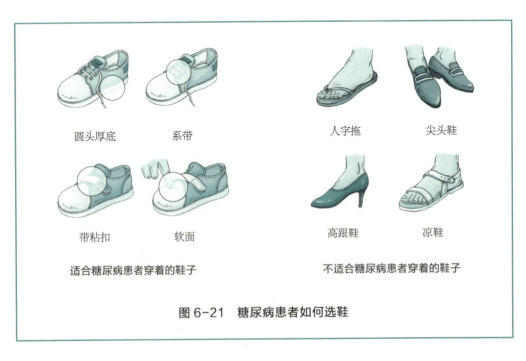

圆头厚底　　　系带　　　　　　　　　人字拖　　　尖头鞋

带粘扣　　　软面　　　　　　　　　　高跟鞋　　　凉鞋

适合糖尿病患者穿着的鞋子　　　　　**不适合糖尿病患者穿着的鞋子**

图6-21　糖尿病患者如何选鞋

免影响血液循环；⑤不要穿有破洞或补丁的袜子，破洞有可能套住脚趾，影响脚趾的血液循环，而补丁则有可能磨伤脚部皮肤；⑥要及时丢掉破旧的或衬垫已磨损的袜子；⑦不要穿起毛球、有线结的袜子；⑧不要穿不吸汗的袜子；⑨应选择浅颜色的袜子；⑩不要不穿袜子；⑪天气寒冷时，应穿着较厚的羊毛袜；⑫要每天换穿干净的袜子；⑬不穿不透气的尼龙袜、涤纶袜，应穿棉袜或羊毛袜。

5）**其他注意事项**　一是坐着的时候最好把脚抬高，不要让腿交叉过长时间，避免盘腿而坐。二是在床边准备一双拖鞋，以便夜里起床的时候穿。三是哪怕是在自己家里也不要光脚走路。

十三、感染的防与治

糖尿病患者由于存在内分泌、代谢紊乱和各种慢性并发症，机体的抗病能力下降，所以容易发生各种感染。而感染又常常使糖、脂肪、蛋白质的代谢紊乱加重，甚至诱发酮症酸中毒，严重时可威胁生命。因此，对于发生在糖尿病患者身上的感染，必须积极地加以预防和控制。

1. 发病原因　糖尿病患者容易感染的原因是复杂的。首先，血糖浓度高，有利于细菌的生长繁殖。同时，高浓度的血糖会使血浆渗透压升高，从而抑制白细胞的吞噬能力，使机体对感染的抵抗力降低。

其次，糖尿病患者易发生血管病变，造成中小血管功能和形态的异常，导致血流减慢，周围组织血液供应减少，组织中氧浓度降低，这不但有利于厌氧菌的生长，还降低了白细胞依赖氧的杀菌作用。再次，糖尿病引起的周围神经病变使四肢感觉减退，因此，容易出现皮肤损伤且不易被早期发现而致感染。如果控制排尿的神经受到损害，会导致尿液大量潴留；加上尿糖增高，有利于细菌生长；再加上有的患者经常使用导尿管，因此，特别容易发生逆行尿路感染甚至肾盂肾炎。最后，糖尿病患者体内代谢紊乱，抗病能力差，炎性反应明显下降，抗体生成也减少，所以容易受到感染。尤其是血糖控制比较差的糖尿病患者，他们往往同时存在多种防御功能的缺陷，所以极易感染，而且感染严重。

2. 健康危害　感染是糖尿病的一个重要并发症。糖尿病与感染，二者"狼狈为奸"：一方面，糖尿病控制不好，容易发生感染，并且糖尿病患者的感染不易控制，久治不愈的感染可造成感染性休克、死亡等严重后果；另一方面，感染可引起血糖升高，尿量增多，导致糖尿病病情恶化，甚至诱发糖尿病酮症酸中毒而致患者死亡。大家一定要记住：感染是糖尿病酮症酸中毒最常见的诱因。

3. 主要表现

1）**合并肺部感染时的表现**　糖尿病

患者在合并肺部感染时，通常起病比较急，常有高热，可伴寒战（老年人由于体质较弱可以没有发热或仅表现为低热），患者自觉全身肌肉酸痛、胸痛、咳嗽、咳痰，也可有乏力、纳差等症状。此外，还可见面颊绯红、皮肤干燥、口角和鼻周围单纯性疱疹等表现。实验室检查可见白细胞和中性粒细胞升高。

2）合并泌尿系统感染时的表现　糖尿病患者在合并泌尿系统感染时，可见尿频、尿急、尿痛、尿热等症状。如果是肾盂肾炎，还可见寒战、高热、乏力等全身症状，以及腰痛、肾区不适等局部症状，尿液外观浑浊，可见脓尿或血尿。尿常规检查可见白细胞升高。

4.防治方法

1）严格控制血糖，纠正代谢紊乱　血糖控制不佳的患者感染的发生率高，严格控制血糖可以降低感染的发生率。已经发生感染的患者，更应严格控制血糖。血糖控制不佳的2型糖尿病患者，需由口服降糖药改为胰岛素治疗，有酸中毒者应及时纠正，这些措施将有利于感染的治疗。

2）早期有效控制感染　糖尿病患者在抗感染方面，一定要做到"早"和"有效"。但要注意，抗生素不能随便乱用，要在医生的指导下使用，有条件的还要进行细菌培养和药敏试验，根据药敏试验结果，有针对性地使用抗生素，这样才能保证疗效。

另外，用药不能"三天打鱼，两天晒网"，觉得吃上一两天就行了，要按医生的要求服用足够的剂量和天数。当然，也不能小心过头了，抗生素不能吃个不停，或者平时没事的时候也吃点预防预防，这对身体都是有损害的，而且有可能导致耐药。

3）必要时进行外科治疗　糖尿病患者的抵抗力差，而且大多存在神经和血管病变，因此，很容易因为小伤而引起大祸。广大糖友应抱着"小题大做"的态度来对待小伤小病。一旦发现小伤口，要立即到医院去看，争取及早得到有效的治疗，千万不要自行处理。糖尿病合并的多种感染需要外科协助治疗，如肾脓肿、某些皮肤感染（如痈、蜂窝织炎等）以及某些少见感染，常常需要外科清创或切开引流才能尽快治愈，否则不但疗效不佳，还可能酿成大祸。

4）中医治疗　糖尿病合并肺部感染属于中医学"风温""咳嗽"等病证的范畴，病机为消渴日久，卫气虚弱，防御能力下降，外邪乘虚而入，侵犯肺卫，导致肺气壅遏不宣、清肃之令失常。糖尿病合并肺部感染是严重的，尤其是老年人，容易发生中毒性休克，因此，急性期应以西医治疗为主，以免贻误病情，造成严重后果。糖尿病合并肺部感染时可用羚羊清肺丸、复方鲜竹沥液等中成药治疗。糖尿病合并泌尿系统感染，按照其临床症状，属于中医学"淋证"的范畴，是由于湿热之邪壅滞下焦而成。对于老年女性糖尿病患者来说，泌尿系统感染常常反复发作，而且多见无症状性菌尿，此时可辅以中成药治疗，可用的中成药主要有热淋清颗粒、尿感宁颗粒等。

5.日常护理　首先说明一点：此处虽名为"日常护理"，但并不是讲感染之后的护理方法，而是讲感染的预防措施。之所以没有把这一块内容放入前一部分，是因为它非常重要。

通过前面的介绍，我们知道糖尿病合并感染的后果是非常严重的，所以一定要注重预防。广大糖尿病患者要增强自我保护意识，在日常生活细节上注意避免感染的发生。首先，要注意饮食卫生，以预防胃肠道感染。要清淡饮食，多吃富含维生素的蔬菜。应忌食生冷、辛辣、油腻食物，少吃海鱼、虾、海参等发性食品。还要适当增加饮水量，以促进排泄。其次，要坚持参加力所能及的体育锻炼，如散步、做广播操、打太极拳等，以增强体质，提高机体的抗病能力。再次，要勤洗澡，勤换衣，勤刷牙，注意外阴和足部的清洁，避免皮肤损伤，及时治疗甲沟炎、足癣、甲癣等，这是预防感染非常有效的措施。合并周围神经病变的患者，应避免使用热水袋等，以免引起烫伤，并发感染。最后，要定期去医院检查。糖尿病患者在血糖控制不好的时候，很容易发生上呼吸道感染，而且每次感染持续的时间都很长，糖尿病病情也会随之加重。所以，积极预防感冒对于稳定糖尿病病情十分重要。定期注射流感疫苗、肺炎疫苗等也是预防感染的重要措施。

十四、肺结核的防与治

糖尿病患者由于体内代谢紊乱，机体抗病能力差，所以容易并发肺结核。糖尿病患者并发肺结核的风险要比非糖尿病患者高 2 ~ 4 倍，5% ~ 10% 的糖尿病患者会并发肺结核，尤其是中老年患者。

关于肺结核的基本概念，相信大家都比较清楚，因此，我们在这里不做具体介绍。下面重点介绍一下糖尿病并发肺结核的临床表现、健康危害、防治方法与日常护理这几个方面的知识。

1.临床表现　糖尿病合并肺结核的临床表现取决于糖尿病病情的轻重。糖尿病控制不满意的患者结核症状少，糖尿病症状多，应用胰岛素等改善糖代谢及其他相应治疗后，方可出现明显的结核症状，除干咳或咳少量黏痰、痰中带血外，还可出现午后低热、乏力、食欲减退、体重减轻、盗汗等全身中毒性症状。

2.健康危害　糖尿病合并肺结核，暴发型结核常见，易有大片干酪样坏死伴溶解播散病变和迅速形成空洞。反复的酮症酸中毒会促进结核病的发展，活动性结核又会加重糖尿病病情，两者形成恶性循环。

3. 防治方法

1）饮食要点　少吃辛辣、刺激性食品，禁止饮酒。适当增加热量摄入，从事轻体力劳动者或体型肥胖者可按每日每千克体重30千卡供给，体型正常或消瘦者可按每日每千克体重35千卡供给。如果没有肾脏疾病，可适当增加蛋白质的摄入量，按每日每千克体重1.2克供给，并且肉、蛋、鱼等优质蛋白需占50%以上。此外，钙能促进结核病灶钙化，所以，最好每天能喝2袋（500毫升）牛奶，也可以服用一些钙元素补充剂。多吃新鲜绿叶菜，血糖控制比较好的患者可以适当吃一些水果，以增加维生素的摄入。

2）糖尿病的治疗　当糖尿病与肺结核合并存在时，两者常互相影响。治疗时须首先在专业医生的指导下积极控制糖尿病，这对肺结核的治疗非常有利。肺结核的治疗效果和预后完全取决于糖尿病的控制情况。建议合并肺结核的糖友使用胰岛素治疗，以减轻肝肾的负担，保证抗结核药正常发挥作用。另外，要注意某些抗结核药对糖代谢的影响。如异烟肼易引起糖代谢紊乱，使胰岛素的需要量增加，异烟肼还能在代谢过程中和维生素B_6竞争，从而导致末梢神经炎，而糖尿病患者又经常伴有周围神经病变，所以，糖尿病患者在服用异烟肼时，要加用维生素B_6，以防发生或加重末梢神经炎。

3）肺结核的治疗

① 西医治疗　抗结核药治疗需遵循"早期、联合、适量、规律、全程"的原则。"早期"是指早期治疗效果好；"联合"是指一般两种或两种以上抗结核药联合应用，这样可以减少耐药事件的产生，增加药物的协同作用，以达到理想的治疗效果；"适量"是指应用抗结核药治疗时必须注意患者对药物的耐受性，尤其是存在肝肾功能障碍的患者。应根据病情的轻重程度、肝肾功能的好坏选用抗结核药，尽量选用一线的敏感药物。采用既能发挥有效抗菌作用又不发生或少发生副作用的适宜剂量。"规律"是指有规律、不间断地用药。"全程"是指应按有效的治疗方案完成规定疗程治疗，不能提前停药，不要随意换药。疗程一般分两个阶段：强化阶段2~3个月，巩固阶段6~7个月。

② 中医治疗　肺结核中医称"肺痨"。对于肺结核的治疗，应以西医抗结核药为主，可以配合使用中成药等以养肺止咳。

常用中成药简介：

百合固金丸　由百合、生地、玄参、川贝母、麦冬、芍药、当归、橘皮组成。适用于肺阴虚损之结核。

白芨枇杷丸　由白芨、蛤粉、阿胶、生地、藕节、枇杷叶组成。适用于肺阴不足伴有咯血者。

可供选择的辅助食疗药膳：

百合黄精粥　百合、山药、黄精各30克，粳米100克。黄精水煎，去渣取汁，加入百合、山药、粳米煮粥食用，每天1次。有补肺健脾的作用，适用于肺脾两虚、肺痨咯血的患者。

沙参粳米粥　北沙参15克，粳米50克。北沙参捣碎，与粳米一起加水煮粥。早晚温服。适用于肺阴不足、干咳少痰者。

自我保健按摩：

对相关穴位进行按摩可以理气宽胸，缓解肺结核的相关症状。主要穴位有膻中、天突、列缺等。

推按膻中穴　膻中穴位于胸部正中线上，两乳头连线与前中线的交点处（图6-22）。用拇指自下而上推按膻中穴约2分钟，以胀麻感向胸部发散为佳。

点按天突穴　天突穴位于颈部前正中线上，胸骨上窝中央（图6-22）。稍稍仰头，用中指点按天突穴约2分钟，力度以不影响呼吸为宜。

按揉列缺穴　两手虎口交叉，一手食指按在另一手腕关节上，食指尖下凹陷处即是列缺穴（图6-22）。可用拇指按揉列缺穴，每侧1分钟左右。两手交替进行。

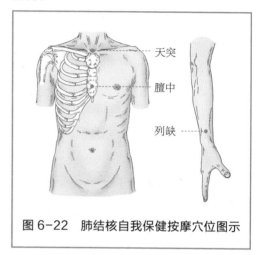

图6-22　肺结核自我保健按摩穴位图示

4. 日常护理　合并肺结核的患者，平时要注意休息，适当运动，提高机体抗病能力。要注意个人卫生，不随地吐痰，咳嗽、打喷嚏的时候要用手帕捂住口鼻。居室要经常开窗通风，被褥等物品要定期在日光下曝晒。另外，还要注意避免与活动性结核病患者直接接触。

治疗期间要按照医嘱服药，并密切监测血糖变化，定期复查肝肾功能和血、尿常规，定期到医院随访。出现咳嗽、咳痰或痰中带血、发热、乏力、盗汗、体重下降等症状时，应及时到正规医院进行系统检查（包括痰涂片、胸部X线检查等），以便早期发现肺结核，及时治疗。

十五、骨质疏松的防与治

糖尿病患者可伴发多种骨关节病，包括骨质增生、骨性关节炎、骨质疏松等，其中以骨质疏松最为常见。糖尿病患者出现骨质疏松的概率显著高于非糖尿病患者。有资料显示，大约50%的糖尿病患者都患有骨质疏松。

1.发病原因　糖尿病患者容易合并骨质疏松的原因大致可以归纳为以下几点：第一，糖尿病患者长期处于高血糖状态，机体渗透压高，许多含有大量"糖分"的液体被排了出去，与此同时也带走了大量的钙和磷。钙、磷丢失增多，所以容易出现骨质疏松。第二，糖尿病患者体内缺乏胰岛素，胰岛素缺乏会导致蛋白质的合成受到限制，使得骨头的基本成分——成骨组织和骨基质形成减少，这也会造成骨质疏松。第三，胰岛素缺乏会影响到维生素D的合成。另外，合并糖尿病肾脏病变时，肾脏中负责合成活性维生素D的酶的数量和活性均降低，所以会导致活性维生素D缺乏，进而影响肠道对钙的吸收，导致骨质疏松。第四，有许多糖尿病患者并发性腺功能减退，而性激素的缺乏会加重骨质疏松。比如，糖尿病妇女绝经后，体内的雌激素减少，因而骨质疏松发生的可能性就大大增加了。第五，糖尿病并发微血管病变及神经病变时，会减少对骨的营养供给，造成骨营养障碍和骨质病变，最终发展为骨质疏松。

2.临床表现　糖尿病合并骨质疏松的患者除了有糖尿病的相关症状，还常常有腰、背、髋部骨骼疼痛或持续性的肌肉疼痛，并可见手指抽搐、小腿抽筋等。其中腰背痛最为多见，疼痛多沿着脊柱向两侧扩散，直立或后伸时疼痛加剧，坐位或仰卧时疼痛减轻；白天疼痛轻，夜间和清晨醒来时加重。骨痛则多发生在脊柱、骨盆与四肢部位，常为持续性钝痛，且疼痛与骨质疏松的程度平行，也就是说，骨质疏松越严重，疼得越厉害。

骨质疏松会使骨骼变得脆弱而缺少韧性，生活中稍有不慎就容易发生骨折，脊椎、前臂远端和股骨颈都是容易发生骨折的部位（图6-23）。发生椎体压缩性骨折时，会出现驼背、身高变矮的现象。

在化验检查方面，糖尿病合并骨质疏松的患者经常有"尿中五高、血中二低"的表现。所谓"尿中五高"，是指尿钙高、尿磷高、尿镁高、尿糖高和尿羟脯氨酸高；所谓"血中二低"，即血磷低、血镁低，但患者的血钙水平往往正常。

3.健康危害　骨质疏松可以导致各种骨折，尤其以脊椎压缩性骨折和髋部骨折最为常见。糖尿病患者发生髋骨或股骨颈骨折的比例是相同年龄段非糖尿病患者的2～6倍。骨折后，患者生活不能自理，

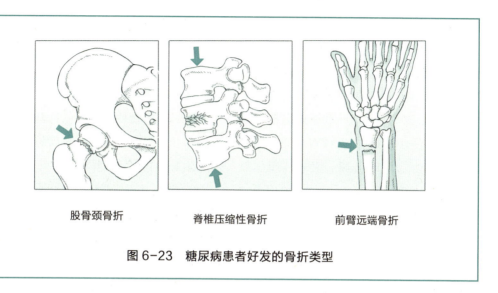

股骨颈骨折　　　脊椎压缩性骨折　　　前臂远端骨折

图 6-23　糖尿病患者好发的骨折类型

长期卧床，容易合并褥疮、肺炎、心脑血管疾病等。而且，糖尿病患者骨折后伤口或手术治疗的伤口愈合缓慢，极易反复感染，导致生活质量下降、情绪低落，有的甚至有自杀倾向。

4. 防治方法

1）饮食管理　第一，要多摄取富含钙和维生素 D 的食物。建议合并骨质疏松的糖尿病患者每天摄入钙 1500 毫克。钙主要来源于食物和钙制剂，常见食物中以沙丁鱼、牛奶和绿叶蔬菜含钙较多，钙制剂中以碳酸钙含钙最多。牛奶中含有丰富的钙，而且容易被人体吸收。糖尿病患者可以选择脱脂或低脂牛奶，建议每天饮用 250 ~ 500 毫升。富含维生素 D 的食物有鱼肝油、动物肝脏和蛋黄等。第二，要维持食物中的钙磷比例。建议将钙磷比例保持在（1 ~ 2）∶1。食物中磷的含量增加会导致骨骼中的钙溶解和脱出增加，建议每天摄入磷 1000 ~ 1500 毫克。糖尿病患者钙从尿液中丢失的主要原因是由于肾小球滤过率增加，肾小管对钙、磷的重吸收减少。肾脏在丢失钙、磷的同时，还丢失镁，使机体处于低镁状态。因此，应多吃钙、磷、镁等矿物质含量丰富的食物。第三，选择适当的烹饪方法。谷类食物和蔬菜不宜和含钙丰富的食物同时烹调，因为它们会和钙发生化学反应，影响机体对钙的吸收。

2）运动管理　每周至少要运动 3 次，每次不少于 30 分钟。要多晒太阳，以帮助皮肤合成维生素 D，增加机体对钙的吸收能力。运动前要做充分的准备活动，运动过程中动作幅度不宜过大，要格外注意安全，尽量避免骨折的发生。

3）**药物治疗** 降糖药物对骨代谢的影响越来越受到关注，这是因为研究发现服用噻唑烷二酮类药物罗格列酮后，骨折发生率升高。对高骨折风险糖尿病患者，应该选用不影响骨代谢，甚或有骨保护作用的降糖药物，如二甲双胍、GLP-1受体激动剂；对绝经后妇女或高骨折风险的男性，避免使用噻唑烷二酮类药物，尤其避免联合使用磺脲类药物。

① **钙剂** 补充钙剂是防治骨质疏松的重要手段，特别是对于糖尿病患者来说。由于疾病的关系，糖尿病患者所需要的钙比非糖尿病患者要多，所以更应该及时补钙。常用的口服钙剂有碳酸钙、枸橼酸钙、乳酸钙、葡萄糖酸钙等。其中，碳酸钙含元素钙最高，而且不增加尿钙的排泄。但是，碳酸钙的吸收和胃中的酸碱度有关。老年糖尿病患者胃酸分泌减少，因此，在吃饭的时候服用碳酸钙吸收较好，而不宜空腹服用。枸橼酸钙吸收好，不受胃酸多少的影响，比较适合老年糖尿病患者。服用二甲双胍的糖尿病患者，尽量不要吃乳酸钙，以免出现乳酸性酸中毒。

② **维生素D** 维生素D能促进肠道对钙和磷的吸收，因而有防治骨质疏松的作用。常用的活性维生素D制剂有骨化三醇（罗盖全）和阿法骨化醇（阿法迪三、法能）。骨化三醇能促进肠道对钙的吸收，

提高血钙浓度，使钙在骨中沉积，促进骨形成。阿法骨化醇需要经过肝脏被羟化为骨化三醇后才能发挥作用。除此之外，市面上还有维生素D和钙剂组合而成的复方制剂，二者组合使用可以使钙得到更好的吸收、利用，比如钙尔奇D就是碳酸钙和维生素D_3的复合制剂。

③ **降钙素** 降钙素能减少骨吸收和骨溶解，阻止骨丢失，并能促进血液中的钙进入骨骼，促进骨形成。常用药物有鲑鱼降钙素（密盖息）和依降钙素（益盖宁）。

注意： 激素治疗导致的骨质疏松不能使用降钙素类药物，而且降钙素的用量不宜过大，否则会继发甲状腺功能低下。

④ **二膦酸盐** 二膦酸盐具有抑制破骨细胞活性、减少骨质吸收的作用，对骨质疏松引起的疼痛疗效比较好。常用药物有阿仑膦酸钠（福善美、固邦）。但是目前医学界对阿仑膦酸钠治疗的安全性仍然存在争议，因此，这类药物必须在医生的指导下使用。

⑤ **性激素** 主要指雌激素和孕激素。这类药物多用于治疗绝经后妇女的骨质疏松，由于其对血糖、血压存在不良影响，因此糖尿病患者应慎用。

4）**中医治疗** 骨质疏松属于中医学"骨痿""骨痹"等病证的范畴，是由于邪热伤肾、阴精耗损、骨枯髓虚所致，治疗多采用补肾益精填髓之法。

常用中成药简介：

强骨胶囊　主要成分为骨碎补总黄酮。具有补肾壮骨、强筋止痛的作用。适用于肾阳不足的骨质疏松患者，症见骨脆易折、腰背或四肢关节疼痛、畏寒肢冷或抽筋、下肢无力、夜尿频多等。

仙灵骨葆胶囊　主要成分为淫羊藿、续断、补骨脂、地黄、丹参、知母。具有滋补肝肾、活血通络、强筋壮骨的作用。适用于肝肾不足所致的骨质疏松症，症见腰部疼痛、足膝酸软、乏力等。

左归丸　主要成分为熟地黄、菟丝子、牛膝、龟板胶、鹿角胶、山药、山茱萸等。具有滋阴补肾、填精益髓的作用。适用于肾精不足偏于阴虚的骨质疏松患者，常伴见腰酸腿软、遗精滑泻、自汗盗汗、口燥咽干、舌光少苔、脉细或数等症。

右归丸　主要成分为熟地黄、山药、山茱萸、菟丝子、杜仲、肉桂、熟附片等。具有温补肾阳、填精益髓的作用。适用于肾阳不足、命门火衰的骨质疏松症，常伴见腰膝酸冷、精神不振、畏寒肢冷、阳痿遗精、大便稀溏、尿频而清等症。

可供选择的辅助食疗药膳：

沙苑子茶　沙苑子10克，洗净捣碎，沸水冲泡代茶饮。本茶具有补肾强腰之功，适用于老年骨质疏松症之腰痛。

羊脊骨粥　羊脊骨（连尾）1具，茯苓20克，补骨脂12克，粳米60克，葱、姜、食盐各适量。羊脊骨洗净，剁碎捣烂。补骨脂研粉备用。葱、姜切丝。将羊脊骨碎块及粳米放入锅中，加水适量，煮至粥五成熟，将补骨脂粉加入搅匀，继续煮，粥成时加入葱、姜、食盐，搅匀即可。本粥具有补肾助阳、强筋壮骨的作用，适用于老年骨质疏松症属肾阳虚者。

鹿胶粥　鹿角胶10克，粳米50克。先以粳米煮粥，将成时，加入鹿角胶，稍煮，使其熔化，调匀即成。本粥有补肝肾、益精壮骨之功效，适用于糖尿病并发骨质疏松症属肾虚者。

自我保健按摩：

对相关穴位进行按摩，可以起到补肾填精、强壮骨骼的作用。主要穴位有肾俞、命门、照海等。

按揉肾俞穴　肾俞穴在腰部，第2腰椎棘突下，旁开1.5寸（两横指）处（图6-24）。可用拇指指腹按揉，两侧同时进行。每次10～15分钟。能起到补肾填精、强壮骨骼的作用。

按揉命门穴　命门穴在背部，后正中线上，第2腰椎棘突下凹陷处，前面与肚脐相平（图6-24）。可用拇指指腹按揉命门穴。每次5分钟左右。也可以在按摩的基础上使用灸法。经常按摩命门穴，对骨质疏松、腰酸背痛、阳痿早泄等有一定的辅助治疗效果。

点按照海穴 照海穴在足内侧，内踝尖直下，内踝下缘凹陷处（图6-24）。可用拇指按压，感到酸、麻、胀即可。每次5～10分钟。配合按摩肾俞穴可起到补肾通络的作用。

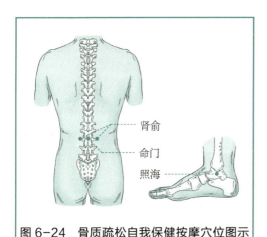

图6-24 骨质疏松自我保健按摩穴位图示

十六、脂肪肝的防与治

统计资料显示，糖尿病患者中约有50%的人合并有脂肪肝。在引起脂肪肝的所有病因中，糖尿病排在第三位，仅次于肥胖和饮酒。

1. 发病原因 一方面，糖尿病患者胰岛素分泌相对或绝对不足，体内的葡萄糖利用减少，脂肪分解加速，使血中脂肪酸增多，从而导致肝脏脂肪合成增加；同时，肝糖原储备减少，容易引起脂肪在肝脏内堆积，这也有利于脂肪肝的形成。另一方面，脂肪肝可诱发胰岛素抵抗，导致血糖升高。由此可见，糖尿病与脂肪肝是互为因果的，两者可形成恶性循环。

除了高血糖、血脂异常、肥胖和高血压，不良生活方式也是诱发脂肪肝的重要因素，主要包括：

1）**生活懒散** 白天精神萎靡、睡觉过多以及工作过于轻松和懒散是脂肪肝的危险因素，有一定的生活节奏和工作压力者不容易患上脂肪肝。当然，睡眠不足和工作过度劳累、紧张也不利于身体健康，任何事情都要讲究适度。

2）**大量饮酒** 肝脏是酒精分解代谢的主要场所，酒精及其代谢产物乙醛都对肝细胞有一定的毒性，会使肝细胞对脂肪酸的氧化利用减少，合成甘油三酯增多。因此，饮酒越多，肝内脂肪酸和甘油三酯就越容易堆积，从而导致酒精性脂肪肝。

3）**饮食结构不合理** 随着经济的发展，人民生活水平的提高，我国居民的饮食结构和营养组成发生了明显的变化，粮食消耗量呈下降趋势，动物性食物成倍增长，使来自碳水化合物的能量下降，来自脂肪的能量上升，导致热量摄入过剩。调查发现，膳食结构与脂肪肝密切相关，家庭人均月收入高、爱吃荤食是脂肪肝的危险因素，而主食碳水化合物的多少与脂肪肝的发生并没有明显关系。

4）**缺乏运动** 人体对于多余热量，除了转化为脂肪储存在体内以外，主要通过体力活动来消耗掉。在脂肪肝的形成过程中，活动过少比吃得过多更为重要。调查发现，绝大多数脂肪肝患者习惯于久坐或不爱活动，有些患者甚至从不参加体育锻炼。长期不运动会导致体内过剩的营养转化为脂肪，这些脂肪沉积于皮下则表现为肥胖，积存于肝脏则表现为脂肪肝。

2. 主要表现　脂肪肝多见于存在肥胖、血脂异常、高血压等情况的糖尿病患者，临床症状通常不典型。轻度脂肪肝患者常常没有自觉症状，中重度脂肪肝患者可出现上腹不适、右胁肋处胀满、肝区疼痛、厌食油腻、恶心腹胀等。实验室检查可见转氨酶正常或轻度异常（一般低于正常值上限的2倍），血清总胆红素、白蛋白和球蛋白一般正常，除非发生明显的脂肪性肝炎或失代偿性肝硬化。

3. 健康危害　糖尿病合并脂肪肝，早期往往没有症状或症状很轻微，因此，一些医生和患者对它不够重视。其实，2型糖尿病合并脂肪肝的危害还是相当大的，如果不及时治疗，会逐渐发展成脂肪性肝炎、肝纤维化乃至肝硬化。脂肪肝会进一步加重胰岛素抵抗和糖代谢紊乱（尤其是重度脂肪肝或出现肝硬化时），从而加重糖尿病，形成恶性循环。

4. 防治方法

1）饮食管理

① 坚持科学的饮食结构　这是预防和治疗糖尿病合并脂肪肝的重要措施。有人认为，脂肪多了，少吃点荤的，干脆吃素食不就解决了。其实不然，在短时间内急剧减少脂肪的摄入，非但没有作用，还会不可避免地引起低血糖。在总热量一定的情况下，糖尿病合并脂肪肝的患者尤其要注意三大营养素的合理分配，要适当增加蛋白质的摄入（建议1/3以上为优质蛋白，如鱼、虾、瘦肉、牛奶、鸡蛋等），关注脂肪的质和量，严格控制糖类的摄入。应以低脂饮食为宜，并要以植物性脂肪为主，尽可能多吃一些富含单不饱和脂肪酸的食物（如橄榄油、菜籽油、茶油等），尽量少吃富含饱和脂肪酸的食物（如猪油、牛油、羊油、奶油等），同时应限制胆固醇的摄入量（含胆固醇多的食物有动物内脏、脑髓、蛋黄、鱼卵、鱿鱼等）。在碳水化合物的摄入方面，应吃一些低糖饮食，不要吃富含单糖和双糖的食品，如高糖糕点、冰激凌、干枣等。

② 养成良好的饮食习惯　建议合并脂肪肝的患者绝对禁酒。饮食不规律，如经常不吃早餐，或者三餐饥饱不均，或者吃零食、夜宵、间食（两餐之间的加餐）等，会扰乱身体的代谢平衡，为肥胖和脂肪肝的发病提供条件。研究表明，在一天能量摄取相同的情况下，固定于晚间过多进食的方式比有规律地分三次进食更容易发胖。此外，吃得太快不容易产生饱腹感，

容易因能量摄入过多而促发脂肪肝。

③ 注意充分、合理饮水 一般来说，正常成年人每日需饮水 2000 毫升，老年人为 1500 毫升，糖尿病患者在血糖控制理想的情况下，饮水量基本与此一致。饮用水的最佳选择是白开水、矿泉水、净化水以及清淡的茶水等。如果是营养过剩性脂肪肝，在饭前 20 分钟饮水，可降低食欲，减少进食量，有助于减肥。

④ 摄入高纤维饮食 高纤维食物有助于增加饱腹感及血糖和血脂的控制。常见的高纤维食物有糙米、豆类、香菇、海带、木耳、魔芋等。

2）运动管理

① 运动项目 脂肪肝患者可以选择慢跑、中快速步行（115 ～ 125 步 / 分钟）、骑自行车、上下楼梯、爬坡、打羽毛球、踢毽子、拍皮球、做广播体操、跳绳和游泳等有氧运动，这些运动项目有助于调脂减肥，促进肝内脂肪浸润消退。

② 运动强度 脂肪肝患者可以根据运动后的劳累程度和心率（脉搏）来确定运动量，一般以运动时脉搏为 100 ～ 160 次 / 分钟（170 减去实际年龄），持续30 ～ 40 分钟，运动后疲劳感于 10 ～ 20分钟内消失为宜。这一点与糖尿病的运动治疗基本一致。

③ 运动时间和频率 研究发现，同样的运动项目和运动强度，下午或晚上运动要比上午运动多消耗 20% 的能量。因此，运动锻炼的时间最好选择在下午或晚上进行。运动频率以每周 3 ～ 5 次较为合适，具体应根据个人的肥胖程度、闲暇时间以及对运动的爱好程度等来决定。如果运动后的疲劳感不持续到第二天，每天都进行运动也可以。

3）药物治疗 首先要严格控制血糖。糖尿病及时得到诊断和治疗，血糖控制良好，可以促进肝内脂肪浸润消退。比较理想的血糖控制目标是：空腹血糖 < 6.0 mmol/L；餐后 2 小时血糖 < 8.0 mmol/L；糖化血红蛋白 < 7.0%。其次要合理选择保肝药。在饮食控制和增加运动不能奏效的情况下，应积极采取药物治疗。对于已经出现肝功能异常的患者，一般选用 1 ～ 2种保肝降酶药治疗半年以上，或者用到转氨酶恢复正常，影像学检查提示脂肪浸润消退为止。临床上常用的药物有多烯磷脂酰胆碱（易善复）、葡醛内酯（肝泰乐）、双环醇片（百赛诺）等，具体使用请在医生的指导下进行。另外，即使没有症状或者症状轻微，也须按医生的规范诊治要求来决定是否进行药物治疗。

4）中医治疗 脂肪肝属于中医学"胁痛"等病证的范畴。主要是因为肝失疏泄，脾失健运，湿热内蕴，而致痰浊内结，瘀血阻滞，痹阻于肝。治疗上多采用疏肝健脾、祛湿化浊之法。

常用中成药简介：

逍遥丸　主要成分为柴胡、当归、白术、白芍、茯苓、薄荷等。具有疏肝清热、健脾养血的功效。适用于肝郁脾虚型脂肪肝患者，常伴见郁闷不舒、胸胁胀痛、头晕目眩、食欲减退、月经不调等症。

胆宁片　主要成分为人工牛黄、水飞蓟素、盐酸小檗碱、延胡索、大黄、蒲公英、金钱草、薄荷油。具有疏肝利胆、清热通下的功效。适用于湿热内蕴型脂肪肝患者，常伴见右上腹隐隐作痛、食入作胀、胃纳不香、嗳气、便秘等症。

可供选择的辅助食疗药膳：

决明子茶　决明子40克，沸水冲泡，代茶饮用。具有清肝降脂、明目润肠等功效，适用于脂肪肝伴眩晕、头痛、视力减退、大便干结等症者。

葛花茶　葛花10克，荷叶半张。荷叶切成细丝，与葛花同入锅中，加水适量，煮沸10分钟，去渣取汁，代茶饮。具有解酒毒、降血脂等功效。适用于湿热内蕴型脂肪肝患者。

茵陈莱菔子粥　茵陈、莱菔子各20克，粳米100克。将茵陈、莱菔子放入砂锅，煎煮20分钟，去渣取汁，与粳米同煮成稠粥。具有护肝利胆、顺气降脂等功效。

自我保健按摩：

对相关穴位进行按摩，可以益气降浊、通经活血，辅助治疗脂肪肝。主要穴位有足三里、内关、外关等。

按揉足三里穴　足三里穴在小腿前外侧，屈膝，外膝眼下3寸（四横指），胫骨前缘外一横指（中指）处（图6-25）。可用拇指或中指按揉，能起到补益脾气、降浊除痰的作用。

按揉内外关穴　内关穴在前臂掌侧，腕横纹上2寸（三横指），掌长肌腱与桡侧腕屈肌腱之间。外关穴与之相对（图6-25）。可用一手拇、食二指分别按揉另一手内关穴和外关穴，持续5分钟，使局部有酸重感。可通经脉、调气血，对脂肪肝有一定的调节作用。

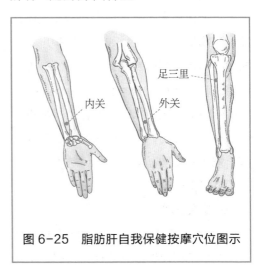

图6-25　脂肪肝自我保健按摩穴位图示

十七、口腔疾病的防与治

糖尿病不仅会对心、脑、肾等器官产生影响，还会对口腔造成一定程度的损害，尤其是血糖控制不佳时，更易引起口腔疾病。而口腔疾病如果控制不好，又会使糖尿病的病情进一步加重。

1.发病原因 长期的高血糖会使唾液和龈沟液中的葡萄糖浓度升高，给齿龈下的细菌提供丰富的营养。而且，糖尿病患者牙周组织存在特异性微血管病变，微血管堵塞，氧利用率低。同时，糖尿病患者免疫力低下，机体对入侵微生物的清除能力比较差。另外，糖尿病患者常有口干、口渴等症状，唾液分泌量少，对口腔内杂物、细菌的清除效果也比较差。上述因素共同作用，可使食物碎屑中的细菌，尤其是厌氧菌，不断"攻击"牙龈，引起组织发炎。糖尿病患者还往往存在骨质疏松，即骨矿物质含量减少。如果糖尿病患者的血糖得不到很好的控制，口腔的感染也难以控制，牙周病变进一步加重，则会加速牙周骨质的流失，出现牙齿松动、牙齿移位。有调查发现，男性糖尿病患者口腔疾病的发生率要明显高于女性，这可能与饮酒、吸烟和精神压力大有关。

2.主要表现

1）**牙石沉积** 糖尿病患者容易形成牙石，尤其是在血糖控制不佳、口腔卫生状况不良时。而不论牙石的多与少，都会刺激牙周组织，引起局部炎症。

2）**牙龈炎、牙周炎** 糖尿病患者牙周感染的风险高。表现为牙龈充血、水肿、糜烂、出血、疼痛，口腔有异味，严重者可出现牙周脓肿，甚至牙齿松动或移位（图6-26）。

3）**牙槽骨吸收** 骨质疏松是糖尿病的常见并发症，大部分患者表现为全身性骨质疏松，而部分患者的骨质疏松仅局限于牙槽骨。血糖控制不佳的糖尿病患者有很高的牙周炎患病率，而且牙周病的发生随着年龄的增长而增加。反复的牙周炎会加速牙周骨质的流失，造成牙槽骨吸收，表现为牙齿周围的上下颌骨骨密度下降，牙槽骨嵴骨质吸收，部分牙齿松动，吃饭时咬合无力，吃东西嚼不碎，有些牙齿牙根暴露，牙龈萎缩。

4）**牙齿松动** 糖尿病患者常伴有牙龈炎、牙周炎等慢性破坏性病变，而且多有牙槽骨的吸收，这大大影响了牙齿的稳固性。有专家认为，糖尿病患者牙齿松动进展较慢，但呈多发性相继松动。松动的程度会逐渐加重，到了后期，松动幅度相当大，最终导致牙齿脱落，丧失咀嚼功能。

5）**龋齿** 糖尿病患者的龋齿患病率增加，这可能与唾液分泌减少有一定关系。主要表现为多颗牙齿同时龋坏，对冷热刺激非常敏感，甚至出现疼痛。

6）**口腔黏膜病变** 糖尿病患者唾液分泌减少，口腔黏膜干燥，口唇可发生皲裂。口腔黏膜病变进一步加重，可引起口腔黏膜广泛触痛及烧灼痛。血糖控制不佳时，

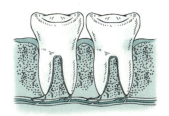

牙周病早期　出现牙龈炎，牙龈红肿出血

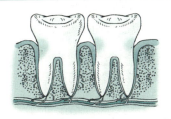

牙周病中期　出现牙周袋，有口臭、化脓现象

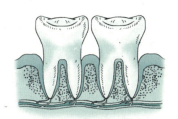

牙周病中晚期　牙槽骨吸收，患牙松动

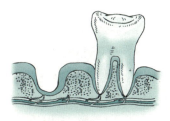

牙周病晚期　牙槽骨流失，牙齿脱落

图 6-26　糖尿病口腔病变的进展

口腔黏膜的抗病能力降低，容易受到细菌特别是真菌的感染，容易发生感染性口炎，临床表现为颊、舌、上腭等部位出现乳白色或灰白色的伪膜，其周围有较窄的红晕，界限清楚，除去伪膜，下面为红色的糜烂面，疼痛明显。

3. 健康危害　糖尿病患者牙齿松动和脱落的时间要早于同龄人。美国的研究人员调查发现，糖尿病患者口腔疾病的患病率是正常人的 3 倍左右，其中牙周炎被公认为糖尿病的第六大并发症。然而，极少有患者意识到是糖尿病影响了他们的牙齿健康。如果糖尿病引起的口腔感染和骨质疏松进一步加重，可导致牙齿松动、牙齿

移位，随着移位程度的逐渐加重，可造成咬合困难，日久则牙根暴露、牙龈萎缩，最终导致牙齿脱落，丧失咀嚼功能。咀嚼功能受损，不仅会改变容貌，影响到美观，还会造成进食种类、数量等受到限制，导致血糖难以控制。另外，牙齿松动、脱落，食物在口腔内不能被充分咀嚼，会增加胃肠道消化吸收的负担；加之口腔内有上百种细菌，如果不注意口腔卫生，有些致病菌会在胃里繁殖，引起胃肠道疾病。此外，少了唾液的"清洗"作用，口腔里的死皮细胞日益沉积，除了容易受感染外，最直接的影响就是出现令人恶心的口臭。

4. 防治方法　首先，要严格控制血糖，

将血糖控制在理想的范围内。其次，要少吃辛辣、刺激性食物，戒烟酒，养成良好的口腔卫生习惯，做到餐后漱口、认真刷牙。对于已经发生的口腔疾病，必须及时就医，进行常规的洁治术、刮治术等治疗。

以下两点需要注意：一是如果血糖控制得不是很好，最好不要进行复杂的牙周治疗，否则容易导致血行感染。在积极抗炎治疗的同时，要严格控制血糖，在血糖和急性炎症得到控制后再进行牙周洁治术，彻底清除牙结石、牙菌斑以及牙周袋内的坏死组织，并平整和冲洗牙周袋。二是对于松动的牙齿，治疗越早越好，但不要轻易拔除。对于确实无法保留的牙齿，应在血糖得到控制后，无明显糖尿病急性并发症时再进行拔除。由于糖尿病患者的抗感染能力比较差，所以，拔牙前后都应给予抗生素治疗。

5. 日常养护

1）**综合防控**　首先要严格控制血糖，定期监测血糖、血脂、血压。建议广大糖友每半年进行一次口腔检查。在侵入性操作（如拔牙）前要保证血糖水平 < 11.1 mmol/L，最好 < 10.0 mmol/L。如果血糖水平 ≥ 11.1 mmol/L，应向医生咨询后再确定是否进行侵入性牙科治疗。

2）**正确刷牙**　刷牙是保持口腔健康的主要方法。它能清除口腔内的软垢、食物残渣、色素沉着和部分牙菌斑，还有按摩牙龈的作用。刷牙对于预防各种口腔疾病，特别是牙周病和龋病等具有重要作用。巴氏刷牙法是由美国牙科学会推荐的一种有效去除龈缘附近及龈沟内菌斑的方法，还可以避免造成牙颈部的缺损及牙龈萎缩，广大糖友可参考使用。

3）**认真漱口**　漱口可以去除食物碎屑和部分软垢，保持口腔清洁，对于预防口腔疾病非常有好处。已经存在轻度牙龈肿痛的患者，可以用自制温盐水漱口，以防感染加重。

4）**充分咀嚼**　充分咀嚼能刺激唾液分泌，冲刷口腔内的污物，还有按摩牙床的作用，可以有效保持牙周组织的健康。

5）**坚持叩齿**　每天早晨叩齿 30 次，前 20 次快速冲击咬合，后 10 次强力持续咬合。叩齿可以改善咀嚼肌的咬合力，刺激牙根及牙槽骨，增加牙槽骨的骨密度。

6）**按摩牙龈**　洗漱后用干净的拇指、食指轻轻按摩牙龈内外两侧，内侧用拇指，外侧用食指。按摩牙龈可以促进牙周微循环，增强黏膜、牙体和牙周组织的抗病能力。如果牙龈红肿较为严重，可用棉球或软布蘸食盐进行按摩。

十八、心理障碍的防与治

当今社会，心理健康问题越来越受到人们的关注。而糖尿病引起的心理障碍往往容易被人忽视，一般人总以为只是情绪不好，只有当发展为严重抑郁甚至出现自残、自杀倾向时，人们才恍然大悟。糖尿病合并抑郁症的患病率很高，据统计：2型糖尿病患者中有60%～75%的人伴有抑郁症状，其中10%～35%为重度抑郁。糖尿病患者合并抑郁症的发生率是非糖尿病者的3倍，这无疑对糖尿病患者的生活质量构成了严重威胁。

1. 发病原因　为什么糖尿病患者容易患上抑郁症呢？这可能与糖尿病的疾病特点和治疗现状有关。首先，糖尿病是一种现在看来还不能被彻底治愈的疾病，从发现的那一天起，"糖尿病"这顶帽子就永远戴在患者的头上，摘不掉了。其次，得了糖尿病后，要坚持不懈地控制饮食，原来的饮食习惯被打破，经常需要节制进食量，还要吃一些原本不爱吃的食物。再者，得了糖尿病后，工作强度不能过大，收入可能因此减少，加上用药增加了开支，长期的经济压力也很容易使糖尿病患者产生悲观情绪。还有，糖尿病患者的血糖难以保持，反复的血糖波动容易给患者造成较大的心理负担。最后，各种慢性并发症使糖尿病患者的生活质量下降，从而使其出现悲观情绪。

2. 主要表现与自我评定　具备以下表现的3项或3项以上者，极有可能已经并发了抑郁症，须引起重视：一是情绪低落。通常早晨起来比较重，到了晚上会减轻。

二是思维迟缓。主要表现为记忆力降低、大脑反应慢等。三是活动减少，不愿意参加社交活动，喜欢独处。四是焦虑、内疚。担心给家庭增加负担。五是睡眠障碍。以早醒为典型表现（醒得早，而且醒来后不能再入睡）。六是疲乏、心悸、胸闷、胃肠不适、便秘等躯体症状。七是自暴自弃，悲观厌世，有时甚至有自杀的念头或行为。八是性欲明显减退。

大家也可以采用国际通用的"抑郁自评量表"（表6-4）来进行评分判断。"抑郁自评量表"既简单又实用，不需要借助任何仪器设备即可完成评估。量表由20个问题组成，每个问题代表着抑郁症的一个症状特点，合起来可以判断抑郁的有无和轻重。"抑郁自评量表"的评定时间范围一般至少为1周，如果是第一次评定，最好是2周。量表的20个题目，有一半是按症状的有或无来提问的，比如第四个问题"我晚上睡眠不好"；另一半则是反向提问的，比如第五个问题"我吃得和平时一样多"。无论是正向提问，还是反向提问，计分均为"无""有时""经常""持续"4个等级，分别计1分、2分、3分、4分。由于量表中的问题存在正反，所以在进行评定的时候一定要注意问题的提法。量表评分结果的计算方法为先把20个题目的计分相加，得出总分，然后除以总分满分（80分），再转换成百分指数即可。如果测试结果，指数在 50% 以下，表示在正常范围，没有抑郁症状；如果指数在 50% ~ 59%，表示存在轻度抑郁；如果指数在 60% ~ 69%，表示存在中度抑郁；如果指数在 70% 以上，表示存在重度至严重抑郁。

"抑郁自评量表"可以测出受测者是否存在抑郁以及抑郁的轻重程度，却不能

表6-4　抑郁自评量表

问题	无	有时	经常	持续
1. 我觉得闷闷不乐，情绪低沉				
2. 我觉得一天之中早晨心情最好				
3. 我一阵阵地哭出来或是想哭				
4. 我晚上睡眠不好				
5. 我吃得和平时一样多				
6. 我与异性接触时和以往一样感到愉快				
7. 我发觉自己的体重在下降				
8. 我有便秘的苦恼				
9. 我心跳比平时快				
10. 我无缘无故感到疲乏				
11. 我的头脑和平时一样清楚				
12. 我觉得经常做的事情并没有困难				
13. 我觉得不安，平静不下来				
14. 我对将来抱有希望				
15. 我比平常容易激动				
16. 我觉得做出决定是容易的				
17. 我觉得自己是个有用的人，有人需要我				
18. 我的生活过得很有意思				
19. 我认为如果我死了别人会生活得更好些				
20. 平常感兴趣的事我仍然感兴趣				

注：表中，"无"代表没有此种情况；"有时"代表一周之内有 1 ~ 2 天有此种情况；"经常"代表一周之内有 3 ~ 4 天有此种情况；"持续"代表天天存在此种情况。

判断抑郁的分类。建议存在抑郁倾向的患者及时到心理医学科专科门诊进行详细的检查、诊断和治疗。

3. 健康危害 糖尿病合并抑郁症比单独的糖尿病或单独的抑郁症危害更大，因为抑郁症与糖尿病可以相互作用，使病情加重。糖尿病会给患者造成生活上的不便以及肉体和精神上的痛苦，加之糖尿病的发展多会引起其他重要脏器组织（如肾、心等）的并发症，不少患者常会因此背负沉重的精神负担，导致抑郁症的发生。这种负面情绪反过来又可引起人体交感神经活动增强，结果不仅使血糖升高，还会造成治疗的依从性下降，从而加速并发症的发生、发展。糖尿病与抑郁情绪由此形成恶性循环。严重抑郁除了容易导致糖尿病病情失控外，还可能导致患者自杀等非常严重的后果。

4. 防治方法

1）**自救** 合并抑郁症的患者要做到凡事顺其自然，遇事处之泰然，以乐观、积极的态度去对待生活，做到"恬淡虚无、高下不相慕"；要主动避免不良因素刺激，怡情悦志，胸襟开阔；要正确对待疾病，树立战胜疾病的信心。

2）**帮助** 医生和家属要帮助患者树立战胜疾病的信心。亲友们千万不能简单粗暴地对待患者，绝对不能说"整天不好好活，还不如去死"之类的话。应经常给患者介绍一些临床控制良好、带病延年的实例，以增强患者对治疗的信心。

3）**药物治疗** 中重度抑郁必须用药治疗。临床常用抗抑郁药有三种：一是选择性 5- 羟色胺再摄取抑制剂，本类药物疗效好，不良反应少，耐受性好，服用方便，有学者建议将其作为治疗糖尿病合并抑郁症的首选药物。其中的氟西汀、帕罗西汀、舍曲林、氟伏沙明、西酞普兰并称为"抗抑郁药的五朵金花"。二是 5- 羟色胺和去甲肾上腺素再摄取抑制剂，这类药物不良反应少，起效快，还适用于广泛性焦虑障碍、社交焦虑障碍和惊恐障碍等焦虑障碍。常见药物有文拉法辛、度洛西汀等。三是选择性 5- 羟色胺和去甲肾上腺素拮抗剂，代表药物是米氮平（瑞美隆），主要用于治疗抑郁症发作。

注意：服用抗抑郁药千万不能"见好就收"，要做到"系统应用、剂量足够、疗程充分"。一般来说，如果是初次发病，药物在服用 2 ~ 3 周后即可起效，6 ~ 8 周后则可以让患者恢复到正常的情绪状态，这两个月为治疗期，之后要继续服药 6 ~ 12 个月来巩固疗效。这样治疗一年后，如果病情一直稳定，就可以逐渐减药并停药了。如果治疗结束后病情复发，那就算第二次治疗了，第二次治疗的巩固期则需要 2 ~ 3 年。如果发作 3 次或 3 次以上，一般来说就需要终身服药了。

4）中医治疗　糖尿病合并抑郁症属于中医学"郁证""脏躁"的范畴。主要是气机郁滞所致。治疗多采用疏肝解郁之法。

常用中成药简介：

逍遥丸　主要成分为柴胡、白芍、当归、白术、茯苓、薄荷等。具有疏肝健脾的作用，适用于肝郁脾虚型抑郁症患者，症见郁闷不舒、胸胁胀痛、头晕目眩、食欲减退、月经不调。

乌灵胶囊　主要成分为乌灵菌粉。具有补肾健脑、清心化痰、解郁安神的作用，适用于心肾不交所致的失眠、健忘、心烦心悸、神疲乏力、腰膝酸软、头晕耳鸣、少气懒言、脉细或沉无力等症。

人参归脾丸　主要成分为人参、黄芪、白术、酸枣仁、柏子仁等。具有益气健脾、养血安神的作用，适用于心脾两虚型抑郁症患者，症见心悸失眠、食少乏力、面色萎黄、月经量少色淡。

可供选择的辅助食疗药膳：

玫瑰花粥　玫瑰花10克，菊花10克，粳米100克。上三味加水煮粥。具有理气解郁、疏肝健脾的作用，适用于肝郁脾虚型抑郁症患者。

双花理气茶　月季花9克，玫瑰花9克，绿茶3克。三物用开水冲泡代茶饮，每日1剂。具有理气疏肝的作用。

自我保健按摩：

对相关穴位进行按摩，可以起到疏肝解郁、调畅气机的作用。主要穴位有期门、太冲等。

按揉期门穴　期门穴位于胸胁部，乳头直下，第6肋间隙，前正中线旁开4寸（图6-27）。先用手掌轻擦双侧胁部至微微发热，然后用拇指按压期门穴，由轻至重，待产生酸、麻、胀等感觉后，再进行按揉。左右交替，每次每穴按摩3～5分钟，每日2～3次。具有疏解郁闷、调畅气机的作用。

按揉太冲穴　太冲穴位于足背部，第1跖骨间隙的后方凹陷处（图6-27）。可用拇指按压太冲穴，两侧交替，每次3～5分钟，每日2次。具有缓解胸胁胀满、头晕目眩、心情郁闷等症状的作用。

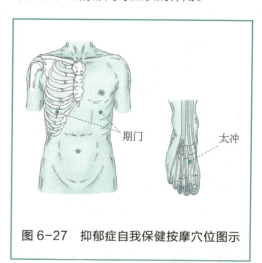

期门

太冲

图6-27　抑郁症自我保健按摩穴位图示

第七章

糖尿病特殊人群的健康管理

妊娠合并糖尿病┃老年糖尿病┃儿童和青少年糖尿病

在前面的内容中，我们为大家详细介绍了普通 2 型糖尿病患者饮食管理、运动锻炼、药物治疗、病情监测等方面的知识以及并发症的防治策略。本章，我们将和大家详细聊聊妊娠合并糖尿病患者、老年糖尿病患者、儿童糖尿病患者以及围手术期糖尿病患者这些特殊糖尿病人群在治疗中需要关注的问题。

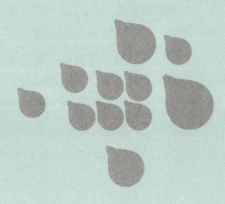

妊娠期高血糖

导读　妊娠期高血糖患者，治疗时，既要照顾到母体的健康，又要考虑到胎儿的生长与发育，因此，在饮食、运动、用药等各个方面都与普通糖尿病患者有所不同。以下简要介绍妊娠期高血糖患者在治疗方面应当注意的问题，供大家参考。

一、妊娠期高血糖概述

糖尿病与妊娠同时存在包括两种情况：一种叫糖尿病妊娠，另一种叫妊娠期糖尿病。所谓糖尿病妊娠，也叫孕前糖尿病，是指以前已经患有糖尿病的妇女现在合并妊娠。所谓妊娠期糖尿病，是指怀孕前没有糖尿病病史，在怀孕过程中首次出现血糖升高的情况而被诊断为糖尿病。

1. 孕前糖尿病　符合以下 2 项中的任意一项者，可以确诊为孕前糖尿病：一是怀孕前已经确诊为糖尿病；二是怀孕期间血糖升高，达到以下任何一项标准：①空腹血糖 ≥ 7.0 mmol/L；②口服葡萄糖耐量试验，服糖后 2 小时血糖 ≥ 11.1 mmol/L；③伴有典型的高血糖症状或高血糖危象

（糖尿病酮症酸中毒和高血糖高渗状态），同时随机血糖 ≥ 11.1 mmol/L；④糖化血红蛋白 ≥ 6.5%。

2. 妊娠期糖尿病　在妊娠第 24 ~ 28 周以及 28 周后首次就诊时进行口服葡萄糖耐量试验。正常人服糖前及服糖后 1 小时、2 小时的血糖值应分别低于 5.1 mmol/L、10.0 mmol/L、8.5 mmol/L。如果任何一项血糖值达到或超过上述标准就可以诊断为妊娠期糖尿病。

如果您具有妊娠期糖尿病的高危因素（表 7-1），建议您在妊娠第 24 ~ 28 周首先检查空腹血糖。如果空腹血糖 ≥ 5.1 mmol/L，可以直接诊断，不必做口服葡萄糖耐量试验。如果空腹血糖 < 4.4 mmol/L，说明发生妊娠期糖尿病的可能性非常小，可以暂时不做口服葡萄糖耐量试验。如果空腹血糖 ≥ 4.4 mmol/L，但 < 5.1 mmol/L，应尽早做口服葡萄糖耐量试验。首次口服葡萄糖耐量试验结果正常的话，如果有必要，可在妊娠晚期重复试验。**注意**：妊娠早中期，随着孕周的增加，空腹血糖水平

表7-1 妊娠期糖尿病的高危因素

项目	高危因素
孕妇因素	年龄 ≥ 45 岁
	孕前超重或肥胖
	早孕期空腹尿糖反复阳性
	患多囊卵巢综合征
	冠心病史
	慢性高血压
	高密度脂蛋白小于 1 mmol/L 和（或）甘油三酯大于 2.8 mmol/L
家族史	有糖尿病家族史，尤其是一级亲属中有糖尿病患者
妊娠分娩史	巨大儿分娩史
	妊娠期糖尿病病史

会逐渐下降，尤其以妊娠早期下降明显，因此，妊娠早期的空腹血糖水平不能作为妊娠期糖尿病的诊断依据。

妊娠时，孕妇除了要满足自身能量的消耗外，还要为胎儿提供充足的营养。随着胎儿的不断长大，碳水化合物的代谢率不断增高，母体胰岛素分泌量也在不断增加，胎盘所分泌的对抗胰岛素的激素也会随之增多。这种生理变化会造成母体周围组织器官（如肝脏、肌肉等）对胰岛素的敏感性降低。再加上胰岛 β 细胞损伤等因素，共同促使孕妇血糖升高。

高血糖对于孕妇、胎儿都有很大的影响。一方面，糖尿病孕妇容易出现各种并发症；另一方面，高血糖可以造成胎儿死亡率增加，宫内发育异常、巨大胎儿、胎儿先天畸形和新生儿低血糖的发生风险也会增加。

二、饮食营养治疗要点

妊娠期糖尿病与其他类型的糖尿病一样，饮食管理对病情的控制至关重要。但由于准妈妈们还要为宝宝的生长发育提供营养，所以饮食管理的具体要求又与其他类型糖尿病患者有所不同。如何调整饮食以保证有效控制血糖和母子顺利通过妊娠是妊娠期糖尿病妇女饮食管理的关键所在。妊娠期糖尿病总的饮食原则是：热能和营养素必须充足，既要满足母体和胎儿的营养需求，又要维持孕妇体重的合理、适度增长，达到并维持正常的血糖水平，避免酮症发生。

1. 热量计算 每日总热量应根据妊娠前体重的不同和妊娠期的体重增长速度而定（表7-2）。虽然需要控制每日总热量，但应避免能量限制过度，妊娠早期应保证不低于每天1600千卡，妊娠晚期应保证不低于每天1800~2200千卡，肥胖者应适当减少。

2. 营养素分配

1）**碳水化合物** 推荐碳水化合物的摄入量占总热量的50%~60%，不低于每天175克。碳水化合物摄入不足可能导致酮症的发生，这对于孕妇和胎儿都会产生不利影响。碳水化合物以五谷类、根茎类和豆类食物为主要来源，如燕麦片、全麦面包等。水果以草莓、菠萝和猕猴桃等富含纤维素和矿物质的品种为主，尽量少吃含糖多的香蕉、甘蔗、龙眼和葡萄等。糖果、蜂蜜、甜点等含单糖、双糖多的食物应尽量避免食用。

2）**脂肪** 推荐脂肪的摄入量占总热量的25%~30%，以每天55~65克为宜。应适当限制饱和脂肪酸含量高的食物，如动物油脂、红肉类、椰奶、全脂奶制品等。糖尿病孕妇饱和脂肪酸的摄入量不应超过总热量的7%，而富含单不饱和脂肪酸的食物，如橄榄油、山茶油等，应占脂肪供能的1/3以上。减少反式脂肪酸的摄入量可以降低低密度脂蛋白胆固醇水平，增加高密度脂蛋白胆固醇水平，所以，糖尿病孕妇应减少反式脂肪酸的摄入量。

3）**蛋白质** 推荐蛋白质摄入量占总热量的15%~20%，以每天每千克体重1.5~2克为宜，每日摄入量不低于70克，其中乳、蛋、肉及豆制品等优质蛋白要占到总蛋白摄入量的1/3以上。由于蛋黄会增加胆固醇的摄入量，建议用豆制品替代。20克左

表7-2　基于妊娠前体重指数推荐的孕妇每日能量摄入量及妊娠期体重增长标准

类型	能量系数 （千卡／千克理想体重）	孕期体重增长 （千克）	妊娠中晚期 每周体重增长（千克）
低体重	33~38	12.5~18	0.51（0.44~0.58）
理想体重	30~35	11.5~16	0.42（0.35~0.50）
超重／肥胖	25~30	7~11.5	0.28（0.23~0.33）

注：①理想体重（千克）＝身高（厘米）－105；②妊娠中晚期，平均能量可在此基础上增加约200千卡／日；③妊娠早期，平均体重增加0.5~2.0千克；④多胎妊娠者，应在此基础上每日适当增加200千卡的能量摄入。

右的黄豆，其蛋白质含量相当于1个鸡蛋。

4）**膳食纤维** 膳食纤维具有控制餐后血糖上升程度、改善糖耐量、降低胆固醇的作用。推荐每日膳食纤维的摄入量为25～30克。糖尿病孕妇可以多选用富含膳食纤维的燕麦片、荞麦面等粗杂粮，以及新鲜蔬菜、水果和藻类食物等。

5）**其他营养素** 妊娠期，铁、叶酸和维生素D的需要量比怀孕前增加了差不多1倍，钙、磷、维生素B_6的需要量增加了1/3，锌、核黄素的需要量增加了1/4，维生素A、维生素B_{12}、维生素C、硒、碘、钾、生物素、烟酸的需要量增加了1/5。因此，要注意对这些元素的补充。应多吃绿叶蔬菜，适当增加猪肝、猪血等食品的摄入，以补充铁元素。维生素D和钙对胎儿骨骼发育非常重要，孕妇每天应保证摄入不低于1200毫克的钙。牛奶是钙的主要来源，孕期食用含维生素D的牛奶及其制品是个不错的选择。在孕前和妊娠早期可每日补充含0.4～1.0毫克叶酸的多种维生素。孕妇对B族维生素和维生素C的需要量仅轻微增加，而这些维生素许多食物都含量不低，所以准妈妈们一般不会缺乏，无须特别补充。

3. 餐次安排 可以把全天的食物分为5～6餐食用，也就是3次正餐和2～3次加餐。如果按照占全天能量的百分数来看的话，早餐应占10%～15%，午餐和晚餐各占30%，每次加餐占5%～10%。早餐不宜多吃，因为早晨升糖激素分泌旺盛，如果早餐吃得过多，很容易引起餐后高血糖。使用胰岛素的糖友，一定要保证晚上睡前的加餐，以免出现夜间低血糖。每次加餐的热能提供量在90～150千卡。

三、运动治疗要点

运动可以显著改善妊娠时的胰岛素抵抗，帮助孕妇有效控制血糖。运动可以促进孕妇的消化、吸收功能，进而为胎儿提供充足的营养。运动能刺激胎儿的大脑、感觉器官、平衡器官以及呼吸系统的发育。运动能促进血液循环，提高血液的含氧量，能消除疲劳和不适，保持精神振奋和心情舒畅。运动能促进母体和胎儿的新陈代谢，既能增强孕妇的体质，又能使胎儿的免疫力有所增强。运动还可以锻炼孕妇的肌肉和骨盆关节，有利于顺利分娩。

然而，对于孕妇来说，胎儿的健康尤为重要，因此，很多妊娠期糖尿病患者在怀孕期间非常谨慎，往往是既想动又害怕。其实，妊娠期糖尿病患者是可以运动的，只不过要分阶段对待，制定科学的运动处方。

1. 如何运动

1）**孕早期（怀孕4个月以内）** 孕早期，应多做有氧运动，这样可以改善情绪，减轻妊娠反应，同时能促进血液流通，让胎儿更好地发育。适合的运动项目有游泳、快步走、慢跑、简单的韵律操等。也可以选择家务劳动，如擦桌子、扫地、洗衣服、买菜、做饭等。但是，类似于跳跃、扭曲或快速旋转的动作应尽量避免。

　　游泳对孕早期的女性来说是一种不错的运动方式。游泳的时候，水的浮力可以支持孕妇的体重，帮助肌肉放松，减轻关节的负担，而且游泳对于改善情绪，减轻妊娠反应，培养良好的孕期心理，以及对宝宝的神经系统发育都有很好的作用。但是，在游泳的时候一定要注意清洁卫生和运动安全，尽可能选择一些水质干净和人相对较少的游泳池，动作应尽量舒缓。

　　2）孕中期（怀孕4～7个月）　孕中期，随着胎盘的形成，流产的可能性降低，适当增加运动量是很有必要而且可行的。增加运动量，不是指增大运动强度，而是指提高运动频率，延长运动时间。孕妇要根据自己的情况来选择运动项目，如果以前没有运动的习惯或是很少运动，可适当选择一些轻微的活动，如散散步、坐坐健身球等；如果之前有长期运动的习惯，可以选择游泳、打乒乓球等，但不要做爬山、蹦跳之类的运动，以免发生意外。

　　散步是一种很好的运动方式，它不会带来任何危险，而且能够增强耐力，对将来的分娩也很有好处。每天散步的时间可以控制在半小时至1小时，但要注意速度

不能太快，地点最好选择在空气流通、人少、环境好的地方。最好在阳光下散步，因为阳光中的紫外线可以使皮下的脱氢胆固醇转变为维生素D_3，维生素D_3能促进肠道对钙和磷的吸收，对宝宝的骨骼发育非常有利。

　　3）孕晚期（怀孕8～10个月）　因为临近预产期，孕妇体重增加，身体负担加重，所以，这一时期运动一定要特别注意安全，既要对自己分娩有利，又要对宝宝健康有帮助，还不能过于疲劳，因此特别强调一个"慢"字，速度过快或时间过长都不好。孕晚期，稍慢的散步加上一些慢动作的健身体操是很好的运动方式。每次运动的时间最好别超过15分钟。

　　孕晚期要为分娩做准备，所以伸展运动、屈伸双腿、轻轻扭动骨盆、身体向膝盖靠等简单的动作都是可以选择的运动形式，这有助于肌肉的伸展和放松，减轻背痛等问题，还能改善孕妇的舒适度。

　　2. 注意事项　妊娠合并糖尿病的患者在运动时应注意以下几点：①运动前要进行全面、系统的体检，结合自身基本状况与医生一起制订一套合适的运动方案，运动中要根据自己的感觉、舒适程度及时调整。②要注意预防低血糖反应（包括迟发性低血糖）。建议进食30分钟后再运动，每次运动的时间不要过长，运动后休息30分钟。如果血糖水平＜3.3 mmol/L或者

> 13.9 mmol/L，应停止运动。运动时应随身携带饼干或糖果，有低血糖征兆时可及时食用。如果尿酮体阳性，也不要运动。③运动中要加强监护，记录运动时的心率、胎动、血糖、尿糖/尿酮体以及其他任何不适和异常变化。如有腰痛、腹痛、规律宫缩、阴道出血、气急、虚脱、头晕、严重头痛等不适反应，应立即停止运动，并向医生咨询。④要避免清晨空腹未注射胰岛素之前进行运动。⑤既往有自然流产史、1型糖尿病合并妊娠、心脏病、视网膜病变、多胎妊娠、宫颈机能不全、先兆早产或流产、胎儿生长受限、前置胎盘、妊娠期高血压疾病、肾脏疾病、肺部疾病等情况者，不宜运动。

四、药物治疗要点

对于妊娠期糖尿病患者，不管患的是1型糖尿病还是2型糖尿病，原则上都应停用口服降糖药，选用适宜的胰岛素来控制血糖。另外，要严密监测血糖，随时调整胰岛素用量，将血糖控制在良好水平，同时要避免出现低血糖。产后，随着体重的下降，胰岛素抵抗也随之减轻，很多妊娠期糖尿病患者在生产后血糖可以恢复正常。此时需要密切监测血糖，在医生的指导下及时调整药物治疗方案。

1. 胰岛素的应用

1）应用时机　糖尿病孕妇经过3～5天的饮食治疗，测定24小时的末梢血糖（血糖轮廓试验[1]），如果空腹血糖或餐前血糖 ≥ 5.3 mmol/L，或餐后2小时血糖 ≥ 6.7 mmol/L，或调整饮食后出现饥饿性酮症，增加热量摄入后血糖水平又超过了妊娠期标准，此时应及时加用胰岛素治疗。

2）治疗方案　建议采用的胰岛素治疗方案为基础胰岛素联合餐前超短效或短效胰岛素。基础胰岛素的作用可以持续12～24小时，而餐前胰岛素起效快，作用持续时间短，有利于控制餐后血糖。由于妊娠期餐后血糖升高显著，所以一般不推荐常规应用预混胰岛素。

3）注意事项　一是胰岛素的使用要从小剂量开始。二是要学会清晨或空腹高血糖的处理。夜间胰岛素作用不足、黎明效应和苏木杰现象都可以导致高血糖的发生。前两种情况需要在睡前增加中效胰岛素的用量，而出现苏木杰现象时，则要减少睡前中效胰岛素的用量。三是要考虑到妊娠过程中机体对胰岛素需求的变化。妊娠中晚期，孕妇对胰岛素的需要量有不同程度的增加，妊娠第32～36周时，胰岛素的需要量达到高峰，妊娠第36周后，

---

[1] **血糖轮廓试验**　指监测全天多时点血糖，以了解血糖变化情况的一种方法，包括大轮廓试验和小轮廓试验。大轮廓试验测定三餐前半小时、零点和三餐后2小时血糖，小轮廓试验测定零点、空腹和三餐后2小时血糖。

胰岛素的需要量稍有下降。应根据个体血糖监测结果，不断调整胰岛素用量。

2. 口服降糖药的应用 大多数妊娠期糖尿病孕妇通过生活方式干预就可以使血糖达标，不能达标者应首先使用胰岛素来控制血糖。对于口服降糖药，虽然目前二甲双胍和格列本脲在妊娠期糖尿病孕妇中应用的安全性和有效性不断被证实，但这两种药物还尚未被纳入我国妊娠期糖尿病治疗的注册适应证。

1）二甲双胍 二甲双胍可以增加机体的胰岛素敏感性。目前的资料显示，妊娠早期应用二甲双胍对胎儿没有致畸性。但它可以通过胎盘屏障，如果在妊娠中晚期应用，对胎儿的远期安全性尚有待证实。二甲双胍禁用于妊娠合并 T1DM、肝肾功能不全、心力衰竭、糖尿病酮症酸中毒和急性感染的孕妇等。

2）格列本脲 格列本脲极少通过胎盘屏障。目前的研究结果显示，妊娠中晚期应用格列本脲与胰岛素治疗相比疗效一致，但用药后发生先兆子痫[1]和新生儿黄疸需要光疗的风险升高，少部分孕妇有恶心、头痛和低血糖反应。

---

[1] **先兆子痫** 指怀孕前血压正常的孕妇在妊娠20周以后出现高血压、蛋白尿。

五、病情监测与控制目标

1. 孕前监测 准备怀孕前，应做全面的身体检查，除了和怀孕相关的常规项目外，还应检查一下血压、心电图、眼底、肾功能以及糖化血红蛋白等。一旦发现异常，应及时到医院进一步诊治，必要时进行葡萄糖耐量试验，以明确诊断。

已经患有糖尿病的女性在怀孕前要严格控制血糖，并尽量达到以下目标： 餐前血糖应控制在 3.9 ~ 6.5 mmol/L；餐后血糖应控制在 8.5 mmol/L 以下；糖化血红蛋白应控制在 7.0% 以下（用胰岛素治疗者），在能够避免低血糖的情况下，尽量控制在 6.5% 以下。

受孕前，应将血压严格控制在 130/80 mmHg 以下。此外，所有糖尿病妇女在怀孕前或孕早期都应进行促甲状腺激素（TSH）和抗甲状腺过氧化物酶抗体（TPo-Ab）检测来筛查甲状腺功能。如果 TSH 正常，但 TPo-Ab 升高，需要监测孕 7 ~ 8 周、孕 14 ~ 16 周、孕 26 ~ 30 周的 TSH 水平，产后还要密切随访；如果 TSH 升高，应及时治疗，并在妊娠头 20 周密切监测，调整治疗，保证甲状腺功能正常。

总之，糖尿病妇女怀孕前都应在专科医生的指导下，全面体检和评估病情，看身体状况是否适合怀孕。如果病情较重，有严重的并发症，则不适合怀孕。

2. 孕期监测

1）**血糖监测**　怀孕后更要严格控制血糖，避免出现酮症酸中毒等急性并发症。新诊断的高血糖孕妇、血糖控制不良或不稳定者以及妊娠期应用胰岛素治疗者，应每天监测血糖7次，包括三餐前半小时、三餐后2小时和夜间血糖；血糖控制稳定者，每周应至少做一次血糖轮廓试验，根据血糖监测结果及时调整胰岛素用量；不需要胰岛素治疗者，建议每周至少监测一次全天血糖，包括空腹血糖和三餐后2小时血糖，共4次。连续动态血糖监测可用于血糖控制不理想的孕前糖尿病或血糖明显异常而需要加用胰岛素治疗的妊娠期糖尿病患者。

妊娠期糖尿病患者的血糖应控制在如下范围：餐前血糖应控制在3.3～5.3 mmol/L；餐后1小时血糖应控制在7.8 mmol/L以下；餐后2小时血糖应控制在6.7 mmol/L以下；夜间血糖应控制在3.3 mmol/L以上；糖化血红蛋白应控制在5.5%以下。

孕前糖尿病患者妊娠期血糖应控制在如下范围：餐前、夜间和空腹血糖应控制在3.3～5.6 mmol/L；餐后峰值血糖应控制在5.6～7.1 mmol/L；糖化血红蛋白应控制在6.0%以下。

无论是妊娠期糖尿病还是孕前糖尿病，经过饮食控制和运动管理，妊娠期血糖达不到上述标准的，都应及时加用胰岛素来控制血糖。

注意：由于孕妇肾糖阈下降，因而尿糖并不能真正反映血糖水平，所以不建议将尿糖作为妊娠期糖尿病的常规监测项目。尿酮体阳性时，应检查血糖而不是尿糖，这样才能及时区分是出现了饥饿性酮症还是糖尿病酮症酸中毒。

2）**尿酮体监测**　监测尿酮体有助于及时发现孕妇碳水化合物或能量摄入的不足，尿酮体也是发现早期糖尿病酮症酸中毒的一项敏感指标。如果在疾病或其他应激状态下血糖≥11.1 mmol/L，出现了酮症酸中毒的相关症状，如不明原因的恶心、呕吐、腹痛、乏力等，应及时监测尿酮体。如果尿酮体阳性，应及时就诊，因为一旦发生糖尿病酮症酸中毒，会使胎儿的死亡率明显上升。

3）**并发症监测**

①**妊娠期高血压的监测**　无论是怀孕前已有的高血压还是怀孕期间并发的高血压都会加重孕妇已有的糖尿病并发症，因此，应重视对妊娠期间血压的监测。每次孕检时都应监测血压和尿蛋白水平。建议将血压控制在130/80 mmHg以下。

②**羊水过多及其并发症的监测**　要密切注意宫高曲线和子宫张力的变化。如果宫高增长过快或者子宫张力增大，应及时

进行 B 超检查，了解羊水的量。

③ **感染的监测** 注意有无白带增多、外阴瘙痒、尿急、尿频、尿痛等表现，定期进行尿常规检查。

④ **甲状腺功能监测** 必要时进行甲状腺功能检测，以了解甲状腺功能。

⑤ **其他并发症监测** 糖尿病伴有微血管病变合并妊娠者应在妊娠早、中、晚期三个阶段分别进行肾功能检查、眼底检查和血脂检查。糖尿病视网膜病变可因妊娠而加重，因此，眼底检查千万不可忽视，有中重度眼底病变的患者最好每个月接受一次眼科医生的评估。

4）**胎儿监测** 妊娠期间，应加强对胎儿发育情况的监测。在孕中期应用超声对胎儿进行产前筛查。孕早期血糖没有得到良好控制的孕妇，尤其要注意应用超声检查胎儿中枢神经系统和心脏的发育情况，有条件的推荐做胎儿超声心动图检查。孕晚期，应每 4 ～ 6 周进行一次超声检查，监测胎儿的发育情况，尤其要注意监测胎儿腹围和羊水量的变化等。孕晚期，应注意监测胎动。需要应用胰岛素的，应从孕 32 周起，每周进行一次无应激试验[1]。怀疑胎儿生长受限时，尤应严密监测。

一般来说，糖尿病孕妇在孕 32 周时就应住院待产，以便密切监测胎儿和母体的身体状况。妊娠期糖尿病女性分娩时和产后也要加强血糖监测，保持良好的血糖控制水平。糖尿病孕妇分娩的婴儿抵抗力相对较差，婴儿出生后，应加倍呵护，不管是否足月，均应按早产儿对待。新生儿体内可能存在胰岛素蓄积，所以很容易发生低血糖，严重的时候甚至会出现低血糖昏迷。为了预防低血糖发生，可在婴儿出生后喂葡萄糖水 10 ～ 30 毫升，此后每小时喂一次，24 小时后，即可按常规哺乳。

---

[1] **无应激试验** 指在没有宫缩和其他外界刺激的情况下，观察胎动后胎儿心率变化的试验。如果 20 分钟内至少有 3 次以上胎动伴胎儿心率加速大于 15 次 / 分，称"有反应"。如果 20 分钟内胎动少于 3 次或胎动后胎儿心率加速不足 15 次 / 分，称"无反应"。

老年糖尿病

导读 老年人的身体机能与年轻人相比有很大差异，而且很多老年人还合并有其他基础病，因此，老年糖尿病患者在治疗方面有着自身的特点。本节我们将向大家详细介绍老年糖尿病的特点以及老年糖尿病患者在饮食、运动、用药等方面需要注意的问题。

一、老年糖尿病的特点

所谓"老年糖尿病患者"，是指年龄≥60岁的糖尿病患者，包括60岁以前诊断和60岁以后诊断为糖尿病的患者。老年糖尿病患者通常具有如下一些特点：一是绝大多数患的是2型糖尿病，他们在年龄、病程、健康状态、并发症、合并症以及预期寿命等方面都有所不同。二是老年人糖尿病的发病率高。据统计，老年糖尿病患者占糖尿病总患病人数的将近40%。糖尿病及其带来的并发症是导致老年人死亡的最常见原因之一。三是多数患者起病缓慢，诊断时大多没有症状，部分患者以并发症为首发表现。随着病程的延长，常出现明显的慢性并发症。其中，视网膜病变和神经病变的发病率高，而且心脑血管并发症多，与老龄相关的多器官功能损害常见。四是容易发生低血糖，低血糖所致的心脑损害容易出现而且病情重。五是老年糖尿病患者记性差，容易出现认知和心理障碍。因此，在治疗过程中，大家应结合老年人生理功能改变的特点，做出相应的调整，从而达到预防疾病发生、延缓并发症进展和推迟衰老的目的。

二、饮食营养治疗要点

人在进入老年阶段以后，机体的代谢水平会随着年龄的增长而逐渐下降，同时由于运动机能的降低，肌肉在逐年减少。一部分老年糖尿病患者存在长期能量摄入超标的现象，表现为内脏脂肪过多型肥胖；还有一部分老年糖尿病患者因为多种原因而合并口腔疾病、食欲减退、消化功能障碍等，从而导致消瘦。因此，老年糖尿病患者的饮食营养治疗方案与普通糖尿病患者有所不同，要根据患者年龄、身高、体重、代谢指标、脏器功能制定个体化饮食处方。

老年糖尿病患者饮食营养治疗的总体原则：保证热量供给，合理调配饮食结构和进餐模式，适当限制甜食，多吃能量密度高且富含膳食纤维、血糖生成指数低的食物，少食多餐，慢吃，后吃主食，以保持良好的营养状况，改善生活质量。另外，老年人对低血糖的耐受能力差，低血糖表现不明显，但是低血糖带来的后果往往很严重，所以，血糖指标和饮食控制都要比普通糖尿病患者宽松一些。

1. 热量控制　体重正常的老年糖尿病患者一般可以按照每天每千克体重30千卡的标准来供应热量，可依据劳动强度的不同而做适当的调整。关于老年糖尿病患者是否需要通过饮食来减肥的问题，在这里简单说明一下。近年来，老年人体重指数与死亡率的关系令人关注。一项覆盖近20万人、平均随访12年的大型荟萃分析结果显示：体重指数为$24 \sim 31\,kg/m^2$者死亡风险较低，体重指数$< 23\,kg/m^2$者死亡风险比体重指数$> 32\,kg/m^2$者更高。日本的相关研究也显示，当体重指数$< 18.5\,kg/m^2$时，死亡风险显著增加，这种趋势在75岁以上的老年患者中更加明显。因此，国内最新的指南并未对肥胖的老年糖尿病患者的减肥问题给出推荐意见。

2. 营养素分配

1）**碳水化合物**　碳水化合物提供的热量应占全天总热量的50% ~ 55%，每天的粗细粮主食建议控制在200 ~ 300克。由于老年人存在胃肠功能减退，加上糖尿病植物神经病变导致的胃肠功能紊乱，这会部分影响食物的消化、吸收，因此，多吃一些能够快速提供能量的碳水化合物类食物（主食），有利于保证能量供给，并可降低药物治疗潜在的低血糖风险。但是，碳水化合物快速分解、吸收后可以导致餐后血糖升高，这是广大老年糖尿病患者的主要顾虑，因此，建议老年糖尿病患者适当选用富含膳食纤维、血糖生成指数低的食物（具体请参考第二章"糖尿病饮食营养治疗"的相关内容）。

为了提高老年糖尿病患者的生活质量，一般建议无须严格禁食含蔗糖食物，但还是要少吃果糖、蜜糖、冰激凌和甜饮料等甜食。另外，食用蔗糖时，应将其作为总能量摄入的一部分统一计算。

2）**脂类和蛋白质**　脂肪提供的热量可占每日总热量的20% ~ 25%（建议控制在每天40克以下），同时要限制含饱和脂肪酸高的动物性脂肪的摄入，胆固醇的摄入量应限制在每天300毫克以下。在控制总热量的前提下，应摄入充足的蛋白质，可把蛋白质的供能比例提高到20%左右（推荐按每天每千克体重1.0 ~ 1.3克计算，有肾脏病变者可适当减少），且应以优质蛋白为主。

3）维生素和无机盐　老年糖尿病患者宜进食各种维生素、矿物质含量丰富的食物，这有利于防治周围神经炎和骨质疏松等；还应适当补充活性维生素D及钙、镁、铁、锌等，并要防止骨折；同时应减少食盐的摄入量，每日的食盐摄入量建议控制在5克以下。

4）膳食纤维　膳食纤维可以延缓血糖和胰岛素的升高，改善血脂谱，降低心血管疾病的发生风险。美国糖尿病协会推荐的膳食纤维摄入量为14克/1000千卡。但是，由于膳食纤维可以增加饱腹感，延缓胃排空，所以，对于伴有植物神经病变累及胃肠功能（存在糖尿病性胃轻瘫和糖尿病肠病）的老年糖尿病患者来说，不建议过多食用膳食纤维，以免发生低血糖和影响营养物质以及药物的吸收。建议富含膳食纤维的主食摄入量不超过每日总主食摄入量的1/3。

3. 餐次安排

1）1型糖尿病患者　病情稳定者，可按照早餐、午餐、晚餐和睡前加餐的形式安排饮食，比如，可以按2/7、2/7、2/7、1/7的比例分配热能；病情不稳定者，可按早餐2/10、加餐1/10、午餐3/10、加餐1/10、晚餐2/10、睡前加餐1/10的比例分配热能。

2）2型糖尿病患者　可按早餐、午餐、晚餐2/7、3/7、2/7或1/5、2/5、2/5或1/3、1/3、1/3的比例分配热能。之所以这样安排，主要是为了防止发生低血糖。

4. 注意事项

1）宜戒烟限酒　吸烟不但会导致心肺疾病，还会加速糖尿病慢性并发症的进展，因而应当坚决戒除。虽然适量饮酒对人体有一定的好处，但是饮酒会加重肝脏的负担，还可能导致血脂升高，因而，老年糖尿病患者应尽量不饮白酒，可适量饮用酒精浓度低的干红葡萄酒，而且应在进食后再饮酒，空腹饮酒可导致使用磺脲类药物或胰岛素治疗的患者出现低血糖。

2）食物易消化　老年人牙齿松动，肠胃的消化、吸收功能减弱，因此，多吃一些容易消化的食物对身体有益。老年糖尿病患者不宜暴饮暴食，应细嚼慢咽。同时，饮食的温度要适中，过烫或过凉的饮食都可能会引起胃肠道不适。

3）改变进食习惯　老年人消化吸收能力减弱，先汤菜后主食，有利于减少餐后血糖波动。

三、运动治疗要点

老年糖尿病患者在运动治疗方面应掌握以下几点：一是体能正常者、老龄体弱者、肢体残障者、智能障碍者要分别选择能进行的、容易坚持的全身或者肢体运动方式；二是运动前务必进行安全评估；三是要结合运动的能量消耗情况合理安排运动时间。提倡老年糖尿病患者在餐后进行适量的室内活动，并与每周3～4次的体能锻炼相结合，这样有利于缓解餐后高血糖，还能保持或增强体质。如果结合有计划的抗阻运动（如抬腿保持等），则可以延缓肌肉的减少。肥胖的老年糖尿病患者，可以通过适当增加有氧运动量来消耗体内的脂肪。

运动前做好准备活动，注意八大关节（颈部关节、肩关节、肘关节、腕指多关节、脊柱多关节、髋关节、膝关节、踝趾多关节）的适度、多方位活动，运动中要注意防跌倒、防骨折。

四、药物治疗要点

人上了岁数，身体机能会逐渐下降，对药物的代谢速度也比年轻人慢，因此，容易产生药物蓄积，增加药物的副作用。另外，老年糖尿病患者多合并其他疾病，需要服用的药物种类也多，这其中就会涉及药物之间相互影响的问题。因此，老年糖尿病患者的用药有更多的讲究。

1. 降糖治疗

1）降糖药应用概要　低血糖对于老年糖尿病患者来说比轻中度高血糖的危害更大，所以，老年糖尿病患者应尽可能选用低血糖风险小的药物。二甲双胍是首选的降糖药（无年龄限制，严重肾功能不全者

除外），低血糖风险较低的短效胰岛素促泌剂、α-葡萄糖苷酶抑制剂、噻唑烷二酮类药物、胰高血糖素样肽-1受体激动剂、二肽基肽酶-4抑制剂等药物也可以使用。合并动脉粥样硬化性心血管疾病或高风险因素、慢性肾脏疾病或心力衰竭时，可根据患者个体情况优先选择胰高血糖素样肽-1受体激动剂或钠-葡萄糖共转运蛋白-2抑制剂。老年糖尿病患者在选用某些长效磺脲类药物时应慎重，使用这类药物一定要保证定时进餐，避免发生因为漏餐或进餐时间延迟而造成的低血糖。老年糖尿病患者在出现肝肾功能不良或血糖控制不好等情况时，应及早使用胰岛素治疗。在剂型方面，可优先选择长效胰岛素类似物和速效胰岛素类似物，因为这些剂型的低血糖风险比较小。另外，胰岛素的用量不可过大。不推荐老年糖尿病患者在家中自行调整胰岛素用量，如果出现血糖波动，应及时就医。

此外，老年糖尿病患者并发症和合并症多，用药种类也十分繁杂，所以在选择降糖药时还要考虑到不同药物的相互作用，以免产生不良影响。

2）老年2型糖尿病降糖药物治疗路径　治疗路径见图7-1。

2. 合并多种代谢异常的综合治疗　老年糖尿病患者常常合并其他代谢异常，在综合评估治疗风险的基础上，应根据老年糖

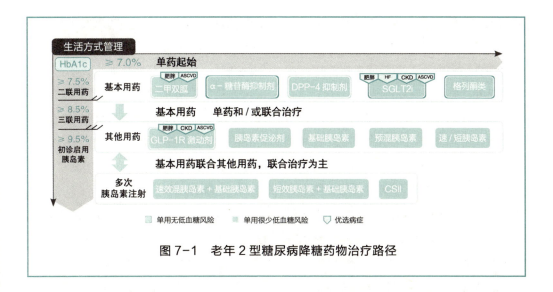

图 7-1 老年 2 型糖尿病降糖药物治疗路径

尿病的特点，选择合适的血压、血脂、血尿酸和体重控制目标。另外，老年糖尿病患者常多病共存，需要服用多种药物，因此，要关注药物间的相互作用，并密切监测相应指标，及时调整治疗方案。

1）降压治疗 推荐合并高血压的老年糖尿病患者将血压控制在 140/80 mmHg 以下。在降压药的选择方面，血管紧张素转换酶抑制剂（普利类）或血管紧张素Ⅱ受体拮抗剂（沙坦类）是老年糖尿病患者的首选和基础降压用药。要慎用利尿剂，尤其是合并高尿酸血症的患者。

2）调脂治疗 低密度脂蛋白胆固醇是老年糖尿病患者必须关注的指标。仅有大血管粥样硬化相关指标异常者，低密度脂蛋白胆固醇也要降到 2.6 mmol/L 以下；有其他心脑血管疾病危险因素者，低密度

脂蛋白胆固醇应控制在 1.8 mmol/L 以下。如果单纯使用他汀类药物不能使低密度脂蛋白胆固醇达标，推荐联合使用胆固醇吸收抑制剂（如依折麦布）。对于单纯高甘油三酯血症患者，应首先控制脂肪的摄入量，如果甘油三酯 ≥ 4.5 mmol/L，可加用贝特类药物；无高尿酸血症者，可选用烟酸制剂。

3）体重管理 老年人的体重以适中为好（体重指数为 20 ~ 25 kg/m²）（这一点，我们在本节"饮食营养治疗要点"部分已经讲过），大家千万不要单纯地拿体重变化来衡量体重管理是否达标。建议以就诊时的状态为参照，肥胖者应适度控制热量的摄入，偏瘦者应适度增加热量供给。

4）控制高尿酸血症 目前推荐的控制目标为血尿酸 ≤ 360μmmol/L；对于

有痛风发作的患者，血尿酸应控制在 300 μmmol/L 以下。通过生活方式干预（低嘌呤饮食、多饮水）不能使血尿酸控制达标的患者，应服用降尿酸药物。

5）动脉硬化的管理　半数以上的老年糖尿病患者合并有动脉粥样硬化。阿司匹林是目前公认的对心血管有保护作用的抗血小板制剂，推荐老年糖尿病患者使用。如果存在纤维蛋白原增高、血液高凝状态，或者对阿司匹林不耐受，可以使用氯吡格雷或西洛他唑。有明确大血管粥样硬化斑块形成的患者，尤其是有下肢动脉闭塞症者，可酌情定期静脉输注前列腺素 E_1，以扩张血管，改善微循环，抑制血小板聚集，也可以长期口服贝前列素钠片。

3. 并发症与合并症的防治

1）心血管病变的防治　老年糖尿病患者常见的心血管病变包括冠心病、心律失常、心力衰竭等。应早期干预和治疗心血管病的危险因素。合并高血压和（或）高低密度脂蛋白胆固醇血症的患者应关注血管病变的筛查，颈动脉超声是不错的筛查方法。有异常症状者，可以做冠状动脉 CT 血管造影。

2）脑梗死的防治　糖尿病合并的脑血管病变 90% 以上是脑梗死，近 1/3 的脑卒中患者的病因与颈动脉狭窄有关。预防脑梗死的措施主要包括：①积极控制血压、血糖和低密度脂蛋白胆固醇，并戒烟；②

定期做颈动脉超声检查，如果发现小斑块形成，或脑 CT（或磁共振检查）发现小的缺血灶，要马上开始抗血小板治疗；③已经发生脑梗死的患者，重点在于防止再发，建议将低密度脂蛋白胆固醇控制在 1.8 mmol/L 以下，糖化血红蛋白控制在 7.0% 以下，血压不宜控制得过于严格，低于 150/85 mmHg 即可。

3）下肢动脉闭塞的防治　外周动脉疾病是糖尿病常见的大血管并发症，多发生于老年患者，以下肢动脉闭塞最为常见。糖尿病合并高血压会增加外周动脉疾病的发生风险。彩超可以早期、准确地检测出血管损伤。已经出现下肢疼痛者，按照病变阶段的不同，治疗各有侧重：如果是单纯动脉管壁增厚伴散在斑块，可加用抗血小板药；如果下肢动脉管腔狭窄超过 50%，足背动脉搏动消失，或者有运动后下肢无力等症状，可以联合使用西洛他唑；如果下肢动脉管腔狭窄超过 75%，存在中重度间歇性跛行并伴有静息痛，有条件的话，建议做介入治疗。

4）糖尿病足的防治　发生糖尿病足，意味着存在全身性动脉粥样硬化，这是发生心脑血管严重病变的高风险信号，此时要对身体状况进行全面评估，综合治疗。在预防方面，对于糖尿病病程比较长的老年糖尿病患者，必须注意预防足部皮肤破损，认真处置足癣和甲癣。一旦发生足部皮肤溃烂，应尽快到医院的足病专科就诊，接受多学科的综合治疗，早期控制感染和损伤，以降低截肢的风险。

5）糖尿病肾脏病变的防治　遗传、高血压、高血糖、肥胖、高尿酸以及使用肾毒性药物是老年慢性肾病进展的主要影响因素。出现糖尿病肾脏病变者，要严格管理饮食，控制蛋白质的摄入量（建议低于每天每千克体重 0.8 克），并要以优质蛋白为主，以减轻肾脏的负担。要尽早使用肾素—血管紧张素系统抑制剂（包括普利类和沙坦类降压药），严格控制血糖，肥胖的病友要减轻体重，建议将血压控制在 130/80 mmHg 以下，同时要控制高尿酸血症，改善肾脏微循环。

6）糖尿病视网膜病变的防治　老年糖尿病患者要定期进行眼底检查，及时发现眼底病变，及早开始治疗。抗炎、抗血管生成、改善微循环是目前常用的治疗方法，激光光凝治疗是预防失明的有效措施。

7）糖尿病外周神经病变的防治　一半以上的老年糖尿病患者都合并有外周神经病变。α-硫辛酸、前列地尔和甲基维生素 B_{12} 在改善外周神经病变引起的感觉异常、肢体麻木和疼痛方面有一定的效果（具体请参考本书第六章"糖尿病并发症的防与治"的相关内容）。

8）骨质疏松的防治　适量补充维生素 D 和钙剂，及时使用二膦酸盐制剂等抗骨质疏松药物，是常规治疗措施。另外要预防跌倒性骨折，这一点非常重要。老年糖尿病患者伴发的多种疾病均可导致跌倒及骨折的风险增高，因此，应定期进行跌倒风险及身体功能的评估，同时应避免严重高血糖和低血糖的出现。

4. 关注药物之间的相互作用　老年糖尿病患者常常多种疾病集于一身，需要同时服用多种药物，因此，要特别注意药物之间的相互作用问题。以下列举一些，供大家参考，具体药物的使用请咨询您的主治医生。如：钙通道阻滞剂（硝苯地平、异搏定等）、抗结核药（利福平）、淀粉酶及胰酶制剂等可升高血糖；别嘌醇、质子泵抑制剂可降低血糖；噻嗪类利尿剂、阿司匹林、烟酸类降脂药等可升高血尿酸；氯沙坦等可降低血尿酸。

五、病情监测与控制目标

老年糖尿病患者的血糖控制原则是：适当控制高血糖，更要严防低血糖。监测血糖，对于防止低血糖的发生具有非常重要的意义。

对于老年糖尿病患者来说，血糖的控制目标因预期生存时间、并发症和合并症的不同而有所不同（表7-3）。

血糖控制良好的老年糖尿病患者需要每周监测 1～2 天的血糖，血糖持续稳定者监测的次数还可以再少一些，1～2 周测一次血糖（包括空腹及餐后2小时血糖）就可以了。血糖控制不好或者病情不稳定的老年糖尿病患者，需每天监测血糖直至达到理想水平。生病或剧烈运动前应增加测血糖的次数。如果近期出现过低血糖，应监测餐前及夜间血糖。对于至少有1次严重低血糖的老年糖尿病患者，短期内可适当放宽血糖控制目标，避免近几周内再次发生低血糖。老年糖尿病患者在生病时，或血糖 > 20 mmol/L 时，应监测尿酮体。此外，要注意是否有疲乏、头晕、出汗、心悸、饥饿感等低血糖症状，或食欲减退、恶心呕吐、呼气中有烂苹果味等糖尿病酮症酸中毒的表现。

除了血糖，体重、血压、血脂也是老年糖尿病患者的常规监测项目。体重指数应维持在 20 ~ 25 kg/m^2，血压应控制在 140/90 mmHg 以下。如果血脂正常，一般每年查一次血脂；血脂异常时，至少3个月就要查一次血脂。

老年糖尿病患者还应注意定期复查肝肾功能，建议每半年至一年要进行糖尿病并发症、合并症的相关检查，如尿微量白蛋白、扩瞳检查视力和眼底。老年糖尿病患者周围循环功能比较差，常因各种损伤诱发感染而形成糖尿病足坏疽，因此，要加强对足部情况的自我监测，注意足部的日常保健。

表 7-3　老年 T2DM 患者血糖控制标准

项目	良好控制标准	中间过渡阶段	可接受标准
HbA1c（%）	≤ 7.0	7.0 ~ 8.0	8.0 ~ 8.5
FPG（mmol/L）	4.4~7.0	5.0 ~ 7.5	5.0 ~ 8.5
2 hPG（mmol/L）	<10.0	<11.1	<13.9
治疗目标	预防并发症发生	减缓并发症进展	避免高血糖的急性损害
适用条件	适用于新诊断、病程短、低血糖风险低，应用非胰岛素促泌剂类降糖药物治疗为主、自理能力好或有良好辅助生活条件的老年糖尿病患者	适用于预期生存期 >5 年、中等程度并发症及伴发疾病，有低血糖风险，应用胰岛素促泌剂类降糖药物或以多次胰岛素注射治疗为主、自我管理能力欠佳的老年糖尿病患者。希望在治疗调整中转向良好控制	适用于预期寿命 <5 年、伴有影响寿命的疾病、从严格控制血糖获益有限、有严重低血糖发生史、反复合并感染、急性心脑血管病变、急性病入院治疗期间、完全丧失自我管理能力、缺少良好护理的患者。需避免高血糖造成的直接损害

儿童和青少年糖尿病

导读　儿童和青少年正处于身体的快速发育阶段，而且活动量大，对治疗的依从性比成年人差。因此，相对于普通成年糖尿病患者而言，儿童和青少年糖尿病患者在治疗方面也具有特殊性。以下简要介绍儿童和青少年糖尿病的特点与治疗方法，供大家参考。

一、儿童和青少年糖尿病的特点

首先需要说明的是，不是所有的儿童和青少年糖尿病都是1型糖尿病。随着饮食结构的改变，肥胖人群的增多，2型糖尿病在儿童和青少年中也比较多见。以下就儿童和青少年1型糖尿病和2型糖尿病的临床特点进行简要介绍。

1. 儿童和青少年1型糖尿病　1型糖尿病患儿在起病时常有典型的"三多一少"症状，并且容易出现糖尿病酮症酸中毒。但是，5岁以下的儿童多尿、多饮的症状不容易引起家长的注意，这些患儿往往是在感冒、发热等应激情况诱发糖尿病酮症酸中毒的时候才被诊断的。还有一些1型

糖尿病患儿仅仅表现为精神不振或者肺炎等非特异性症状，家长们更要予以注意。与2型糖尿病患儿不同的是，1型糖尿病患儿一般没有高血压、高脂血症等代谢综合征的表现。

2. 儿童和青少年2型糖尿病　2型糖尿病患儿具有明显的家族遗传倾向。患有妊娠期糖尿病的母亲所生的孩子容易发生肥胖和2型糖尿病。儿童和青少年2型糖尿病发病通常比较隐匿，多见于肥胖儿童，发病初期多是"小胖墩儿"，以后随病情加重逐渐消瘦，患儿多伴有高血压、血脂紊乱、多囊卵巢综合征等表现，但不易发生糖尿病酮症酸中毒。

二、饮食营养治疗要点

儿童和青少年正处于身体的快速生长发育阶段，热量的摄入必须要满足生长发育的需求。糖尿病患儿的饮食计划必须做到个体化，家长可以在相关专业人员的指导下，根据孩子的年龄和平时的饮食习惯为其计算每日所需总热量并科学安排餐

次。糖尿病患儿的饮食热量分配应每天、每餐基本固定，并按时进餐，以防发生低血糖。某些肥胖的 2 型糖尿病患儿应逐渐减至标准体重。**注意**：减轻体重要以不影响正常生长发育为前提。

1. 热量计算 每天的热量摄入应根据患儿的年龄、体重、活动量、饮食习惯、用药情况等来确定，不能一成不变。

糖尿病患儿的每日总热量可以根据下面的公式进行精细计算（任选其一）。

每日所需总热量（千卡）= 1000+（年龄 -1）×100

每日所需总热量（千卡）= 1000+ 年龄 ×（70 ~ 100）

采用第二个公式计算的，年龄在 3 岁以下的可以乘 95 ~ 100，年龄在 4 ~ 6 岁的可以乘 85 ~ 90，年龄在 7 ~ 10 岁的可以乘 80 ~ 85，年龄在 10 岁以上的可以乘 70 ~ 80。对于青春期女孩，为了防止肥胖，可以乘 50。

2. 营养素分配

1）**碳水化合物** 碳水化合物提供的热量应占每日总热量的 50% ~ 55%，不必过分限制。应以淀粉类食物（主食）为主，可以适量吃些富含膳食纤维食物，摄入量为 10~14 g/1000 kcal。应当限制富含单糖和双糖的糖果等甜食的摄入。

2）**脂肪** 脂肪提供的热量应占每日总热量的 25% ~ 35%。其中饱和脂肪酸提供的热量不应超过每日总热量的 10%。宜用含不饱和脂肪酸较多的植物油。少吃含反式脂肪酸的人造奶油、冰激凌、奶茶、糕点、饼干等食物。肥肉、油炸食品、坚果等也不能多吃。肥胖的患儿胆固醇的摄入量应少于每天 200 毫克。

3）**蛋白质** 蛋白质提供的热量应占每日总热量的 15% ~ 20%，可按每天每千克标准体重 1.5 ~ 3.5 克供给。年龄越小蛋白质的需要量相对越多，因此，供给标准也更高一些。应多选用乳、蛋、肉等优质蛋白。

4）**其他营养素** 通常情况下，没有必要为糖尿病患儿额外补充维生素、无机盐以及微量元素制剂，通过合理的食物搭配就可以满足他们的营养代谢需求。只有当饮食摄入无法达到膳食推荐摄入量时才需要适当补充。

3. 餐次安排 儿童和青少年糖尿病患者的饮食应做到定时定量，少量多餐，最好一日三餐加三次点心。此外，儿童天性活泼好动，而且活动没有规律、随意性强，因此，家长还要注意孩子的进餐时间要与胰岛素注射的时间及作用时间相配合，以防餐前或夜间出现低血糖反应。

三、运动治疗要点

可以选择一些孩子感兴趣、有利于长

期坚持的运动方式，如骑车、踢足球、打篮球、打羽毛球、打乒乓球、踢毽子、跳绳等，尽量避免过于剧烈的竞技类体育运动。每天坚持至少运动30分钟，最好达到60分钟中等强度运动，每周保证5天都要有运动。另外，由于儿童的自制力较弱，自我保护意识较差，所以，运动时需要由家长陪同，并监督其用药。

为了预防低血糖的发生，在运动前必须做好胰岛素和饮食的调整，让饮食、药物、运动三者达到平衡。在运动前后，最好监测血糖。运动时要带食物和水。运动后需注意清洁卫生。同时，应选择合适的服装和鞋袜，避免运动中意外受伤。

发热、感冒、呕吐，血糖过低或过高，有比较严重的慢性并发症，以及空腹或注射胰岛素后未进食等情况下，应避免运动。

四、药物治疗要点

1型糖尿病患儿必须使用胰岛素治疗，这一点毋庸置疑，在此不做过多介绍。以下，我们对2型糖尿病患儿的降糖药物应用要点进行简要介绍。

1. 口服降糖药治疗　很多口服降糖药的疗效和安全性都没有在儿童中进行过全面评估，其对儿童生长发育的影响尚不得而知。美国食品药品监督管理局仅批准二甲双胍用于10岁以上的儿童糖尿病患者。多数情况下，对于超重或肥胖的糖尿病患儿，二甲双胍可作为首选。需要指出的是，使用二甲双胍前需要明确孩子的糖尿病分型。如果不能确定，应先接受胰岛素治疗直至确诊。如果二甲双胍使用3~4个月后，HbA1c仍不能<6.5%，强烈推荐加用基础胰岛素治疗。血糖在11.1 ~ 13.9 mmol/L或无症状的患儿，可以选用二甲双胍、胰岛素或二者联合应用。

2. 胰岛素的启用指征　胰岛素治疗的优势我们在前面的章节中已经进行了详细的介绍。除此之外，对于儿童和青少年糖尿病患者来说，应用胰岛素治疗还能增加患儿对疾病严重性的认识，进而提高其对治疗的依从性。至于所谓的"胰岛素成瘾"问题，家长们不必过于担心，很多2型糖尿病患儿是可以逐渐撤掉胰岛素而仅用二甲双胍和调整生活方式来控制血糖的。

总的来说，存在以下情况的2型糖尿病患儿应及时启动胰岛素治疗：一是酮症酸中毒；二是分型不明；三是血糖过高。有多饮、多尿、多食等高血糖症状的患儿应当检查有无酮症。如果结果为阳性，要明确有无酮症酸中毒。有酮症酸中毒的患儿需要立即住院，进行胰岛素治疗。部分儿童期糖尿病难以分型，如表现为酮症的肥胖儿童。对于这部分患儿，推荐起始使用胰岛素治疗，同时进行适当的检查来进一步明确分型。如果患儿的血糖≥13.9 mmol/L，或者糖化血红蛋白>9.0%，即使没有酮症，也可以从短期的胰岛素治疗中获益，快速的血糖控制可使胰岛 β 细胞得到休息并使其功能有所恢复。

3. 手术治疗　对于 BMI > 32.5 kg/m² 且伴有至少 2 种肥胖相关的器质性合并症，或者 BMI > 37.5 kg/m² 伴有至少 1 种肥胖相关合并症（如阻塞性睡眠呼吸暂停综合征、2 型糖尿病、进行性非酒精性脂肪性肝炎、高血压病、血脂异常、体重相关性关节病、胃食管反流病和严重心理障碍等）的患者，通过饮食调整、坚持运动以及正规药物治疗等未能达到显著减肥目的可考虑减重手术治疗糖尿病。但是减肥手术作为一个有创手术，对儿童青少年不仅会造成身体创伤，而且有一定的心理创伤，因而选择要慎重；术前对于手术获益和手术风险，需进行全面客观权衡，当手术获益远大于手术风险时，才可以考虑选择减肥手术。

五、病情监测与控制目标

糖尿病儿童血糖波动大，容易出现高血糖或低血糖，因此，加强血糖监测对于控制病情非常重要。危重情况下，每天应严格监测 7 次血糖（包括三餐前血糖、三餐后 2 小时血糖和睡前血糖），必要时还要加测凌晨 2 ~ 4 点的血糖。病情稳定的患儿，应定期监测每日 3 次餐前和睡前共

4 次血糖。如果患儿发生了低血糖，需要监测至血糖恢复稳定。

对于儿童和青少年糖尿病患者，一般至少每 2 ~ 3 个月要到糖尿病专科门诊复查一次，复查项目包括身高、体重、血压、尿常规、尿糖及酮体、餐后 2 小时血糖和糖化血红蛋白；每半年至 1 年检测一次血脂谱、尿微量白蛋白、眼底以及空腹或餐后 2 小时 C 肽，并注意监测血压的变化。在保持正常生长发育，减轻体重，避免低血糖的前提下，口服药物治疗者 HbA1c 尽可能控制在 7.0% 以下，胰岛素治疗者的控制目标可适当放宽至 7.5%。具体控制目标见表 7-4。

家长们要注意患儿机体调节紊乱导致的腹泻等疾病，以早期发现糖尿病的慢性合并症，并了解胰岛 β 细胞的功能变化情况。由于 1 型糖尿病常合并自身免疫性甲状腺疾病，因此，在糖尿病得到诊断时应测定促甲状腺激素（TSH）及甲状腺自身抗体，如果甲状腺功能正常，应在 1 ~ 2 年后重复测定。

对于 2 型糖尿病患儿，在诊断的同时应检测有无慢性并发症，包括高血压、血脂异常、微量白蛋白尿、眼底病变以及睡眠呼吸障碍和脂肪肝等。青春期少女还应注意是否合并多囊卵巢综合征。

表 7-4　儿童和青少年糖尿病患者的血糖控制目标

年龄段	餐前血糖	睡前 / 夜间血糖	糖化血红蛋白
0 ~ 6 岁	5.6 ~ 10.0	6.1 ~ 11.1	7.5% ~ 8.5%（过低容易发生低血糖）
7 ~ 12 岁	5.0 ~ 10.0	5.6 ~ 10.0	< 8.0%（低血糖风险相对较高而并发症风险相对较低）
13 ~ 19 岁	5.0 ~ 7.2	5.0 ~ 8.3	< 7.5%（如无过多低血糖发生，7.0%以下更好）

注：血糖单位为 mmol/L。

围手术期血糖管理

导读 手术带来的应激反应可以使血糖急剧升高，而高血糖反过来又会造成手术后感染的发生率增加和伤口愈合延迟。因此，对于处于围手术期的糖尿病患者，做好血糖的管理工作至关重要。以下从饮食和用药两个方面进行简要介绍。

一、饮食管理

根据手术部位和麻醉方式的不同，有些手术前后，患者需要禁食、禁水，靠静脉输注葡萄糖等营养液和胰岛素来补充营养和控制血糖。手术后，病友们可以根据各自情况逐渐恢复平时的饮食。如果因某些情况只能吃流食或者半流食，应以易消化、易吞咽为宜，牛奶、豆浆、蒸鸡蛋、鸡蛋汤、豆腐脑、藕粉以及稀粥、面片汤等都是不错的选择。此时，您还可以进食少量甜食以满足热能和碳水化合物的需要。有的病友因为种种原因不能一次吃完整顿饭，遇到这种情况，稍后可用相当于含碳水化合物 50 ～ 70 克的其他食物予以补充，以防出现低血糖反应。

二、用药管理

择期手术[1]者，术前空腹血糖应控制在 7.8 mmol/L 以下，餐后 2 小时血糖应控制在 10.0mmol/L 以下。使用口服降糖药血糖控制不佳的患者，应及时调整为胰岛素治疗。采用口服降糖药治疗的患者在接受小手术的术前当晚及手术当天应停用口服降糖药；如果是接受大、中型手术，则应在术前 3 天停用口服降糖药，改用胰岛素治疗。一般的血糖控制目标为：

（1）宽松标准为 HbA1c<8.5 ％；FPG 或餐前血糖 8 ～ 10 mmol/L，2hPG 或不能进食时任意时点血糖 8 ～ 12 mmol/L，短时间血糖 <15mmol/L 也可接受。

（2）一般标准为 FPG 或餐前血糖 6 ～ 8 mmol/L，2hPG 或不能进食时任意时点血糖 8 ～ 10 mmol/L。

（3）严格标准为 FPG 或餐前血糖

---

[1] **择期手术** 指手术的迟早不影响治疗效果，容许充分准备，达到一定的条件再施行的手术。

4.4 ~ 6.0 mmol/L，2hPG 或任意时点血糖水平 6 ~ 8 mmol/L。

普通手术采用宽松标准，精细手术如整形等采用严格标准，器官移植手术、身体状况良好、无心脑血管并发症风险的非老年患者或单纯应激性高血糖采用一般标准。

第八章

糖尿病患者的日常生活管理

作息 ┃ 居室 ┃ 应酬 ┃ 工作 ┃ 旅行

对于糖尿病患者来讲，养成并保持一个良好的生活习惯是非常重要的。健康的生活方式能够帮助您更好地控制病情，保持身体健康。良好的生活习惯除了包括前面讲到的饮食、运动外，还包括合理安排作息、应酬、工作、旅行、婚育等。本章，我们将利用简短的篇幅为大家介绍糖尿病患者在上述方面需要注意的问题，供您参考。

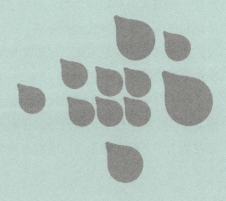

一、作息

现代社会，人们的生活节奏在逐步加快，生活方式相较于以前也发生了巨大的变化，人们的起居作息也随之有了明显改变。越来越多的人睡眠的时间推迟了，睡眠不规律，如昼夜颠倒，工作日熬夜、周末狂睡。这些不良生活习惯很可能会导致血糖的异常波动。

我们知道，正常人的血糖波动是有规律的：一般夜间血糖处于全天中相对较低的状态；清晨由于升糖激素的分泌增加，血糖逐渐升高。如果作息不规律，很可能导致血糖波动。例如，有的糖友熬夜看电视，可能使能量消耗增多而出现低血糖；而有的糖友因为熬夜而加餐，增加了额外的能量摄入，又会导致血糖升高。广大糖友应重视自己的作息习惯，尽量避免对血糖造成不良影响。

睡眠时间的长短和睡眠质量也会影响到血糖。临床工作中，我们经常见到一些糖友因为前一晚失眠第二天空腹血糖突然升高的现象。因此，保证正常的睡眠时间和睡眠质量是很重要的。一般成年人的睡眠时间在 6 ~ 8 小时为宜，儿童、青少年的睡眠时间应略长 1 ~ 2 小时。

建议您最好选择在晚上 10—11 点就寝，并且坚持在早上 6—7 点起床，如果条件允许的话，午间可以小憩一会儿。这样做可以保证充足的睡眠，让白天精力充沛，而且有利于固定在清晨 7 点左右测空腹血糖，使监测到的空腹血糖数据稳定、准确，有利于血糖的管理。长期坚持这样的起居习惯（周末和休息日也应如此），会使人维持一个比较稳定的生物节律，对身心健康和血糖控制都是有益的。

二、居室

优化居室环境有利于保持良好的心态和健康的生活状态。这一点，对于任何人都是适用的，糖尿病患者当然也不例外。首先应注意通风换气。夏季天气炎热，人们常躲进空调房间避暑；冬季天气寒冷，人们常紧闭门窗。这不利于空气流通，很容易导致室内空气混浊，滋生细菌、霉菌等微生物。因此，应注意定期开窗通风，保证室内空气清新。在采光方面，应以能充分接受到阳光为宜。糖尿病是骨质疏松症的危险因素之一，糖尿病患者尤其是老年糖尿病患者容易患骨质疏松症。阳光中的紫外线能够帮助皮肤产生更多的维生素D，有利于钙的吸收。因此，经常晒太阳可以帮助预防骨质疏松。另外，室内装修既要绿色环保又要选用柔和的灯光，以身处其中身心舒适为宜。

三、应酬

很多糖友因为工作的关系，需要各种应酬。一般来讲，只要赴宴就很难遵守糖尿病的饮食规则。所以，不少糖友赴宴后血糖总会有所升高。身体是革命的本钱，健康永远应该排在第一位。面对应酬，广大糖友应该怎么做呢？以下几点建议，希望您能认真遵守。

1. 少吃多尝控总量 面对美食，要有一定的自控力，要禁得住诱惑。可以采取"少吃多尝"的办法，以免一吃就超量，要像蜻蜓点水一样每道菜只品尝一点点，这样既饱了口福，又不至于超量。

2. 选素避荤少油腻 宴席上肉食较多，而且烹饪时多采用油炸、煎炒等方法，食物的脂肪含量高。高脂饮食不仅会增加体重，还会加重胰岛素抵抗，不利于血糖的

控制。更严重的是，高脂饮食可诱发血脂异常和心脑血管疾病。因此，应尽量选择素食类的菜品，如蔬菜、菌类、豆制品等。

3. 有糖无糖先问清 饭店中的菜肴常用糖来提鲜，如果不确定这些菜里面是否含糖，一定要询问一下餐厅的服务员。另外，还要避免食用含淀粉多或者裹着面粉与面包渣的食品，必要时可以减少主食量。喝汤也有讲究，最好喝清汤，不要喝淀粉含量多的黏稠的汤。

4. 以茶代酒好处多 酒精热量高，大量饮酒会造成热量摄入过多，引起血糖波动。而且酒精会损伤肝脏，长期饮酒还会引起血脂升高、动脉硬化等。所以，糖尿病患者最好不饮酒，或者适量饮酒（具体请参考第二章"糖尿病饮食营养治疗"的相关内容）。对于糖尿病患者来说，绝对不可以空腹饮酒，而且要记住，饮酒后要减去相应热量的主食。当然，最好还是以茶代酒。此外，鲜榨果汁、酸奶等也会增加总热量，所以，建议用无糖饮料来代替。

5. 及时进餐别忘药 即使是参加应酬，也要尽量做到"定时、定量、定餐"。如果开饭的时间与平时的进餐时间有较大的差距，一定要注意避免低血糖的发生。还有一些糖友，因为种种原因外出赴宴的时候不带降糖药，以为少吃一顿无所谓，这也是不对的。糖友外出就餐，一定要随身携带药品并按时服用。

四、工作

一般来讲，并没有糖尿病患者绝对不能从事的职业。病情控制良好、血糖平稳的糖尿病患者，是可以从事多种工作的。但是，血糖不稳定，尤其是反复出现低血糖的患者，一定要注意，严重的低血糖可以引起意识障碍甚至昏迷。因此，糖尿病患者从事某些工作是存在风险的，如高空作业。还有一些工作，由于工作时间不规律，会造成作息、就餐不规律，这会影响血糖的控制，比如开长途车。如果已经出现了严重的慢性并发症，如糖尿病眼底病变已经影响到了视力，糖尿病足已经影响到了下肢活动，糖尿病肾脏病变晚期需要进行肾脏替代治疗（透析、肾移植），则要视情况调整工作岗位或工作量。

至于您个人的病情是否适合某一具体工作，需要咨询专业的糖尿病医生。

五、旅行

很多糖友因为担心病情波动而不敢外出旅行。事实上，外出旅行是一种很好的调节身心的方式，只要做好充分的准备，糖尿病患者同样可以饱览自然风光，欣赏人文美景，享受美妙的旅程。当然，糖尿病患者毕竟不同于健康人，外出旅行的时候还是需要注意一些问题的。现将这些问题简要说明如下。

1.准备工作要充分 旅行前7～8周应咨询糖尿病专科医生。首先告诉医生您要去的地点、可能花费的时间以及行程计划。之后要进行一些专业的医学检查，包括血压、血糖、肝肾功能、心电图、血管B超等项目，医生会根据检查结果对您的病情做一个全面的评估。如果病情不稳定，血糖持续较高或者波动较大，则需要调整治疗方案，暂时不宜旅行。如果病情稳定，血糖控制良好，身体情况允许，就可以旅行。此外，由于旅行途中进餐的时间可能不规律，如果条件允许，应尽可能选择低血糖风险小的药物。

旅行前4～5周就要开始准备所需的物品了。首先，要了解目的地的气候、环境和饮食特点，旅行时的活动安排等信息。给自己准备一两双底厚、质软、头宽松、有鞋带的鞋，并多备几双柔软的棉质袜子；还要根据当地的天气情况，准备轻巧、柔软、保暖的衣服。其次，要确认是否已经备好了充足的药物。如果是到气候炎热的地区旅行，应将胰岛素储存在保温袋中，到旅馆后应及时将胰岛素存放于冰箱的冷藏室中。同时，要带上血糖仪、试纸、酒精棉球以及备用电池等，以便随时检测血糖。另外，要准备好随身携带的食物，以备出现低血糖等情况时使用。最后，要记得随身带上"急救信息卡"。

2.吃喝玩乐多注意 旅行时要尽量保

持规律的作息，饮食控制应该和平时一样，争取做到定时、定量进餐。旅途中应避免单独出行。要量力而行，运动量不要猛然增加，要注意休息，保证充足的睡眠，避免劳累。每晚要检查双脚，如果发现水疱，应及时到当地医院就诊，不要自行挑破，以免引起感染。游玩过程中还应保持轻松愉快的心态，遇事别着急、别生气。

六、婚育

1. 糖尿病患者能结婚吗　糖尿病存在一定的遗传性。世界卫生组织糖尿病专家委员会曾建议，两个糖尿病患者不适宜结为夫妻，倘若结婚也最好不要生育后代，因为后代发生糖尿病的可能性大大高于常人。如果男女双方都患有糖尿病，那么从优生优育的角度来看，一定要慎重。

糖尿病患者最好在病情得到有效控制后再考虑结婚。病情控制比较好的糖友，可以拥有正常的学习和工作能力，享受正常人的寿命，当然也可以结婚生育。

如果夫妻双方一方患有糖尿病，那么婚后的家庭就要注意长期保持良好的生活方式，以减少后代患病的风险。

2. 糖尿病对男性性功能的影响　糖尿病对男性性功能存在多方面的影响。糖尿病可以引起勃起功能障碍、性欲下降、睾酮水平降低以及焦虑、抑郁、虚弱等问题。这主要是由长期血糖控制不好，渐渐引起

自主神经病变、血管病变，加上疾病伴随的不良心理因素造成的。

那么，男性糖尿病患者如何预防性功能下降呢？首先要控制好血糖，其次要注意保持良好的心态，还要戒烟、限酒，预防和控制高血压、高血脂，在专科医生的指导下定期监测神经病变、血管病变的发展情况，如果出现性欲下降、勃起功能障碍等异常迹象，应及时就医，必要时通过服用合适的药物和应用某些治疗手段来帮助改善症状。

3. 糖尿病妇女能怀孕和正常分娩吗　高血糖对于孕妇和胎儿都有很大的影响：一方面，糖尿病孕妇容易出现各种并发症；另一方面，高血糖可以引起妊娠期间胎儿的死亡率增加，而且巨大胎儿和胎儿先天畸形的发生率高。因此，女性准备怀孕时应监测血糖，怀孕后也应定期监测血糖，一旦发现异常，必要时做口服葡萄糖耐量试验以确诊妊娠期糖尿病。

所有糖尿病女性在准备怀孕前都应在专科医生的指导下全面体检和评估病情，看看身体状况是否适合怀孕。如果病情比较重，有多个严重的并发症，或血糖没有得到有效控制，这都是不适宜怀孕的。

怀孕后要严格控制血糖，在专科医生的指导下严密监测病情，避免出现酮症酸中毒等急性并发症。建议每2周到医院做一次产科检查，妊娠中晚期（孕28周以后）

应每周检查一次。怀孕期间，不管是 1 型糖尿病患者还是 2 型糖尿病患者，都应该停用口服降糖药，选用适宜的胰岛素来控制血糖（详见第七章"糖尿病特殊人群的健康管理"中的"妊娠期高血糖"）。

4. 避孕与血糖波动　女性糖尿病患者在服用避孕药或者安置药物性避孕器械时，要做好以下几个方面的工作。

1）密切监测血糖变化　含有性激素的避孕药可以对抗胰岛素，升高血糖。这种变化在最初使用避孕药的 1～2 个月内尤为明显。使用避孕药的糖尿病女性，一旦发现血糖升高，要在咨询医生后适当增加降糖药的用量。

2）适当增加运动量　建议服用避孕药的女性糖友多做有氧运动（如散步、慢跑、跳绳等），运动量不宜过大，要量力而行。不要空腹运动，避免出现低血糖。建议三餐后都要运动。

3）定期监测相关指标　糖化血红蛋白能反映长期血糖控制水平。最好在开始使用避孕药后 1 个月开始检测糖化血红蛋白，之后每 3 个月检测一次。

4）服避孕药需戒烟　对于短期服用避孕药的女性糖友来说，避孕药不会对血糖控制产生恶劣的影响。但研究显示，避孕药有可能增加心血管病的发生风险，而糖尿病本身也会增加心血管病的危险性，因此，使用避孕药的女性糖友应严格控制血糖。此外，还应绝对禁烟。吸烟对健康人有害，对糖尿病患者危害更大。吸烟可以加重视网膜病变、肾脏病变、冠心病以及周围血管病变，加速其发展，还可以增加糖尿病患者的胰岛素抵抗。

七、个人卫生

糖尿病患者抵抗力差，容易合并各种感染，包括皮肤感染、呼吸道感染、泌尿系统感染等，在血糖控制比较差的时候更是如此。而一旦感染，不仅治疗起来比较麻烦，还可能导致糖尿病病情恶化。那么，糖尿病患者如何预防感染呢？关键是要养成良好的个人卫生习惯。

1. 注意手卫生　大量资料显示，保持手卫生是有效控制病原体传播、降低各种感染发生率的最基本、最简单而且行之有效的方法。手是接触病原菌机会最多的部位，因此，养成勤洗手的习惯是预防感染的第一步。

2. 保持皮肤清洁　糖尿病患者容易发生皮肤感染，如一些化脓性皮肤病等。保持皮肤清洁干净，可以防止细菌滋生。日常生活中，要做到勤洗澡、勤换衣。另外，要避免皮肤破溃、外伤，保持皮肤、黏膜的完整性。

3. 保持口腔卫生　糖尿病患者容易患牙周病等口腔感染性疾病，因此，要注意保持口腔卫生。要养成勤刷牙、勤漱口的习惯。如果发现口腔异常症状，应及时就医，防止感染扩大，造成严重后果。

4. 预防泌尿系统感染 糖尿病是泌尿系统感染的危险因素，尤其是女性糖尿病患者更容易合并泌尿系统感染。经常保持外阴清洁，多喝水，及时排尿，积极控制血糖，均有利于预防泌尿系统感染。

5. 注意足部卫生 糖尿病患者常合并下肢血管病变，如动脉粥样硬化，如果病情进一步发展，可造成下肢血管狭窄，影响局部的血流供应，从而引起下肢缺血性病变。糖尿病患者还常常合并周围神经病变，感觉的减退会使患者感觉不到足部的轻微损伤，但对于糖尿病患者来说，即使是轻微的损伤也可能导致足部感染，甚至引发足部溃疡、坏疽，严重者需要截肢。因此，对于糖尿病患者来讲，足部的护理尤为重要，具体的护理方法请参见第六章"糖尿病并发症的防与治"中"糖尿病足病的防与治"部分的相关内容。

八、四季养生

自然界为人类提供了赖以生存的物质基础，人体也在生理上形成了与自然界同步的节律变化。中医学认为，人与自然相合，四时与五脏相应。只有顺应自然气候的变化规律来调养生息，才能够延缓衰老，祛邪防病。糖尿病患者在日常生活中要注意四时调摄，这样才能更好地控制病情。

1. 春季养生 春季，阳气逐渐生发，万物复苏。《黄帝内经》中说："春夏养阳。"春季养生应注意顺应阳气生发的特点，同时要注意保护人体的阳气。对于糖尿病患者来讲，春季是一个气候舒适、有利于病情控制的季节。此时，冬季的寒风已悄然离去，室外温度适宜。春季日出变早，因此，我们应该早起。糖尿病患者如果睡懒觉，甚至快到中午才起床，这是不利于规律监测血糖和服用降糖药的。

医生经常建议糖尿病患者要"管住嘴、迈开腿"。运动锻炼对于糖尿病患者来讲是一剂良药，它有助于减轻体重，改善胰岛素抵抗，降低血糖。在春季，糖尿病患者应该增加运动锻炼，多到户外活动，呼吸新鲜空气，这有利于气血流通，提高心肺功能。需要注意的是，春季人体的肌表腠理开泄，汗液分泌增多，因此，运动中要注意防寒保暖、顾护阳气，避免出汗后受风受凉而罹患感冒、伤风等。

春季多风，风为百病之长，如果风邪太盛、变化剧烈，或者因为防范不当，人们很容易患病，如春季多见上呼吸道病毒感染、流行性腮腺炎、麻疹等。糖尿病患者如果血糖控制不佳，机体抵抗力弱，则容易导致上述疾病的发生。因此，《黄帝内经》中说："虚邪贼风，避之有时。"这是重要的养生原则。春季，要注意保暖，防风御寒，减脱棉衣不可过快。

中医五行学说认为，春属木，内应于肝。肝主疏泄，肝气舒畅，则人体一身气机顺畅。对于糖尿病患者来讲，气机顺畅有利于血糖、血压等代谢指标的控制。肝脏与情绪有密切的关系，郁闷、愤怒等不良情绪均可伤及肝脏，影响肝的功能。春季养生中尤其要重视保持良好的心情，这样才能使得肝气舒畅，人体气机条达。

2.夏季养生 夏季是一年中气温最高的季节。有些糖尿病患者也许会发现夏天的血糖要比其他季节低一些，这是为什么呢？因为夏季体内对抗寒冷的肾上腺素分泌减少了。另外，闷热的夏季，人的食欲减退，膳食摄入量减少，这也会导致血糖降低。因此，广大糖友要在夏季注意预防低血糖，勤测血糖，及时发现低血糖并积极寻找原因，弄清楚是进食减少了、运动消耗过多，还是降糖药过量了，并及时将自己的血糖情况向医生反馈，由医生来决定是否需要调整治疗方案。

夏季天气炎热，出汗多，因此要注意多喝水。多喝水，不仅可以及时补充体液的流失，防止脱水，还有利于体内代谢废物的排出。多喝水、多排尿还能有效预防泌尿系统感染，并有预防糖尿病酮症酸中毒的作用。如果过度限制饮水，则容易造成脱水，引起血液浓缩，导致血栓形成、肾功能异常、高渗性昏迷等不良后果。但要注意，夏天虽然天气炎热，糖尿病患者也不能贪凉饮冷，否则容易内伤肠胃，引起腹泻、腹痛、食欲不振等消化道不适。

夏天应季水果多，其中不乏含糖量较高的，糖尿病患者要禁得住诱惑，尤其是血糖控制还不是非常理想的病友，尽量不要吃含糖量较高的水果，病情稳定的病友可以在两餐之间或运动过后适当吃一些。

夏季的饮食应当清淡，忌食辛辣、油腻食物。中医学认为，辛辣的食物容易使人上火，油腻的食物则易生湿热，热易伤阴，而糖尿病患者多存在阴虚内热，因此，辛辣、油腻食物对于身体有害而无益，在火热较盛的夏季应该忌食。

夏天，细菌等微生物容易滋生，广大糖友要注意卫生。不要进食不洁食物，防止胃肠炎的发生，以免引起脱水或电解质紊乱，诱发高血糖高渗状态和低血糖。要勤洗澡、勤换衣，保持足部干燥，防止病原菌生长、繁殖，预防皮肤感染。

夏天气温高，空气湿度大，药品容易变质，因此，要注意药物的保存。另外，夏天血糖试纸容易受潮，这会影响检测结果的准确性。因此，试纸要存放在干燥、通风的地方，大包装的试纸可以分装使用。药品和试纸如有受潮变质，一定要丢弃，不能为了节省而因小失大。

3.秋季养生 秋季，阳气逐渐收敛，阴气逐渐增长。此时，糖尿病患者往往情绪不稳，血糖也会随之变化。秋季，糖尿病患者要注意气候的变化，适当增加衣物，注意保暖，预防感冒，并及时调畅情志。中老年糖尿病患者在秋季容易产生凄凉灰心之感，因此，情志调摄重在解郁散结。宋代养生家陈直说："秋时凄风惨雨，老人多动伤感，若颜色不乐，便须多方诱说，使役其心神，则忘其秋思。"糖尿病患者在秋季应静思收获的喜悦，培养乐观的情绪，莫因疾病缠身而忧郁。

秋天，人们应根据阴阳的变化而早睡早起。

秋季五行属金，与肺相应。中医学认为，肺主气，司呼吸，开窍于鼻，外合皮毛。秋令时节之燥邪最易伤肺，因此，秋季养生要以养肺为主。秋风强劲，万物干燥，人体也往往出现口渴咽干、大便干结等表现。糖尿病本身又与燥热相关，因此，预防秋燥十分重要，除了要多饮水，还可以适当服用中药代茶饮，常用中药有麦冬、石斛、天花粉、沙参等，可以起到养阴润燥、清心除烦、益胃生津的作用。

秋季，脾的运化功能增强，加上气温骤降，人们食欲大增，往往容易导致体重增加，此时血糖容易上升。因此，广大糖友在秋季要严格控制饮食。

秋季是运动的好时节，糖尿病患者要注意保持运动锻炼的习惯，以控制体重，减轻胰岛素抵抗，千万不能因为秋天气温降低而减少运动量。

4. 冬季养生 冬季气候寒冷，自然界一切生物的代谢都相对减缓，并以各种方式养精蓄锐，以待来年的蓬勃生机，人体自然也是如此。《黄帝内经》中说："冬三月，此谓闭藏，水冰地坼，无扰乎阳。"意思是说，在冬季，人体必须主动避寒就温，敛阳护阴，保持机体阴阳的相对平衡。

中医学认为，肾为先天之本，主藏精、生长发育和生殖，肾气是人体生理活动的原动力。肾五行属水，通于冬气，故冬季养肾显得至关重要。进入冬季，气温下降，人们的食欲持续亢进，是进补的最佳时机。但糖尿病患者应树立正确的饮食观，根据自身情况对证施补。此外，《四时调摄笺》中提到："冬月肾水味咸，恐水克火，心受病，故宜养心。"意思是说，冬季滋补以养肾为先，但要少食咸味，以防肾水过旺从而影响心脏的功能。

冬季室外寒冷，锻炼时应注意防寒保暖，尤其是早晨。寒性收引，冬季血管收缩；寒性凝滞，冬季气血运行不畅。因此，冬季各种心脑血管事件的发生率会增高。冬季，糖尿病患者在运动前应做好准备活动，运动中要循序渐进，运动要有度，不宜进行大运动量的活动。如果室外气温过低，可以选择在室内活动。

合并有下肢神经病变和血管病变的糖尿病患者，在冬季，因为血管收缩，病情会有所加重，因此更要注意足部护理。糖尿病患者，由于神经病变导致感觉迟钝，即使水温很高，有时也感觉不到，因此容易被烫伤。糖尿病患者不适合用温度较高的热水泡脚，否则容易引起足部烫伤，甚至伤口久不愈合而出现下肢溃疡、感染等。中医学认为，足与全身脏腑、经络均有联系，用热水泡脚可以起到调节脏腑功能的作用。糖尿病患者只要注意水温适宜，每晚适当泡泡脚对于健康还是很有好处的。

九、怡情养性

精神心理因素与糖尿病的关系非常密切。很多糖友都曾有过这样的体会，如果心情抑郁、整夜失眠，第二天测血糖，结果会比平时高。为什么会出现这种现象呢？原来，人体内有一个"神经—内分泌调节系统"。大脑中繁忙工作着的神经细胞是精神心理活动的物质基础，它们的通力协作让我们进入丰富多彩的精神世界，体验着人生旅途中的各种复杂感受。人的情绪主要受大脑边缘系统的调节，大脑边缘系统同时又调节着内分泌和植物神经系统的功能。当人出现紧张、激动、焦虑、恐惧等不良情绪时，会引起交感神经的兴奋，交感神经兴奋，一方面可以抑制胰岛素的分泌，另一方面可以使体内的一些应激性激素（如肾上腺素、去甲肾上腺素、糖皮质激素等）水平升高，这些应激性激素具有升高血糖的作用。所以，对于糖尿病患者来讲，除了要重视饮食、运动等方面的管理，精神心理方面的调适也不可忽视。保持情绪舒畅和良好的心态，对于疾病的控制和身心健康都非常重要。

对于糖尿病，目前还没有完全治愈的办法，没有特效药物能够帮助患者摘下"糖尿病"的帽子。因此，很多糖尿病患者感到很沮丧，认为糖尿病就像一个"金箍"，终身戴着，非常难受，一想到这个病就感觉非常痛苦，整日沉浸在悲伤、忧虑的情绪中。为了控制病情，既不能随心所欲地享受美味，又要不停地吃药和运动，一旦自己做得不好，又担心将来发生什么并发症，于是渐渐对生活失去了信心。其实，这种认识是不正确的。糖尿病虽然是一种终身性疾病，但它不是绝症，目前的医学水平虽然不能完全治愈糖尿病，但有很多方法可以控制病情，延缓并发症的进展，改善预后。现实生活中，有很多糖友活到了八九十岁。只要我们采用正规的治疗手段，是可以有效控制病情发展的。

还有的糖友悲观自责，认为自己得了糖尿病以后，没用了，成了社会和家庭的负担，甚至因此产生轻生的念头，认为反正无药可治，迟早都是死，于是就自暴自弃，放弃治疗。这种心态是不可取的，只要积极治疗，糖尿病是完全可以控制的，不会影响正常的生活和工作。

那么，糖尿病患者应该如何进行心理

调节呢？中医学强调"恬淡虚无"，即生活淡泊质朴，心境平和宁静，外不受物欲之诱惑，内不存情虑之激扰，达到物我两忘的境界。宽容他人，也宽容自己，淡泊名利，宁静致远，这本身就是一种自我保健。争名夺利的人往往精神压力大，这种人一旦碰到与个人名利得失相冲突的事情，就会闷闷不乐或怒不可遏，结果导致身心疾病的发生。一个人如果不看重名利得失，他就容易满足，各方面都显得格外顺利。苦恼少了，自然就容易得到健康的身体。

俗话说，人生不如意事十之八九。每个人在生活中、工作中或多或少都会遇到一些不愉快的事情，关键在于自己怎么看待这些事情，应尽量不让这些事情影响到自己。对于糖尿病患者来说，因为某些不如意的事情而让自己处在一种恶劣的心境之中，进而损害自己的健康，实在是很不值得。遇到不如意的事情，首先，要正视现实，多从自身方面找原因，继续努力，尽量避免同样的事情再次发生，不要为这件事情为什么会发生而纠缠不休。其次，要合理宣泄不良情绪。面对挫折，如果采取合理的宣泄方式将不良情绪释放出去，是有益于身心健康的。因此，并不是说所有的不愉快都要忍受，不良情绪既然产生了，就要找到途径来宣泄出去，以减少它对健康的影响。有很多途径可以帮助我们宣泄情绪，可以找知心朋友诉诉苦、发发牢骚，也可以听听音乐、看看电视，或者去散散步、旅旅行，或者去做几件自己喜欢的事，比如女士可以去逛逛街、购购物，为自己或家人挑几件漂亮的衣服，男士可以去参加喜欢的体育运动，这样既宣泄了不良情绪，又可以将注意力转移到自己喜欢的事物上。随着时间的流逝，一切不愉快的事情终将过去，我们又何必太在意呢！

食物营养成分｜血糖生成指数｜常用药物应用｜认知状态评估

　　有一些资料是广大糖尿病患者在日常疾病防治工作中必备的，如中国糖尿病风险评估表、部分食物血糖生成指数（GI）、常见食物等值交换份、各种药物的特点及用法等。为了方便广大读者，我们将本书提及的和广大糖尿病患者日常需要的资料、表格集中于此，供大家随时查阅。

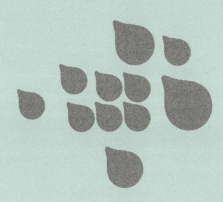

附录一

中国糖尿病风险评估表

评分指标		分值
年龄（岁）	20 ~ 24	0
	25 ~ 34	4
	35 ~ 39	8
	40 ~ 44	11
	45 ~ 49	12
	50 ~ 54	13
	55 ~ 59	15
	60 ~ 64	16
	65 ~ 74	18
体重指数 (kg/m^2)	< 22	0
	22 ~ 23.9	1
	24 ~ 29.9	3
	≥ 30	5
腰围（cm）	男性 < 75，女性 < 70	0
	男性 75 ~ 79.9，女性 70 ~ 74.9	3
	男性 80 ~ 84.9，女性 75 ~ 79.9	5
	男性 85 ~ 89.9，女性 80 ~ 84.9	7
	男性 90 ~ 94.9，女性 85 ~ 89.9	8
	男性 ≥ 95，女性 ≥ 90	10
收缩压（mmHg）	< 110	0
	110 ~ 119	1
	120 ~ 129	3
	130 ~ 139	6
	140 ~ 149	7
	150 ~ 159	8
	≥ 160	10
糖尿病家族史	无	0
	有	6
性别	女性	0
	男性	2

注：从表格的每一大项中选择一个符合自己情况的评分，把每项得分加在一起计算总分。六项总分范围为 0 ~ 51 分。如果得分 ≥ 25 分，应进行口服葡萄糖耐量试验。

常见食物三大营养素含量及可提供热量

（以每百克可食部分计）

分类	名称	碳水化合物（克）	蛋白质（克）	脂肪（克）	可提供热量（千卡）
谷薯	小麦面粉	70.9	15.7	2.5	354
	挂面	74.7	13	1.5	361
	花卷（加牛奶）	58.9	6.5	3.2	274
	馒头（富强粉）	50.9	7.1	1.3	226
	粳米	79.2	6.9	0.7	342
	玉米面	78.4	8.5	1.5	339
	玉米糁	78.7	7.4	1.2	297
	小米	77.7	8.9	3	355
	荞麦面	70.2	11.3	2.8	329
	莜麦面	67.7	13.7	8.6	380
	马铃薯	17.8	2.6	0.2	79
	红薯	15.3	0.7	0.2	57
干豆	大豆	37.3	33.1	15.9	389
	豆奶粉	65.2	19.4	9.4	419
	北豆腐	3	9.2	8.1	111
	南豆腐	3.9	5.7	5.8	84
	豆浆	1.2	3	1.6	30
	豆腐皮	12.5	51.6	23	431
	腐竹	8.1	54.2	27.2	476
	豆腐干	11.4	19.6	35.2	414
蔬菜	白萝卜	4	0.7	0.1	13
	青萝卜	6.9	1.2	0.2	23
	胡萝卜	8.1	1	0.2	25
	扁豆	7.4	2.3	0.2	23
	豇豆	7.3	2.2	0.3	18
	四季豆	6	2	0.2	15
	黄豆芽	3.6	4.4	1.6	32
	绿豆芽	2.6	1.7	0.1	13
	茄子	5.3	0.8	0.2	19

续表

分类	名称	碳水化合物（克）	蛋白质（克）	脂肪（克）	可提供热量（千卡）
蔬菜	西红柿	3.3	0.9	0.2	11
	青椒	5.2	0.8	0.3	17
	秋葵	6.2	1.8	0.2	16
	冬瓜	2.4	0.3	0.2	8
	西葫芦	3.6	1.8	0.1	11
	南瓜	8.8	1.4	0.1	31
	丝瓜	4	1.3	0.2	16
	韭菜	4.5	2.4	0.4	18
	大白菜	2.9	1	0.1	13
	小白菜	2.4	1.4	0.3	10
	娃娃菜	2.4	1.9	—	8
	油菜	2	1.3	0.5	10
	圆白菜	4.0	0.9	0.2	12
	盖菜	2.8	1.5	0	9
	芥蓝	4.1	3.1	0.3	16
	菜花	4.2	1.7	0.2	15
	西芹	4.8	0.6	0.1	12
	空心菜	4	2.2	0.2	11
	藕	11.5	1.2	0.2	42
	牛肝菌	4.5	4	0.4	32
	平菇	3.2	1.7	0.1	14
	杏鲍菇	8.3	1.3	0.1	31
水果	蛇果	14.9	0.1	0.2	55
	蜜桃	11	0.6	0.1	45
	西梅	10.3	0.7	0.1	39
	冬枣	27.8	1.8	0.2	105
	小枣（干）	66.8	2.7	0.7	266
	红提子葡萄	13.1	0.4	0.2	52
	无花果（干）	77.8	3.6	4.3	361
	葡萄柚	7.8	0.7	0.3	33
	桂圆（干）	76.2	5.6	0.2	309
	红毛丹	17.5	1	1.2	79
	火龙果	13.3	1.1	0.2	51

续表

分类	名称	碳水化合物（克）	蛋白质（克）	脂肪（克）	可提供热量（千卡）
水果	荔枝（干）	77.4	4.5	1.2	317
	榴梿	28.3	2.6	3.3	147
	杧果	12.9	0.5	0.1	50
	木瓜	7.2	0.6	—	30
	山竹	18	0.4	0.2	69
	香蕉	20.8	1.1	0.2	82
	小西瓜	6.7	0	0.1	29
坚果种子	山核桃（熟）	21.3	8.3	64.5	618
	栗子仁（熟）	45.7	4.5	1.5	174
	松子（熟）	40.3	12.9	40.4	530
	杏仁（熟）	11.1	28	54.4	605
	腰果（熟）	20.4	24	50.9	594
	榛子（熟）	25.6	12.5	57.3	617
	开心果（熟）	21.9	20.6	53	614
	花生（烤）	21.2	26.4	46.3	566
	花生仁（油炸）	26.2	22.2	47.1	549
	葵花子（熟）	15.1	28.5	49	567
	南瓜子（熟）	12.9	26.6	52.8	597
	西瓜子（熟）	9.5	29	46	532
畜肉	前臀尖	0	15.3	25.3	289
	后臀尖	0	20.8	9.1	165
	硬肋	0	10.8	57.1	557
	里脊	0	19.6	7.9	150
	猪小排	0	16.8	25.3	295
	猪肝	1.8	19.2	4.7	126
	牛肉	3	17.4	12.4	193
	牛百叶	0	23	3.3	122
	羊肉	0	19.8	2	97
禽肉	鸡胸肉	0.6	24.6	1.9	118
	鸡腿	0	20.2	7.2	146
	鸡翅	5.5	19	11.5	202
	扒鸡	3.8	23.4	10.8	206
	烤鸭	0	20.3	25.3	309

续表

分类	名称	碳水化合物（克）	蛋白质（克）	脂肪（克）	可提供热量（千卡）
奶类	牛奶	5.1	3.4	3.9	69
	牛奶（部分脱脂）	5	2.9	1.3	43
	牛奶（脱脂）	4.8	2.9	0.2	33
	全脂奶粉	45.5	22	26	504
	低脂奶粉	53.9	27	11	423
	酸奶	11.9	3	3.2	88
	奶酪	6.5	16.5	28.4	348
	低脂奶酪	12.6	21.6	11.6	241
	硬质奶酪	0.1	24.9	34.5	411
	奶油	1.7	1.1	86	785
蛋类	鸡蛋	0	12.2	10.5	143
	乌鸡蛋	6.1	12.6	10.6	170
	咸鸭蛋	0	13.8	13.5	177
	鹅蛋	1	12.7	13.6	182
鱼虾蟹贝	草鱼	0.5	17.7	2.6	96
	鲢鱼	0	16.3	2.1	84
	鲫鱼	0.7	18	1.6	89
	带鱼	0	17.6	4.2	108
	小黄花鱼	0	17	5.1	114
	鱼排	24.5	10.1	2.4	160
	鱼丸	12.7	11.1	1.3	107
	海蟹（小）	3.6	14.2	1.1	81
	蟹足棒	20.5	9	0.6	123
	海蚌	0.2	9.5	0.3	42
	文蛤丸	15.8	16.2	9.2	209
	墨鱼圈	0	13	2.2	72
小吃甜饼	春卷（素馅）	33.8	4.9	4.6	182
	黑芝麻汤圆	44.2	4.4	13.8	311
	煎饼	70	9.5	3.5	317
	过桥米线	11.8	4	3.8	92
	蛋糕（巧克力）	40.2	4.7	30.4	437
	月饼（豆沙）	64.8	5.4	6.9	325
	萨其马蛋酥	55.1	5.9	30.4	506

分类	名称	碳水化合物（克）	蛋白质（克）	脂肪（克）	可提供热量（千卡）
速食食品	鸡肉汉堡	31	7.9	16.3	292
	鸡肉卷	25.2	10.1	13.1	253
	上校鸡块	21.1	16.9	12.5	261
	辣鸡翅	12.8	19.4	23.6	337
	新奥尔良鸡翅	6.8	22.1	13.8	240
	薯条	40.5	4.3	15.5	298
	三明治	22.9	14.2	10.6	244
	热狗（原味）	18.4	106	14.8	250
	八宝粥	12.8	1.7	0.9	64
	黑芝麻糊	82.3	6.9	7.5	408
	燕麦片	65.3	14.4	9.7	353
	方便面	60.1	104	19.2	451
	葡萄干面包	50.1	6.6	3.7	260
	夹心饼干	75.3	6.2	15.9	449
	曲奇饼（奶油）	64	6.4	27.2	526
	雪米饼	73.5	5.5	17.6	463
	蛋酥卷	53.7	8.1	35.3	523
	巧克力派	65.7	4.3	17.7	425
	通心脆	61.6	3.1	29.6	500
	薯片	49.2	7.5	37.6	548
	乐芙球	43.9	7.6	45	573
饮料	可口可乐	10.8	0.1	0	43
	菠萝汁饮料	11.4	0.2	0.4	47
	苹果汁饮料	12.8	0.1	0.3	54
	橙汁饮料	11	0.5	0	46
	杧果汁饮料	12	0.1	0	44
	西柚汁饮料	7.3	0.6	0.4	34
	椰子汁饮料	6.6	0.7	2.4	51
	胡萝卜汁饮料	6.3	0.1	0	24
	AD 钙奶	12.3	1.1	0.1	55
	酸乳饮料	9.4	1.1	1.3	54
	核桃乳	5.5	0.9	2.9	52
	杏仁露	6.8	0.7	2.1	49

部分食物血糖生成指数（GI）

种类	食品名称	GI（%）	食品名称	GI（%）
糖类	麦芽糖	105.0	蔗糖	65.0
	葡萄糖	100.0	方糖	65.0
	白糖	83.8	巧克力	49.0
	胶质软糖	80.0	乳糖	46.0
	蜂蜜	73.0	果糖	23.0
谷类	法国棍子面包	95.0	二合面窝头	64.9
	去面筋的小麦面包	90.0	小米粥	61.5
	白小麦面馒头	88.1	荞麦面条	59.3
	大米饭	88.0	酥皮糕点	59.0
	糯米饭	87.0	甜玉米	55.0
	桂格燕麦片	83.0	细的硬质小麦扁面条	55.0
	面条（一般的小麦面条）	81.6	玉米糁粥	51.8
	烙饼	79.6	加鸡蛋的硬质小麦扁面条	49.0
	油条	74.9	45%～50%燕麦麸面包	47.0
	大米粥	69.4	50%大麦粒面包	46.0
	全麦粉面包	69.0	混合谷物面包	45.0
	荞麦面馒头	66.7	80%燕麦粒面包	45.0
	80%～100%大麦粉面包	66.0	75%～80%大麦粒面包	34.0
薯类	煮红薯	76.7	油炸土豆片	60.3
	土豆泥	73.0	山药	51.0
	煮土豆	66.4	蒸芋头	47.9
	蒸的白土豆	65.0	土豆粉条	13.6
蔬菜	南瓜	75.0	茄子	< 15
	胡萝卜	71.0	莴笋	< 15
	黄瓜	< 15	生菜	< 15
	菜花	< 15	辣椒	< 15
	青豆	< 15	西红柿	< 15
	芹菜	< 15	菠菜	< 15

种类	食品名称	GI（%）	食品名称	GI（%）
豆类	黑豆	42.0	四季豆	27.0
	扁豆	38.0	红小扁豆	26.0
	豆腐	31.9	豆腐干	23.7
	绿小扁豆	30.0	冻豆腐	22.3
	绿豆	27.2	蚕豆（五香）	16.9
奶类	酸奶	83.0	低脂酸奶酪（加水果和糖）	33.0
	冰激凌	61.0	脱脂牛奶	32.0
	低脂冰激凌	50.0	牛奶	27.6
	无糖奶粉	47.6	全脂牛奶	27.0
	牛奶蛋糊（牛奶+淀粉+糖）	43.0	降糖奶粉	26.0
	老年奶粉	40.8	牛奶（加人工甜味剂和巧克力）	24.0
	一般的酸奶酪	36.0	低脂酸奶酪（加人工甜味剂）	14.0
	牛奶（加糖和巧克力）	34.0	低脂奶粉	11.9
水果	西瓜	72.0	葡萄	43.0
	菠萝	66.0	李子	42.0
	香瓜	65.0	梨	36.0
	葡萄干（无核）	64.0	苹果	36.0
	杧果	55.0	干杏	31.0
	香蕉	52.0	桃	28.0
	猕猴桃	52.0	柚子	25.0
	柑	43.0	樱桃	22.0
饮料	苏打饮料	63.0	苹果汁	41.0
	橘子汁	57.0	可乐	40.3
	柚子汁	48.0	菠萝汁	46.0
	葡萄汁	48.0	水蜜桃汁	32.7

附录四

常见食物等值交换份

食物	重量（克）	食物	重量（克）
谷薯类（每份约提供：蛋白质 2 克、碳水化合物 20 克、热量 90 千卡）			
大米、小米	25	绿豆、红豆	25
糯米、薏米	25	干粉条、干莲子	25
高粱米、玉米糁	25	油条、油饼、苏打饼	25
面粉、玉米面	25	烧饼、烙饼	35
燕麦片、莜麦面	25	生面条、咸面包	35
荞麦面、苦荞面	25	馒头、窝头	35
挂面、龙须面	25	马铃薯	100
芸豆、干豌豆	25	湿粉皮	150
米粉、通心粉	25	鲜玉米（一中个，带棒芯）	200
蔬菜类（每份约提供：蛋白质 5 克、碳水化合物 17 克、热量 90 千卡）			
大白菜、圆白菜	500	水浸海带、龙须菜	500
韭菜、茴香	500	茭白、冬笋	400
芹菜、芥蓝菜	500	白萝卜、青椒	400
西葫芦、西红柿	500	南瓜、菜花	350
黄瓜、茄子	500	鲜豇豆、扁豆	250
蕹菜、苋菜	500	洋葱、蒜苗	250
绿豆芽、鲜蘑	500	胡萝卜	200
菠菜、油菜	500	山药、荸荠	150
莴笋、油菜薹	500	藕、凉薯	150
冬瓜、苦瓜	500	慈姑、百合、芋头	100
丝瓜、圆头蒿	500	毛豆、鲜豌豆	70
肉蛋类（每份约提供：蛋白质 9 克、脂肪 6 克、热量 90 千卡）			
兔肉	100	水浸海参	350
鸭肉、鹅肉	50	蟹肉、水浸鱿鱼	100
牛肉、羊肉	50	虾类、鲜贝	80
排骨	50	大黄鱼、鳝鱼	80
叉烧肉（无糖）	35	黑鲢、鲫鱼	80
酱牛肉、熟酱鸭	35	草鱼、鲤鱼	80

食物	重量（克）	食物	重量（克）
大肉肠、午餐肉	35	比目鱼、带鱼	80
肥、瘦猪肉	25	鸡蛋清	150
熟火腿、香肠	20	松花蛋（一个，大，带壳）	60
鸡蛋粉	15	鹌鹑蛋（6 个，带壳）	60
豆类（每份约提供：蛋白质 9 克、脂肪 4 克、碳水化合物 4 克、热量 90 千卡）			
腐竹	20	北豆腐	100
大豆、大豆粉	25	南豆腐	150
豆腐丝、豆腐干	25	豆浆（黄豆：水 =1：8）	400
奶类（每份约提供：蛋白质 5 克、脂肪 5 克、碳水化合物 6 克、热量 90 千卡）			
奶粉	20	牛奶	160
脱脂奶粉	25	羊奶	160
奶酪	25	无糖酸奶	130
水果类（每份约提供：蛋白质 1 克、碳水化合物 21 克、热量 90 千卡）			
西瓜	500	杏、李子（带皮）	200
草莓	300	桃、苹果（带皮）	200
葡萄、猕猴桃（带皮）	200	梨、柚子（带皮）	200
橘子、橙子（带皮）	200	柿子、香蕉、鲜荔枝（带皮）	150
油脂类（每份约提供：脂肪 10 克、热量 90 千卡）			
花生油、香油	10	羊油、黄油	10
玉米油、菜籽油	10	核桃、杏仁	25
豆油	10	葵花子、花生米	25
猪油、牛油	10	西瓜子（带壳）	40

常用非胰岛素类降糖药一览表

通用名	日剂量范围	作用时间
格列本脲	2.5 ~ 20 毫克	16 ~ 24 小时
格列吡嗪	2.5 ~ 30 毫克	8 ~ 12 小时
格列吡嗪控释片	5 ~ 20 毫克	6 ~ 12 小时（最大血药浓度）
格列齐特	80 ~ 320 毫克	10 ~ 20 小时
格列齐特缓释片	30 ~ 120 毫克	
格列喹酮	30 ~ 180 毫克	8 小时
格列美脲	1 ~ 8 毫克	24 小时
消渴丸	5 ~ 30 粒	
二甲双胍	500 ~ 2000 毫克	5 ~ 6 小时
二甲双胍缓释片	500 ~ 2000 毫克	8 小时
阿卡波糖	100 ~ 300 毫克	
伏格列波糖	0.2 ~ 0.9 毫克	
米格列醇	100 ~ 300 毫克	
瑞格列奈	1 ~ 16 毫克	4 ~ 6 小时
那格列奈	120 ~ 360 毫克	1.3 小时
米格列奈钙片	30 ~ 60 毫克	0.23 ~ 0.28 小时（峰浓度时间）
罗格列酮	4 ~ 8 毫克	
吡格列酮	15 ~ 45 毫克	2 小时（达峰时间）
西格列汀	100 毫克	24 小时
沙格列汀	5 毫克	24 小时
维格列汀	100 毫克	24 小时
利格列汀	5 毫克	1.5 小时（达峰时间）
阿格列汀	25 毫克	1 ~ 2 小时（达峰时间）
艾塞那肽	0.01 ~ 0.02 毫克	10 小时
利拉鲁肽	0.6 ~ 1.8 毫克	24 小时
贝那鲁肽	0.3 ~ 0.6 毫克	2 小时
利司那肽	0.01 ~ 0.02 毫克	1 ~ 2 小时（达峰时间）
达格列净	10 毫克	24 小时
恩格列净	10 ~ 25 毫克	1.3 ~ 3 小时（达峰时间）
卡格列净	100 ~ 300 毫克	1 ~ 2 小时（达峰时间）

常用胰岛素一览表

分类	商品名	通用名	起效时间	峰值时间	持续时间	进餐时间
超短效	优泌乐	赖脯胰岛素注射液	10~15分钟	1~1.5小时	4~5小时	注射后15分钟内
	诺和锐	门冬胰岛素注射液	10~15分钟	1~2小时	4~6小时	注射后10分钟内
短效	优泌林R	重组人胰岛素注射液	15~60分钟	2~4小时	5~8小时	注射后30分钟内（腹部15分钟内）
	诺和灵R	生物合成人胰岛素注射液				
中效	诺和灵N	精蛋白人胰岛素注射液	2.5~3小时	5~7小时	13~16小时	注射后45~60分钟（腹部30分钟）
	优泌林N	精蛋白锌重组人胰岛素注射液				
长效	来得时	甘精胰岛素注射液	2~3小时	无峰	24~36小时	与进食无关
	长秀霖	重组甘精胰岛素注射液				
	诺和平特充	地特胰岛素注射液				
预混	诺和灵30R	精蛋白生物合成人胰岛素注射液（30%短效+70%中效）	30分钟	2~12小时	14~24小时	注射后15~30分钟（腹部15分钟）
	诺和灵50R	精蛋白人胰岛素注射液（50%短效+50%中效）				
	混合优泌林70/30	精蛋白锌重组人胰岛素混合注射液（30%短效+70%中效）				
	甘舒霖30R	30/70混合重组人胰岛素注射液				
	优泌乐25	精蛋白锌重组赖脯胰岛素混合注射液（25%速效+75%中效）	15分钟	1.5~3小时	16~24小时	紧邻餐前注射，必要时餐后立即注射
	诺和锐30	门冬胰岛素30注射液（30%速效+70%中效）	10~20分钟	1~4小时	14~24小时	紧邻餐前注射，必要时餐后立即注射

附录七

常用降压药一览表

通用名	常用剂量	日服用次数	日最大剂量	主要不良反应
卡托普利	25 ~ 100 毫克	2 ~ 3	450 毫克	
依那普利	5 ~ 40 毫克	1	40 毫克	
西拉普利	2.5 ~ 5 毫克	1	10 毫克	
福辛普利	10 ~ 40 毫克	1	40 毫克	
培哚普利	4 ~ 8 毫克	1	8 毫克	咳嗽、血钾升高、血管性水肿
雷米普利	2.5 ~ 10 毫克	1	20 毫克	
赖诺普利	10 ~ 40 毫克	1	80 毫克	
贝那普利	5 ~ 40 毫克	1	40 毫克	
咪达普利	2.5 ~ 10 毫克	1	10 毫克	
氯沙坦	50 ~ 100 毫克	1	100 毫克	
缬沙坦	80 ~ 160 毫克	1	320 毫克	
厄贝沙坦	150 ~ 300 毫克	1	300 毫克	血钾升高、血管性水肿（罕见）
坎地沙坦	8 ~ 16 毫克	1	32 毫克	
替米沙坦	40 ~ 80 毫克	1	80 毫克	
奥美沙坦	20 ~ 40 毫克	1	40 毫克	
依普沙坦	400 ~ 800 毫克	1	800 毫克	
硝苯地平	10 ~ 30 毫克	3	90 毫克	
硝苯地平缓释片	10 ~ 20 毫克	2		
硝苯地平控释片	30 毫克	1 ~ 2		
苯磺酸氨氯地平	2.5 ~ 10 毫克	1	10 毫克	
非洛地平	2.5 ~ 10 毫克	1	10 毫克	
拉西地平	4 ~ 8 毫克	1	8 毫克	水肿、头痛、潮红
盐酸尼卡地平注射液	40 毫克	2	80 毫克	
尼莫地平	30 ~ 60 毫克	3		
尼群地平	10 ~ 20 毫克	3	60 毫克	
乐卡地平	10 ~ 20 毫克	1	20 毫克	
地尔硫䓬缓释片	90 毫克	2	360 毫克	水肿、头痛、眩晕
维拉帕米缓释片	120 ~ 240 毫克	1	480 毫克	房室传导阻滞、心功能抑制、便秘

通用名	常用剂量	日服用次数	日最大剂量	主要不良反应
美托洛尔缓释剂	47.5 ~ 95 毫克	1	190 毫克	支气管痉挛、心功能抑制
比索洛尔	2.5 ~ 10 毫克	1	20 毫克	
阿替洛尔	12.5 ~ 50 毫克	1	100 毫克	支气管痉挛、心功能抑制
普萘洛尔	20 ~ 90 毫克	3	320 毫克	
拉贝洛尔	200 ~ 600 毫克	2	1200 毫克	体位性低血压、支气管痉挛
卡维地洛	12.5 ~ 50 毫克	2	100 毫克	
阿罗洛尔	10 ~ 15 毫克	2	30 毫克	
呋塞米	20 ~ 40 毫克	1 ~ 2	80 毫克	血钾降低
氯噻酮	12.5 ~ 25 毫克	1	100 毫克	血钾降低、血钠降低、血尿酸升高
氢氯噻嗪	12.5 ~ 25 毫克	1	50 毫克	
吲达帕胺	1.25 ~ 2.5 毫克	1	2.5 毫克	
吲达帕胺缓释片	1.5 毫克	1	1.5 毫克	
阿米洛利	5 ~ 10 毫克	1	10 毫克	血钾升高
氨苯蝶啶	25 ~ 100 毫克	1	100 毫克	
螺内酯	10 ~ 40 毫克	1 ~ 3	80 毫克	
特拉唑嗪	1 ~ 20 毫克	1 ~ 3	20 毫克	体位性低血压
多沙唑嗪	1 ~ 8 毫克	1 ~ 3	16 毫克	
哌唑嗪	1 ~ 10 毫克	2 ~ 3	20 毫克	

常用调脂药一览表

化学名	常用剂量	主要不良反应
非诺贝特	200 毫克	消化不良，胆石症，肝脏血清酶升高和肌病
吉非贝齐	1200 毫克	
洛伐他汀	20 毫克	头痛、失眠、抑郁，腹泻、腹痛、恶心、消化不良，肝脏转氨酶升高、肌病
辛伐他汀	20 ~ 40 毫克	
普伐他汀	40 毫克	
氟伐他汀	40 ~ 80 毫克	
阿托伐他汀	10 ~ 20 毫克	
瑞舒伐他汀	10 毫克	
匹伐他汀	2 毫克	
烟酸缓释片	500 ~ 2000 毫克	胃肠道反应，颜面潮红，高血糖，高尿酸（或痛风）
考来烯胺	4000 ~ 16000 毫克	胃肠不适，便秘
考来替泊	5000 ~ 20000 毫克	
考来维仑	3800 ~ 4500 毫克	
依折麦布	10 毫克	头痛、恶心，偶见肝酶、肌酶升高
多廿烷醇	5 ~ 20 毫克	偶见皮疹

附录九

简易智力状态检查量表

项目	得分	分值
定向力		
现在是：星期几？　几号？　几月？　什么季节？　哪一年？	（　　）	5
我们现在在哪里：省？　市？　街道？　小区？　第几层楼？	（　　）	5
记忆力	（　　）	3
现在我要说三样东西的名称，在我讲完后，请您重复一遍。		
请您记住这三样东西，因为几分钟后要再问您的。		
（请仔细说清楚，每一样东西一秒钟）		
"皮球""国旗""树木"		
请您把三样东西说一遍（以第一次答案计分）		
注意力和计算力	（　　）	5
请您算一算 100 减去 7，然后用所得数再减去 7，如此一直计算下去，请您将每减一个 7 后的答案告诉我，直到我说"停"为止。（若错了，但下一个答案是对的，那么只计一次错误）		
93　　　86　　　79　　　72　　　65		
回忆能力	（　　）	3
现在请您说出刚才我让您记住的那三样东西。		
答案："皮球""国旗""树木"		
语言能力		
（出示手表）这个东西叫什么？	（　　）	1
（出示钢笔）这个东西叫什么？	（　　）	1
现在我要说一句话，请您跟着我清楚地重复一遍："四十四只石狮子。"	（　　）	1
我给您一张纸请您按我说的去做。现在开始："用右手拿着这张纸，用两只手将它对折起来，放在您的大腿上。"（不要重复说明，也不要示范）	（　　）	3
请您念一念这句话，并且按它的意思去做。（见背面：闭上您的眼睛）	（　　）	1
请写出一个完整的句子。（句子必须有主语、谓语、宾语）	（　　）	1
这是一张图（见说明），请您在同一张纸上照样画出来。（图：两个五边形的图案，交叉处有一个四边形）	（　　）	1

"简易智力状态检查量表"操作说明

Ⅰ. **定向力**（最高分：10分）

依次提问，每答对一题得1分。

Ⅱ. **记忆力**（最高分：3分）

告诉被测试者您将说几种事物的名称来检查他的记忆力，然后清楚、缓慢地说出3个相互无关的东西的名称（大约1秒钟说1个），说完后，要求被测试者复述。被测试者的得分取决于他首次复述的答案，答对1个得1分，最多得3分。如果他没能完全记住，您可以复述，但复述的次数不能超过5次。如果5次后他仍然没记住所有3个名称，那么对于回忆能力的检查就没有意义了。

Ⅲ. **注意力和计算力**（最高分：5分）

要求被测试者从100开始减7，之后再减7，一直减5次（答案为93、86、79、72、65）。每答对一个得1分，如果前一次错了，但下一次答案是对的，也得1分。

Ⅳ. **回忆能力**（最高分：3分）

如果前次被测试者完全记住了3个名称，现在就让他再重复一遍。每正确重复一个得1分，最高3分。

Ⅴ. **语言能力**（最高分：9分）

命名能力（0～2分）　拿出手表给被测试者看，要求他说出这是什么，之后拿出钢笔问他同样的问题。

复述能力（0～1分）　要求被测试者注意你说的话并重复一次。注意：只允许重复一次。这句话是"四十四只石狮子"，只有正确、咬字清楚的才计1分。

三步命令（0～3分）　给被测试者一张白纸，要求他按你的命令去做。注意：不要重复或做示范。只有按正确顺序做的动作才算正确，每个正确动作计1分。

命令："右手拿纸—两手将纸对折—放在大腿上。"

阅读能力（0～1分）　在一张白纸上印有一行字——"闭上您的眼睛"。要求被测试者读它并按要求做。只有他确实闭上了眼睛才能得分。

书写能力（0～1分）　给被测试者一张白纸，让他自发地写出一个完整的句子。句子必须有主语、谓语、宾语，而且要有意义。注意：您不能给任何提示。

复写能力（0～1分）　在一张白纸上画有交叉的两个五边形，要求被测试者照样子准确地画出来。评分标准：五边形需画出5个清楚的角和5条边。同时，两个五边形交叉处形成四边形。线条的抖动和图形的旋转可以忽略。

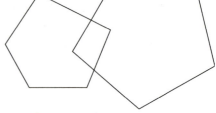

参考资料

（一）杂志部分

1. 中华医学会糖尿病学分会.中国2型糖尿病防治指南（2020年版）[J].中华糖尿病杂志,2021,13(4):315-409.

2. 中华医学会,中华医学会临床药学分会,中华医学会杂志社,等.高血压基层合理用药指南[J].中华全科医师杂志,2021,20(1):21-28.

3. 中华医学会心血管病学分会高血压学组,中华心血管病杂志编辑委员会.中国高血压患者血压血脂综合管理的专家共识[J].中华心血管病杂志,2021,49(6):554-563.

4. 中华医学会心血管病学分会,代谢性心血管疾病学组,中华心血管病杂志编辑委员会.心血管病合并糖代谢异常患者心血管风险综合管理中国专家共识[J].中华心血管病杂志,2021,49(7):656-672.

5. 中华医学会内分泌学分会.糖尿病患者认知功能障碍专家共识[J].中华糖尿病杂志,2021,13(7):678-694.

6. 中华医学会肾脏病学分会.糖尿病肾脏疾病临床诊疗中国指南[J].中华肾脏病杂志,2021,37(3):255-304.

7. 中华医学会糖尿病学分会视网膜病变学组.糖尿病相关眼病防治多学科中国专家共识（2021年版）[J].中华糖尿病杂志,2021,13(11):1026-1042.

8. 中国医师协会中西医结合医师分会内分泌和代谢病学专业委员会.糖尿病视网膜病变病证结合诊疗指南[J].世界中医药,2021,16(22):3270-3277.

9. 中国医师协会中西医结合医师分会内分泌与代谢病学专业委员会.糖尿病周围神经病变病证结合诊疗指南[J].中医杂志,2021,62(18):1648-1656.

10. 《多学科合作下糖尿病足防治专家共识（2020版）》编写组.多学科合作下糖尿病足防治专家共识（2020版）[J].中华烧伤杂志,2020,36(8):1-52.

11. 中国医疗保健国际交流促进会糖尿病足病分会,国际血管联盟中国分部糖尿病足病专家委员会.中国糖尿病足诊治指南[J].中国临床医生杂志,2020,48(1):19-27.

12. 中华医学会骨质疏松和骨矿盐疾病分会,中华医学会内分泌学分会,中华医学会糖尿病学分会，等.糖尿病患者骨折风险管理中国专家共识 [J]. 中华骨质疏松和骨矿盐疾病杂志 ,2019,12(4):319-335.

13. 中华医学会妇产科学分会产科学组，中华医学会围产医学分会，中国妇幼保健协会妊娠合并糖尿病专业委员会.妊娠期高血糖诊治指南 (2022)[J]. 中华妇产科杂志 ,2022,57(1):3-12.

14. 《中国老年 2 型糖尿病防治临床指南》编写组.中国老年 2 型糖尿病防治临床指南（2022 年版）[J]. 中国糖尿病杂志 ,2022,30(1):2-51.

15. 中国医师协会外科医师分会肥胖和糖尿病外科医师委员会.中国儿童和青少年肥胖症外科治疗指南（2019 版）[J]. 中华肥胖与代谢病电子杂志 ,2019,5(1):3-9.

16. 中华医学会儿科学分会内分泌遗传代谢学组，《中华儿科杂志》编辑委员会.中国儿童 1 型糖尿病标准化诊断与治疗专家共识（2020 版）[J]. 中华儿科杂志 ,2020,58(6):447-454.

17. 中国研究型医院学会，护理分会，北京围手术医学研究会，等.成人围手术期血糖监测专家共识 [J]. 中国糖尿病杂志 ,2021,29(2):81-85.

18. 中华医学会糖尿病学分会，中国医师协会营养医师专业委员会.中国糖尿病医学营养治疗指南（2013）[J]. 中国糖尿病杂志 ,2015,10(2):73-88.

19. 中国内分泌相关专家小组.钠 - 葡萄糖共转运蛋白 2 抑制剂临床合理应用中国专家的建议 [J]. 中国糖尿病杂志 ,2016,24(10):865-870.

20. 母义明，纪立农，宁光，等.二甲双胍临床应用专家共识（2016 年版）[J]. 中国糖尿病杂志 ,2016,24(10):871-884.

21. 中国成人血脂异常防治指南修订联合委员会.中国成人血脂异常防治指南（2016 年修订版）[J]. 中华循环杂志 ,2016,31(10):937-953.

22. 中华中医药学会糖尿病分会.糖尿病周围神经病变中医临床诊疗指南（2016 年版）[J]. 中医杂志 ,2017,58(7):625-630.

23. 中国医疗保健国际交流促进会糖尿病足病分会.中国糖尿病足诊治指南 [J]. 中华医学杂志 ,2017,97(4):251-258.

24. 纪立农，郭晓蕙，黄金，等.中国糖尿病药物注射技术指南（2016 年版）[J]. 中华糖尿病杂志 ,2017,9(2):79-105.

25. 中华医学会糖尿病学分会.中国持续葡萄糖监测临床应用指南（2017 年版）[J]. 中华糖尿病杂志 ,2017,9(11):667-675.

26. 中华医学会肠外肠内营养学分会营养与代谢协作组，北京协和医院减重多学科协作组.减重手术的营养与多学科管理专家共识 [J]. 中华外科杂志 ,2018,56(2):81-90.

（二）图书部分

1. 中华中医药学会. 糖尿病中医防治指南 [M]. 北京：中国中医药出版社 ,2007.

2. 中华中医药学会. 中医内科常见病诊疗指南·西医疾病部分 [M]. 北京：中国中医药出版社 ,2008.

3. 中华中医药学会. 中医内科常见病诊疗指南·中医病证部分 [M]. 北京：中国中医药出版社 ,2008.

4. 杨月欣，王光亚，潘兴昌. 中国食物成分表（第 2 版）[M]. 北京：北京大学医学出版社 ,2009.

5. 纪立农. 中国糖尿病医学营养治疗指南 [M]. 北京：人民军医出版社 ,2011.

6. 中国营养学会. 中国居民膳食指南（2016）[M]. 北京：人民卫生出版社 ,2016.